Volume 1

심화 근막 치료기법

어깨, 골반, 다리 그리고 발

Advanced Myofascial Techniques

Shoulder, Pelvis, Leg and Foot

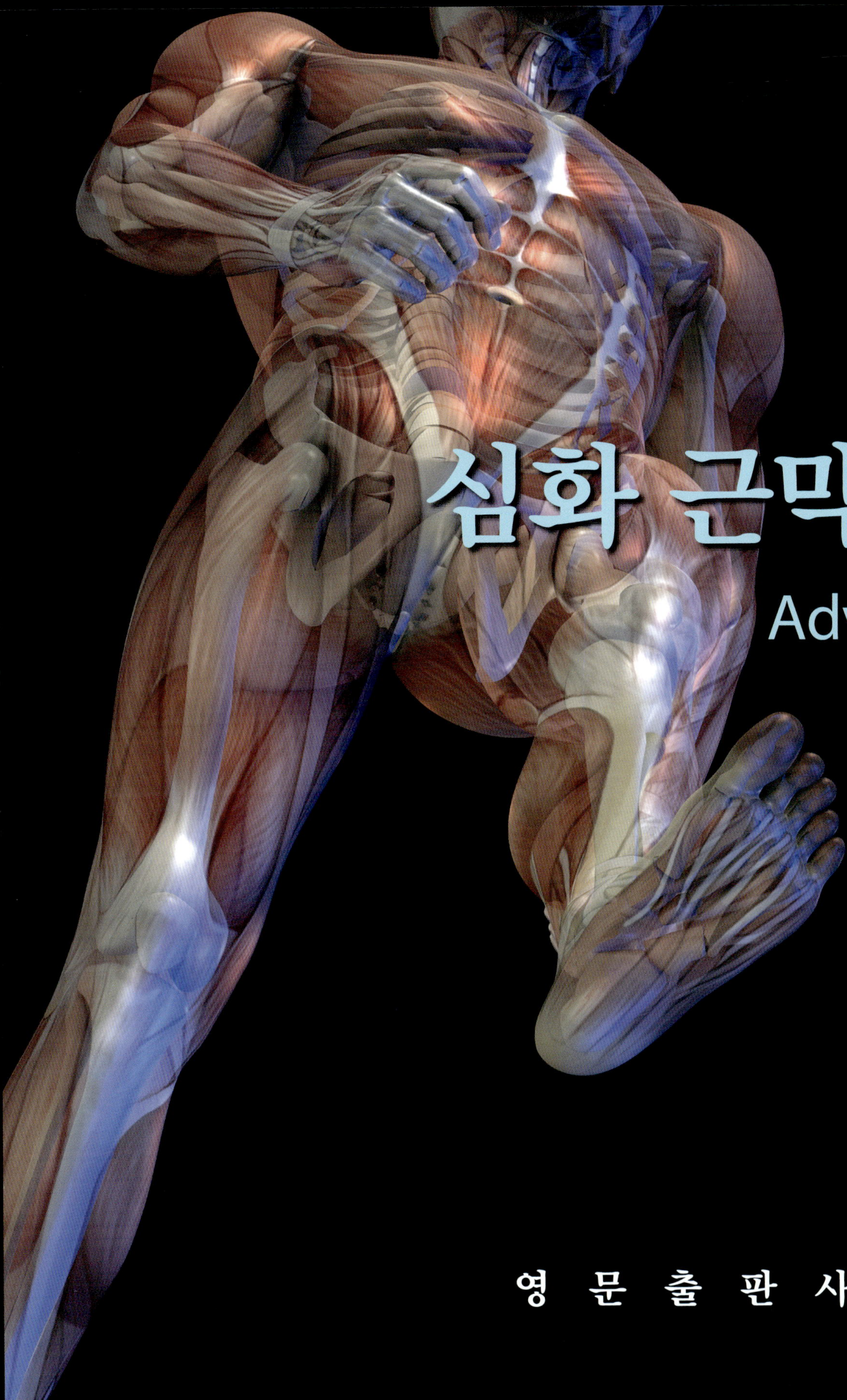

Volume 1

심화 근막 치료기법

Advanced Myofascial Techniques

Til Luchau

Foreword by
Robert Schleip

영 문 출 판 사

■ 옮긴이 (가나다 순)

김명준 경동대학교 물리치료학과 교수
김영민 한국교통대학교 물리치료학과 교수
김항진 모던필라테스 회장
김효철 원광디지털대학교 한방미용예술학과 교수
서현규 대구보건대학교 물리치료과 교수
엄기매 여주대학교 물리치료과 교수
전재국 우리들병원 척추건강치료실 실장
정찬호 뽀빠이 정형외과 체형연구소 소장
정형국 안산대학교 물리치료과 교수

Advanced Myofascial Techniques – Volume 1: Shoulder, Pelvis, Leg and Foot

by Til Luchau

The original English language work has been published by:
Handspring Publishing Limited
Pencaitland, EH 34 5EY, United Kingdom.

심화 근막 치료기법 Volume 1

– 어깨, 골반, 다리 그리고 발 –

2016년 11월 15일 초판인쇄
2016년 11월 22일 초판발행

지은이 : Til Luchau
옮긴이 : 김 명 준 외
발행인 : 박 병 조
발행처 : 도서출판 영문출판사
등 록 : 1987년 12월 21일 제2-419호
주 소 : 서울시 강남구 삼성동 69-1
전 화 : (02) 514-5590, 776-5590
팩 스 : (02) 756-8943
홈페이지 : www.ymsbook.net
E-mail : yeongmunsa@empal.com
정 가 : 35,000원
ISBN 978-89-7224-395-3 93510

※ 파본은 교환해 드립니다.

목차(Contents)

머리말(Foreword)

손을 이용한 도수치료에서 근막의 치료법에 관하여 쓰인 많은 책이 존재한다. 이 책처럼, 그러한 책들의 대부분도 1800년대 말의 근막에 대한 Andrew T. Still의 저서로 거슬러올라가는, Ida Rolf의 구조적 통합치료와 그것의 정골학에 대한 영향을 주는 근막의 치료방법들의 오랜 기원에서 나온다. 그리고 이 책에서 그러하듯, 많은 다른 책들도 이러한 오랜 전통을 가다듬고 풍부하게 만들도록 근막에 관한 보다 최근의 지식을 기반으로 한다.

그렇지만, 공통적인 환자의 통증호소에서 선별된 내용과 임상적 도구의 준비사항 그리고 즉시 임상에 적용하기 위한 현직의 치료사들에 대한 제안 등에 초점을 맞춰 살펴볼 때, Til Luchau의 책이 단연 독보적이다. 경험이 풍부한 치료사는 자신들의 지식과 창의성을 보다 높은 수준으로 이끌어가도록 연관된 연구에 대한 인용과 함께 시사하는 바가 많은 개념과 자세한 정보를 찾게 될 것이다. 동시에, 비교적 신참 치료사들은 그 치료법들의 단계별 진행과 함께 언어적 · 시각적 방법 설명의 명료함과 접근성에 감사할 것이다.

그렇다고, 명료함과 간결함이 내용과 지식의 부족함으로 절대 혼동돼서는 안 된다. 구조적 통합치료 Rolf 연구소 시절부터 동료로서 내가 Til Luchau를 알아왔던 20년 이상의 시간 동안, 나는 많은 수강생들을 함께 교육하고 정보를 교환하면서 그로부터 너무도 많은 것을 배웠다. 경험이 풍부한 그리고 신참의 치료사들 모두에게 소중한 도구를 제공하는 그의 독창적인 능력은 미국의 콜로라도주 Boulder에 위치한 Rolf 연구소에서 Til Luchau의 초기 연구로 거슬러 올라간다. Til Luchau가 롤핑 구조적 통합치료 프로그램의 연구소 재단의 진행 책임자였을 때인 1990년대에, 그는 구조적 통합치료를 위해서 필요한 기본적인 도수치료를 교육하기 위한 커리큘럼을 개발하기 위한 책임을 맡았다. 그 결과물인 '능숙한 접촉'의 교과목은 오늘날도 Rolf 연구소의 미국 교육시설들에서 여전히 사용된다(그리고 더욱 더 발달하고 있다). 몇 년 후 Rolf 연구소 운영위원회에서 그에게 유사분야의 전문가들을 위한 교육 세미나를 이어가며, 그들이 이용할 수 있는 즉각적인 도구를 제공하고, 그들에게 더 깊은 학습에 동기부여를 할 구조적 통합치료의 착상을 소개하기 위한 과정을 제공하도록 요청했다. 그의 '심화 근막 치료법' 워크샵 시리즈는 신체치료사, 물리치료사, 마사지 치료사, 구조적 통합

치료사, 카이로프랙터와 다른 도수치료사들로부터 즉시 인기를 끌었으며, Rolf 연구소와의 공식적인 제휴가 2010년으로 우호적으로 종료 했을지라도, 오늘(2014년 중반)까지도, 심화 근막 치료법 세미나 시리즈는 세계적으로 수천 명의 수료생을 보유하고 있다.

이 책은 그러므로 오랜 동안 준비를 갖춘 것이며, 두말 할 것도 없이 Til Luchau의 뛰어난 교육, 저술, 비디오 그리고 방송출현을 접했던 많은 치료사들에게 환영받을 것이다. 독자들에게 발전적인 개선의 오랜 시간이 교재 내용의 착상과 방법설명을 강조하는 것임을 분명히 보여줄 것이다.

이것은 롤핑 치료도 아니며 구조적 통합치료 교재 그 자체도 아니다; 롤핑이란 단순한 상표가 아닐뿐만 아니라, 롤핑은 일련의 치료방법 이상을 의미하며 환자의 통증호소에 중점을 두기보다 중력에 대한 우리 몸의 전반적인 연관성에 중점을 둔다. 더욱이, 이 책의 내용에는 구조적 통합치료 이외에도 두개천골의 치료법, 정골학적 원리, 정형적인 접근법, 그리고 1980년대 Esalen 연구소에서 일했던 Til의 경험의 감동적인 신체 치료의 영향 등을 포함할 것이다.

모든 치료법에는 그 방법 이상의 더 깊은 내용이 존재한다. 이 책의 해부학적 용어, 감탄스러운 그림들, 연구의 인용 그리고 상세한 임상적인 방법설명 이면에는 조용하지만 파장이 큰 관점이 존재한다. 깊게 살펴본다면, 당신은 신체 및 집단적 심리학 분야에서 Til Luchau의 배경(오랜 시간 신체적 심리치료사이며, 집단 리더로서 일해 온)이 스며 있다는 것을 볼 수 있을 것이다. 이러한 드러나지 않는 관점은 손을 사용하는 치료의 상호작용의 요인으로서 인간을 강조하며, 자신들의 고객이나 환자들을 치료함에서 그저 그들이 수동적으로 치료를 받을 때보다 함께 할 때 훨씬 만족스러운 결과를 만든다는 것을 느끼는 많은 치료사들과 공감대를 형성할 것이다.

도수치료의 기술적인 그리고 물리적 측면에 대한 관심과 병행해서, 치료사와 환자 사이의 상호작용에 대한 이러한 관심은 결합조직 시스템 자체에 대한 우리의 변화하는 관점과 비슷하다. 예를 들어, 우리는 근막의 놀라운 가소성을 설명하는 것이 그저 근막의 흥미로운 역학적 특성만이 아니라는 것을 배우고 있다. 근막의 신경분포와 그에 따른 민감성 역시 매우 중요한 역할을 수행한다는 것은 점점 분명해지고 있다. 도수치료사들이 보게 되는 치료 효과는 근막의 순수하게 물리적인 특성만큼 이러한 근막의 민감성에도 그만큼을 (그렇지 않다면 훨씬 더) 의존한다.

프리말 픽쳐스(Primal Pictures) 출판사의 인상적인 이미지는 이 책의 메시지의 많은 부분을 전한다. 이러한 이미지의 명료함과 아름다움을 감탄하지만, 실제의 몸 안에서는 근막이 분명한 구조로 산뜻하게 구분되지 않는다는 것을 기억하자; 실제의 신체를 가장 잘 특징지어 주는 것은 근막의 빈번한 엉망진창이고, 복잡한 상호연결성인 것이다.

얼마나 상세하게 설명했든 또는 주의 깊게 표현했는가와 상관없이, 모든 책은 얼굴을 마주한 학습에서 만들어지는 교육 효과를 대체할 수 없다. 이러한 의미에서 치료의 많은 부분은 경험하기, 느껴보기 그리고 시행해보기를 통해서 배운다. 너무도 빈번하게, 책은 오로지 생각만을 이끈다. 광범위한 임상적 및 교육적 설정에서 그리고 치료사에게서 무한한 가치에서 이 책의 유용성은 이러한 차원들 모두를 포함한다는 것이다.

독일, 울름대학 신경생리학의 근막 연구팀의 책임자
Dr. biol.hum. Robert Schleip

서론(Preface)

누군가의 통증을 덜어줄 수 있는 능력은 몇 가지 다른 것들처럼 그러한 방식에서 의미있는 것이다. 통증은 완화를 요청하며 — 생물학적으로 통증은 그 통증을 보유한 사람이 무엇인가 해로운 것을 중단하도록, 또는 일시적인 중단을 추구하도록 동기를 부여하는 작용을 한다. 통증 있는 누군가가 도움을 청할 때, 우리는 어떤 치료적 방식을 보유한 그저 단순한 치료사 이상이며; 우리는 그 순간에 긴급한 생물학적 문제에 직면하고 있는 또 다른 사람이며, 동료로서 인간존재인 것이다. 우리의 도움을 찾아온 사람들의 통증을 줄여줄 수 있을 때, 우리는 우리 종(種)의 생물학적인 그리고 사회적인 역할의 핵심에 위치한 어떤 요구를 채워주고 있는 것이다. 그만큼의 의미와 목적을 갖는 일은 드물다.

물론, 우리의 치료가 그저 통증만을 덜어주는 것만은 아니다. 모든 사람이 통증 때문에 찾아오는 것도 아니다. 때때로, 우리는 단순히 통증이나 기능장애의 제거 이상으로 확장하도록 우리의 고객 또는 환자의 기능적인 수준을 높여줄 수 있을 때 가장 유용한 것이다. 또 통증 완화를 위해서 찾아온 사람들의 물리적인 통증을 덜어줄 수 없는 것으로 보일 때 조차도 우리의 치료는 여러 심오한 방식에서 여전히 유용할 수 있으며, 우리의 기술적인 숙달과 인간성 모두가 가장 절실한 것은 바로 이러한 순간인 것이다.

계속해서, 우리가 통증을 완화하도록 도와줄 수 있을 때, 우리는 반드시 그렇게 해야만 한다. 이 책에서 설명된 치료방법들은 내가 이러한 치료를 통해서 찾았던 가장 효과적인 방식의 몇 가지를 설명한다. 그것들이 어떤 의미에서는 모든 내용을 제공하지 않으며 세상에선 유사한 목표를 성취하기 위한 너무도 많은 다른 방식이 존재하지만, 단지 그 방법들을 글로 설명할 수 없기 때문에 이 교재에 포함되지 못한 다수의 방법도 존재한다.

여기에서 설명된 치료방법은 Advanced-Trainings.com의 워크샵과 비디오 강좌의 심화 근막 치료법 시리즈에서 교육한 신체치료에서 선택되었다. 그것의 주요 및 전문 과정에서, 이러한 세미나 시리즈는 현재 40회의 교육과정과 350가지 이상의 치료법, 검사법 그리고 치료과정을 포함하는, 전신을 치료하기 위한 포괄적인 체계를 제공한다. 다음 번 교재(거기에서 척추, 갈비뼈, 머리 그리고 목의 통증에 대한 치료법을 포함하게 될)에서 선택될 것과 마찬가지로, 이번 교재(사지 말단부에 집중한)에 대하여 선택된 그 치료법은 가장 공통적인 환자 통증호소의 일부분에 대한 일련의 효과적이고 이용하기 쉬운 도구를 제공한다. 그 방법들이 독자적인 치료법으로 사용되는 한편, 나는 기타의 이용할 수 있는 트레이닝 방식과 미디어를 통해서 이러한 접근법에 관하여 더 많이 학습하길 권장한다(그것들의 대부분은 무료이며 온라인에서 이용할 수 있다).

치료의 목표

역설적으로, 여기에서 설명된 치료법들이 종종 통증을 덜어줌에 매우 효과적일지라도 통증의 해소는 이러한 치료 방식의 단지 이차적인 이점에 지나지 않을 뿐이다.
두 가지 주요 목표는 다음과 같다:

1. 움직임에 대한 선택항목을 증대시킨다.
2. 고유수용성 감각을 개선시킨다.

그 첫 번째 목표(움직임에 대한 선택항목을 증대시킨다)는 미세한 미세움직임인 맥동에서부터 움직임의 전반적인 범위까지 펼쳐지는, 모든 크기의 움직임과 가동성을 포함한다. 이것은 우리가 접촉의 깊이와 압력에서 모든 범위를 동원한다는 것을 의미한다. 종종, 우리의 치료법은 전반적인 움직임에 영향을 주도록 직접적인 압력을 사용한다. 때로는 보다 작고, 보다 섬세한 내인적인 동작(두개천골 치료법, 내장의 도수교정 등의 움직임과 같은)이 치료되기 전까지, 보다 큰 가동성이 불가능하다. 따라서 당신은 깊고, 직접적인 접촉과 여기에서의 치료법에서 사용된 섬세하고 수용적인 접촉 모두를 보게 될 것이다.

그 두 번째 목표(고유수용성 감각을 개선하기)는 우리가 우리 치료의 결과로서 환자들이 새롭고 강화된 방식에서 자신들의 몸을 느껴보기를 원한다는 것을 의미한다. '고유수용성 작용' 은 우리 자신의 몸의 위치와 움직임의 감각을 포함하고, 우리의 접촉, 압력 그리고 우리가 요청한 움직임 모두가 고유수용성 감각 학습을 유발할 수 있을 것이다. 근막성 변화의 기전에 대한 최근의 연구는 과거에 가정했던 것보다 더 고유수용성 작용에 대한 훨씬 큰 역할이 있다는 것을 제안한다(2장, 근막의 변화를 이해하기에서 더 깊이 설명함). 이러한 신체 감각이 깨어날 때, 그것은 보다 섬세하고, 보다 효율적인 움직임 협조성을 위한 기반을 깔아준다. 이것은 또한 보다 지속할 수 있는 그 순간의 자세적 선택의 발달과 같이 많은 다른 이로움을 위한 길을 닦아준다.

이러한 주요 목표에 대해 이차적으로, 이 방법들은 또 다른 이로움도 가져온다. 통증, 운동선수의 경기력, 건강함 모두는 우리의 두 가지 주된 목표가 해결될 때 개선되는 경향이 있다. 그렇지만, 더 적은 통증, 개선된 수행력, 그리고 모든 다른 이로움은 최종 결과이다; 이러한 결과로 향한 수단은 단순하게 움직임에 대한 우리 환자의 선택사항을 증가시키는 것, 그리고 보다 개선된 고유수용성 작용으로 초대하는 것을 의미한다.

물론, 기타 목표들은 여기서 설명한 도구와 치료법에 의하여 제공될 수 있다. 구조적 통합치료 치료사는 정렬과 통합상태를 개선시키기 위한 적용성을 보게 될 것이다. 유사하게, 물리치료사, 침술사, 마사지 치료사, 재활치료 전문가와 또 다른 치료사들 역시 자신들의 치료방식에 따른 치료적 목적을 제공하도록 이러한 도구를 사용하는 방법을 보게 될 것이다. 그렇지만, 시금석으로서 이러한 두 가지 주된 목표(보다 많은 움직임 선택항목과 개선된 고유수용성 작용)를 사용함은 간결함, 명료함을 도와줄 것이며, 각각의 치료법의 목적과 적용성에 집중할 것이다.

이 책의 가정(假定)

이 책은 전문적인 임상분야에서 교육받은 도수치료 치료사(구조적 통합치료 치료사, 물리치료사, 물리치료사 보조, 신체 치료사, 마사지 치료사, 정골의사, 카이로프랙터, 침술사, 그리고 기타의 손을 사용한 치료사 등과 같은)를 위해서 의도되었다. 이 교재를 트레이닝 교육과목 안에서 이용하는 이러한 전문분야의 중급 및 심화 과정의 학생들에 의하여 이용되기에도 적합할 것이다. 따라서 이 책은 독자들이 심부의 도수치료를 위한 고려사항과 금기증에 익숙함을 보유한다는 것을 가정한다. 각별하게 중요한 곳 또는 명백하지 않은 곳에서, 이러한 고려사항은 이 책에서 설명되겠지만, 트레이닝과 지식의 이러한 기본적인 수준을 가정한다.

이러한 치료법은 한 번의 치료 또는 연속치료의 보다 광범위한 의미 안에서 사용될 수 있는 도구로서 의도된다. 이러한 보다 큰 내용의 요소들은 인터뷰, 평가, 준비하기, 전략작성, 단계설정, 균형잡기, 마무리하기 그리고 일상생활로 통합하기 등을 포함할 것이다. 각각의 치료방식은 이러한 기능을 성취하기 위한 그 방식 자체의 방법을 보유하며(단계설정의 일부 논의가 2권에서 계획되어 있을지라도), 나는 독자들이 이러한 트레이닝도 함께 받았다는 것을 가정할 것이다.

이 책이 당신의 상상력, 혁신력, 그리고 다재다능함을 자극할 수 있다. 그렇지만, 나는 독자들이 책을 통해서 그들이 이러한 치료법에 관하여 알아야 할 필요가 있는 모든 것을 실재로 배울 수 없다는 것을 깨닫게 될 것이라고 가정한다. 어느 정도까지, 비디오가 그림을 이해하도록 도울 수 있을 것이며, 이 책은 설명된 치료법의 많은 것들에 대한 비디오 링크를 포함한다(그 부수적인 비디오 세트에서 이용할 수 있는 모든 치료법의 비디오와 함께). 그렇지만 가장 중요한 측면은 설명되고 있는 그 치료법을 실제적으로 받아보고 경험해봄과 함께, 실제적인 접촉과 감각적 경험의 실체와 운동감각과 반드시 함께 해야 하는, 개인적인 상담지도와 피드백을 통해서만 익숙해질 수 있다.

물론, 이 책은 단지 그 출발선이다. 이 교재에서 설명된 방법과 핵심이 가치있는 것처럼, 더 낳은 치료법과 재주만이 그저 답변이 될 수 없는 어느 시점에 도달한다. 통증을 덜어줌은 비교적 단순할 수 있겠지만; 통증이 사라지지 않을 때, 우리의 전문기술과 보다 깊은 인간성이 중요하게 된다. 우리가 오스트리아 출신의 철학자인 Marten Buber의 이분법에 직면하는 것은 그때이다: 우리는 다른 사람을 대상으로 (“고객” 및 “환자” 또는 고쳐져야 하는 문제로서) 간주될 수 있거나, 또는 바로 우리 자신과 같은 실제적인 사람 – 독특한, 다중차원의 지각있는 존재로서도 간주될 수 있다.

Til Luchau
Boulder 콜로라도, 2014

감사의 글(Achnowledgement)

거의 모든 사람들은 책을 쓰는 것이 힘든 일이라는 것을 알고 있다. 드러나지 않는 것은 하나의 책에 많은 사람들의 노력이 담겨있다는 것이다.

나의 동료이며, 친구이고 멘토인 Dr. Robert Schleip에게 그의 격려에 대하여, 그리고 우리 분야에서 그리고 그 이상에서 끊이지 않는 매력과, 학습과정, 도움을 주는 리더쉽에서 그의 영감을 주는 모범에 대하여 각별한 감사를 표한다. 오케스트라의 지휘자처럼 그는 주변의 사람들에게서 최고의 능력을 이끌어냈으며 우리 모두는 그의 이러한 재능으로부터 도움을 받았다.

이 책의 착상 대다수가 처음 나왔던, 지금도 연재중인 근막의 치료법 칼럼을 실어준 것에 대하여, 마사지 & 신체치료 잡지의 편집장인 Leslie Young PhD.에게 감사함을 전한다. Darren Bufford, Amy Klein 그리고 다른 이들을 포함하는 그의 숙련된 팀은 이러한 정보의 그 첫 번째 초안을 세우도록 도와주었다. 신체치료와 마사지 전문가 연합(Associated Bodywork & Massage Professionals: ABMP)의 Anne Williams 그리고 Brian Halterman은 근육근막 치료법 웹세미나(webinar) 시리즈를 후원하고 주최함에 의하여 중요한 역할을 담당했다.

개인적으로 그들의 인내, 고집, 융통성 그리고 협력정신에 대하여 Handspring 출판사의 Sarena Wolfaard, Andrew Stevenson, Bruce Hogarth에게 감사함을 전한다. 이러한 분야에 대한 특성, 그리고 열정에 대한 그들의 헌신은 함께 작업하는 동안 즐거움이었다.

Adcanced-Trainings.com에서 내가 존경하는 교육시설 동료들은 착상, 비평, 토론, 치료법 그리고 영감에 끊임없이 기여했다. 그들은 일일이 호명하기에는 너무도 많지만, 당연히 감사를 받아야 할 전 세계의 많은 헌신적이고 능숙한 교육 보조강사들과 학생들과 함께, Larry Koliha, George Sullivan, Chris Pohowsky, Ellyn Vanderberg, Bethany Ward 등을 포함한다.

Advanced-Trainings.com 강사인 Bethany Ward는 내가 쓴 모든 글자를 읽었으며, 빈번하게 촉박한 마감시간까지도 전문적인 조언과 교정을 해주었다. Patrick Dorsey는 다른 question-writing interns에서 그랬듯 이 책의 스터디 가이드 질문에 수많은 시간을 헌신했다. Christina Galucci와 Daniel Glick에게 그들의 능숙한 편집과 지원에 대하여 함께 감사함을 전한다.

12년 전에, Primal Pictures의 그림은 신체의 해부학이 보여주고, 회전되고, 그리고 삼차원에서 층을 이룰 수 있을 때 가능한 그 아름다움과 놀라운 학습과정에 대하여 처음으로 눈이 휘둥그레졌다. 사진사인 Kit Hedman과 Lick Cummings와 함께, 사진 모델인 Erin Trunck, Fika O' talora, David Videon 그리고 David Lowell 모두는 이러한 프로젝트의 아름다움에 기여했다. 이 책에서 이미지들을 위해서 사용허락을 인가하고 허락한 많은 미술가와 연구자들에게 진심어린 감사를 전한다. 그들은 그림 저작권에서 병기했다.

Rolf 연구소의 내 멘토이며 동료들도 당연히 여기의 내용에 지대한 영향을 주었다. 나는 Jan Sultan, Pedro Prado, Thomas Myers, Art Giggs, Bibiana Badenes, Erik Dalton, 그리고 많은 다른 사람들의 후원과 영향에 감사함을 금할 수 없다. 30년 동안, 내 개인 치료실에 온 나의 고객들도 나의 가장 좋은 선생이 되었으며, 우리의 상호 학습을 위해서 그들의 어려운 관찰사례를 지켜봐준 그 치료사들도 감사를 받을만 하다.

이 책을 쓰도록 조용한 장소를 제공하도록 도와줌으로 관대하게 끊임없는 환대를 베풀었던 많은 사람들에게도 감사함을 전한다: 쥐리히에서 Anna Maria Gregorini; 남서부 콜로라도의 Lynn Philipon과 Nikki Gillespie; 아이다호 주의 빅터에서 K' lea Anderas; 프라하에서 Robert Gajdoš 알라스카의 페어뱅크스에서 치료사 협회 및 Paula Earp; 그리고 세계 여러 곳에 계신 많은 사람들.

그리고 나의 아들 Ansel Luchau에게 그리고 각별하게 이 첫 번째 책을 저술하는 오랜 과정 동안 헌신적으로 나를 후원했던 나의 아내인 Loretta Carridan Luchau에게 감사함을 전한다. 이 책은 그들의 사랑하는 헌신으로 나온 것이다.

검토해주신 분들(Reviewers)

Bibiana Badenes, P.T.
Physical Therapist, Certified Advanced Rolfer™, Certified Rolf Movement® Teacher; Director, Kinesis Center and Movement Therapy; President, BodyWisdom Foundation Spain
Benicasim, Spain.

Erik Dalton, Ph.D.
Certified Advanced Rolfer™; Author;
Executive Director, Freedom From Pain Institute
Oklahoma City, Oklahoma, United States.

Rachel Fairweather BA, LMT, AOS Massage Therapy, CQSW
Director, Jing Advanced Massage Training; Author
Brighton, United Kingdom.

Cheryl LoCicero, B.Sc. R.M.T
Certified Advanced Rolfer™, Certified Rolf Movement® Teacher, Fascial Integration: Structural-Visceral approaches
Consultant, Center for Complementary and Alternative Research and Education, University of Alberta
Edmonton, Alberta, Canada.

Budiman Minasny, Ph.D.
Researcher, University of Sydney
Sydney, Australia.

Peter B. Pruett, M.D.
Physician - Board Certified in Emergency Medicine
Delta County Memorial Hospital
United States Air Force Academy; University of Colorado, Denver
Hotchkiss, Colorado, United States.

Art Riggs
Certified Advanced Rolfer™; Author
Director, Art Riggs Deep Tissue and Manual Therapy Educational Systems
Berkeley, California, United States.

Susan G. Salvo, M.Ed., L.M.T.
Author - Educator - Massage Therapist
Elsevier Health Science; Louisiana Institute of Massage Therapy
Lake Charles, Louisiana, United States.

Robert Schleip, Ph.D. M.A.
Visiting Professor (IUCSAL)
Director, Fascia Research Group
Division of Neurophysiology, Ulm University
Ulm, Germany.

Bethany M. Ward, M.B.A., L.M.B.T.
Certified Advanced Rolfer™, Rolf Movement® Practitioner
Faculty, Rolf Institute® of Structural Integration
Advisor and Past President, Ida P. Rolf Research Foundation
Director, ActionPotential, Inc.
Durham, North Carolina.

온라인 자료

다음을 포함하는 보완적인 온라인 자료를 위해서 다음 코드를 스캔하거나 http://advanced- Trinings.com/amt1 을 방문한다:

- 온라인 비디오 도서관
- 전문가의 지속적인 교육 그리고 CMA 인점의 선택사항
- 교사와 학생의 교실 자료
- 무료의 근막의 웹세미나
- 심화 근막 치료법에 관한 토론과 질문을 위해서 포럼이나 소시알 메디아 링크
- Primal Picures, Advanced-Trainings.com, 그리고 이 책에서 언급한 다른 사이트 등을 제공하고, 할인해준다.

역자 서문

최근 들어서 도수치료의 영역에서 보면 연부조직 분야의 전문서적들이 늘고 있다. 근막에 관련된 서적이 바로 그것이다. 저자 Til Luchau는 일찍이 Rolf 연구소에서 롤핑과 통합치료에 대한 접근법으로 통증의 증상 치료보다는 우리 몸의 전반적인 연관성에 중점을 두고 신체 및 집단적 심리학을 바탕으로 한 발전된 근막 치료기법을 오랜 임상적 경험과 깊은 지식과 창의성을 발휘하였다.

실제로 근막의 구조는 분명하지 않으며 복잡하지만, 이 책에서는 간결하고 명료한 설명으로 전달효과를 증가시켰으며, 풍부하고 아름다운 사진과 함께 독자들의 상상력을 키우고, 이해를 한층 더 높혀 치료사들의 공감대를 형성하는데 도움이 되고 있다.

근막의 놀라운 가소성은 흥미로운 역학적 특성만이 아니며, 신경과 고유수용성 민감도가 높은 조직으로 보고 있다. 몸의 위치와 움직임뿐만 아니라, 접촉과 압력이 모두 고유수용성 감각을 포함하고 있으며, 최근 근막의 변화기전도 고유수용성 작용의 역할로 보는 연구를 제안하고 있다. 따라서 이러한 근막치료기법을 통하여 고유수용성 작용은 2차적인 효과의 기반이 되어 보다 지속적인 운동수행력, 효율적인 협응성, 섬세한 조절력을 기대할 수 있다. 신체를 보다 통합적 접근을 위해서는 근막 치료기법과 함께 좀 더 광범위한 평가와, 전략 그리고 자세 및 일상생활 습관 교육이 필요하다. 이 책을 통한 지식과 상상력이 실제로 실습을 통한 접촉과 감각을 스스로 느껴보고 상세한 지도와 경험을 통하여 숙달해야만 할 것이다.

이 책을 시작으로 근막에 대한 이해와 실제에 좀 더 공감하고, 또 하나의 중요한 조직으로 근막의 역할과 기능을 학습하고, 통증에서 오는 기능부전들이 근막 치료기법을 통하여 통합적 치료성취를 얻어 내길 바랍니다.

2016년 09월 26일

대한정형도수물리치료학회장 **김 명 준** PT, PhD

필수사항

1장. 뼈

2장. 근막, 1부: 근막의 변화를 이해하기

3장. 근막, 2부: 근막의 치료도구와 치료

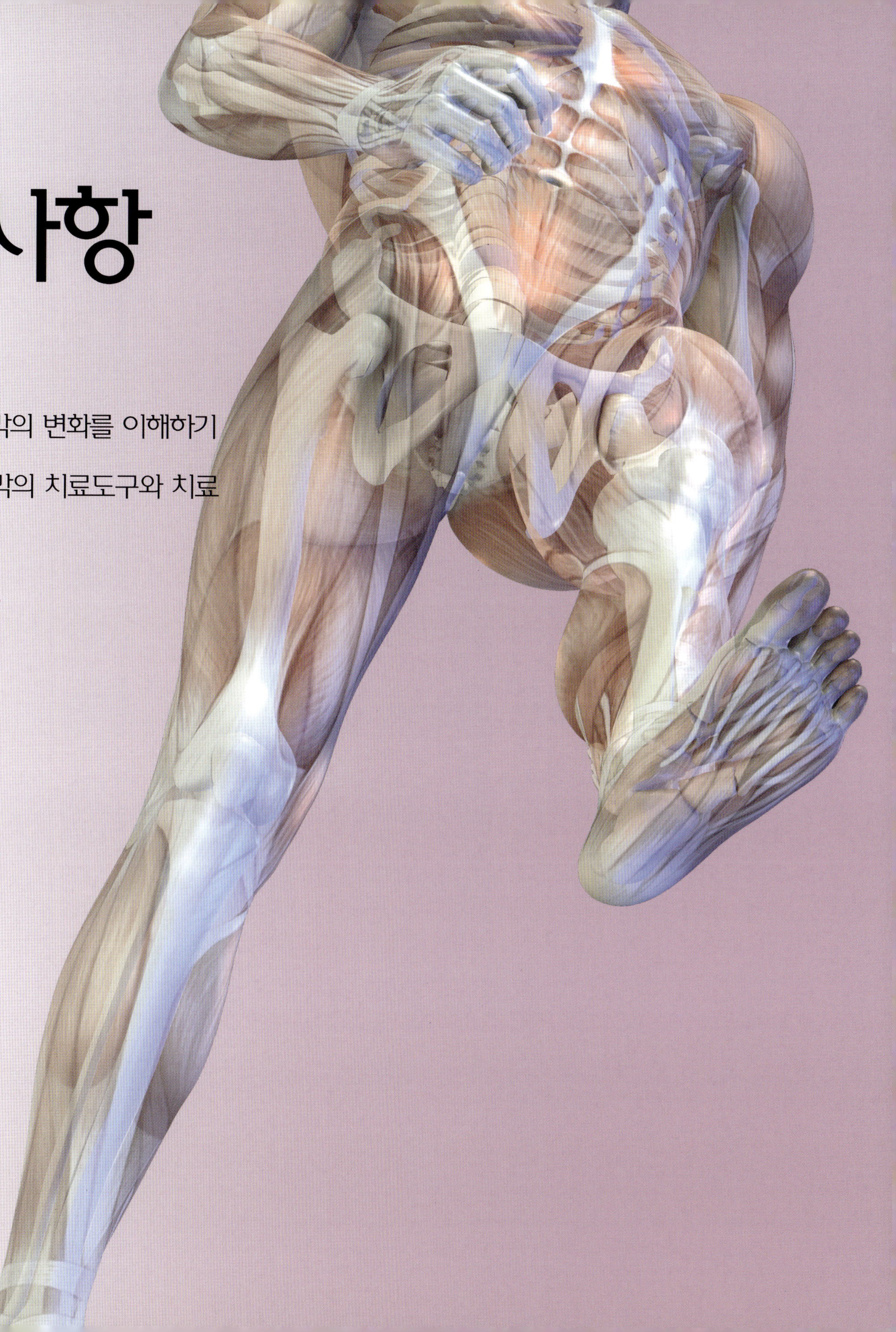

뼈 1

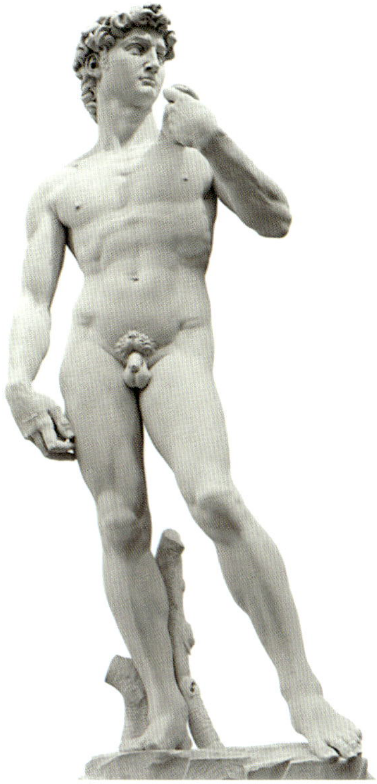

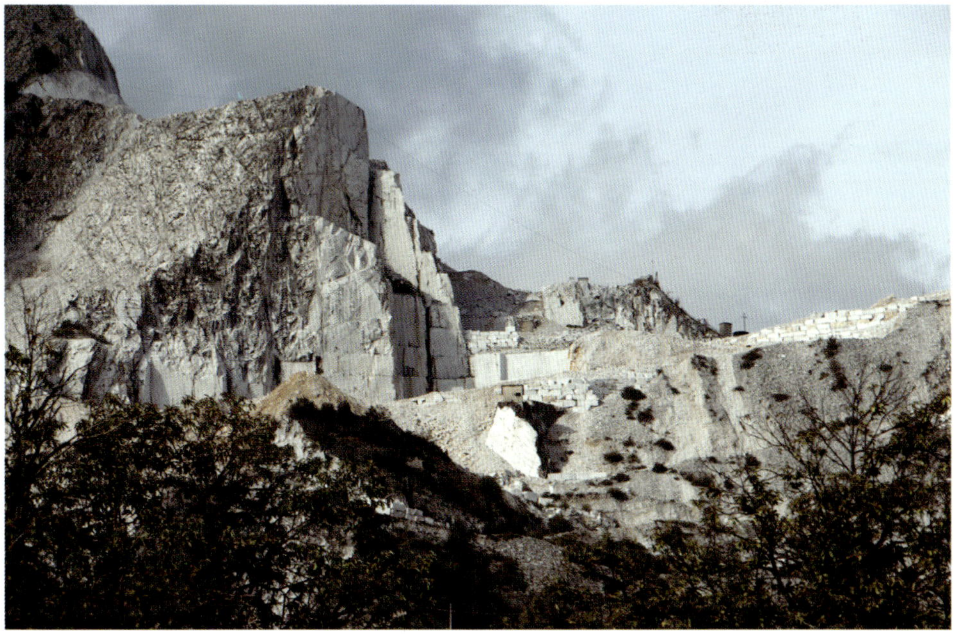

미켈란젤로가 젊었을 때, 그는 선배 조각가인 Bertoldo di Giovanni에게 자신을 제자로 받아 달라고 부탁했다. 전하는 말에 따르면, Bertoldo는 미켈란젤로에게 다음의 전제조건을 제시했다;

"자네가 대리석을 조각하고자 한다면서?" 라고 스승이 말했다. "그럼 먼저, 대리석 채석장으로 가서 석공으로 일하게나."

"얼마나 오래 동안 합니까?" 라고 아직 십대지만 이미 인정받는 미술가였던 미켈란젤로가 물었다.

"채석장에서 2년" 그 조각가가 말했다.

"그러면 네가 조각을 시작할 수 있겠지."

사실이든 전설이든, 이러한 이야기는 우리에게 우리가 예술가나 대가가 되려고 노력하기에 앞서 우리의 재료— 우리가 다루게 될 실제적인 물질과 물체—를 이해하는 것의 가치에 관하여 말해준다. 손으로 신체를 치료하는 우리들은 많은 재료 중에서 능숙함을 필요로 한다. 우리가 구조적인 또는 조직의 치료를 시행할 때 필요한 재료는 근막과 다른 결합조직, 피부 또는 근육 등을 포함한다; 우리가 전통적인 마사지를 시행할 때는 혈액 흐름과 근육의 긴장이란 재료가 필요하다. 비슷하게 우리의 환자들의 움직임, 협조성 그리고 균형은 우리가 기능적으로 치료할 때 필요한 재료가 되며; 에너지와 흐름은 에너지의 치료방법에서 한 역할을 수행하고, 환자의 자율신경의 상태는 우리의 의도가 이완시키고 안정시키는 것일 때 우리의 재료가 될 것이라고 말할 수 있다. 각각의 도수치료 방법들은 단지 그것이 성취하고자 하는 목적이 무엇인가에 의하여 뿐만 아니라, 그것이 자체의 목적을 성취하도록 치료하는 그 재료에 의해서도 구분된다.

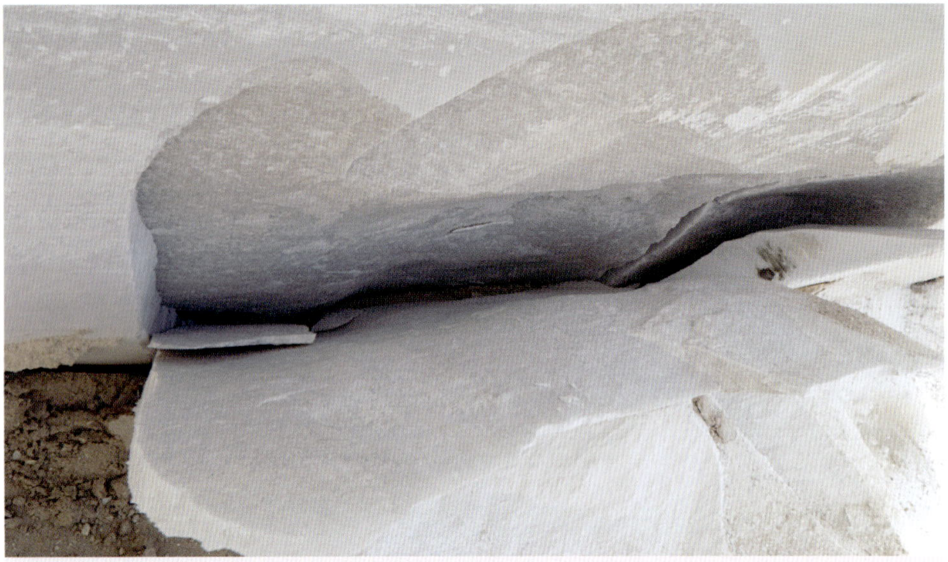

그림 1.1/1.2/1.3

미켈란젤로는 조각가가 되기 전에 석공으로 일했다. 다비드상(그림 1.1)은 카나라 채석장(그림 1.2)에서부터 대리석(그림 1.3)을 사용해서 조각되었다. 미켈란젤로는 자신이 26살일 때, Bertoldo에게서 수련 후 대략 10년 경인 1501년에 다비드상을 조각하기 시작했다.

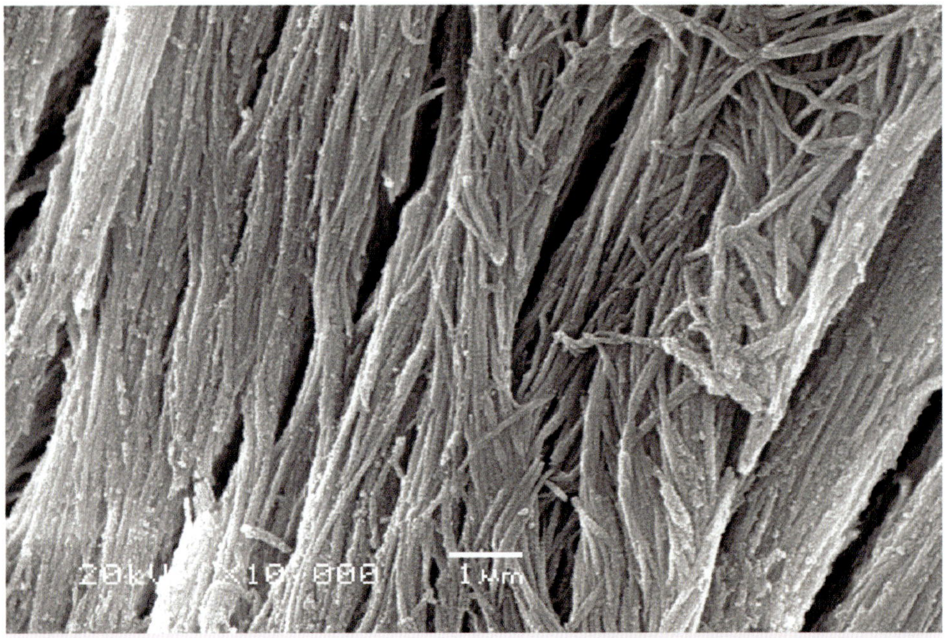

그림 1.4

뼈 내부의 광물질화된 콜라겐 섬유의 전자현미경 확대. 살아있는 뼈는 25% 정도 콜라겐이 있으며, 이것은 신축성을 더해준다.

심화 근막 치료법 트레이닝에서 많은 다른 조직과 시스템을 함께 치료할지라도, 우리는 미켈란젤로가 채석장에서 배움을 시작하도록 허락된 그 동일한 정신에서 뼈와 함께 시작한다**(그림 1.1-1.3)**: 신체의 토대가 되는 조직들 하나하나의 특성을 알아가는 것. 이 장에서 나는 우리 방법의 일차적인 재질의 하나인 뼈에 집중할 것이다.

발생에서, 뼈는 중배엽- 근육과 근막, 힘줄 그리고 인대와 같은 결합조직이 형성된 동일한 조직 층 — 에서부터 발생한다. 이러한 조직들과 비슷하게, 뼈는 세포, 섬유 그리고 다른 구성요소들로 이루어지며, 그것들 모두는 하나의 둘러싸는 기질 내부에 들어있다. 뼈에서, 이러한 기질은 골의 중량의 대략 절반을 차지하며, 그것은 *하이드록시아파타이트(hydroxylapatite)*라고 불리는 미세결정구조 형태에서 주로 인과 칼슘으로 구성된다. 구조적으로, 이러한 인회석(apatite) 결정 그 자체는 비교적 약하다 — 한 조각의 백묵을 연상해보라. 그렇지만 신체 안에서, 이러한 광물질의 나노-결정들은 가늘고, 신장성 있는 콜라겐 섬유들과 분자상으로 연결되고 서로 엮어져 있으며(1)**(그림 1.4와 1.5)**, 섬유유리나 대나무에 유사한, 섬유/기질의 합성물질을 구성한다**(그림 1.6)**. 뼈의 광물질화 된 콜라겐 미세섬유의 구성요소적인 나노-구조는 미세골절이 퍼져나가는 것을 막아주며, 뼈에 놀라운 유연성을 더해준다. 합성 섬유/기질의 나노-합성물질과 비슷하게, 이것도 역시 지극히 강인하며 — 무게에 관계없이, 살아있는 골은 시멘트보다 훨씬 더 강하다.

그러면서도 시멘트와는 다르게, 살아있는 뼈는 우리가 일반적으로 해부학 수업의 골격으로부터 알고 있는 건조한, 죽은 뼈와 연관지을 수 없는 특징을 보유한다**(그림 1.7)**. 살아있는 뼈는 건조한 뼈보다 약 1/3 정도 더 크며, 주로 살았을 때 뼈가 담고있는 수분에서 기인한다. 그것들은 또한 단단하고, 바삭바

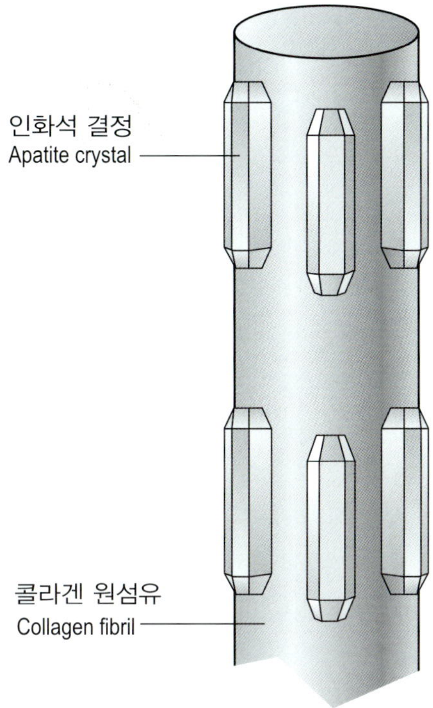

그림 1.5

뼈의 칼슘은 미세결정형의 인회석의 형태로 존재하며, 이것은 콜라겐 섬유들을 결합시키며, 그 안에서 칼슘만이 보유할 수 있는 것 이상의 단단함을 제공한다.

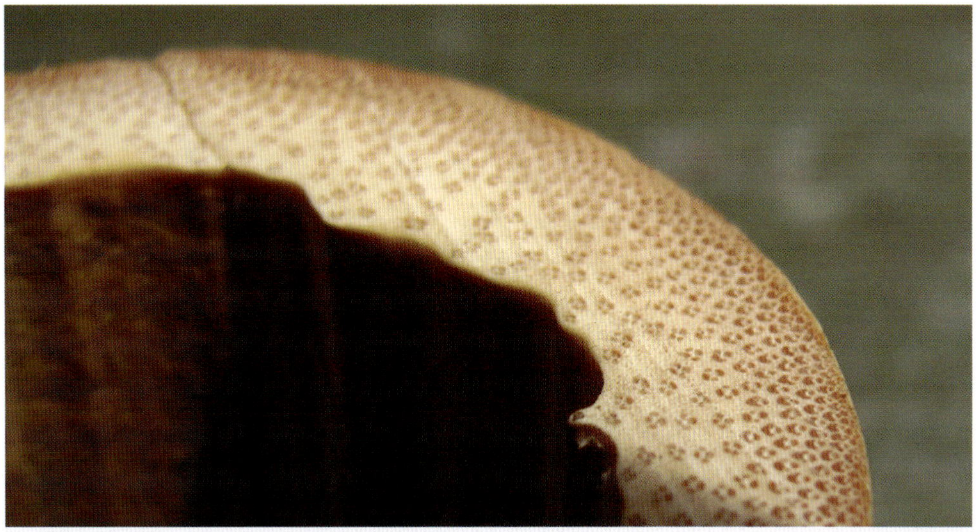

그림 1.6

뼈와 비슷하게, 대나무도 섬유/기질의 복합체이다.

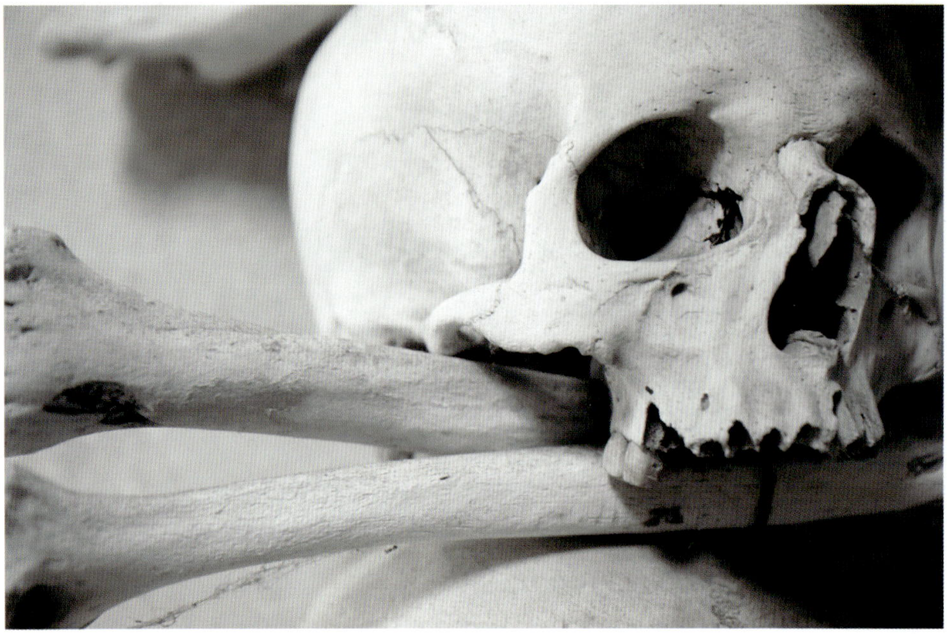

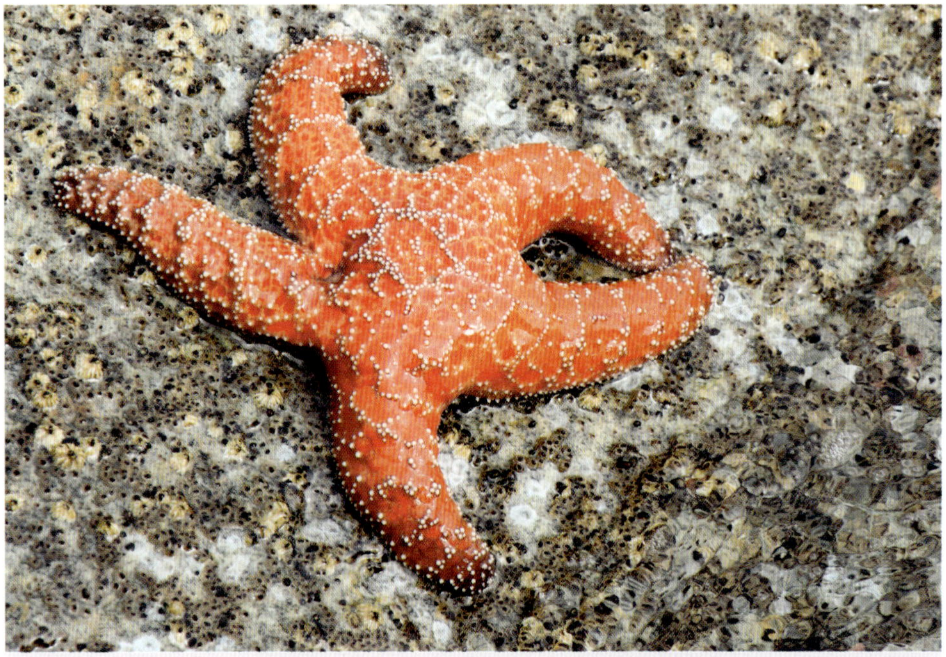

그림 1.7/1.8
살아있는 뼈는 바삭한 건조한 골격과는 다르며, 살아있는 불가사리의 적응성과 훨씬 더 닮았다.

삭한 죽어있는 표본과 비교될 때 살아있는 불가사리가 부드럽고 유연한 것처럼 더욱 부드럽고 보다 더 적응성이 있다(**그림 1.8**).

또한 살아있는 뼈는 매우 민감하다. 골막, 또는 뼈를 둘러싸는 섬유성의 "뼈의 바깥막"은 치밀하게 신경이 분포된다(**그림 1.9**). 뼈의 바깥막의 많은 역학수용기들은 자체의 힘줄이 부착지점에서 뼈의 골막과 합쳐지는 영역에서 골격근의 당김을 감지함에 의하여 조화로운 움직임과 균형을 도와준다. 긴뼈의 관절성 끝부분 역시 각별히 민감하며, 이것은 고유수용성 작용과 움직임 협조성과 연관된다. 망상의 또는 스폰지 뼈 내부에서 깊게 스폰지 소주(작은 기둥 모양)를 통해서 감겨있는 작은 수초화된 신경섬유들과 같이, 뼈의 내부에서 다수의 신경이 존재한다는 것은 오래전에 알려졌다(2). 뼈 내부에서 존재하는 그 신경들은 골절과 뼈의 타박상이 그렇게도 아플 수 있는 이유의 한 가지이며; 그렇지만, 이것은 또한 환자가 말한 그대로 자신들의 뼈 안에서 당신의 접촉을 느낄 수 있다는 것도 의미한다.

Advanced-Trainings.com의 심화 근막 치료법 시리즈에서, 우리는 3가지 목적을 위해서 뼈에-집중된 치료법을 사용한다: 더 많은 가동성을, 더 큰 본유적-자동성(motility)을, 또는 더 많은 이어짐을 느끼도록.

가동성(mobility)에 대한 느낌

가동성은 *움직일 수 있는 능력으로* 정의된다. 손을 사용한 치료법에 대한 우리의 접근방식에서, 그 방법은 종종 뼈를 움직임에 집중한다. 이것은 카이로프랙틱이나 뼈의 조정법이 아니며; 그보다, 우리는 둘러싸는 근육근막을 평가하고, 가동시키며 그리고 이완시키기 위한 지렛대 또는 손잡이로써 뼈를 이용한다. 더 많은 가동성을 위해서 치료할 때, 우리는

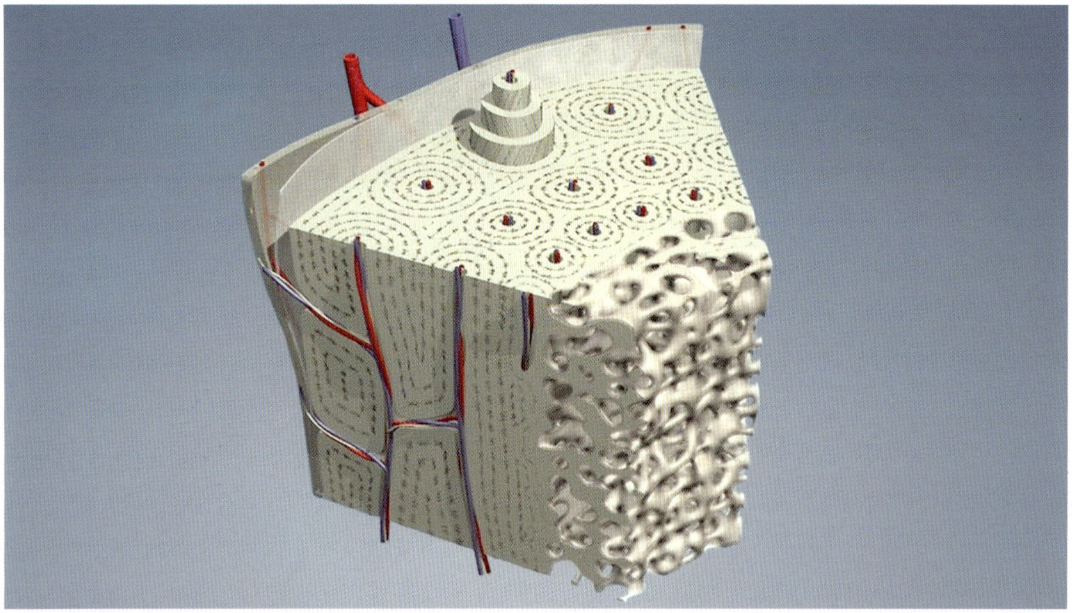

그림 1.9

뼈는 신경이 분포되며 예민하다. 섬유성 골막(바깥쪽 껍질층)은 역학수용기들로 풍부하게 신경 분포된다: 신경(황색)은 뼈의 혈관과 함께 진행하며, 스폰지 같은 해면체(가장 안쪽 부분)는 수초화된 신경 섬유로 감겨있다.

뼈의 가동성을 제한하는 몇몇 단축된, 경직된 또는 제한된 결합조직 구조의 직접적인 이완에 대해 감지하면서, 치료사의 압박력은 일반적으로 확고하다.

이러한 움직임은 치료사에게 그 관절의 수준에서 전반적인 움직임의 제한을 평가하고 이완시키는 것 모두를 허용하기 때문에 유용하다. 그렇지만, 한 관절에서 전반적인 움직임의 양을 구분없이 증가시키려고 추구하는 것이 아니며, 수동적인 뼈의 가동성을 감지하며, 한 관절을 다른 관절과 비교하거나 하나의 방향을 다른 방향과 비교하며, 좀 더 제한된 측면을 풀어주도록 특정적으로 치료한다. 이것은 그 풀어짐으로 균형을 가져온다.

뼈 자체가 풍부한 감각성 신경분포를 보유하기 때문에, 뼈의 가동성과 함께 치료하는 기법은 또한 가장 심부의 수준에서 고유수용성 감각을 자극한다. 치료에 의하여 유발된 감각은 신체의 감각을 깨우고 활기차게 만들며, 환자가 치료 후에 올바르게 감지하는 것을 지속하도록 더 많은 신체 감각을 깨워준다.

가동성에 대하여 감지하는 치료법의 예는 다음을 포함한다:

- 15장, *손목과 손에서부터*
  손목 문지르기 치료법 **(그림 1.10과 1.11)**
- 13장, *엉치엉덩관절에서부터*
  엉치엉덩관절의 전방/후방의 이완치료법

본유적-자동성(motility)의 느낌

본유적-자동성은 *우리 자체에서 동작의 가능한 것*을 의미한다. 비록 뼈-조직 자체의 내부에서 조골세포와 파골세포의 현미경적인 움직임과 같은 세포의 본유적-자동성이 존재할지라도, 뼈는 일반적으로

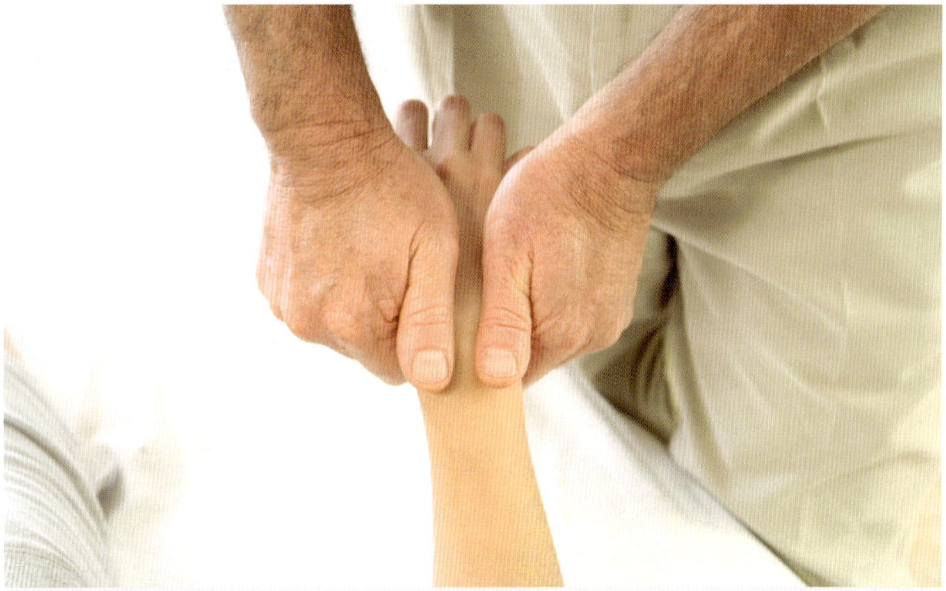

그림 1.10
"손목 문지르기" 치료법에서, 우리는 각각의 뼈의 전방/후방의 수동적인 움직임을 그 이웃한 뼈에 대하여 측정하며, 그리고 잘 움직이지 않는 이러한 관절을 가동시키면서 뼈의 가동성에 대하여 감지한다. 뼈는 손목 인대와 같이 그것을 둘러싸는 물렁조직을 치료하기 위한 효율적인 손잡이가 된다. 이러한 치료법은 15장 손목과 손목뼈에서 세부적으로 설명된다.

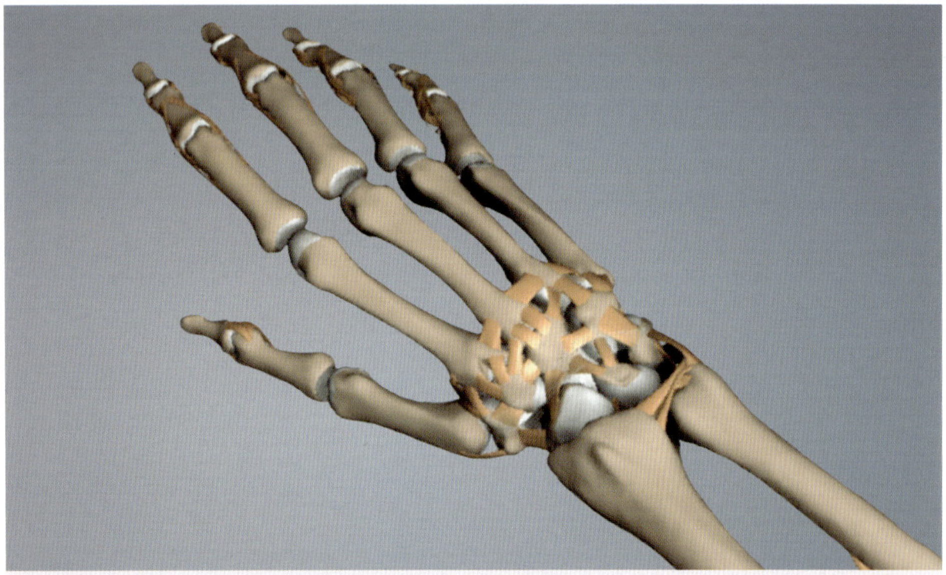

그림 1.11
"손목 문지르기" 치료법에서, 우리는 각각의 뼈의 전방/후방의 수동적인 움직임을 그 이웃한 뼈에 대하여 측정하며, 그리고 잘 움직이지 않는 이러한 관절을 가동시키면서, 뼈의 가동성에 대하여 감지한다. 뼈는 손목 인대와 같이 그것을 둘러싸는 물렁조직을 치료하기 위한 효율적인 손잡이가 된다. 이러한 치료법은 15장 손목과 손목뼈에서 세부적으로 설명된다.

그 자체가 움직이는 것이 가능한 것으로 생각되지 않는다. 그렇지만, 뼈는 신체의 전반적인 본유적-자동성의 한 부분으로서 당연히 움직이며, 그것이 신체의 내부 어디에서든 적응성에 대한 제한을 감지하고 치료에 영향을 주기 위한 방법이므로 뼈 움직임을 감지하는 능력은 너무도 유용하다.

뼈의 구조 안에서 본유적-자동성을 느낄 때, 우리는 이미 발생하고 있는 그 동작에 대하여 감지하고 있는 것이다. 반대로 가동성(mobility)에 대하여 감지하고 있을 때, 우리가 유도하고 있는 그 움직임에 대한 반응을 감지하고 있는 것이다. 본유적-자동성에 대한 느낌은 가동성 치료보다 더욱 빠르고, 훨씬 예민한 접촉을 필요로 하며, 일반적으로 보다 적은 압력을 사용한다. 우리가 느끼는 그 동작은 호흡의 움직임 또는 관절에서 항상 발생하고 있는 보다 작은, 적응성의 움직임 등을 포함할 수 있다. 또한 두개천골의 치료법에서 설명한 미묘한 동작과 같이, 보다 느리고, 훨씬 작은 율동적인 파동의 움직임까지도 느낄 수 있다. 〈이러한 섬세한 두개골 동작에 대한 매우 드물게 공식적인 연구가 이루어졌으며, 그것들의 유발원인과 존재 자체에 대한 논쟁이 존재한다는 것을 반드시 주목해야 한다. 그렇지만 두개골이 움직일 수 있으며, 이전에 생각되었던 것처럼 융합된 것이 아니라는 훌륭한 증거들도 존재한다.(3)〉

뼈 자체에서 발생하고 있는 뼈의 동작에 대한 촉각적인 "청취하기"는 다음의 상황에서 유용하다:

1. 하나의 뼈 또는 뼈의 일부에서 제한된 동작의 정도와 방향을 평가하는 것
2. 가동성 치료에 의하여 구조적으로 이완되었지만, 아직은 신체의 움직임 감각에 의하여 "발견" 되지 않은 한 부위로 동작을 초대하는 것
3. 직접적인 가동증진의 치료법이 원하는 결과를 만들지 못할 때

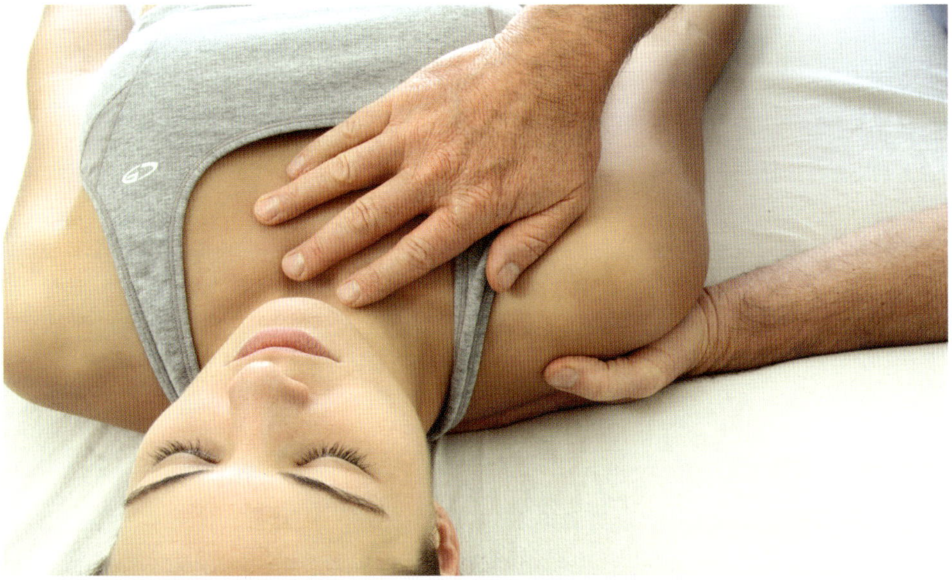

그림 1.12

뼈의 가동성에 대하여 감지하도록 사용된 능동적인 접촉과는 다르게, 호흡의 본유적-자동성 치료법은 이미 발생하고 있는 그 움직임을 감지하도록 그리고 그것을 따르도록 보다 고요하며, 더 가볍고, 보다 수용적인 접촉을 이용하는 한 가지 치료법이 사례가 된다. 이러한 치료법에서 치료사는 호흡과 동반하는 갈비뼈, 어깨뼈 그리고 복장뼈의 움직임을 감지한다. 더 적은 움직임의 부위가 확인될 때, 치료사는 그 부위에 대한 환자의 인식을 증대시키도록 자신의 접촉을 이용한다. 이러한 치료법은 II권에서 상세히 설명한다.

4. 깊은 이완과 고요함의 상태를 유도하는 것, 이것은 더 많은 이완보다는 통합작용과 완성하기가 목표가 되는 시기의 치료단계 마무리 시점에서 각별히 유용하다.

본유적-자동성 치료는 보다 강한 가동성 치료가 악화시키거나 금기(급성 손상이나 수술 이후와 같이)가 될 때, 자율신경계의 해소되지 않은 외상성 활성화(II권 "*위플레쉬, 1부: 핫 위플레쉬*"에서 정의한 듯 "핫(6주 이내의 손상)(hot)" 위플레쉬(채찍질 손상)를 보유하는 것과 같은)가 존재할 때, 접촉 자체가 아플 때(섬유근육통[fibromyalgia], 또는 일부 만성 통증의 형태와 같이), 부담스러운 의학적 병변(암과 같은) 등을 치료할 때 역시 유용할 것이다.

본유적-자동성은 종종 미묘하며, 그러므로 보다 능동적인 가동증진의 치료에 익숙한 치료사에 의하여 그것을 감지하는 것 자체가 어려움이 된다. 그렇지만, 미묘함은 상상적인 것을 의미하지 않는다: 본유적-자동성 치료법은 지극히 촉진할 수 있고, 심오하며 효과적일 수 있다.

http:// advanced-trainings. com/v/ad05.html 에서 호흡의 본유적-자동성 치료법의 비디오를 참조하세요

본유적-자동성 접근법의 한 가지 사례는 역시 II권 "*위플레쉬, 1부: 핫 위플레쉬*"에서 호흡의 본유적 자동성 치료법이 된다.

본유적-자동성 치료법에 경험이 전무하다면, 이것이 쉽게 촉진될 수 있는 호흡 동작을 이용하기 때문에, 이러한 치료법은 시작하기 좋은 착수점이 될 것이다.

연결에 대하여 느끼기

우리가 뼈와 치료하는 세 번째 방법은 연결, 배열 상태 그리고 전신과 통합작용에 대하여 느껴보도록 뼈를 이용하는 것이다. 뼈는 뼈 자체의 개별적인 구성 상태 내부에서(**그림 1.13과 1.14**) 그리고 연관된 구조의 긴 사슬을 통해서 다른 뼈들과 연계해서 모두로 힘을 전달한다. 이것의 한 사례는 상체의 무게를 골반, 다리 그리고 발 뼈들의 긴 사슬을 통해서 바닥으로 전달이 된다(그리고 반대로, 보행, 점프와 달리기 등에서 동일한 뼈들을 통해서 위로 되돌아가는 바닥의 반응력의 전달도 된다). 뼈의 연결 상태가 바르게 정렬될 때, 기립자세의 압박력은 뼈에서 받아지며, 매우 적은 근육의 노력만을 요구한다.

우리는 이러한 원리를 발 치료법의 코어 지점(**그림 1.13**)에서와 같은 치료의 통합적인 시기에 사용하며, 거기에서 부드럽지만 확고한 정적인 압박력이 발바닥에서 뒤꿈치뼈의 끝부분 바로 앞에 놓인 "최적 지점(sweet spot)"에 적용된다. 이것은 하지를 통해서 위로 몸통에 걸쳐 부드러운 압박의 힘을 올려 보낸다. 최적 지점과 벡터가 찾아질 때, 발바닥에서

http://advanced-trainings.com/v/ac10.html 에서 코어 지점 치료법의 비디오를 참조하세요

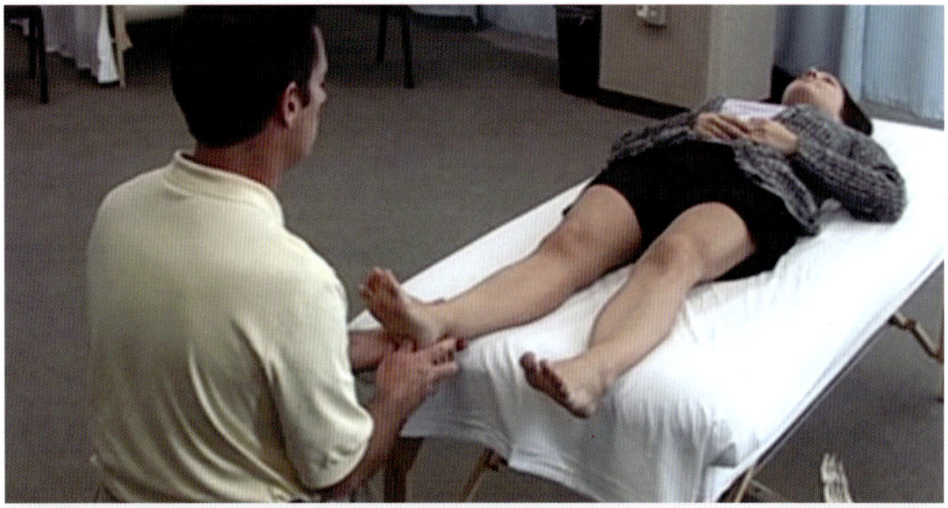

그림 1.13
코어 지점 치료법의 하지 변형법에서, 부드러운 압박은 치료사와 환자 모두에게 정렬된 체중지지의 한 부분이 되는 뼈의 연결을 느끼도록 허용한다.

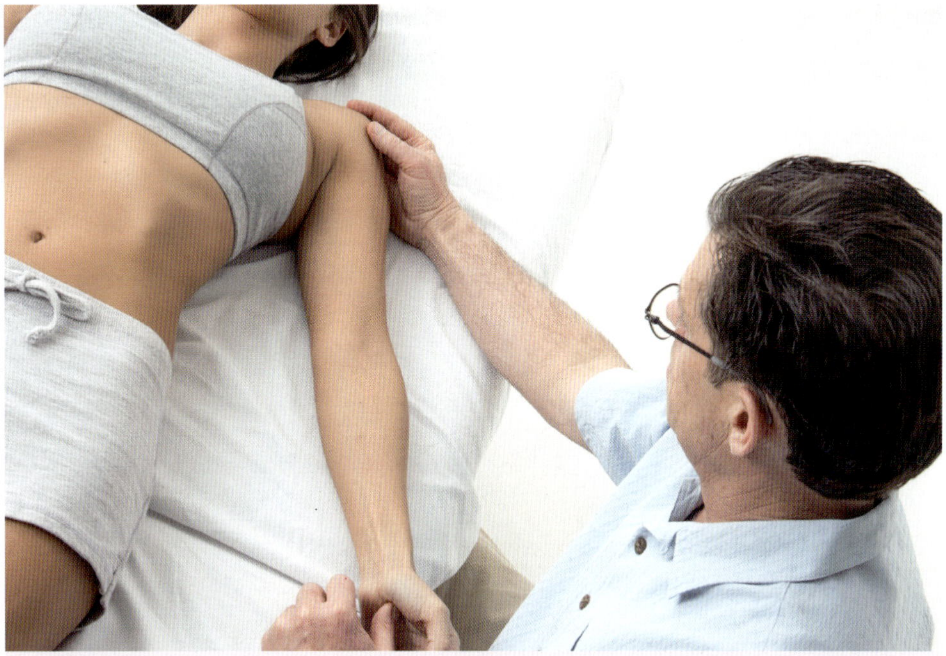

그림 1.14
상지에 대하여 적용된 코어 지점 치료법 — 손바닥과 어깨뼈봉우리의 중심부 사이에서 연결에 대한 느낌.

핵심 정리 : 코어 지점 치료법

적응증은 다음을 포함한다:

- 치료시기의 종료시점과 완성기
- 균형과 고유수용성 작용의 문제

목적

- 힘 전달, 정렬, 그리고 하지의 긴뼈를 통한 ("코어") 분절간 연결 등의 고유수용성 작용을 개선한다.
- 신체의 나머지 부분에 그 지절의 연결 그리고 하나의 전체로서 각각 지절의 통합작용의 감각을 제공한다.

방법 설명

- 신체의 결과적인 수동적인 움직임이 전체 지절을 통해서 체간 안으로 관찰될 수 있도록 (그리고 환자에 의해 감지되도록), 그 지절의 정렬된 뼈를 통해서 "전달의 연결선"을 찾아보도록 손바닥과 발바닥에서 부드럽지만 확고한 압박의 힘을 사용한다.
- 그 환자의 고유수용성 감각 인식력에서 그것이 강조될 수 있도록 전달의 이러한 연결선의 정적인 압박을 유지한다.

지시

- 발의 코어 지점 치료법: "당신은 이러한 이어짐의 연결선이 어디까지 올라가는 것을 느낍니까?"
- 손의 코어 지점 치료법: 이 느낌이 몸 안쪽 어디까지 느껴집니까?

의 이러한 부드러운 압박력의 움직임은 연속적으로 배열된 뼈를 통해서 전해질 것이며, 최대한 위로 고리뼈-뒤통수뼈의 관절까지 향하는 것으로 볼 수 있다(그리고 환자에 의해서 느껴진다).

이 원리는 마찬가지로 상지에도 적용될 수 있다. 팔 치료법의 코어 지점에서, 손바닥 중심과 어깨뼈봉우리 사이의 연결선이 확인된다(**그림 1.14**). 하지와 상지 변형법 모두에서, 일단 그 연결이 확인되면, 환자에 의하여 그것이 기억될 수 있게 허용되도록 정적인 접촉을 유지한다.

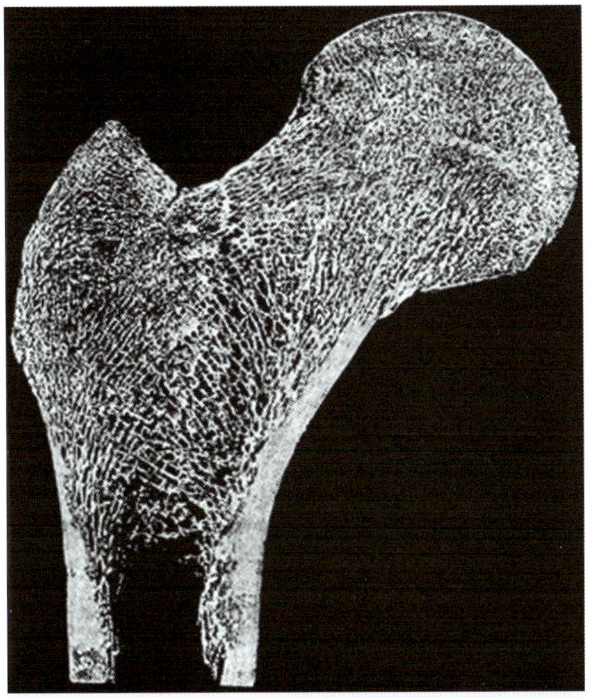

그림 1.15

속이 빈 뼈의 안쪽 격자 — 비슷한 골소주는 압박력과 긴장력의 연결선을 따라간다.

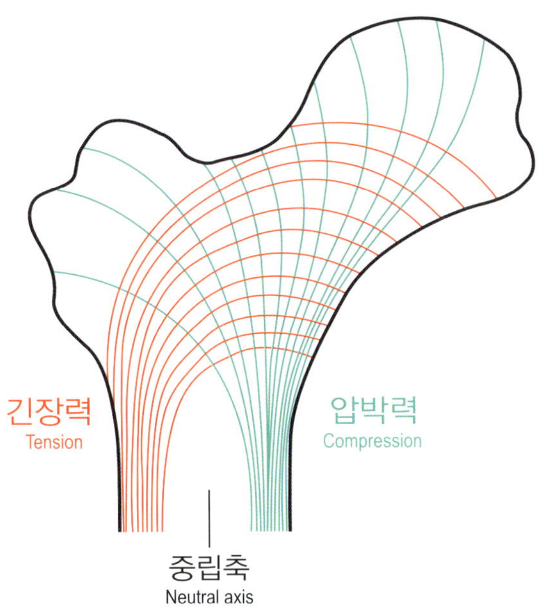

그림 1.16

하지의 중립축을 따라서 부드러운 압박은 정렬된 체중 전달과 이어짐에 대한 환자의 고유수용성 감각을 자극한다.

이러한 치료법의 목적은 연결감과 통합작용의 고유수용성 감각을 확립하는 것이며, 이것은 이완하기, 가동증진시키기, 청취하기 또는 따라가기 등 우리의 이전의 목표와는 다르다. 치료의 이러한 방법에서, 치료사의 접촉은 환자의 고유수용성 감각 인식력에서 정렬된 힘 전달의 경로를 밝혀주도록 작용하며, 정렬된 그리고 이어진 기능의 감각을 보여준다(**그림 1.15와 1.16**). 우리의 문학적인 비유를 따라서, 당신은 골이란 우리가 고유수용성 감각 작용이란 캔버스 위에서 색칠하도록 사용하는 붓이며, 우리는 그 환자의 인식작용과 교육을 위해서 정렬상태와 이어짐의 고유수용성 감각 "이미지"를 색칠하고 있다고 말할 것이다.

일단 개별적인 구조가 가동법이나 본유적 자동법 치료로 구분지어지고 이완된 후, 코어지점 치료법은 일반적으로 마무리 동작으로 사용된다. 이것은 또한 상지나 머리에 대하여 적용될 수 있다.

미켈란젤로의 대리석 채석장에서의 이른 경험에서 새겨진, 자신의 재료에 대한 미켈란젤로의 깊은 이해는 그가 서구 미술계에서 가장 칭송되며 불후의 조각품을 만들어내도록 허용한 것이다. 미켈란젤로의 걸작에 도달하기 위해서 시작하기에 앞서 돌아가야 할 먼 길이 있을 지라도, 우리 치료의 근간으로 구성된 채석장에서 시간을 보내는 것은 우리의 임상 분야와 치료의 어떠한 단계에서라도, 우리 자신의 재능을 풍부하게 만들도록 도와줄 것이다.

참고문헌 (References)

[1] Buehler, Markus J. (2007) Molecular nanomechanics of nascent bone: fibrillar toughening by mineralization. *Nanotechnology.* 18(29) p.2.

[2] Miller, M.R. & Kasahara, M. (1963) Observations on the innervations of human long bones. *Anat Rec.* 145 p. 13–23. doi: 10.1002/ar.1091450104.

[3] Rogers, J.S. and Witt, P.L. (1997) The controversy of cranial bone motion. *J Orthop Sports Phys Ther.* 26(2) p. 95–103.

그림 저작권 (Picture credits)

스터디 가이드

뼈 (Bone)

1. 본문에서 언급한 듯, 신경이 분포된 뼈의 바깥막은 다음 무엇이라고 명명하는가?
   a. 잔기둥 (trabeculae)
   b. 골막 (periosteum)
   c. 인회석 (apatite)
   d. 기질 (matrix)

2. 본문에 따르면, 가동성을 증가시키도록 치료할 때 치료사의 접촉은 통상적으로
   a. 가벼워야 (light)
   b. 간접적이어야 (indirect)
   c. 확고해야 (firm)
   d. 정적이어야 (static)

3. 본문에서 본유적-자동성(motility)(가동성 치료와는 구분되는) 치료법은 치료사로부터 접촉의 어떤 형태를 필요로 한다고 주장하는가?
   a. 능동적 (active)
   b. 도수정복의 (manipulative)
   c. 확고한 (firm)
   d. 수용적인 (receptive)

4. 본문에서 자율신경계의 해소되지 않은 외상적 활성화가 존재할 때 어떤 치료적 접근을 제안하는가?
   a. 본유적-자동성 (motility)
   b. 가동성 (mobility)
   c. 관절 가동범위를 증가시키기
   d. 근육 긴장도를 증가시키기

5. 본문에서 언급한 듯, 손목 문지르기 치료법의 목적은 다음 중 무엇을 증가시키는 것인가?
   a. 본유적-자동성 (motility)
   b. 연결성 (connection)
   c. 수동적 접촉 (passive touch)
   d. 가동성 (mobility)

정답은 www.Advanced-trainings.com/v1key/에서 확인하라.

근막, 1부: 근막의 변화를 이해하기 2

인체 내부에서 가장 풍부한 조직은 무엇인가? "뼈"라고 답했다면, 훌륭한 추측이었다 — 우리는 206개 정도의 뼈를 보유한다. 또는 "근육"이라고 답했다면? 우리는 누가 세는가에 따라서 600~800개 사이의 명명된 근육을 보유하고 있다. 그러나 모든 내장, 혈관 그리고 신경 등과 함께 개별적인 뼈와 근육들을 둘러싸고 이어주며 침투하는(**그림 2.1**) 막-모양의 결합조직인, 근막이 훨씬 더 많다. 그럼에도 불구하고, 근막을 수백 개 또는 수천 개를 보유하고 있지만, 몇몇은 근막이 단지 한 개라고 주장한다.

근막은 널리 알려지고 있다. 학술대회, 학술적인 연구, 잡지의 제목, 텔레비전 스페셜 프로그램, 운동 시스템 그리고 자가-계발의 책들이 증가하며 근막의 새로운 과학에 기여되고 있다. 근막의 이론은 카이로프랙틱, 침, 정골요법, 스포츠 컨디셔닝, 요가 그리고 마사지와 도수치료에 상당히 영향을 미치고 있다. 이러한 징후는 근막의 그리고 근육근막의 치료법(우리가 연구한 심화 근막 치료법 시리즈를 포함해서)에 초점을 맞춘 세미나, 치료방법, 방송매체, 그리고 방법 등의 꾸준히 증가하는 횟수로 알 수 있다.

근막의 명성은 새로운 것이다. 근막의 중요성이 Andrew Tayor Still(1828~1917, 정골의학의 설립자) 그리고 Ida Rolf(1899~1979, 롤핑 구조적 통합 치료의 설립자)까지 거슬러 올라가서 옹호되었을지라도, 근막에서 그들의 주안점은 파격적이었다. 비교적 최근까지 근막은 해부학자들이 해부절개와 그림설명에서 제외되고 버려지는 하얀색의 "감싸는" 조직으로 간주되었다. 그렇지만 근막에 관한 우리의 사고에서 변화는 중요해졌다. 과학적 저널에서 근막에 관한 동료-고찰의 논문들의 매년 발표수가 1970년과 2010년 사이에서 5배로 늘어났다 (1).

시스템적 사고

하나의 체계적인, 전신적인 통합요소로 근막에서 최근의 관심은 복잡성, 상호연결, 그리고 전체 시스템의 이행에서 광범위한 문화적인 전환과 일치한다. 물리학에서, 사고의 이러한 전환은 뉴튼의 역학적인 원인과 결과란 부분적-기반의 착상을 대체한 아인슈타인의 혁명적인 상대성 이론까지 거슬러 갈 수 있다. 점차적으로 그 시기 이래로, 그렇지만 각별하게 최근 20년 동안, 경제학, 환경 공학, 전쟁, 다국가간 무역, 뇌 과학, 기상학과 기후연구, 조직심리학, 경영관리, 가족치료, 영양학, 그리고 의학 등처럼 광범위한 영역은 전체 시스템에 대한 이해의 결과로서 그것들의 기본적인 패러다임의 급격한 개정을 경험했다. 추가로, 우리는 우리가 그저 20년 전에 있었던 것보다 훨씬 더 많은 복잡성과 상호연결을 갖고 생활한다. 인터넷의 출현은 신체의 상호연결된 근막성 그물망과 어떤 면에서는 매우 유사한, 복잡하고 광범위하게 분포된 시스템이 우리의 복잡성에 대한 이해를 전환시켜온 방법의 한 가지 분명한 사례가 된다. 인터넷이 우리가 일상생활에서 우리의 상호연결성에 관하여 생각하는 방식을 엄청나게 변화시켰으며, 결과적으로 50년 전 또는 불과 20년 전과 비교했을 때, 우리는 시스템이 단지 그 부분들의 합보다 훨씬 더 크다는 것; 탄성력과 적응성이 고도로 상호연결된 상태로부터 생긴다는 것; 작은 개별적인 변화가 때로는 예측할 수 없는 방식에서 커다란 영향을 갖는다는 것; 그리고 원인과 결과가 항상 선형적이지 않다는 것 등과 같은 착상에도 훨씬 더 익숙해지며 편안하게 되었다. 상호연결에 관한 우리의 사고방식이 달라지면서, 어디나 존재함과 상호연결성이란 근막의 독특한 특성이 마침내 정형외과와 도수치료 영역에서 통용된다는 것은 우연함이 아닐 것

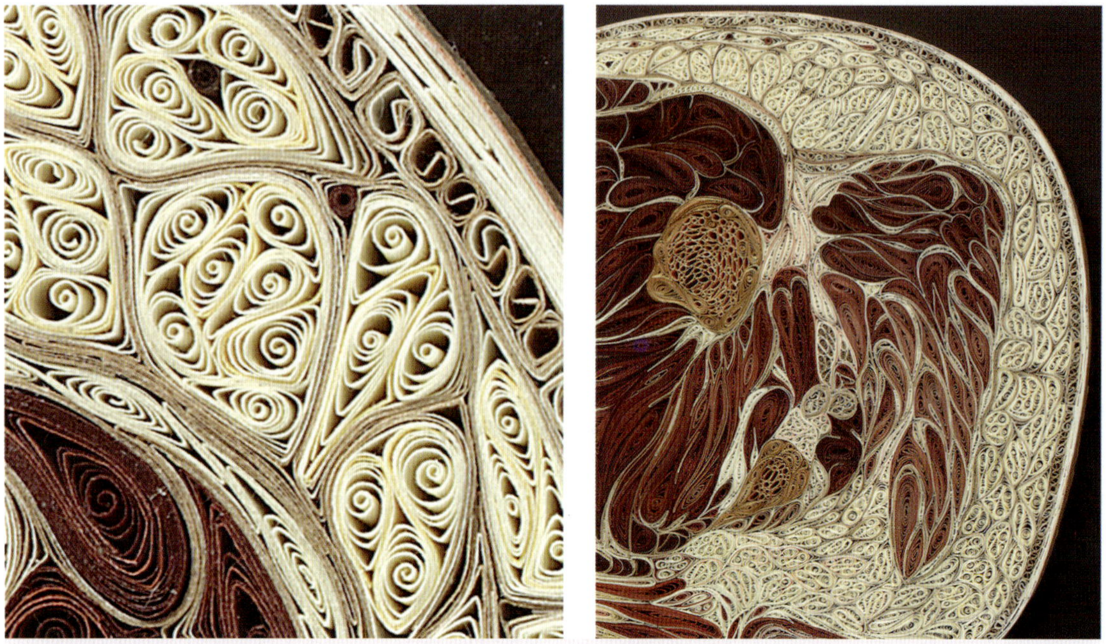

그림 2.1

화가인 Lisa Nilsson은 두루마리 종이를 사용해서 해부학적 단면을 재해석했으며 근육, 뼈 그리고 신경 등의 내부에서 그리고 주변에서 상호연결된 근막이 감싸고 있는 모습을 재해석 하였다.

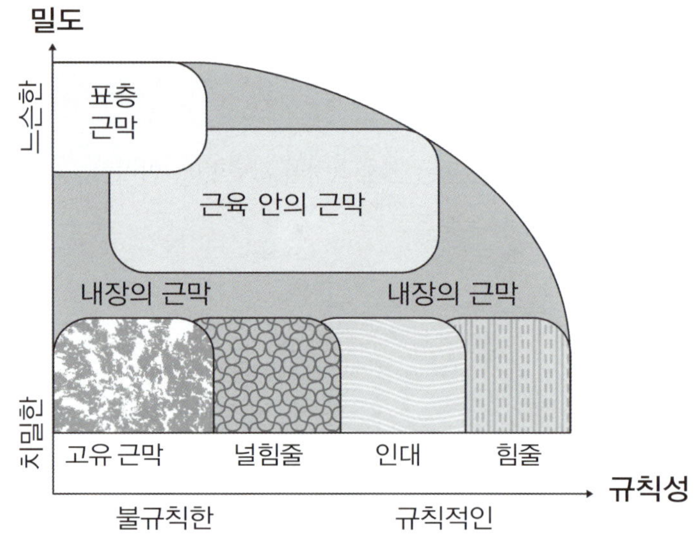

그림 2.2

근막은 자체의 밀도(수직선)와 섬유의 규칙성(수평선)에서 달라지는 결합조직의 여러 가지 유형을 언급해왔다. 자체의 특성이 인대, 힘줄막 그리고 고유한 근막들이 특성 사이에서 펼쳐질, 지지띠와 관절주머니는 여기서 보이지 않는다.

이다.

근막이란 무엇인가?

근막(fascia)(“띠” 라는 라틴어에서)이란 용어는 일반적으로 근육, 힘줄, 뼈, 혈관, 장기 그리고 신경 등을 덮어주고, 이어주며, 침투하는 섬유성 결합조직에 적용된다. 이것은 많은 세부형태를 보유할 것이며, 그 세부형태는 치밀함에서부터 느슨함까지, 지극히 규칙적인 것에서부터 매우 불규칙함까지 달라질 수 있다(**그림 2.2**). 학계는 여전히 정확하게 어떤 조직이 당연하게 근막인 것으로 간주될 수 있는 것인가 논쟁하는(2) 반면, 연구자들은 논의하에 있는 조직 모두가 가변적인 비율과 배열에서 동일한 기본적인 요소들(섬유, 세포, 기질 또는 바탕질)의 구성이라는 것, 그리고 이러한 조직들의 모두가

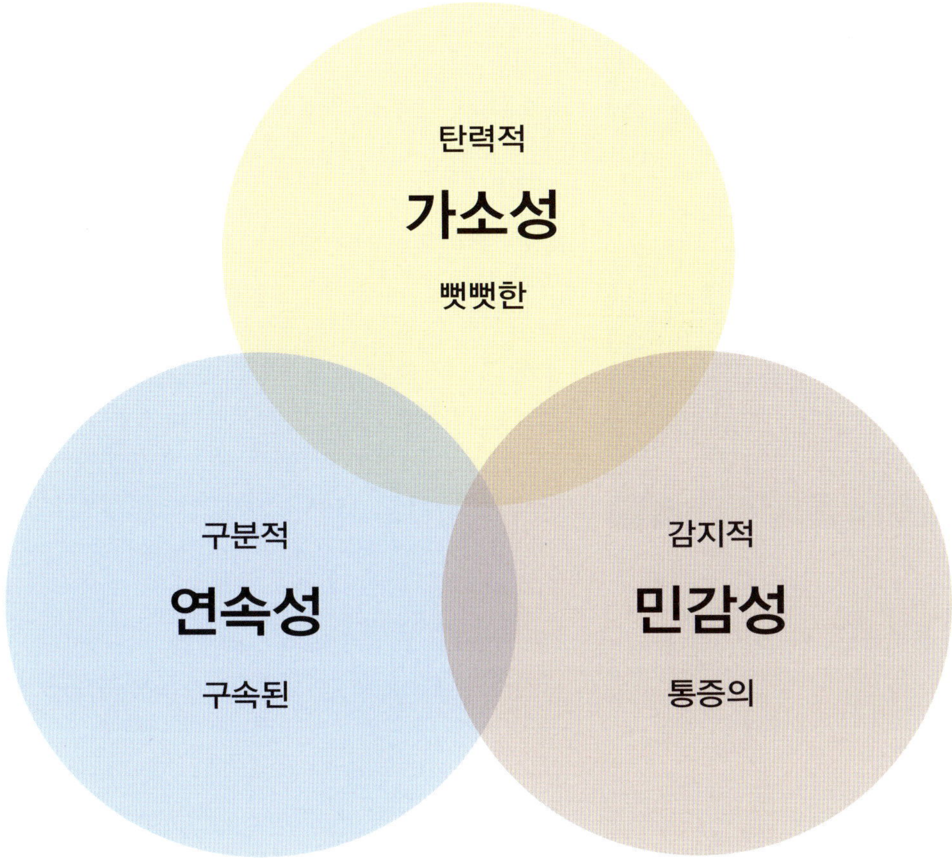

그림 2.3
손을 사용한 치료에 관련된 세 개의 상호연결된 근막의 특성. 각각의 특성은 이로운 측면과 해로운 측면을 보유한다. 예를 들어, 기능장애의 연속성은 과도한-이어짐, 속박 그리고 제한을 초래한다. 건강하지 못한 가소성은 지나치게 치밀하거나 지나치게 느슨한 조직의 형태를 취한다. 그리고 근막의 민감성에서 좋지 못한 점의 하나로서 이것이 통증에 과도하게 민감해진다는 것이다.

서로 연결된다는 것에 동의한다. 근막 연구자인 Robert Schleip과 동료들은 근막의 공통적으로 인정된 정의를 제공하며, 그것이 "인간 신체에 퍼져있는 결합조직 시스템의 물렁조직 구성요소"라고 말한다(3). 이러한 광범위한 정의는 단지 덮어주는 막 만이 아닌, 관절주머니, 널힘줄(건막), 인대 그리고 힘줄 모두를 포함한다. 우리의 논의에서 이러한 광범위한 해석을 이용할 것이다.

근육근막 (myofascia)

그러면 "근육근막"이란 무엇인가? 엄밀하게 말해서 근육근막은 골격근 내부의 근막성 구조, 외부의 바깥막, 사이막 그리고 결합 등과 골격근에 연관된 근막성 결합조직을 언급한다(*myo*란 근육을 의미한다). 비공식적으로는, 근육근막은 종종 근막과 동의어로 사용된다(비록 대부분의 정의에 따르면, 근육과 직접적으로 연관되지 않은 근막의 많은 형태가 존재한다). Advanced-training.com에서, 우리는 우리의 접근법의 능동적 또는 :"근육의" 요소를 포함시키도록 "근육근막 치료법"이란 용어를 사용한다. 우리 치료법들 중 많은 방법에서, 우리는 다음을 위해서 능동적인 환자의 움직임을 동원한다: a) 수동적으로 접근하기 어려운 층들과 구조를 가동시키고 구분하도록; b) 환자가 치료의 강도를 조절하도록 허용하기 위해서; 그리고 c) 환자가 치료사의 손 아래에서 새로운 방식으로 움직이는 것을 학습하므로, 신경근육성 움직임 패턴을 재교육하도록.

근막의 불안정함

근막은 손을 사용한 치료와 각별하게 연관되는 여러 가지 특성을 보유한다. 이러한 것들 중 3가지는 다음과 같다:

I. 연속성 (continuity)
II. 가소성 (plasticity)
III. 민감성 (sensitivity)

이러한 특성들의 각각은 이로운 그리고 유해한 측면을 또는 불안정성을 보유하는 것으로 생각될 수 있다 **(그림 2.3)**. 우리는 차례대로 이러한 특성의 각각을 논의할 것이며 이러한 특성의 각각을 이용하는 치료법을 살펴볼 것이다. 다음 장에서, 보다 상세하게 부가적인 근막성 치료법을 설명할 것이다.

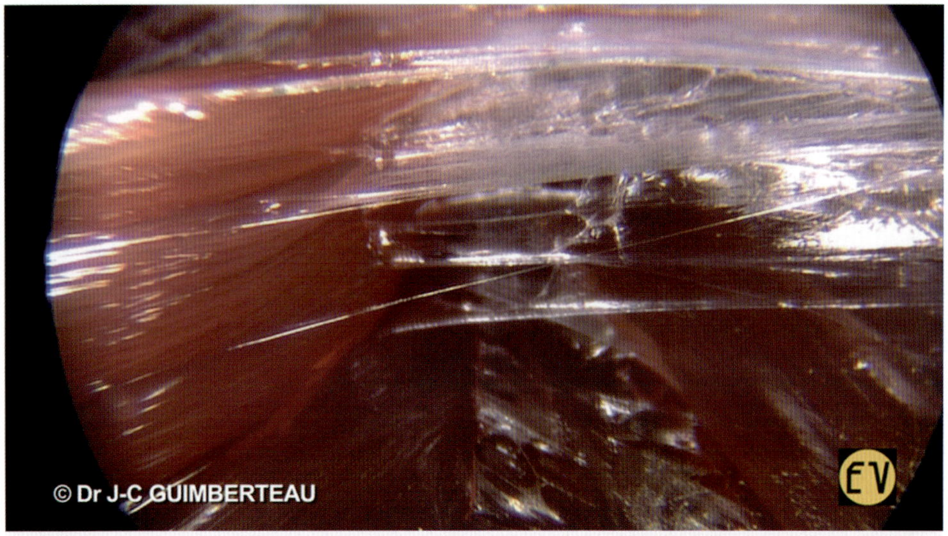

그림 2.4

살아있는 신체 안에서 넓은등근의 근막성 상호연결. 그 근육의 근막성 연결의 대략 30% 정도가 뼈 보다는 다른 근막으로 연결된다. 이러한 근막의 연속성은 이롭거나(힘의 분산에서처럼) 또는 해로울 수 있다(불필요한 연결이 결합되고 제한할 때).

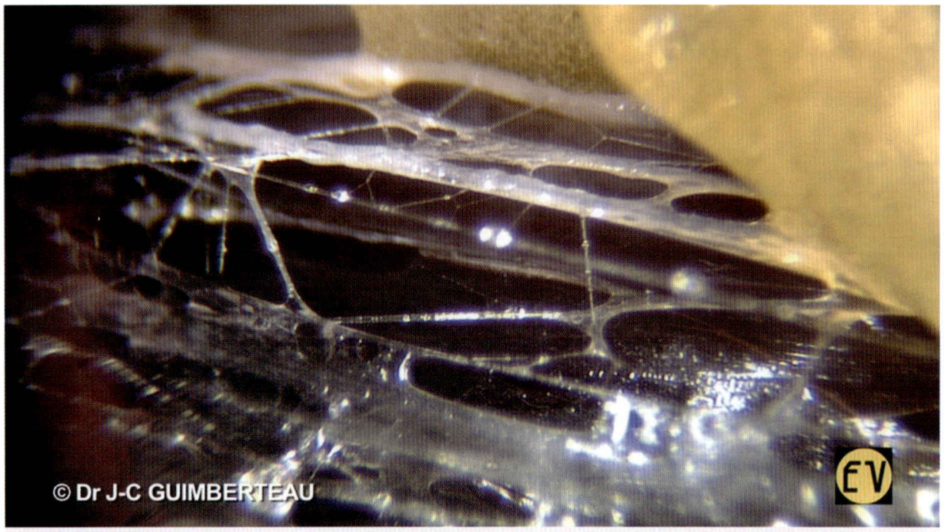

그림 2.5

성형과 손 외과 의사인 Jean Claude Guimberteau의 현미경사진은 팔의 느슨한 근막 내부에서 복잡하고 역동적인 상호연결을 보여준다.

1. 연속성(Continuity)

근막은 사물을 함께 잘 이어준다. 해부학을 배우는 학생들은 근막이 근육섬유막, 근육다발막, 근육바깥막, 힘줄 그리고 골막을 포함하는 끊임없는 사슬로 개별적인 근육 세포를 뼈로 이어준다는 것을 배웠다. 이것은 사실이지만, 전부는 아니며; 별로 잘 알려지지 않은 사실은 한 근육의 근막성 부착의 30% 정도가 뼈로 직접적으로 연결되기보다는, 이웃한 근육근막성 구조로 부착된다는 것이다(4). 이러한 근막은 이어서 또 다른 근막으로, 또 다른 근막으로 계속해서 이어지며, 근육성 연결을 설명하도록 일반적으로 사용되는 일-대-일의 직선적인 연결 대신에 다중의 상호연결의 복잡한 삼차원 그물망을 형성한다(**그림 2.4와 2.5**). 이러한 비선형적인 다중차원의 근막성 상호연결성은 보다 균등한 하중 분산, 긴장의 반응성 그리고 올바르게-긴장된 거미줄에서 파리의 몸부림이 그 거미줄 그물망 전반에게 걸쳐서 감지될 수 있는 그 방식과 유사하게 증가된 전반적인 민감성 등과 같이 자체의 이점을 보유한다(**그림 2.6**).

좋은 연결요소로 존재하는 한편으로, 건강한 근막은 움직임을 도와줌에서도 지극히 뛰어나다. 근막은 탄력적이며 반동적으로 존재함에 의하여(9장에서 *뒤넙다리근 손상*을 참고) 그리고 프로테오글리칸 겔처럼 미끄러운 단백질의 층들과 함께 그것의 단단한 콜라겐성 섬유를 배치시킴에 의하여 이것을 시행하며, 프로테오글리칸은 그 근막이 둘러싸는 구조물들 사이에서 움직임을 이어주며 윤활작용 모두를 시행한다(**그림 2.5**).

그렇지만, 거기에 좌상, 손상, 질병 또는 움직임의 부족 등이 존재할 때, 근막은 훨씬 더 많은 연결로 반응하며, 제한, 상처자국, 그리고 유착 등을 형성한

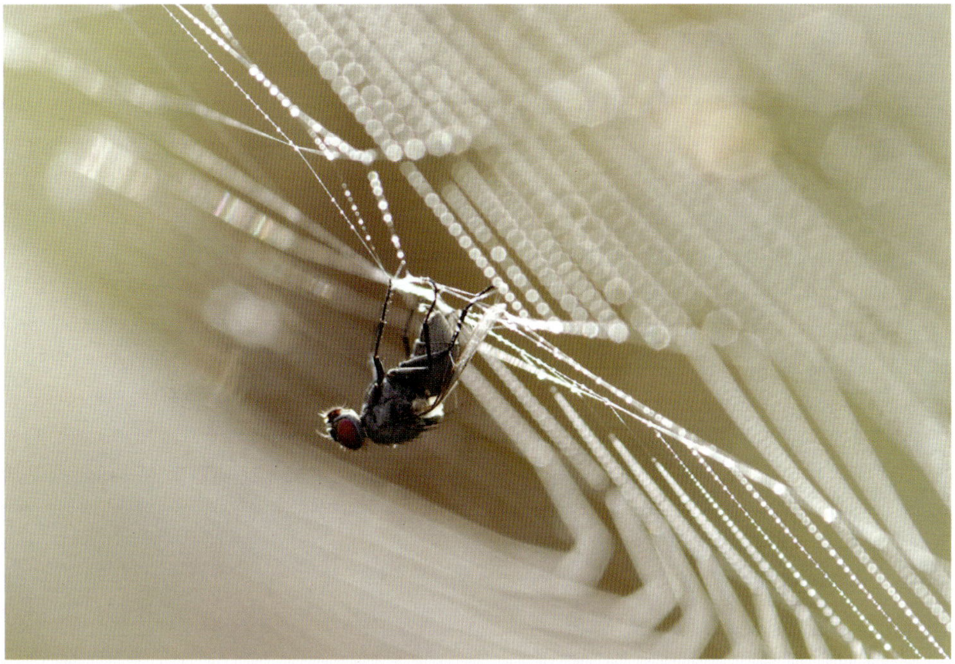

그림 2.6

팽팽한 거미줄과 상당히 유사하게, 인체의 근막성 연속성은 근육에 의하여 조정되며 조율된다. 이것은 지속적으로 조절되어지는 일종의 감각기관처럼 그것의 민감성을 허용하는 것으로 생각된다. 거미줄에 걸린 파리처럼, 과도한-연결은 그 그물망의 적응성과 감지하는 능력을 방해한다.

다. 이러한 상황에서, 근막은 그것의 둘러싸는 구조와 함께 과도하게 연결되며, 이것이 발생할 때, 지나치게-팽팽한 옷이나 수영복처럼 근막은 결합하고, 제한하며 당기게 된다. 그것을 인식하든 하지 않든, 환자들은 자신들이 움직일 때 이것을 느끼며, 능숙한 치료사에게 근막의 구속은 가동성 제한으로써 감지될 수 있거나, 두껍고, 치밀하며, 또는 근막의 덜-가소성적인 부위로서 감지될 수 있다.

근막이 과도하게 연결될 때, 우리의 치료적 목표는 분화를 유지하는 것 — 즉, 근막성 구조를 분리시키고 그것들이 서로 간에 독립적으로 움직이는 능력을 재확립하는 것이다. 구분짓는 치료법은 인접한 구조물이 서로에 대하여 미끄러질 수 있도록 치료사가 근육, 힘줄 그리고 기타 구조물들 사이에서 근막성 구분에서 이러한 움직임을 부드럽게 풀어주도록 압박이나 문지르기(friction)를 예민하게 사용하는 동안, 능동적인 환자의 움직임을 통해서 근막성 구조물들 사이에서 자유도를 증가시킨다.

근막성 분화를 회복시키기 위한 치료법의 사례는 다음을 포함한다:

- 5장 "발목관절 가동성, II부에서 앞정강근 치료법 그리고
- 9장, *뒤넙다리근 손상*에서부터 뒤넙다리근 치료법

다음 장은 근막성 연속성과 분화의 균형을 회복하도록 도와주는 부가적인 치료법을 포함할 예정이다.

II. 가소성 (Plasticity)

치료사는 근막이 변화함을 느끼며: 적절한 압력 및 인내력과 함께; 조직이 부드러워지며, 길어지고, 분리되며 그리고 더 단단하고 치밀한 부위가 녹아 없어지며 보다 유연해질 것이다. 환자도 역시 이러한 변화를 느끼며 감지할 수 있는 치료적인 효과를 보고 한다: 줄어든 통증, 더 큰 유연성 그리고 손쉬운 움직임. "근막의 가소성"은 통상적으로 이렇게 느껴진 변화에 대한 설명으로서 인용되며 그럴지라도, 우리가 느끼고 있는 것이 무엇인가에 대한 과학적인 설명은 여전히 논란이 있다. 그것이 기계적인 것인가, 신경학적인 것인가 또는 그저 상상인가? 이러한 설명 모두는 그 옹호자들을 갖고 있다.

요변성 (Thixotropy)

생화학에서 박사학위를 보유한, Ida Rolf는 자신의 심부 치료가 만든 그 변화가 근막의 세포외부의 바탕질 안에서 겔-에서-졸로 녹음에서 기인한 것; 즉, 치료사의 압박의 역학적인 결과인 것이라고 교육했다. 이러한 모델에서, 조직 기질의 가늘어짐 또는 *요변성*은 그 조직의 재형성과 재구성을 허용했으며, 더 나아가서 신체를 완전한 상태로 허용한다(5). 본 저자를 포함해서, 구조적 통합 치료사들의 1세대는 조직 변화가 이러한 역학적인 설명을 통해서 발생했다는 것을 배우고 교육했다.

많은 근막의 연구자들(비록 전부는 아니지만)은 이제 최소한 영구적인 조직 변화의 말 그대로의 설명에서, 요변성 모델에 의문을 품는다. Rolf의 시대(그녀는 1920년에 자신의 생화학 박사를 받았다) 이래로 조직 연구는 발달해왔으며, 여러 연구자들(6)은 조직 변화를 유발하도록 필요한 압력과 시간은 도수치료적 설정에서 가능한 것보다 훨씬 더 많아야 할 필요가 있다고 결론지었다. 근막의 연구자이며 롤퍼인 Robert Schleip은 당신이 이와 같은 한 장(章)을 읽고 있는 동안 소요된 시간 동안에, 당신 자신의 엉덩이는 대부분의 치료사가 자신들의 환자에게서 사용하는 시간보다 더욱 긴 시간 동안 압박을 받게 되며; 그럼에도, 우리가 일어설 때, 우리 대부분의 엉덩이는 납작해지지 않으며 한 시간 정도의 일상적인 앉기에도 변형되지 않는다라는 자신의 익살스러운 관찰을 통해 이러한 생각을 요약했다(**그림 2.1**). 근막의 변화와 가소성은 단지 역학적인 압박 이상을 분명하게 포함하고 있다.

비록 그녀가 자신의 평생에 걸쳐 이것을 교육했을지라도, Rolf 자신도 요변성 모델이 자신의 착상의 한 부분이었음을 인정했다(어느 시기에, 그녀는 자신의 겔-에서-졸로 비유의 사용을 "말도 안 되는 교육"이며 "황당한" 것이라고 불렀다). 그녀는 또한 정확하게 어떻게 근막이 변화하는가에 대한 의문이 미래의 연구에 의하여 명료해질 것이라고 정확하게 예측했다(7).

조직 변화의 문자적 설명으로서 요변성이 의문을 야기했던 반면, 다른 영향력 있는 교사들과 저자들은 그것을 개념적인 모델로서 계속 사용했다. 이탈리아 물리치료사인 Luigi Stecco는 "콜라겐 섬유들의 다발이 독립적으로 미끄러지는 그러한 방식에서, 심부 근막의 바탕질의 액체 상태를 유지하도록" 압력과 마찰-유발된 열의 조합을 사용한다(8).

다른 연구자들은 바탕질의 수화작용 변화가 도수치료사에 의하여 느껴진 변화를 만드는 것을 추측했다. MRI 영상을 사용해서, 액체화된 수분 한 방울이 스트레칭 중 생체의 힘줄의 표면에서 나오는 것을 볼 수 있었다(9). 수분이 단백질 섬유들 사이에서 탄력적인 상호작용을 통한 근막의 경직도에서 중요한 역할을 수행하기 때문에, 그 조직 기질의 스폰지-비슷한 쥐어짬과 다시 채움은 겔-에서-졸로 요변성 모델에 대한 현대적인 대안 중 하나이다.

근막은 수축하는가?

전통적인 관점에서, 근육은 능동적으로 수축하지만, 근막은 수동적으로 저항한다. 그렇지만, 근막의 치료사들에 의하여 느껴진 긴장도에서 변화 또는 "풀어짐"은 근막 자체의 발견되지 않은 능동적인 수축 특성의 이완일 수 있는가? 다시 한번, 우리가 자신의 연구에서 이러한 수수께끼에 대한 답변을 제공한 Robert Schleip으로 돌아가 살펴보면, 그는 근막 내부에서 실제적인 평활근-비슷한 근육 세포를 발견한 것으로 인정 받으며, 근막도 당연히 능동적으로 수축할 수 있음을 보여주었다. 그렇지만, 비록 이렇게 작은 평활근 세포들의 영향이 도수적으로 촉진될 수 있는 범위 안에 존재할 수 있을지라도, 그것들이 도수치료에서 통상적으로 관찰되는 조직 변화를 완전하게 설명하기에는 지나치게 미약하고 지나치게 느리다는 것이 밝혀졌다(10).

그러면 우리가 자신의 손 아래에서 근막성 변화를 감지할 때 우리는 무엇을 느끼고 있는 것인가?

Schleip은 근막성 도수치료에서 분명한 근막성 변화에 대한 자신이 좋아하는 설명으로서, 근막성 그물망을 통해서 전해지는 골격근 이완과 함께 앞서 언급한 수화작용의 변화를 들었으며, 그것이 치료사의 무의식적인 기대에 의하여 만들어진 상상된 또는 관념운동성 효과일 수 있다는 것도 추가된다(11). 다른 것들도 명확히 알 수 없으며; 근육근막(myofascial)에 대한 권위자인 Leon Chaitow와 Thomas Myers(Patrick Coughlin과 Thomas Findley 교수도 함께)는 *근막: 신체의 긴장력의 그물망*(근막과 도수치료에서 분명한 참고)라는 책에서 근막성 촉진에 대한 자신들의 각 장에서, 요변성을 간단하게 "이 시기에, 도수치료사들의 보고된 촉진 경험은 여전히 설명할 수 없다"라고 말한다(12).

탄력성(Elasticity)

좌상, 손상, 상처자국 형성, 질병 또는 움직임의 부족 등 그 무엇에서든, 가소성적인 특성이 근막을 보다 경직되게 또는 비탄력적으로 만들 때, 우리의 치료적 목표는 탄력성을 회복하는 것이다. 이러한 원리를 이용하는 한 가지 기법은 18장의 *동결견 2부: 돌림근띠에서 돌림근띠 치료법*이 된다.

비록 포함된 정확한 기전에 관하여 여전히 의견이 분분할지라도, 도수치료가 근막의 유연성과 적응성을 증가시킬 수 있다는 것, 그리고 환자에게서 이점은 증가된 가동성과 줄어든 통증을 포함한다는 광범위한 경험상의 및 연구-기반의 증거들이 존재한다. 결국, Ida Rolf는 자신의 교육생들에게 "지도는 실제적인 땅이 아니다"라는 과학자 Alfred Korzybski의 격언을 인용함으로써 실체와 실체에 관한 자신들의 생각을 혼동하지 말도록 상기시켰다. 우리가 우리 치료의 조직 효과를 설명하도록 사용하는 어떠한 모델이나 지도도, 그리고 우리가 영감을 주는 비유로서 또는 과학적인 사실로서 그 모델을 생각하든 아니든, 치료사는 자신의 손아래에서 조직의 풀어짐을 지속적으로 느낀다. 그리고 가장 중요한 것으로 우리의 환자들도 줄어든 통증, 수월해진 움직임 그리고 더 많은 유연성을 지속적으로 경험하게 된다.

III. 민감성 (Sensitivity)

자신의 몸을 외부로부터 보는 것이 아닌, 그것을 내부로부터 느끼는 대로 자신의 몸을 그려보고자 한다면, 그것은 어떻게 보일 것인가? 당신은 이것을 상상하도록 눈을 감아야겠지만, 스스로에게 물어보라 — 안에서부터 밖으로 당신의 신체 감각의 전반적인 "이미지"는 무엇인가? 잠시 지금 시간을 갖고 이렇게 해보아라.

이것을 느껴본 후, 다음의 질문은 "당신이 자신의 몸과 감지하고 있는 것은 무엇인가?" 거울속에서 자신을 바라볼 때, 우리는 자신의 눈을 이용하여; 우리가 스스로를 안에서부터 "살펴볼" 때, 어떤 감각기를 사용하고 있는가? 어떤 하나의 기원 이상에서, 우리는 우리의 근막 내부에서 신경종말과 많은 역학수용기들을 사용해서 우리의 몸을 느낀다(13). 근막은 그것들의 전체 수가 인체의 가장 풍부한 감각 기관으로 간주되는 눈 안에서 홍채의 감각기만큼이나 더 많은(당신이 어떻게 그것들을 세는가에 따라서) 감각 수용기를 보유한다(14).

물론, 다른 조직들도 우리의 신체 감각에 기여하며; 관절주머니(일부 분류체계가 관절주머니 조직을 근막의 한 유형인 것으로 간주할지라도)가 하는 것처럼 뼈도 역시 감각을 보유한다(그것 대부분이 골막이라는 뼈의 근막성 바깥막에서 나오는). 비록 그것들이 다른 조직(다른 한편으로, 각각의 장기를 덮어주는 내장의 근막은 감각성 자유신경종말에서 풍부하다)과의 비교에서 그렇게 특별하게 민감한 것은 아닐지라도, 장기들은 감각을 보유한다. 근육 조직 자체도 역시 민감하다. 모든 근육, 근육세포 그리고 섬유들로 침투하며 둘러싸는 근막성 그물망은 근육 조직 자체보다 대략 6배나 많은 감각신경의 수용기를 보유한다(15).

피부도 각별히 외부감각수용(접촉의 감각을 통해서 바깥세상에서부터 감지되는)에 매우 민감하지만, 신체 내부에서부터 감각의 인식은 바로 피부의 진피 아래에서 시작한다. 표층의 그리고 심부의 근막성 막과 그것들의 인접한 공간을 포함하는(**그림 2.5**), 이러한 부위 안에 있는 조직은 예외적으로 자유신경종말과 역학수용기들로 치밀하다(**그림 2.5와 2.7**)(16). 이러한 것들은 압력, 스트레칭, 전단력, 파동 그리고 기타 등등을 감지하며, 우리가 자신의 움직임을 감지하고, 조절하며 그리고 협응하는 것을 도와주며, 한편으로는 우리가 우리의 물리적 자아의 느껴진 감각을 형성하도록 허용한다.

근막의 민감성은 그것이 통증에도 역시 민감함을 의미한다. 통증의 이점이 우리에게 더 많은 손상을 회피하도록 만들 수 있다는 것인 반면, 근막의 민감성은 아마도 생물학적으로 유용한 것 이상으로 길게 지속하는 만성적인 통증에서 어떤 역할을 수행할 것이다. 때때로 근막이 포장하는 구조물보다 훨씬 더 민감하기 때문에, 근막성 통증은 직접적인 외상과 연관되며; 열상이나 좌상으로부터 나오는 통증은 종종 요통의 일부 형태와 등허리근막 사이의 연결에서 역시 볼 수 있다(17). 때때로, 근막은 발통점 또는 근막통증증후군(MPS) 등과 같은 통증을 유발하고 지속시킴에서 한 역할을 수행하는 것으로 보인다. MPS가 복잡하고 완전히 이해되지는 않았을지라도, 도수치료사들은 도움이 되도록 관찰해왔다(18). 여러 저자(19)들은 근막의 경직이 MPS에서 그리고 내재한 유해수용기를 자극함에 의하여 다른 만성적 통증에서 한 역할을 담당할 것이라고 추측한다. 근막의 해부학자인 Antonio Stecco는 근막의 도수교정에 반응하는 근막의 두께에 목 통증이 비례한다는 초음파 실험에서부터 이러한 가설에 대한 증거를 인용한다(20).

근막의 민감성은 통증과 고유수용성 작용을 넘어서는 의미를 갖는다. Schleip은 전신마취를 한 환자는

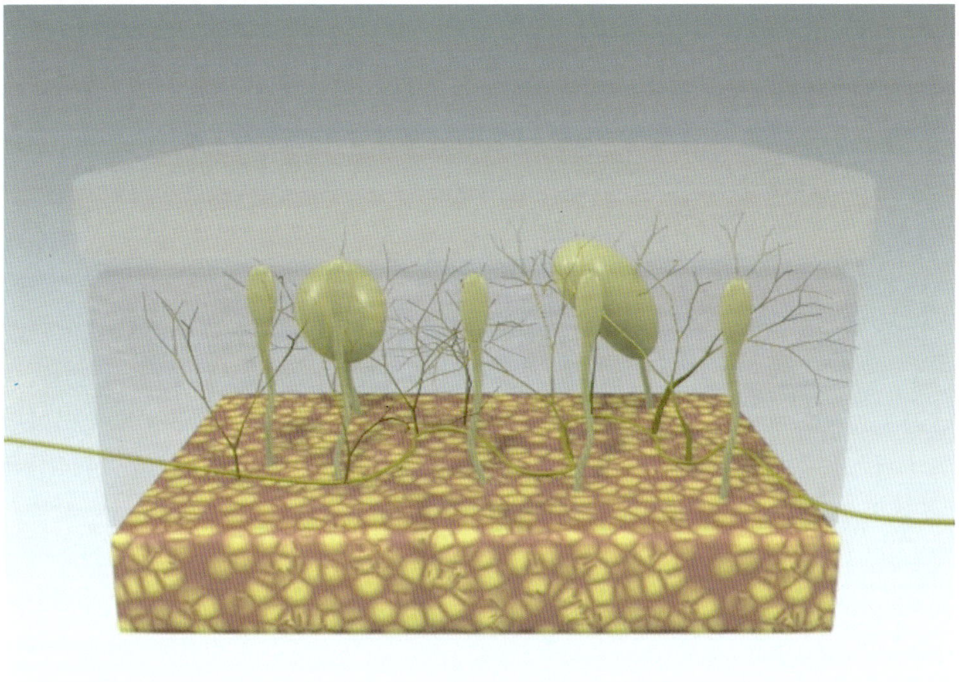

그림 2.7

근막층들은 종종 보다 깊은 근막 안의 루피니 종말과 함께, 파치니안 소체(여기에서 표층 근막과 진피하부 안에서 그려진)와 같은 기타 역학수용기들과 자유신경종말 등이 많이 분포된다.

그들이 깨어있을 때보다 많은 관절들에서 더 큰 움직임을 보유하는 것을 관찰했으며(21), 민감성(신경계를 통한)이 역학적인 또는 구조적인 경직성으로 설명될 수 있을 움직임 제한에서 중대한 역할을 담당한다고 추측한다.

우리의 도수치료적 접근에서, 근막의 민감성을 다양한 방식에서 이용한다:

- 근육의 안정 시 긴장도와 그것들과 연관된 결합조직의 긴장도를 변화시키도록 근막성 고유감각수용기를 이용한다. 우리 치료법의 많은 것들은 근육힘줄의 그리고 골막의 부착부에서 정적인 압박을 이용한다. 이러한 압박을 환자의 능동적 움직임과 조합함은 골지힘줄기관과 기타의 역학수용기를 자극하며, 이것은 연관된 근육들의 운동 긴장도를 변형시킨다(22). 이러한 원리를 사용한 한 가지 치료법은 긴자루가 달린 빗자루 "A" 치료법(10장, *엉덩관절 가동성*에서부터)이 된다.

- 피부-대-피부의 접촉은 자율신경계(ANS)의 교감신경적인 투쟁이나 회피 각성을 가라앉힐 수 있으며, 이것은 정신적인 건강함에 지대한 영향을 준다(23). 비록 과도하게 통증이 있는 심부 치료가 ANS 교감신경적 활성화에서 반대의 스트레스-비슷한 영향을 보유하는 것으로 보였을지라도, 심부 근막 고유감각수용기(심부의, 느린 접촉에 반응하는, 루피니 소체와 같은)에서 능숙한 치료는 투쟁-또는-회피 반사를 안정시킬 수 있다(24). 경추부 이동 치료법 (II권에서 포함될 예정임)은 여러 목적들 가운데서, 교감신경적 활성화를 안정시키도록 심부 근막의 감각을 이용한다.

- 어떠한 치료법이 사용되었던 관계없이 치료의 일차적 목표 중 한 가지는 그들의 느껴진 신체 감각(고유감각, 내부감각, 외부감각 그리고 기

타 등등)의 인지 능력을 다듬어주도록 환자를 도와주는 것이다. 증가된 신체 인식의 이점은 지대하며 널리 퍼지고, 자세와 편안함에 관하여 보다 지속가능한 그 순간의 선택에서부터 보다 더 나은 협응성(25) 그리고 증가된 전반적인 건강함(26)까지 펼쳐진다. 우리는 환자에게 그 치료 자체의 감각에 집중하도록, 자신들의 감각성 경험을 보고하도록 요청함에 의하여 그리고 기타의 수단에 의하여 이러한 인지적 개선을 성취한다. 치료의 이러한 방식은 어떠한 치료에도 정보를 제공할 수 있지만, 호흡 본유적 자동성(motility) 치료법(Ⅱ권에서 포함될 예정인)은 그 환자의 고유수용성 작용에 주로 초점을 맞춘 치료법의 한 가지 사례이다.

겹쳐진 영역

이 장은 근막의 이해가 우리의 발전된 근육근막의 치료법 접근에 정보를 제공하는 몇 가지 방식을 소개했다. 근막에 관하여 빠르게 확장하는 적은 지식으로 분류하려고 시도하지 말아야 할 것이며, 이러한 끝없는 조직에 대한 관심과 함께 다른 시스템의 작용을 설명하려고 시도하지 않아도 된다. 여기에서 설명한 착상이 다른 체계의 착상과 양립할 수 있으며 보완적일 수 있을지라도, 무수한 근막의, 근육근막의 그리고 결합조직의 치료법들의 각각은 그 자체의 패러다임, 우선순위, 목표 그리고 이점을 보유한다.

가소성, 연속성 그리고 민감성은 개별적인 현상으로 설명했지만, 실제적으로 이러한 3가지 근막의 특성 사이에서 겹쳐진 커다란 영역이 존재한다. 예를 들어, 근막의 가소성이 그것의 민감성에 밀접하게 연결된다. 더욱이 일종의 감각성 장기로서 근막의 민감성은 그것의 그물-비슷한 연속성에 의하여 확대된다(또는 방해받는다). 마지막으로, 연속성에서 근막의 정도(근막이 얼마나 이어지고 분리되었는가)는 근막의 조직상의 가소성과 탄력성에 직접적으로 연관된다. 여기에서 그것들을 개별적으로 묘사하는 것이 우리가 더 잘 이해하도록 그리고 근막의 놀라운 특질의 전부를 이해하도록 도와줄지라도, 실제적으로 우리의 손을 사용한 치료에서 이러한 특질의 3가지 모두를 동시적으로 치료하며 — 그 근막 자체가 일종의 나눌 수 없는 전체라는 동일한 방식에서 치료한다.

참고문헌 (References)

[1] Schleip, R. et al. (2012) *Fascia, The Tensional Network of the Human Body*. Elsevier, p. xvi.

[2] Langevin, H.M. and Huijing, P.A. (2009) Communicating About Fascia: History, Pitfalls, and Recommendations. *Int J Ther Massage Bodywork*. 2(4). p. 3–8.

[3] 1. Schleip, R. et al. (2012) *Fascia, The Tensional Network of the Human Body*. Elsevier.

[4] Huijing, P.A. (1999) Muscular force transmission: a unified, dual or multiple system? A review and some explorative experimental results. *Arch Physiol Biochem*. 107. p. 292–311.

[5] Rolf, I. (1977) *Rolfing – the integration of the human studies*. New York: Harper and Row.

[6] Currier, D. and Nelson, R. (1992) Dynamics of human biologic tissues. FA Davis Company, Philadelphia. And, Chaudhry, H., Findley, T., Huang, C., et al. (2011) Three dimensional mathematical models for deformation of human fascia. *J. Amer. Ost. Assoc*. 108. p. 379–390.

[7] Transcript of Ida Rolf's lectures, Tape A5 (1970), Side 1, available to members on www.rolfguild.org, as cited by Paul Ingraham, http://saveyourself.ca/articles/does-fascia-matter.php#ref10 [accessed Feb 2014].

[8] Stecco, L. (2004) Fascial manipulation for musculoskeletal pain. *Piccin Nuova Libreria*. 19.

[9] Helmer, K.G., Nair, G. and Cannella, M. (2006) Water movement in tendon in response to a repeated static tensile load using one-dimensional magnetic resonance imaging. *Biomech. Eng*. 128(5). p. 733–741.

[10] Schleip, R., Kingler, W. and Lehmann- Horn, F. (2007) Fascia is able to contract in a smooth muscle-like manner and thereby influence musculoskeletal mechanics. In: Findley, T.W., Schleip, R. (Eds.), *Fascia Research Basic Science and Implications for Conventional and Complementary Health Care*. Munich: Urban and Fischer, p. 76–77.

[11] Schleip, R. (2012). Fascial Research Group FAQ. http://www.fasciaresearch.de/faq#Q5. [Accessed Feb. 2014]

[12] Chaitow, L., Coughlin, P., Findley, T.W. and Myers, T. (2012) "Fascial palpation." Schleip, R. et al. *Fascia, The Tensional Network of the Human Body*. Elsevier, p. 271.

[13] Schleip, R. (2003) Fascial plasticity – a new neurobiological explanation. Part 1. *J Bodyw Mov Ther*. 7(1). p. 11–19.

[14] Mitchell, J.H. and Schmidt, R.F. (1977) Cardiovascular reflex control by afferent fibers from skeletal muscle receptors. In: Shepherd, J.T. et al., (Eds.), *Handbook of physiology, Section 2, Vol. III, Part 2*. p. 623–658.

[15] Van der Wal, J. (2009) The architecture of the connective tissue in the musculoskeletal system: An often over-looked functional parameter as to proprioception in the locomotor apparatus. In: Huijing, P.A. et al., (Eds.), *Fascia research II: Basic science and implications for conventional and complementary health care*. Elsevier GmbH, Munich, Germany.

[16] Stecco C., Porzionato, A., Lancerotto L. et al. (2008) Histological study of the deep fasciae of the limbs. *J Bodyw Mov Ther*. 12(3). p. 225–230.

[17] Barker, P.J. and Briggs, C.A. (2007) Anatomy and biomechanics of the lumbar fasciae: implications for lumbopelvic control and clinical practice. In: Vleeming, A., et al. *Movement, stability and lumbopelvic pain*. Edinburgh: Elsevier, p. 64–73.

[18] Lee, N.G. and You, J.H. (2007) Effects of trigger point pressure release on pain modulation and associated movement impairments in a patient with severe acute myofascial pain syndrome: A case report. *The Pain Clinic* 19(2) p. 83–87.

[19] LeMoon, K. (2008) Clinical Reasoning in Massage Therapy. *International Journal of Therapeutic Bodywork and Massage 1 (1)*. (http://www.ijtmb.org/index.php/ijtmb/article/view/2/20).

[20] Stecco, A., Meneghini, A., Stern, R., Stecco, C. and Imamura, M. (2013) Ultrasonography in myofascial neck pain: randomized clinical trial for diagnosis and follow-up. *Surg Radiol Anat*. Aug 23.

[21] Schleip, R. et al. (2012) *Fascia, The Tensional Network of the Human Body*. Elsevier, p. 78.

[22] Cottingham, J.T. (1985) *Healing through touch – A history and review of the physiological evidence*. Boulder, Colorado: Rolf Institute Publications.

[23] Montague, A. (1971) *Touch: the human significance of the skin*. New York: Harper & Row.

[24] Schleip, R. (2003) Fascial plasticity – a new neurobiological explanation. Part 1. *J Bodyw Mov Ther*. 7(1). p. 11–19.

[25] Langevin, H.M. (2006) Connective tissue: a body-wide signaling network? *Med. Hypotheses*. 66. p. 1074–1077.

[26] Seppälä, E. (2012) Decoding the Body Watcher. *Scientific American*. Apr 3.

추천 도서 (Recommended reading)

Schleip, R., Findley, T., Chaitow, L. and Huijing, P. (2012) *Fascia, the Tensional Network of the Human Body*. Elsevier.

그림 저작권 (Picture credits)

Figure 2.1 courtesy Lisa Nilsson www.lisanilssonart.com, used by permission. Photographer: John Polak.
Figure 2.2 courtesy Robert Schleip, www.fascialnet.com, used by permission.
Figure 2.3 courtesy Advanced-Trainings.com, used by permission.
Figures 2.4 and 2.5 courtesy Jean Claude Guimberteau, used by permission.
Figures 2.6 courtesy Michal Boubin/Thinkstock, used by permission.
Figure 2.7 courtesy Hank Grebe, www.mediaspin.com, used by permission.

스터디 가이드

근막, 1부: 근막의 변화를 이해하기

1. 근막이 인접한 구조로 과도하게 연결될 때, 책에서는 치료사가 다음 중 무엇을 목표로 하는다고 주장하는가?
   a. 통증을 줄여주기
   b. 분화(구분)를 회복하기
   c. 유연성을 증가시키기
   d. 조직을 늘려주기

2. 본문에 따르면, 어떤 단일한 자료 이상에서, 우리는 우리 자신의 몸을 다음 무엇을 경유해서 느낀다는 증거를 인용하는가?
   a. 우리의 뼈
   b. 우리의 피부
   c. 우리의 근막
   d. 우리의 근육

3. 본문에 따르면, 목 통증의 심한 정도가 다음 무엇과 연관된다는 초음파 증거를 인용하는가?
   a. 경추의 역학수용기의 수
   b. 경추 근육의 긴장의 정도
   c. 경추부 근막의 두꺼워짐
   d. 근막 존재의 유형

4. 골지힘줄기관을 경유해서 근육 긴장도를 변화시키기 위해, 이러한 치료법은 다음의 무엇과 조합해서 정적인 압력을 사용한 근육힘줄의 부착부에서 치료하는가?
   a. 수동적인 환자의 움직임
   b. 능동적인 환자의 움직임
   c. 수동적 스트레칭
   d. 약간의 파동적 또는 맥동적인 동작

5. 본문에 따르면, 근막의 연구자인 Robert Schleip이 도수치료에 의하여 생겨난 분명한 근막성 변화에 대하여 그가 선호하는 설명으로 정리한 것은 무엇인가?
   a. 파치니안 소체에 의하여 유발된 신경학적인 변화
   b. 압력 적용에 의한 바탕질의 요변성적인 멜팅(melting)
   c. 수화작용 변화와 골격근 이완
   d. Schleip은 근막이 작용하지 않은 방식의 변화가 있다고 주장함

정답은 www.Advanced-trainings.com/v1key/에서 확인하라.

근막 2부: 근막의 도구와 치료법 3

근막의 특성

마지막 장인 "근막의 변화를 이해하기"에서 근막과 그것의 특성을 세밀하게 묘사한다. 간략한 고찰로서, 근막은 치밀함에서부터 느슨함으로 그리고 매우 규칙적인 섬유 배열(힘줄이나 인대 안에서의 배열과 같이)에서부터 불규칙적인(예를 들어, 표층의 근막 **(그림 3.1)** 또는 상처자국 조직) 것까지 달라질 수 있다. 근막의 이러한 많은 다양성은 여러 가지 공통

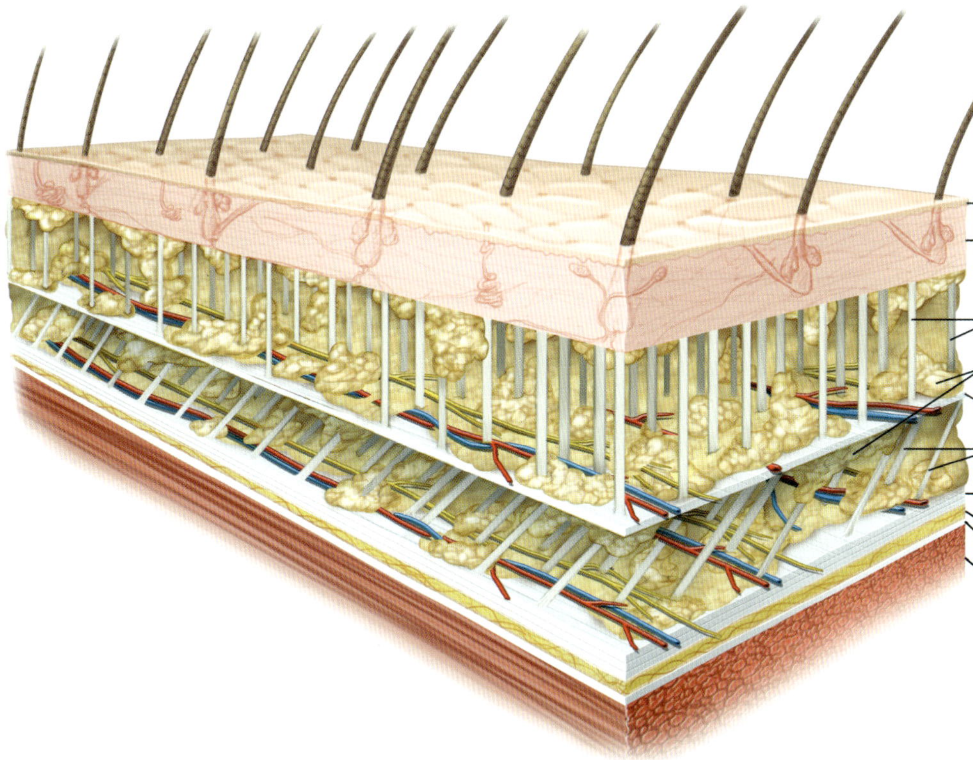

그림 3.1

피부에서부터 근육층까지 단면 모습, 세포, 체액, 신경 그리고 혈관 등으로 채워진 근막을 보여준다. 심부 근막 바로 아래의 히알루로닉 산의 층에 주목하며, 이것은 그 바깥층 아래에서 근육이 자유롭게 움직이는 것을 허용한다.

의 특성을 공유하며, 그것은 조직의 건강 상태에 따라서 달라질 수 있다. 근막은 굳어질 수도 속박될 수도 그리고 아플 수도 있다. 근막이 약해졌을 때(손상이나 질병을 통해서), 또는 움직임에 대한 노출이 부족하여 발생하는 비사용(움직임의 부족을 통해서) 또는 과사용되었을 때(동작, 자세 또는 습관 등), 능숙한 손을 사용한 치료는 이러한 문제의 특성 각각을 변화시킬 수 있으며 그러므로 신체의 근막이 분화, 탄력성 그리고 개선된 감지력을 회복하도록 도와줄 것이다. 이 장은 이와 같이 시행하는 두 가지 손을 사용한 치료법을 설명할 것이다.

아래팔 굽힘근 치료법

근막 치료의 원리를 설명하기 위해 이용할 수 있는 많은 치료법이 존재하겠지만, 아래팔 굽힘근 치료법은 근막성 퍼즐의 많은 조각들을 함께 모아준다. 아래팔은 또한 거기에서 자신들의 손으로 일하는(도수치료사와 같이) 사람들이 종종 근막성 건강의 3가지 필수적인 특성이 되는 차별성, 탄력성 그리고 고유수용성 감각 개선 등을 상실하는 부위가 된다.

http:// advanced-trainings.com/v/aa07.html 에서 아래팔 굽힘근 치료법의 비디오를 참조하세요

준비하기

팔의 앞쪽 또는 손바닥 쪽을 둘러싸는 근막 층들을 촉진함에 의하여 이러한 치료법을 준비한다. 자신의 손끝을 사용해서, 당신 환자의 아래팔의 손가락 굽힘근과 손목 위 조직의 가장 위쪽 층을 느껴본다. 당신이 찾게 될 제한이나 어떠한 유착도 감지하고 가동증진시키도록 층들 사이에서 마찰력을 실제적으로 이용할 수 있으므로, 오일이나 윤활제를 사용하지 않는다.

처음에, 아래팔의 표면만 움직이며, 아래 놓인 근육 위에서 피부를 미끄러뜨리는 방식을 느껴본다. 천천히 내려가며 보다 세밀하게 느낀다면, 거기에서 둘러싸는 여러 층이 존재한다는 것을 구분할 수 있을 것이며 — 일부는 분명하게 구분할 수 있고 또 일부는 인접한 층들과 혼합된다. 이러한 층들을 부드럽게 늘리며 움직여보라. 그러면 그것들이 상이한 정도로 그리고 상이한 방향에서 미끄러지며 늘어나는 것을 알게 될 것이다.

표층 근막(또는 피하 층)은 피부 바로 아래에 놓인다. 일부 자료들은 진피와 근육을 둘러싸는 심부 근막 사이의 섬유성 막에 대해서만 유일하게 "표층 근막"이란 용어를 고수하며; 다른 것들은 표층 근막을 이러한 막에 인접한 느슨한 조직 층들 모두를 포함하는 것으로 정의한다. 우리가 사용하는 정의가 어떠하든 섬유성 막(**그림 3.1**)의 위와 아래에 배열된 다수의, 그리고 미세한 작은 피부 인대들인 지지띠성 피부 섬유들(retinacula curtis fibers)을 찾게 되는 것은 바로 여기이다. 이러한 작은, 기둥–비슷한 피부 인대들은 이러한 근막성 막을 위쪽의 진피와 아래쪽의 심부 근막 사이에서 매달아준다. 지지띠성 피부의 다양한 각도는 표층들의 촉진 가능한 "결(grain)"— 거기에서 이러한 층들이 다른 방향에 비해서 어느 한 방향에서 보다 쉽게 미끄러지는 그 방식— 의 원인이 된다. 지지띠성 피부 섬유들 사이의 공간은 지방조직, 신경 그리고 자유신경종말, 혈관분포, 그리고 간질성 조직액 등으로 채워지며, 이러한 바깥층에 자체의 보다 느슨한 또는 보다 부드러운 느낌을 제공한다.

이러한 표층들 바로 아래에서, 당신은 보다 깊은 앞쪽 — 아래팔의(antebrachial) 근막을 느낄 수 있다(**그림 3.4와 그림 3.9**). 이러한 장갑 — 비슷한 층은 심부 근막 — 표층 근막 바로 아래에서 전신을 둘러싸는 그렇지만 근육 자체의 근막 위에 놓여있는 단단한 막 — 의 한 부분이다. 심부 근막은 몇몇 부위에서는 널힘줄(aponeuroses)이라고 불리며, 이것

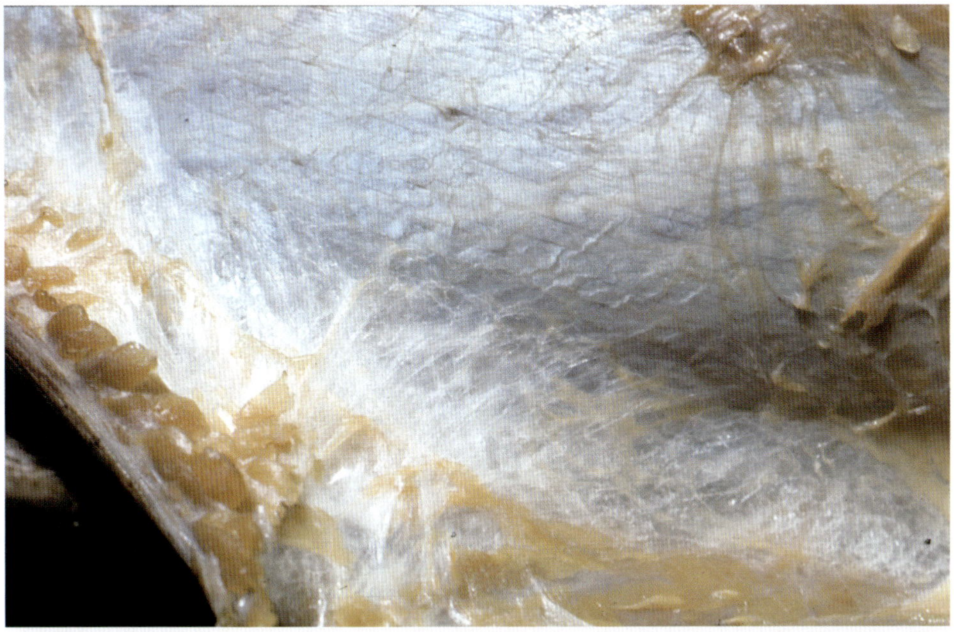

그림 3.2

심부 근막 안에서 달라지는 섬유의 방향.

이 근육들 사이에서 보다 깊게 들어가는 부위에서, 이것은 포장하는 근막(investing fascia) 또는 근육간 중격이라고 불린다. 이러한 연속적인 구조는 보다 자유로운 표층보다 더 치밀하게 그리고 더 탄력적으로 존재하는 경향이 있다. 이것들은 통상 콜라겐 섬유의 여러 개의 미세-층들로 이루어진다. 이러한 섬유들의 일부는 아래놓인 근육 섬유들과 평행하게 배열되며, 다른 것들은 힘의 달라지는 작용선에 저항하기 위해서, 마치 합판에서 그 층들과 비슷하게, 사선으로 배열된다(**그림 3.2**). 심부 근막과 그 아래에서 개별 근육들을 둘러싸는 근막 (근육바깥막) 사이에서 미끄러운 히알루로닉 산의 얇은 층이 존재하며(**그림 3.3**), 이것은 자유로운 근육 움직임을 위해서 필요한 미끄러짐의 상당한 정도를 허용한다.

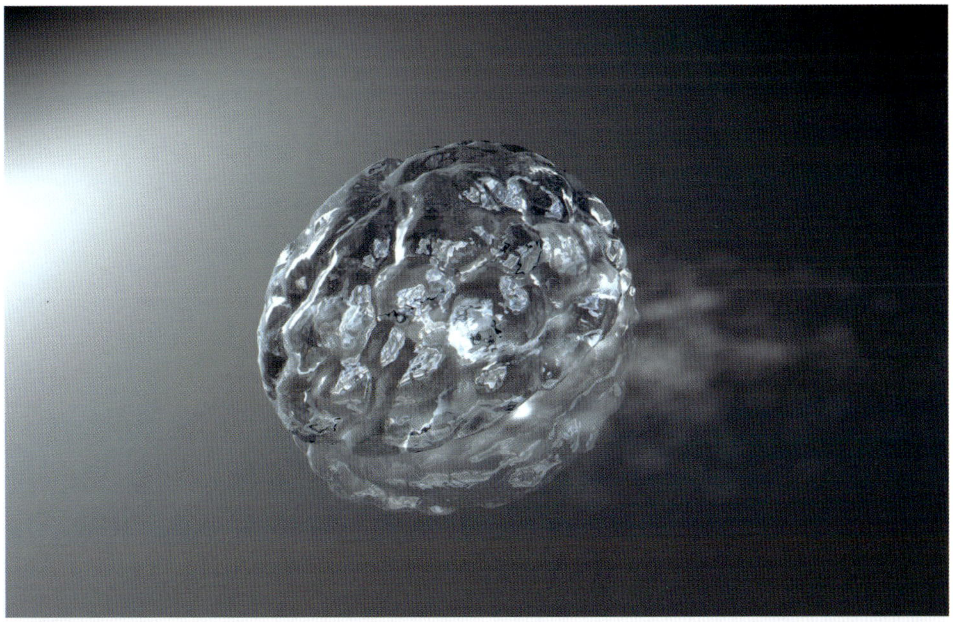

그림 3.3

히알루로닉 산, 근막의 층들에 윤활작용을 제공하며 영양을 공급하는 그리고 근육이 바깥 층들 아래에서 자유롭게 움직이는 것을 허용하는 미끄러운 액체들 중 한 가지이다.

핵심 정리 : 아래팔 굽힘근 치료법

적응증은 다음을 포함한다:

- 움직임 제한, 통증, 또는 아래팔, 손목 또는 손에서 이상감각(신경혈관의 압박 증상을 포함한)

목적

- 근막 층들과 구획들의 차별성과 탄력성을 증가시킨다.

방법설명

- 환자의 능동적 움직임과 함께 조합해서 손끝, 느슨한 주먹, 또는 아래팔을 사용해서:
  1. 아래팔의 바깥쪽 층들을 촉진하고 움직임을 증가시킨다.
  2. 아래팔 굽힘근들 사이에서 차별성을 증대시킨다.

움직임

- 손가락 굽힘(모두 함께 그리고 개별적으로), "주먹을 쥐세요."
- 손목 굽힘

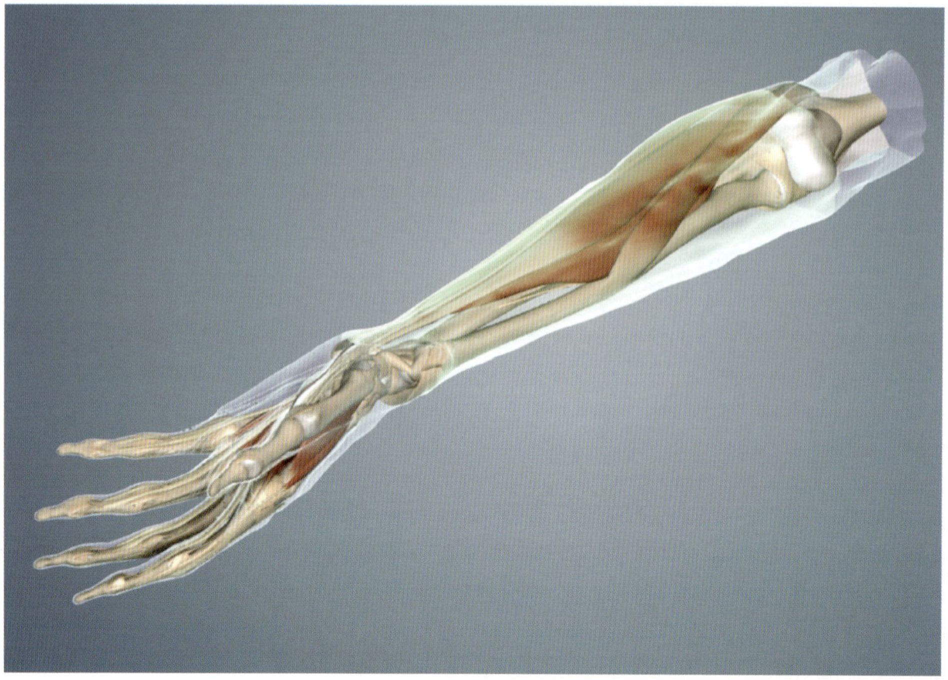

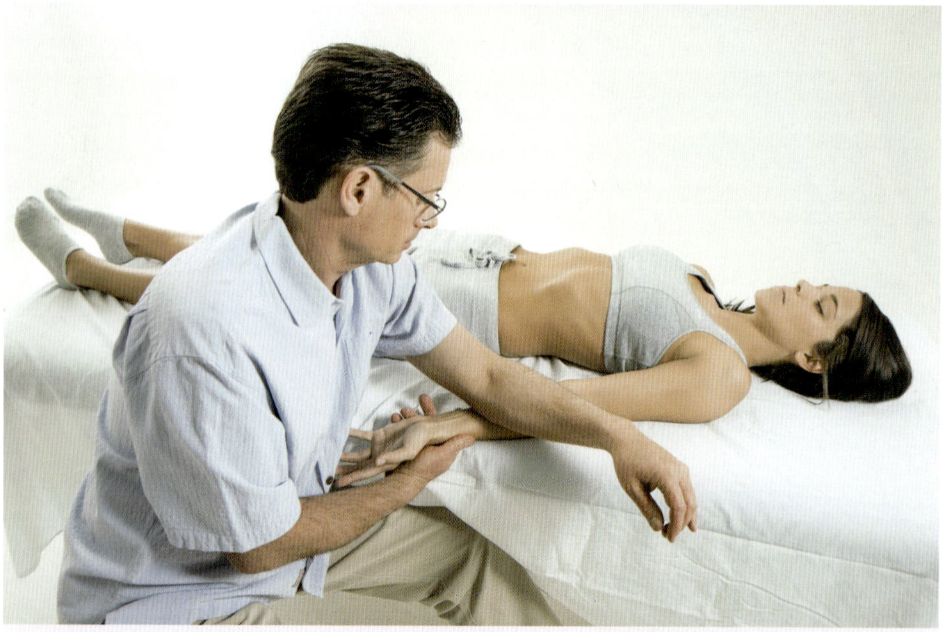

그림 3.4/3.5

아래팔 굽힘근 치료법은 대부분의 팔 근막의 가장 바깥층에서 시작한다. 근막성 구획들 사이를 부드럽게 느끼도록 더 깊이 진행하기에 앞서, 그 층들을 촉진하도록 아래팔이라는 도구를 사용한다.

층별 연습(Layers Exercise)

접촉을 통해서 3개의 상이한 층들 사이에서 구분이 가능한가 살펴본다:

1. **피부**: 첫 번째로, 피부의 표면 위에서 단순하게 미끄러진다(오일이나 윤활제를 사용).
2. **표층 근막**: 다음으로, 그 표면 바로 아래에서, 약간의 푹신함, 느슨함 그리고 표층 안에서 "결"에 대하여 느끼므로(이것들은 그 자체를 다중의 미세-층들로 구성한다) 오로지 가장 바깥의 조직을 움직인다.
3. **심부 근막**: 약간 더 깊게(그렇지만, 여전히 근육의 살 부분 안으로 들어가지 않는), 아래 놓인 근육 위에서 쉽게 미끄러지는 조금 더 단단한 막을 느껴본다. 이것은 자체의 히알루로닉 산 층 위에서 미끄러지는 심부 근막이 된다. **(그림 3.1)**

다음 비유가 도움이 될 것이다: 마사지 치료대에 깔거나 위로 덮는 시트를 연상한다. 움직임의 첫 번째 수준은 시트 표면의 질감을 느끼는 것이 될 수 있으며; 두 번째는, 시트의 조직 자체를 늘리며 좌·우로 흔드는 것이고; 세 번째는 시트 밑에 깔려있는 치료대 위에서 미끄러지는 방식이 될 것이다.

층들을 구분하기

이러한 층들을 서로 간에 분명하게 구분할 수 있게 된 후, 자신의 손끝 사용으로부터 자신의 아래팔 사용으로 바꾼다**(그림 3.5와 3.6)**. 팔꿈치 바로 아래의, 넓고, 평편한 자신의 노뼈 표면을 이용한다. 이러한 시점에서 팔꿈치의 뾰족한 부분(팔꿈치머리 돌기)의 사용은 피한다. 아래팔은 강력한 도구이며, 그러므로 주로 도수교정보다는 감지에 집중한다. 바깥쪽 층을 다시 한 번 살펴보는 시간을 갖는다**(그림 3.4)**.

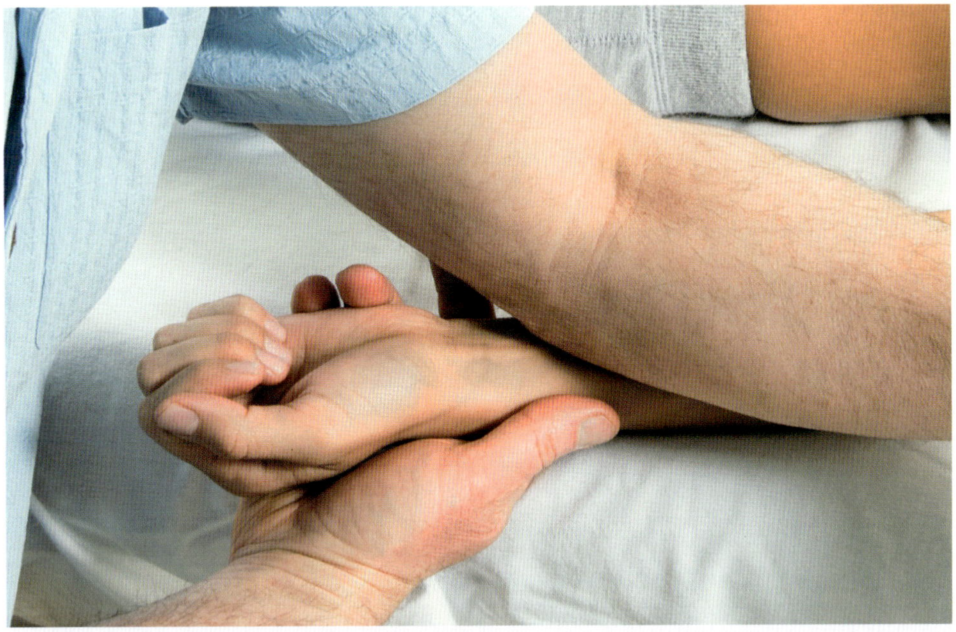

그림 3.6
아래팔 굽힘근 치료법에서 그 손을 능동적으로 쥠과 벌림은 층들과 구획들을 더욱 더 구분해준다.

아래팔의 손바닥 쪽과 비교해 보는데, 그 곳에서는 거기에서 피부는 가늘고 그곳의 층들은 아래팔의 뒤쪽면(손등쪽)보다 더 두꺼운 층들을 분명하게 촉진할 수 있다. 계속해서 팔의 피부 아래의 바깥쪽 근막층을 촉진하며 근육들에 대한 치료는 시작하지 않은 것을 확인한다. 이것은 당신이 근막을 구분하는 것보다는 근육을 마사지해 왔다면, 조금 어려울 수 있다. 바깥층이 보다 더 두꺼운 부위 또는 바깥층들이 서로에 대하여 미끄러지는 것을 보여주지 않는 부위를 느껴본다. 몸쪽 방향으로 이동을 시도하며(**그림 3.5 와 3.6**에서 보여준 것처럼), 먼쪽에서와 마찬가지로 다양한 깊이에서 섬유의 방향을 구분하도록 느껴보기 위해서 내측으로, 외측으로 움직이도록 시도한다. 이 부위들을 확인했을 때, 그것들을 좀 더 움직임이 어려운 방향에서 부드럽게 움직여 주며 (간접의 이완법이라고 불리는 보다 편안한 방향에서 움직임과는 반대되는 직접의 이완법), 그리고 변화를 기다린다.

특정한 조직층들을 촉진하는 능력을 증가시키기 위해 팔의 피부 아래 바깥쪽 근막층에 이러한 느린, 특정한 가동법을 실행하는 것은 치료적 효과가 있다. 더 오래 치료할수록 이러한 층들이 훨씬 더 자유롭게 되며 미끄럽게 되기 때문에 한 층 위에서 다른 층을 움직임은 우리가 구분하려는 근막성 목표를 성취하도록 도와준다. 보다 느리게 움직일수록 조직의 유동성이 더 느껴지는 것을 알게 될 것이며 충분히 천천히 치료해 가라. 그 조직의 제한이 점차 사라지게 되어 탄력성의 증대를 가져 온다. (우리의 두 번째 근막 목표). 바깥쪽 근막층들은 자유신경종말과 기타 역학수용기들이 많기 때문에 우리는 또한 근막의 민감성과 감지력을 자극하게 될 것이다(우리의 세 번째 목표).

구획들을 구분하기

일단 당신이 아래팔을 둘러싸는 바깥쪽 근막층들을 철저하게 탐색한 후, 약간 더 깊게 파고들어간다. 층 구성과 섬유의 방향에 대하여 동일한 예민함을 유지한다. 그것들이 어느 부위에서든 더 부드러워질 때까지 그 근육들을 그저 "짓이기기(mashing)" 보다는 그 근육들 사이에서 안으로 부드럽게 내려감을 느끼도록, 자신의 아래팔의 끝부분을 사용하며, 다양한 근육의 구획과 다발들 사이에서 공간을 찾아본다(**그림 3.8**). 바깥쪽 근막층, 중격 그리고 이러한 근육다발들을 한정하는 근육내부 근막 등의 일정성과 밀도는 달라질 수 있지만, 그것들은 쥐기, 타자치기 등과 같은 반복된 동작에서 자신들의 팔과 손을 사용하는 사람들에게서 하나의 덩어리로 보다 유착되며, 더욱 빈번하게 단단하고, 두꺼울 것이다. 바깥쪽 근막층에서처럼, 우리의 목적은 탄력성과 구분하기 둘 다 도와주는 것이며, 그러므로 그 조직의 보다 단단한 부위에 대하여, 그리고 여러 다발이나 층들이 서로 간에 미끄러지는 것을 보여주지 못하는 부위들을 느껴본다. 당신의 압력은 확고하고 특정한 것이지만, 절대로 어떤 방식에서도 당신의 환자가 긴장하거나 움츠릴 만큼 강해서는 안 된다. 어떤 동작 제한의 부위를 찾았을 때, 당신이 그 조직 안에서 부드러워짐 또는 편안한 반응을 느낄 때까지, 정적인 압박과 함께 참을성 있게 기다리거나 아주 약간만 미끄러뜨린다.

팔의 굽힘근들 사이에서 훨씬 더한 구분을 성취하도록, 당신의 환자에게 자신의 손목을 천천히 굽히고 펴도록 또는 자신의 손을 주먹 쥐고 펴도록 요청한다(**그림 3.6**). 당신 자신의 아래팔로, 근육 다발 사이에서 갈라짐에 대하여 촉진을 이어간다. 당신은 아래팔의 근육간 구획들 사이를 느껴보도록 이제 자신의 팔꿈치의 끝을 민감하게 그리고 천천히 사용할 수 있다. 환자에게 마치 피아노를 연주하거나 타자를 치듯이, 개별적인 손가락 동작을 만들어 보도록 하여 참여하도록 요청한다. 이것은 당신에게 개별적인 굽힘근들을 더욱 정확하게 느껴보도록, 당신의 환자가 움직이므로 그 근육들 사이로 파고들어가도록 허용할 것이다. 물론 손목 위에서는 훨씬 더 부드러운 압박을 사용하고, 당신이 통증을 유발할 수 있는 많은 압력이나 빠른 속력을 사용하지 않는다. 당신은 강함과 빠름보다 인내력과 집중함에 의하여 우리가 설명했던 모든 치료적인 효과를 성취할 수 있다. 이러한 치료를 아래팔의 전체 굽힘근 표면에 걸쳐서 이어간다.

아래팔 폄근 치료법

일단 당신이 아래팔의 앞면(손바닥 쪽)에서 근육다발과 조직 층들을 구분하고 난 후, 이 과정은 뒷면에서도 반복한다. 여기에서 엄지손가락과 팔꿈치 근육을 찾게 될지라도, 이러한 부위에서 근육들의 대부분은 손가락과 손목의 폄과 연관된다.

팔의 후면이 전면보다도 훨씬 살이 적으므로 더욱 더 민감하다면, 우리는 다른 도구를 사용할 것이다: 느슨한 주먹. 당신의 손가락들을 벌린 채 그리고 자신의 손목을 곧게 유지함(**그림 3.7a 그리고 3.7b**)은 당신이 매우 적은 노력을 기울이고도 보다 민감하고 깊게 치료하도록 허용할 것이다. 관절마디의 피부는 앞쪽 아래팔의 근막과 연습할 때, 하나의 층 위에서 다른 층을 미끄러지게 만드는 동안 올바른 조절을 허용할 수 있을 만큼 충분하게 단단하며 매끄럽다(**그림 3.4와 3.9**). 일단 당신이 표층들과 연습한 후, 당신의 관절마디의 모양은 폄근들의 구조와 기능을 분리하고 구분하도록 아래팔 안에서 폄근 구획(**그림 3.8**에서 그려진 모습과 유사한)들 사이에서 당신이 부드럽게 파고 들어가도록 허용한다.

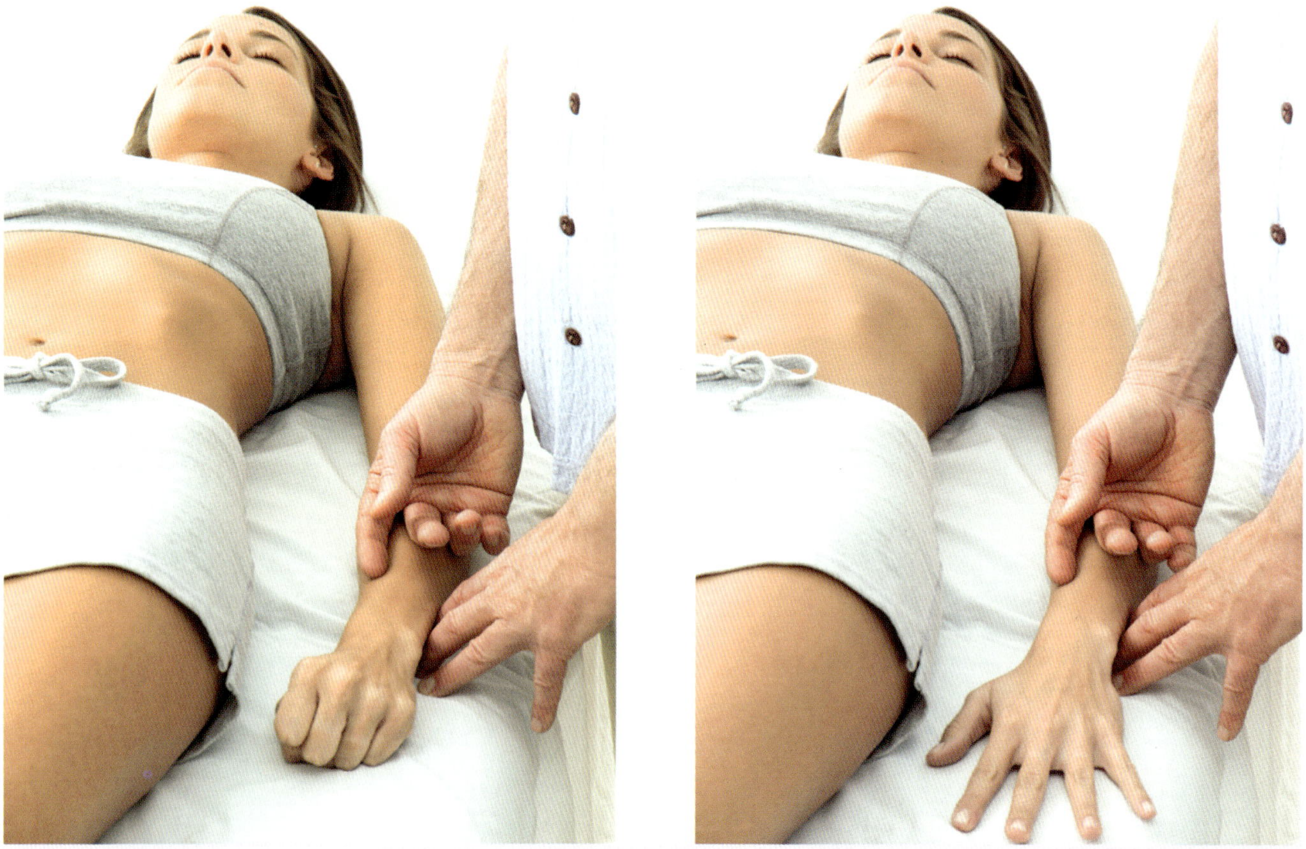

그림 3.7 a/b
아래팔의 폄근 치료법에서, 팔의 피부 아래 바깥쪽 근막층들을 구분하도록 당신의 느슨한 주먹의 관절마디를 사용한다. 환자에게 아래팔의 근육들 사이에서 보다 깊은 근막성 구획들을 구분하도록 도와주기 위한 능동의 손가락과 손목 움직임을 요청한다.

다시 모든 방향에서 느린, 꾸준한 손목과 손가락의 움직임을 요청한다. 앞에서처럼, 당신의 환자에게 폄근 쪽 근막성 구조들 사이에서 더 많이 구분하도록 이러한 능동적 움직임을 이용하도록 요청한다. 탐색을 요청하는 사례는 다음과 같다: "당신의 손가락을 한 번에 하나씩 마치 피아노 건반을 연주하는 것처럼 굽혔다가 펴보세요." 또는 "당신이 지금 타자를 치고 있다고 생각해보세요. 다른 손가락보다 좀 더 뻑뻑한 손가락 움직임을 찾아보고, 그것을 더 움직이세요"(**그림 3.7a/b**).

증가된 구분작용과 탄력성의 역학적인 효과에 더해서, 느린 능동의 움직임과 압박의 조합은 당신 환자의 두뇌에 고유수용성 작용과 움직임 조절에 연관된 새로운 감각을 제공한다. 당신이 당신의 환자가 고유수용성 감각 협조성을 위해서 사용하고 있는 신호판의 볼륨을 올리고 있다고 연상한다. 예를 들어, 한 손가락이 다른 손가락보다 적게 펴지는 것처럼 어떤 움직임 제한을 찾았을 때, 당신은 새로운 움직임 가능성을 유발하도록 집중된 압박과 고유수용성 감각 개선의 조합을 사용할 수 있다. 움직임의 범위와 세련된

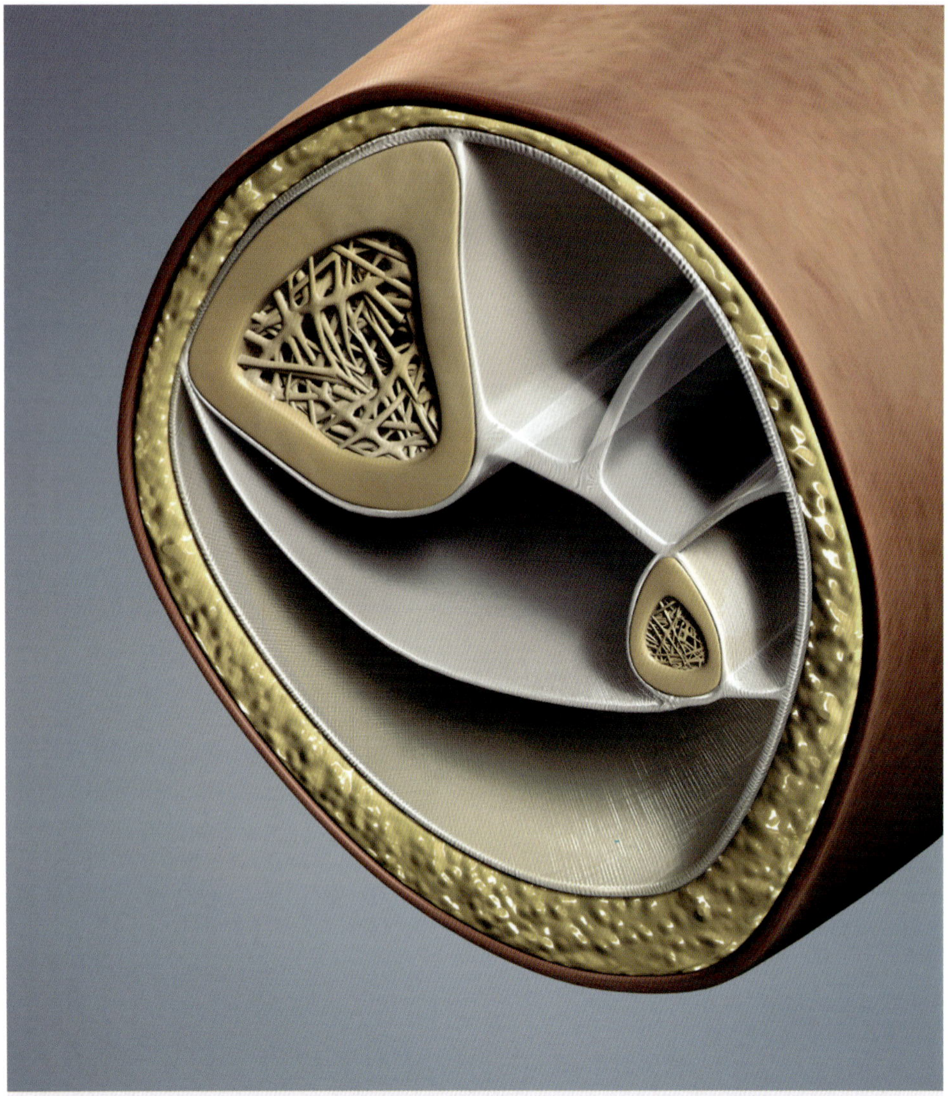

그림 3.8
종아리의 근막성 구획, 거기에서 구획성 구조가 아래팔에 유사하다.

조절력에서 변화는 종종 효과적이며, 이것들이 조직 변화와 함께 신경근육의 학습을 포함시키기 때문에, 이러한 변화는 시간의 경과에서도 오래 지속되는 경향이 있다.

핵심 정리 : 아래팔 폄근 치료법

적응증은 다음을 포함한다:

- 움직임 제한 또는 아래팔, 손목 또는 손가락에서 통증

목적

- 근막성 층들과 구획들의 구분작용과 탄력성을 증가시키는 것

방법설명

- 환자의 능동적인 움직임과 함께 조합해서 손끝, 느슨한 주먹 또는 아래팔을 사용한다:
  1. 아래팔의 바깥층을 촉진하고 가동성을 증가시킨다.
  2. 아래팔 폄근들 사이에서 차별성을 증가시킨다.

움직임

a. 손가락 폄(전부 그리고 개별적으로).
 지시: "테이블 위로 손을 쫙 펴세요."
 "한 번에 한 손가락씩 들어 올리세요."

b. 손목 폄

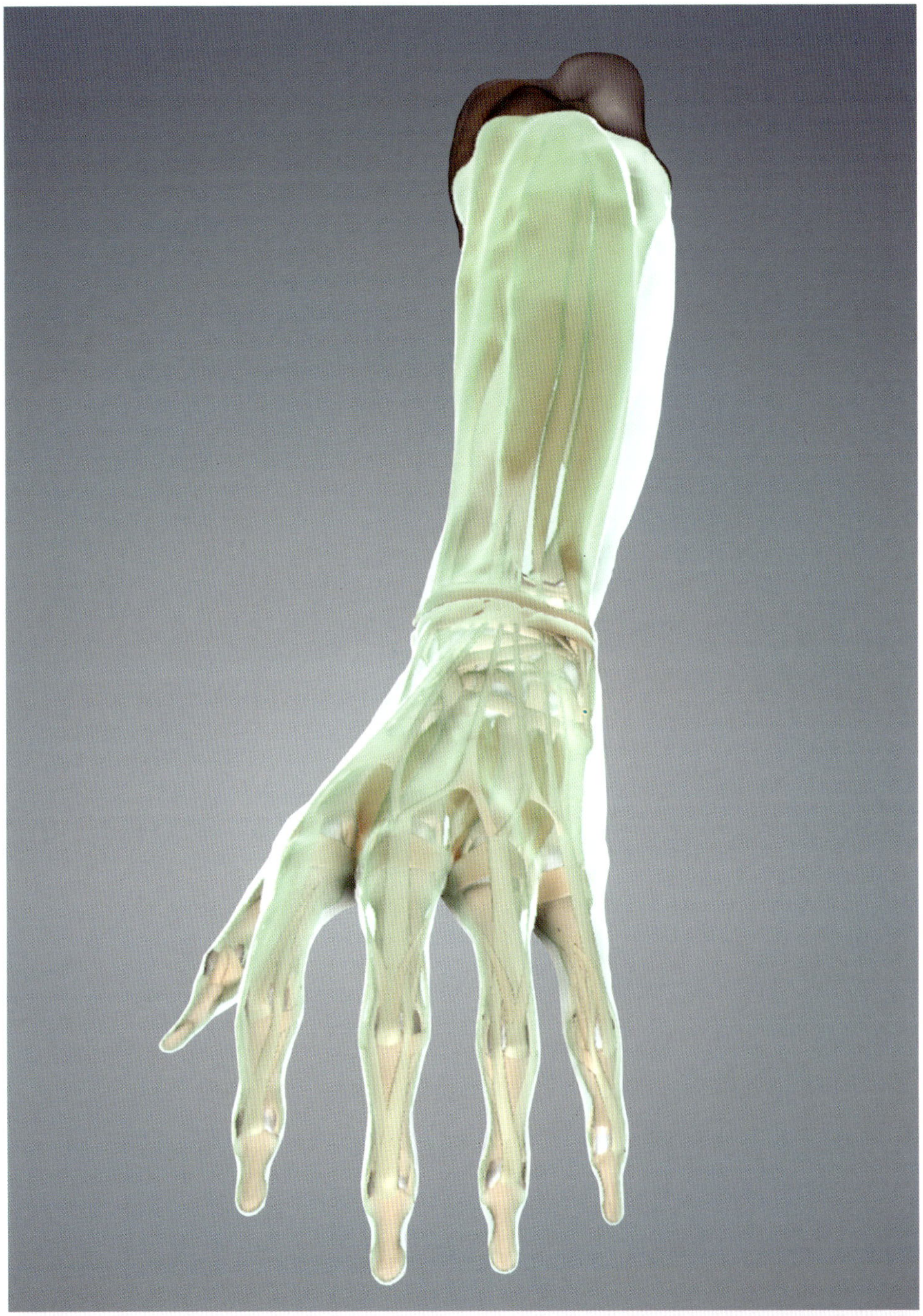

그림 3.9
아래팔에서 폄근 구획.

아래팔 근막의 치료법

근막성 도구와 치료법에 대한 우리의 논의에서 주로 거기에서 그것들이 유착되거나 합쳐진 부위에서 근막층들 사이에서 구분하도록 그리고 분리하도록 주로 치료했다. 여기까지 우리의 치료법은 특정한 제한을 느끼기 그리고 풀어주기로 향했다. 이러한 국소적인 특수화에 대한 대립적인 강조에서, 우리의 마지막 사례에서 좀 더 전반적인 접근법을 다룰 것이다. 이것이 환자에게 하나의 연결된, 서로 이어진 전체로서 신체의 강화된 감각을 제공할 것이므로, 우리 초점의 이러한 확장은 치료의 마무리에서, 통합의 시기에 적합할 것이다.

언급한 듯이, 아래팔의 근막은 전체 아래팔을 둘러싸는 심부 근막의 긴 장갑 또는 팔 전체의 장갑과 훨씬 비슷할 것이다(**그림 3.4와 3.9**). 치밀한 섬유성의 조직의 이러한 근막은 전신을 둘러싸는 심부 근막의 층과 이어진다. 손목 위에서 이것의 두꺼워짐은 폄근과 굽힘근 지지띠로서 알려졌으며, 이것은 손과 손목의 기능에서 중대한 역할을 담당한다(15장, 손목과 손목뼈들을 참고). 아래팔 근막의 아래쪽은 많은 근육간 중격을 만들어내며, 이것은 우리가 이전의 치료법에서 구분하도록 치료한 그 구조이다.

우리는 여기에서 부가적인 도구를 소개할 것이다: 굽어진(약간 굽힌) 손가락들로, 전방에서 그리고 후방에서 모두, 아래팔의 근막의 단단한 층을 잡는다. 팔 둘레를 둘러싸는 이러한 층들의 연속성의 3차원적인 감각에 대하여 느껴본다. 피부 표면에서 미끄러지지 않으면서, 반들반들한 히알루로닉 산의 그 층 위에서 심부 근막의 막을 움직이며, 히알루로닉 산은 바로 아래의 근육성 근막에서부터 심부근막을 분리시킨다(**그림 3.1**). 층별 연습에서처럼, 유착과 제한된 가동성의 부위들을 느껴본다. 아래팔 근막이 팔꿈치머리에서 그리고 노뼈의 전체후방 모서리를

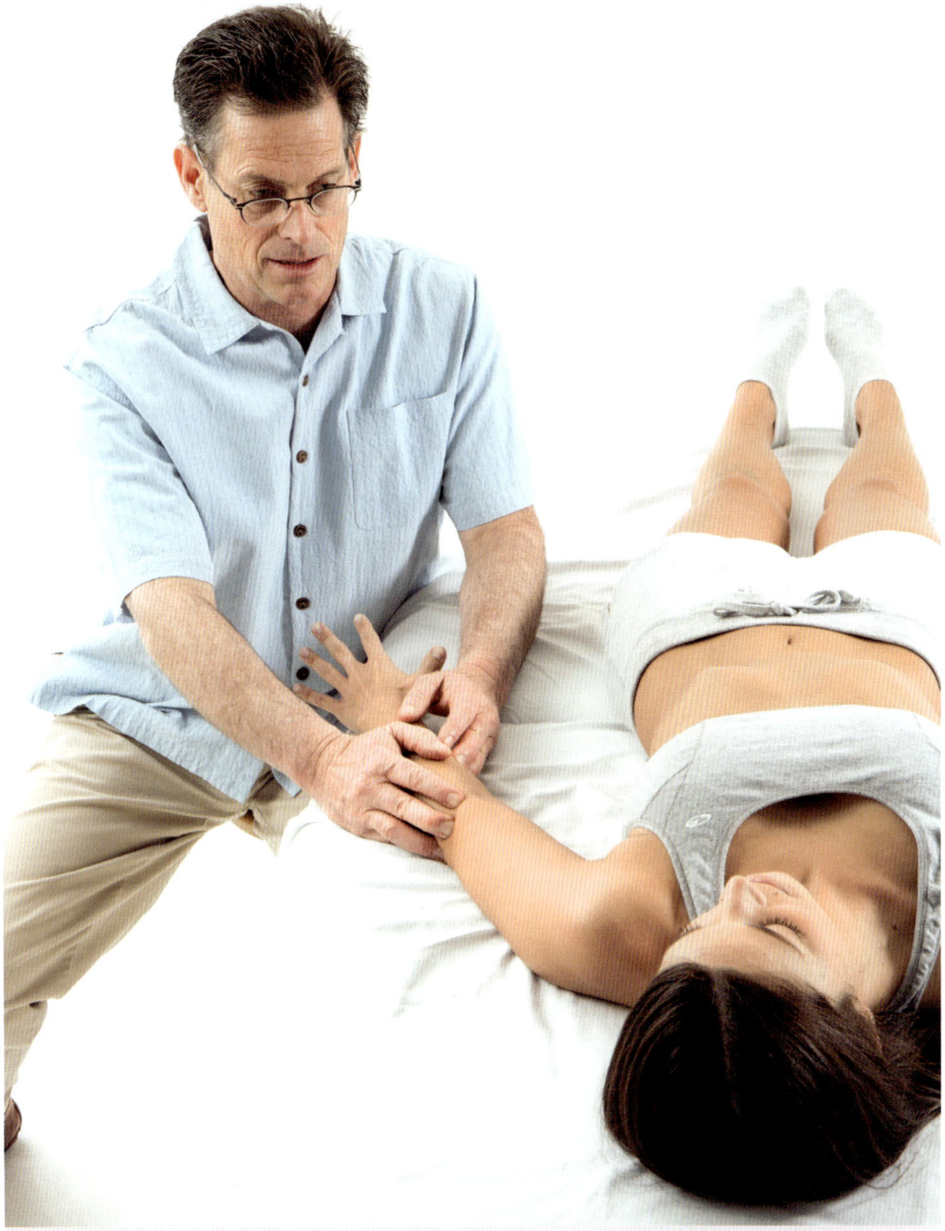

그림 3.10
아래팔 근막 치료법에서, 자신의 손끝을 이전의 치료법에서 당신이 시작한 층별 구분하기를 이어가도록 그리고 전반적인 이어짐과 연결의 감지력을 제공하도록 사용한다. 당신의 환자에게 자신의 팔을 그것이 마치 소매에서 천천히 늘어나는 것처럼, 부드럽게 늘려주도록 설명한다.

따라서 모두 노뼈로 부착하는 부위에서 감소된 가동성은 정상이다. 그러나, 관심의 초점이 보다 넓고 보다 전반적이기 때문에, 국소적인 제한에서만 초점을 맞추기보다 전체 층의 연속성에 초점을 둔다.

이러한 층에서 약간의 몸쪽으로 당김을 적용하며, 당신의 쥐기를 고정하도록 자신의 손톱의 일부를 이용한다. 동시에, 마치 장갑 안으로 손을 뻗듯이, 환자에게 천천히 자신의 팔을 뻗도록(늘리도록) 요청한다(**그림 3.10**). 이것은 당신의 먼쪽 당김에 대항하는 약간의 반대-힘을 제공한다.

환자의 어깨가 이완된 상태로 유지됨을 확인한다: 당신의 환자에게 어깨가 아닌, 손에서 그 움직임을

핵심 정리 : 아래팔 근막 치료법

적응증은 다음을 포함한다:
- 개선되지 않은, 양자택일의 상지 움직임 시작
- 상지 치료시기의 마무리, 통합과정

목적
- 보다 심부의 근육바깥막 층에서부터 아래팔 근막을 구분하기
- 어깨관절 움직임 제한 패턴의 신경근육성 재교육

방법설명
1. 팔의 전면과 후면에서 아래팔의 근막에 고정하도록 손끝을 사용한다. 미끄러짐이 없이 약간 몸쪽의 압력을 사용한다.
2. 환자가 능동적으로 팔을 늘릴 때 이 근막층 아래의 근막 위에서 활주하는 능력을 느껴본다.

지시하기
- "자신의 팔을 쭉 뻗어보세요."
- "당신의 손이 그 동작을 먼저 시작하게 허용해서, 어깨가 수축하기 전에 손을 움직이세요."
- "당신의 양 어깨를 치료대 위에서 이완 시키세요."

시작할 것을 지시한다. 작은 움직임이 종종 큰 움직임보다 효과적이다. 이러한 섬세한, 먼쪽에서 시작한 움직임은 어깨관절에서 전반적인 움직임을 시작함에서부터 나오는 근육의 수축의 형태를 요구하는 대신에, 전체 상지에 걸쳐서 길어짐과 편안함의 감각을 허용할 것이다.

당신과 당신의 환자가 서로에게 제공하는 그 대립-압박(counter-pressure)과 저항은 근막의 둘러싸는 층에서부터 아래팔의 근막을 구분하도록 도와줄지라도, 또한 고유수용성 감각의 작은 변화를 주어 개선을 증가시키는 목적을 갖고 있다. 이러한 사례에서, 불필요하게 견갑대의 움직임을 포함시킴이 없이 상지에서 움직임을 시작시키는 방법에 관하여 우리의 환자에게 교육하고 있다.

끝맺음(Wrap-up)

근막을 치료하기 위한 많은 도구들이 존재할지라도, 나는 여기에서 단지 3가지 사례만을 설명했다: 아래팔, 느슨한 주먹, 그리고 손끝. 하나의 세트로서, 이러한 3개의 도구는 당신에게 신체 내부 거의 모든 곳에서 훨씬 더 큰 근막의 차별성과 탄력성을 가져오는 효율적인 방법을 제공할 것이다. 아래팔은 척추세움근이나 엉덩정강근막띠 위에서의 근막처럼, 보다 큰 부위에 아주 적합할 것이다. 느슨한 주먹은 목의 표층 근막, 발바닥근막 등과 같은 세밀한 치료에서 유용할 것이다. 마지막으로, 손끝 방법은 당신이 뛰어난 효과와 함께 하나의 층 위에서 다른 층을 움직이도록 허용할 것이며, 이것은 신체 내부의 어디에서든 심부 근막을 치료할 때, 각별히 손목과 발목에서의 지지띠 등과 함께 치료할 때 유용할 것이다.

우리가 근막을 치료하면서 사용하는 또 다른 중요한 "도구"는 환자의 능동적인 움직임이다. 환자에게 그 치료를 느끼도록 그리고 구분과 탄력성을 도와주는 그 방식에서 움직이도록 요청함에 의하여, 우리는 영속적인 변화를 이용해서 근막의 감지적 특성을 이용할 수 있다.

참고문헌(References)

Schleip, R., Findley, T., Chaitow, L. and Huijing, P. (2012) *Fascia, the Tensional Network of the Human Body.* Elsevier.

그림 저작권(Picture credits)

Figure 2.1 courtesy Lisa Nilsson www.lisanilssonart.com, used by permission. Photographer: John Polak.
Figure 2.2 courtesy Robert Schleip, www.fascialnet.com, used by permission.
Figure 2.3 courtesy Advanced-Trainings.com, used by permission.
Figures 2.4 and 2.5 courtesy Jean Claude Guimberteau, used by permission.
Figures 2.6 courtesy Michal Boubin/Thinkstock, used by permission.
Figure 2.7 courtesy Hank Grebe, www.mediaspin.com, used by permission.

스터디 가이드

근막, 2부: 근막의 도구와 치료법들

1. 저자가 이 장에서 그 치료법에서 윤활제를 사용하지 않는 것을 권장한 이유는 무엇인가?
   a. 마사지 치료로부터 근육근막 치료법을 더 잘 구분하도록
   b. 신경계를 훨씬 더 이완시키도록 자극하기 위해서
   c. 근막성 제한이나 유착을 더 잘 감지하고 가동증진시키도록
   d. 오일을 사용하지 않음이 제공되지 않은 근거

2. 본문에 따르면, 무엇이 "근막 결"을 만들거나 거기에서 표층 근막 층들이 특정한 방향에서 훨씬 더 쉽게 미끄러지는 방식을 만드는가?
   a. 요변성적인 영향
   b. 신경계
   c. 히알루로닉 산의 층
   d. 피부지지띠(retinacula cutis) 섬유

3. 이 장에서 설명한 듯, 어떤 층이 표층과 심부의 피부지지띠 사이에서 매달려 있는가?
   a. 표층의 근막층
   b. 앞쪽팔 근막
   c. 근육바깥막
   d. 히알루로닉 산 층

4. 치료사가 근막성 구획을 감별하는 동안 동작-제한된 부위를 찾았을 때, 이 책에서는 다음의 무엇을 권장하는가?
   a. 정적인 압박과 함께 참을성 있게 기다리는 것
   b. 더 많은 압력을 사용하기
   c. 더 적은 압력을 사용하기
   d. 보다 깊이 치료하기

5. 아래팔 굽힘근 치료법에서, 환자의 능동적 움직임은 무엇인가?
   a. 팔꿈치 관절을 굽히기와 펴기
   b. 아래팔을 엎침과 뒤침(회내와 회외)
   c. 손목을 옆으로 벌림과 모음
   d. 손목을 굽히기와 펴기

정답은 www.Advanced-trainings.com/v1key/에서 확인하라.

하지

4장. 유형 1: 발목관절 제한과 발바닥 근막염

5장. 유형 2: 제한과 발목 장붓구멍

6장. 발목 손상과 종아리뼈

7장. 망치 발가락

8장. 전족의 아치

9장. 뒤넙다리근육의 손상

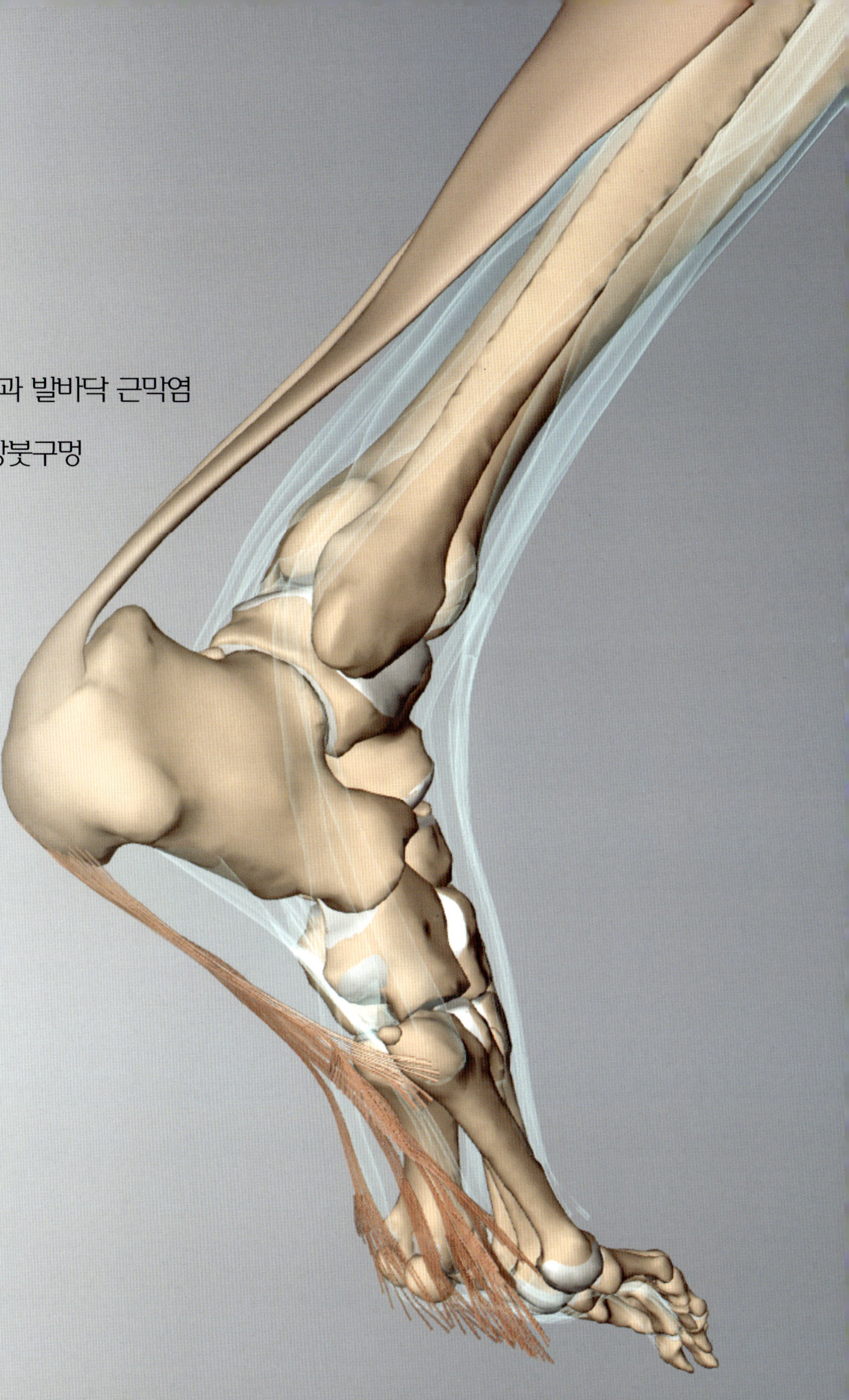

유형 I: 발목관절 제한과 발바닥 근막염

4

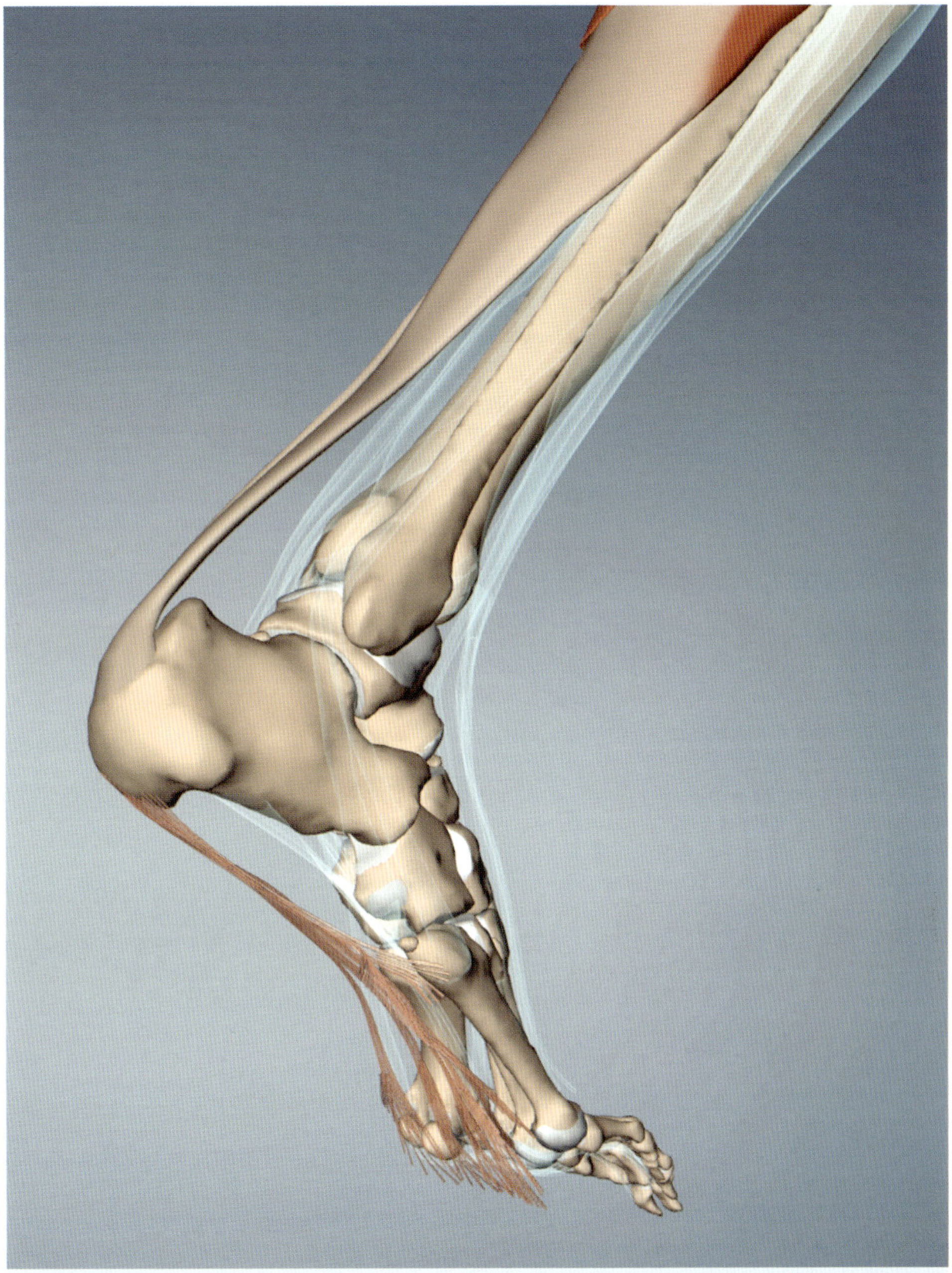

그림 4.1

장딴지근/가자미근으로부터 발바닥근막(이것의 섬유성 힘줄막은 여기에서 연어빛 분홍색으로 표시된다)까지 연결의 이어지는 연결선이 존재한다. 이러한 이어진 사슬에서 어딘가의 탄성력의 부족은 발목관절 발등굽힘을 제한할 것이며, 아킬레스 힘줄 염증이나 발바닥 근막염을 유발할 수 있다.

발목은 굽혀지고, 발목은 펴진다. 왜 이것이 중요한가? 발목 굽힘이 없이 걸어보라. 만약 당신이 스키부츠를 신고 걸어본 경험이 있다면, 당신은 발목 움직임의 상실에서부터 나오는 어색함과 경직을 알게 될 것이다.

발목은 두 개의 시상면 방향 안에서 굽어진다 — 발바닥굽힘("굽혀진 발바닥"을 뜻하는 라틴어 *plantaris flectere*에서) 그리고 *발등굽힘*(발등 또는 발의 위쪽을 향한 굽힘). 발바닥굽힘이 매번의 발걸음에 강력한 추진력을 제공하며 점프에서는 스프링작용을 더해주며, 발등굽힘의 그 보완적인 동작도 적어도 그만치 중요하다. 많은 다른 중요한 기능들이 돌아다니고 자유롭게 기능할 수 있는 우리의 능력과 연관되듯이, 쪼그리기, 무릎 꿇기, 찌르기 자세, 달리기 그리고 점프한 후 착지하기 모두는 발등굽힘을 필요로 한다. 발등굽힘이 상실되었을 때 단순한 발목관절 움직임 이상을 제한하며 — 이것은 우리의 전반적인 가동성과 적응성을 제한한다.

기립자세에서 발등굽힘을 제한할 수 있는 구조적 제한의 두 가지 주된 형태가 존재한다.[1]

우리는 그것들을 유형 I 과 유형 II라고 분류한다:

- **유형 I**: 발과 종아리의 후방에서 물렁조직 구조가 늘어남에 저항한다면, 발등굽힘이 제한된다. 이러한 구조물은 장딴지근, 가자미근, 표층 근막 및 심부 근막, 긴 발가락 굽힘근 그리고 발바닥 근막을 포함한다.

1) 제한의 유형에 대한 기여요인은 뇌성마비와 같은 신경학적인 병변과 함께, 과사용, 자세적 습관, 수술 또는 상처 등으로 인한 물렁조직 짧아짐, 경화 또는 상처자국 형성 등을 포함한다. 이러한 병변으로부터 구축은 이 책에서 제공된 그 치료법에 비교적 잘 반응한다. 여기서 설명한 치료가 도움이 될 지라도, 관절이상 또는 골극 등으로부터의 제한도 가능할 것이며, 다른 전문가에 의한 부가적인 방법과 관리가 일반적으로 적절할 것이다.

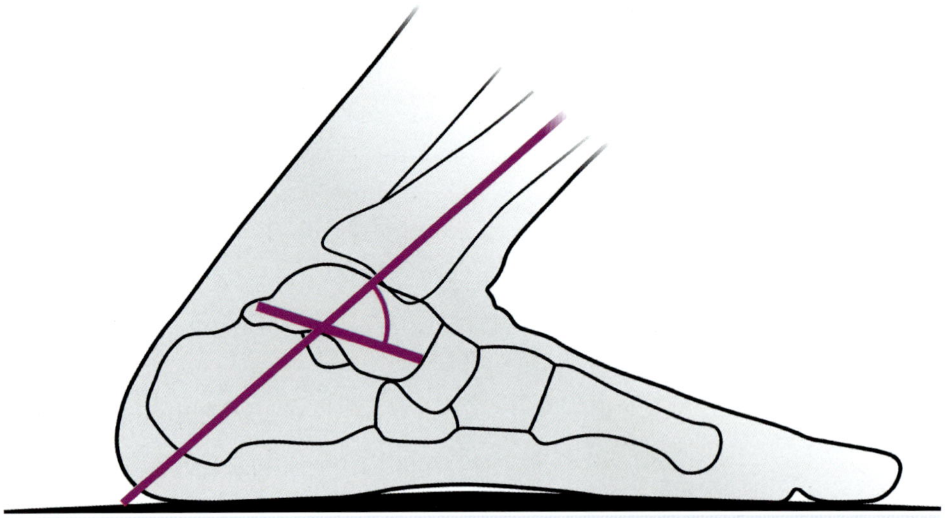

그림 4.2
발등굽힘은 정강뼈와 목말뼈 사이의 각도를 말한다.

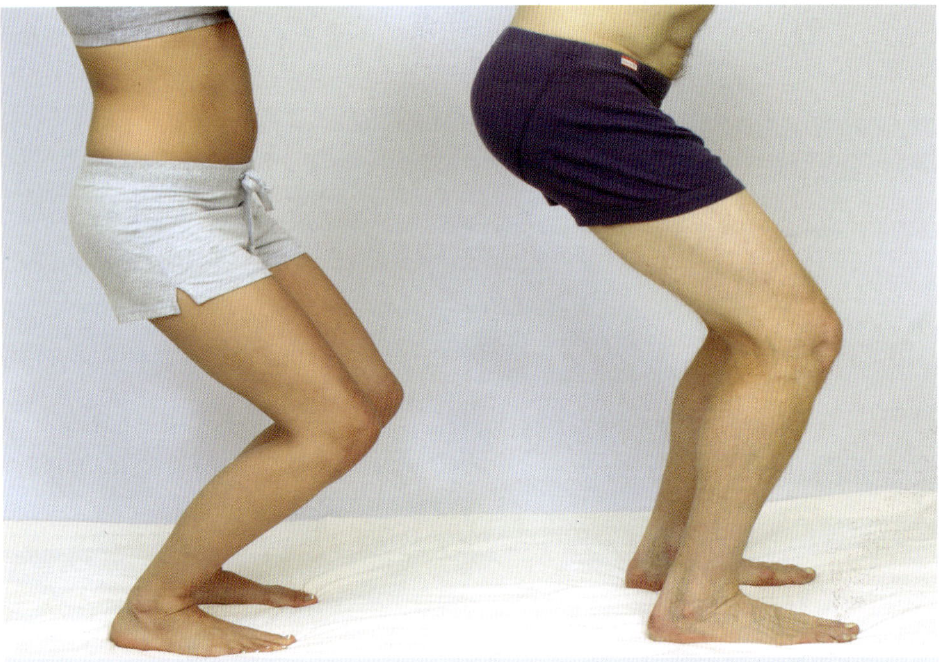

그림 4.3
발등굽힘 검사에서, 뒤꿈치가 바닥에서 들리기 전 가능한 발목관절 발등굽힘의 각도를 찾아본다. 발과 정강뼈 사이의 각도에 더해서, 발가락의 벌어짐(좌측 사람에서 보이는), 발의 엎침(회내), 균형을 확보하도록 양팔을 앞으로 올림, 또는 엉덩관절에서 앞으로 숙임(우측 그림의 사람이 보여줌) 등과 같은 보상작용들 모두가 제한된 발등굽힘의 가능한 징후이다.

- 유형 II: 정강뼈와 종아리뼈를 이어주는 비탄력적인 결합조직(평근 지지띠, 골간막, 그리고 장딴지종아리뼈의 인대 등과 같은)은 이러한 2 개의 뼈가 쐐기모양의 목말뼈 주위에서 정상적인 벌어짐을 막게 될 수 있다
(이것에 대한 것은 5장 *유형 2. 제한과 발목관절 장붓구멍*을 참고).

이러한 제한의 두 가지 유형은 함께 발생할 수 있지만, 종종 한 가지 유형이 좀 더 일차적이거나 더욱 객관적 제한을 만들 것이다. 비록 가변적일 수 있겠지만, 일반적으로 발등굽힘이 존재할 때(**그림 4.3에서 우측 그림의 사람**), 유형 2가 좀 더 일반적이다.

이 장에서, 나는 종이리 안에서 물렁조직이 길어지고 가능한 최대로 반응적이도록 도울 수 있는—유형 1 제한을 치료하는 다양한 방법을 설명하는 것으로 시작할 것이다. 우리는 다음 장에서 유형 2-정강뼈와 종아리뼈 사이에서 굳어진 연관성 — 제한도 검사할 것이다.

발등굽힘 검사

우리는 가능한 발등굽힘의 정도를 측정할 수 있고 발을 나란히 하고 무릎을 굽히도록 환자에게 요청함으로 제한의 주된 형태를 확인할 수 있다. 발에 대한 관계에서 종아리의 각도를 살펴본다(**그림4.2와 4.3**). 가능한 발등굽힘이 끝나기 전에 그리고 뒤꿈치가 바닥에서 떨어지기 전에 얼마나 깊게 무릎이 굽혀지는가?

일반적으로 발등굽힘이 많을수록, 엎침(회내), 뒤침(회외) 또는 발목관절 염좌로 향하는 성향과 엎침, 뒤침과 같은 전액면 발목관절 불안정성을 보유한 사람들에게 보다 좋을 것이다. (시상면 안에서 뛰어난 적응성을 보유함은 발목관절 돌아감 또는 과도한 엎침을 유발하는 외측방의 힘을 감소시킬 수 있다.)

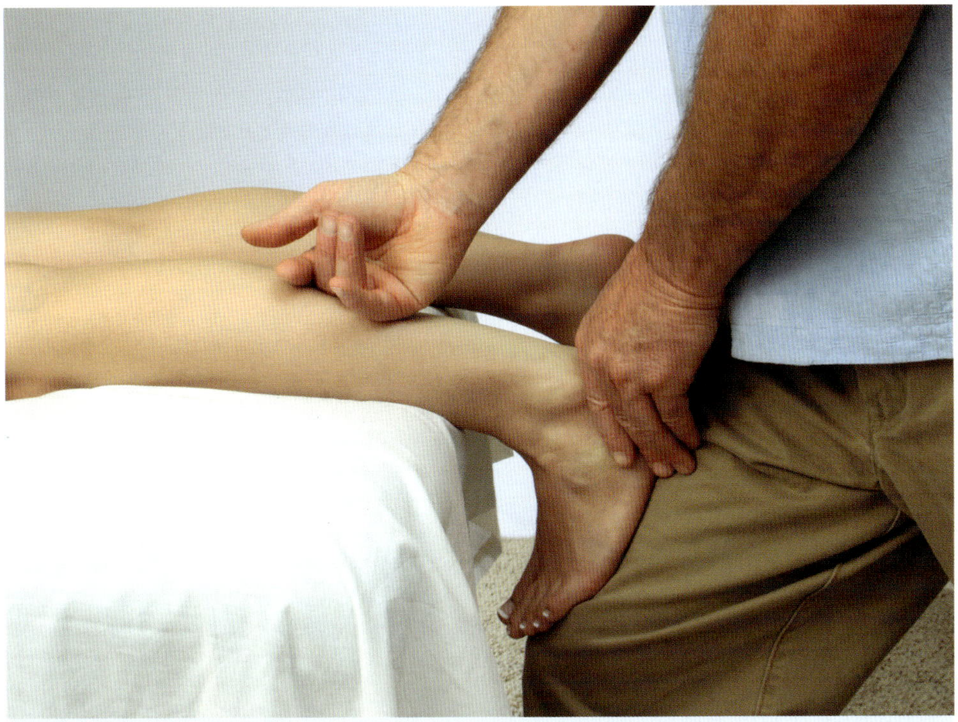

그림 4.4
장딴지근 치료법에서, 치료사의 하지를 통한 보조된 발등굽힘과 조합된 느슨한 주먹을 사용하는 방법.

일단 당신이 가능한 발등굽힘의 정도를 측정한 후, 당신은 어디를 치료할 것인가 결정할 필요가 있다. 발등굽힘의 거의 완전한 제한 시, "무엇 때문에 발목이 굽혀지지 않나요? 당신은 정확히 어디에서 그게 느껴집니까?" 가장 일반적인 답변은 때로는 발바닥을 포함해서 종아리 뒤쪽에서 신장감 또는 경직감(유형 1 제한)이 되며, 또는 발목관절의 전방 접힘에서 눌림, 걸림 또는 꼬집힘(유형 2 제한)[2)]이 된다. 우리는 이제 제한의 첫 번째 유형을 치료하도록 도와줄 두 가지 치료법을 살펴볼 것이다: 종아리 뒤쪽 그리고/또는 발 안에서의 짧아짐.

발목관절 가동성 치료법

느슨한 주먹 치료법

이 장에서 치료법 두 가지 모두는 치료사의 "느슨한 주먹"을 도구로 사용한다. 이것은 물렁조직 도수치료에서 전통적으로 사용한 손바닥, 손가락 또는 손의 다른 부분들을 압도하는 여러 이점이 있다:

- 일단 당신이 느슨한 주먹을 사용함에 익숙해진 후, 당신 손의 손허리뼈와 일직선의 손목 위치를 유지함에 의하여, 그 방법이 항상 보다 큰 특정성과 적은 노력으로 특수한 구조물과 조직 층을 다루도록 허용하는 것을 보게 될 것이며, 당신은 거의 별다른 근육수축이 없이도 압력을 전달할 수 있다.
- 손목의 중립 자세는 손목터널을 벌려주며, 신경혈관의 압박과 빈번한 또는 습관적인 손목 폄에 동반될 수 있는 과사용 손상을 예방해준다.

2) 때때로, 환자들은 정강이 뒤쪽에서 당김이나 전면에서 눌리는 느낌, 대신 정강이 앞쪽에서 긴장감이나 쥐남을 보고한다. 그것들이 앞정강근 부위와 연관해서 전이되는 듯 보인다면, 이것은 일반적으로 유형 II 제한과 연관되며, 5장에서 설명한다. 정강이 외측이 그 감각의 원인인 듯 보인다면, 종아리근 자체도 제한된 발등굽힘에 기여할 수 있기에, 그것들은 일반적으로 능동적 발등굽힘과 발바닥굽힘을 조합한 불편함의 부위에서 직접적인 치료에 잘 반응한다(그림 4.5참고).

예민하고, 편안할 수 있는 느슨한 주먹의 핵심은 당신의 손목을 곧게 편 채 유지하는 것이며, 가운데 손가락의 관절마디가 그 치료를 하도록 만든다.

장딴지근/가자미근 치료법

다리의 뒤쪽에서 가장 강하고 가장 큰 근육군으로서 장딴지근/가자미근 복합체는 제한된 발목굽힘을 보게 될 때, 치료해야 할 가장 분명한 부위가 된다. 장딴지근 또는 가자미근의 손상이나 좌상은 라켓 스포츠, 농구, 스키 또는 달리기 등과 같은 활동에서 특히 일반적이다. 손상으로부터 또는 단순히 정상적인 사용으로부터 결과하는 조직 단축은 발등굽힘하는 발목의 능력을 감소시킬 수 있다.

환자는 엎드린 채 자신들의 발을 치료대 밖으로 내민 환자에게서, 당신의 느슨한 주먹이 근막의 스타킹-비슷한 바깥층(표층의 그리고 종아리 근막)으로 고정하도록 사용한다. 우리는 한 번에 하나의 근막층을 치료할 것이며, 그 각각을 더 깊이 들어가기 전에 이완시킬 것이다. 환자에게 천천히 신중한 발목 움직임(발등굽힘과 발바닥굽힘)을 요청한다. 당신이 자신의 접촉 아래에 놓인 조직으로 약간 머리쪽으로 향한 저항을 적용하므로, 그 조직의 모든 짧아진 또는 긴장된 연결선도 풀어줄 수 있도록 발등굽힘의 늘려주는 효과를 이용한다(**그림 4.4**).

비록 당신의 접촉이 약간 미끄러질지라도, 환자의 능동적 발등굽힘을 시작하게 만들며 당신의 치료 속도를 거기에 맞춘다. 일단 당신이 바깥층 길어짐을 느꼈다면, 보다 깊은 아킬레스 힘줄과 장딴지근 및 가자미근 자체의 합쳐진 연결부 안으로도 느껴본다. 이러한 움직임의 깊이와 보조를 맞추도록 환자와 자주 의사소통한다. 기립자세에서 항상 작용하는 자세근육으로서, 장딴지근 복합체는 깊은 부위에서 특히 압박과민할 수 있다.

핵심 정리 : 장딴지근/가자미근 치료법

적응증은 다음을 포함한다:
- 유형 I 발등굽힘 제한
- 아킬레스 힘줄 또는 종아리 통증
- 발바닥 근막염

목적
- 층 구분과 조직 적응성을 증가시킨다.
- 심부 치료를 위해 종아리의 바깥층을 준비시킨다.

방법설명
- 종아리의 바깥층 안에서 모든 제한에 대하여 느끼도록 그리고 풀어주도록 부드러운 마찰과 긴장력을 사용한다.

움직임
- 능동 발등굽힘

긴 발가락굽힘근도 발등굽힘을 제할 수 있으므로, 발등굽힘과 조합해서 능동의 발가락 펴기도 요청한다. 이것은 긴 엄지발가락 굽힘근과 긴 발가락 굽힘근 각각을 그리고 그것들의 이웃한 구조로부터 구조적으로 구분해주며 늘려준다. 이러한 것들이 종아리 안에서 가장 깊은 구조물이기 때문에, 이 방법은 이 치료법을 훨씬 더 효과적으로 만든다.

당신의 환자가 편안해하고 이러한 치료에서 이완할 수 있는 한, 당신은 자신의 다리로 수동적인 장딴지근 늘리기의 부가적인 신장을 더할 수 있다(**그림 4.4**). 무릎관절의 뒤쪽 다리오금 안에서 신경에 주의를 기울이며, 후방 넙다리뼈 위에서 안쪽과 가쪽 장딴지근 부착부의 몸쪽 이는곳까지 전체 길이를 치료하도록 자신의 느슨한 주먹 또는 부드러운 손가락 압박을 사용한다(**그림 4.5**).

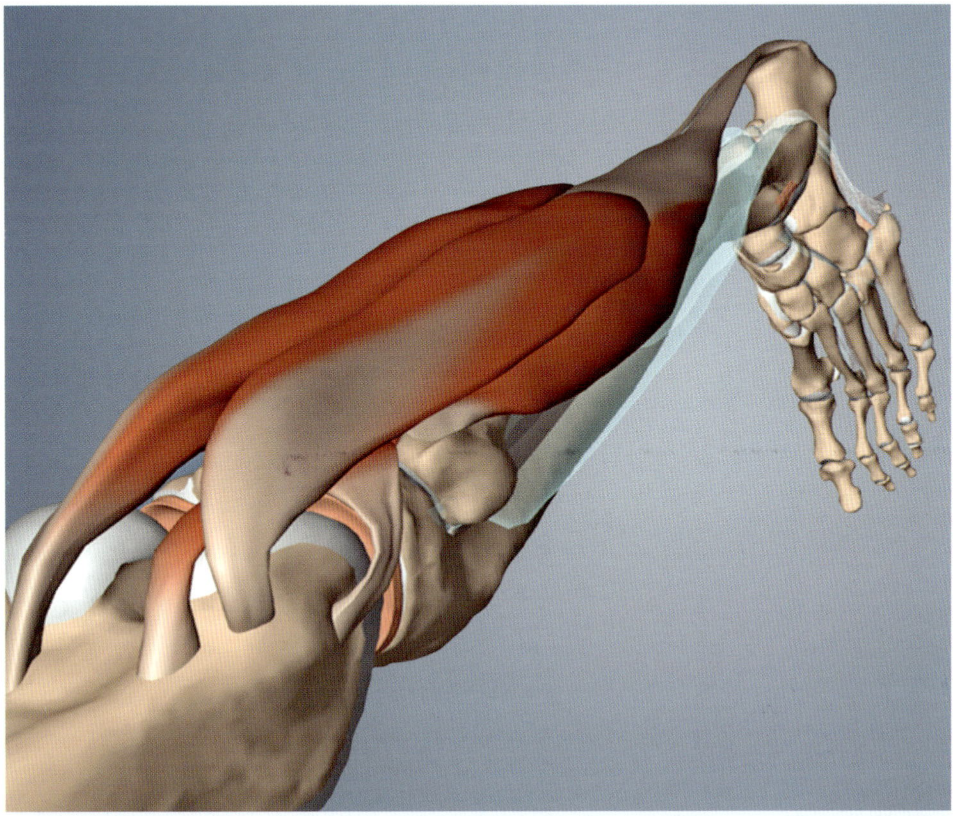

그림 4.5
먼쪽 넙다리의 뒤쪽에서 장딴지근의 이는곳까지 전체 경로에서 장딴지근 치료법을 사용한다(그림의 외쪽 모서리). 긴 및 짧은 종아리근(투명한)도 역시 이 그림에서 보이며, 장딴지근/가자미근 복합체와 비슷하게 이 근육들도 역시 발등굽힘을 제한할 수 있다.

발바닥 근막 치료법

http:// advanced-trainings.com/v/la05.html 에서 발바닥 근막 치료법의 비디오를 참조하세요

발바닥은 넓은 결합조직 층, 짧고 강한 근육들 그리고 길고 밧줄-같은 인대와 힘줄들로 번갈은 층을 보유한다. 이러한 층들의 어떤 것에서든 짧아짐은 그림 4.1에서 보여준 듯 장딴지근/가자미근과 그것들의 집합적인 이어짐을 통해서 발등굽힘을 제한할 수 있다. 발바닥 근막은 뒤꿈치의 피하지방보다 바로 아래 깊이로 놓이며 짧은 발가락 굽힘근들보다는 표면에 놓여있는, 발바닥 전체를 덮고 있는 강력한, 섬유층이다(**그림 4.7**). 발바닥 근막염은 이러한 층에서 흔한 염증성 병변이며, 뒤꿈치와 중간발 통증에 의하여, 그리고 가장 빈번하게는 뒤꿈치뼈의 하면과 먼쪽에 있는 발바닥 근막의 부착부에서 압박과민점으로 특징지어진다. 기여하는 요인들은 부적절한 발과 다리기전, 과사용, 그리고 장딴지나 뒤넙다리근 안에서 근막성 짧아짐 등을 포함한다.

환자가 발등굽힘 검사에서 발바닥 안에서 통증이나 신장감을 보고할 때, 발바닥근막을 포함한 발의 표층 근막에서 직접적인 치료가 적합할 것이다.
국소부 발바닥 통증, 경련 그리고 경직 등도 발바닥 근막염처럼, 이러한 방법을 사용하기 위한 적응증이 된다.

발바닥 근막염이 조직염증을 포함하므로, 전통적인 치료는 가장 통증이 심한 부위(주로 뒤꿈치뼈 위에서 그 몸쪽 부착지점인)에 대한 직접적인 치료를 피하는 것이다. 비록 일부 치료사들이 가장 통증이 심한 부위에서 조심스런 직접적 치료에 의하여 좋은 결과를 보고했을지라도, 가장 조심스런 접근법은 아마도 최대의 압박과민한 지점(보다는) 주변의 전체 발바닥 표면을 늘려주고, 이완시키며 풀어주는 것이 된다. 간접적인 접근법으로부터 원하는 결과를 얻지 못했다면, 환자와 직접적인 접근법을 사용하는 것에 대하여 의논할 수 있을 것이며, 염증화된 조직에서

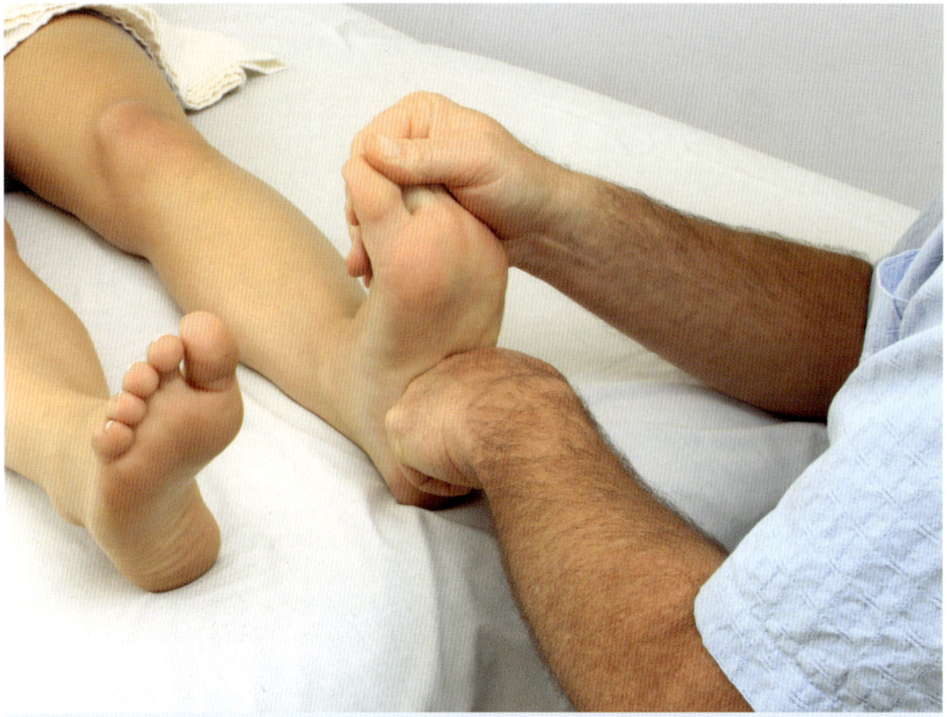

그림 4.6
발바닥 근막 치료법은 느슨한 주먹과 능동의 또는 수동의 발가락 폄을 조합한다. 발바닥 근막염에서, 그 염증을 악화시키지 않도록 가장 압박 과민한 부위에서 직접의 압박은 피한다. 대신, 염증화된 지점에 대하여 먼쪽에 놓인 조직을 늘려주고 이완시킨다.

직접적으로 치료의 가능한 결과로서 치료 후에 증가된 염증을 경험할 수 있다는 위험성을 환자가 반드시 이해하도록 만든다. 환자가 당신의 직접적 치료 이후 다음날 줄어든 불편함을 보고한다면, 비록 그 완화가 일시적일지라도 올바른 치료를 한 것이다. 그 증상의 악화가 있다면 또는 이후에도 아무런 변화가 없다면, 국소적인 치료보다 전반적인 치료로 되돌아간다.

"잘 낫지 않는" 또는 끈질긴 발바닥 근막염은 염증이 있는 부착부에서 긴장을 완화시키려는 목적에서, 발바닥 근막을 "이완시킴"(부분적으로 절개함)을 위해 수술적으로 치료된다. 비록 우리의 방법이 다를지라도 우리의 의도도 비슷하며, 근막을 절개하는 대신, 여기서 설명된 그 치료법 둘 다에서 늘어나는 이완을 느껴본다. 뒤넙다리근 또는 종아리근 치료법과 조합해서, 환자들은 한 번 또는 두 차례의 치료만에 발바닥 압박과민함의 정도에서 현저한 호전을 빈번하게 보여준다. 만성적인 환자에 대하여 흔히 좀 더 연장된 치료시기가 필요할 것이며, 규칙적인 스트레칭, 사용 패턴에서 변화, 그리고 개선된 생체역학(구조적 통합법, 보장구, 움직임 방법설명, 또는 개선된 신발 등과 같은 방법을 통해서) 등도 그러하다.

발바닥 근막을 치료하도록, 우리는 느슨한 주먹의 가운데 관절마디를 사용한다(**그림 4.6**). 장딴지근 치료법에서처럼 표층 근막에서부터 시작하며, 먼저 피부를 이완시키고 이어서 피하의 층을 그 다음에 발바닥 근막을 이완시켜간다. 당신의 접촉하에 놓인 조직 층들이 움직이도록 능동의 또는 수동의 발가락 신전을 사용한다. 예민하고, 철저하며, 천천히 치료한다. 당신이 그들의 결합조직과 마찬가지로 환자의 신경계도 함께 이완시키고 있으므로, 당신의 환자가 숨쉬고, 이완하며 그 치료에서 긴장을 풀도록 충분한 시간을 반드시 허용한다.

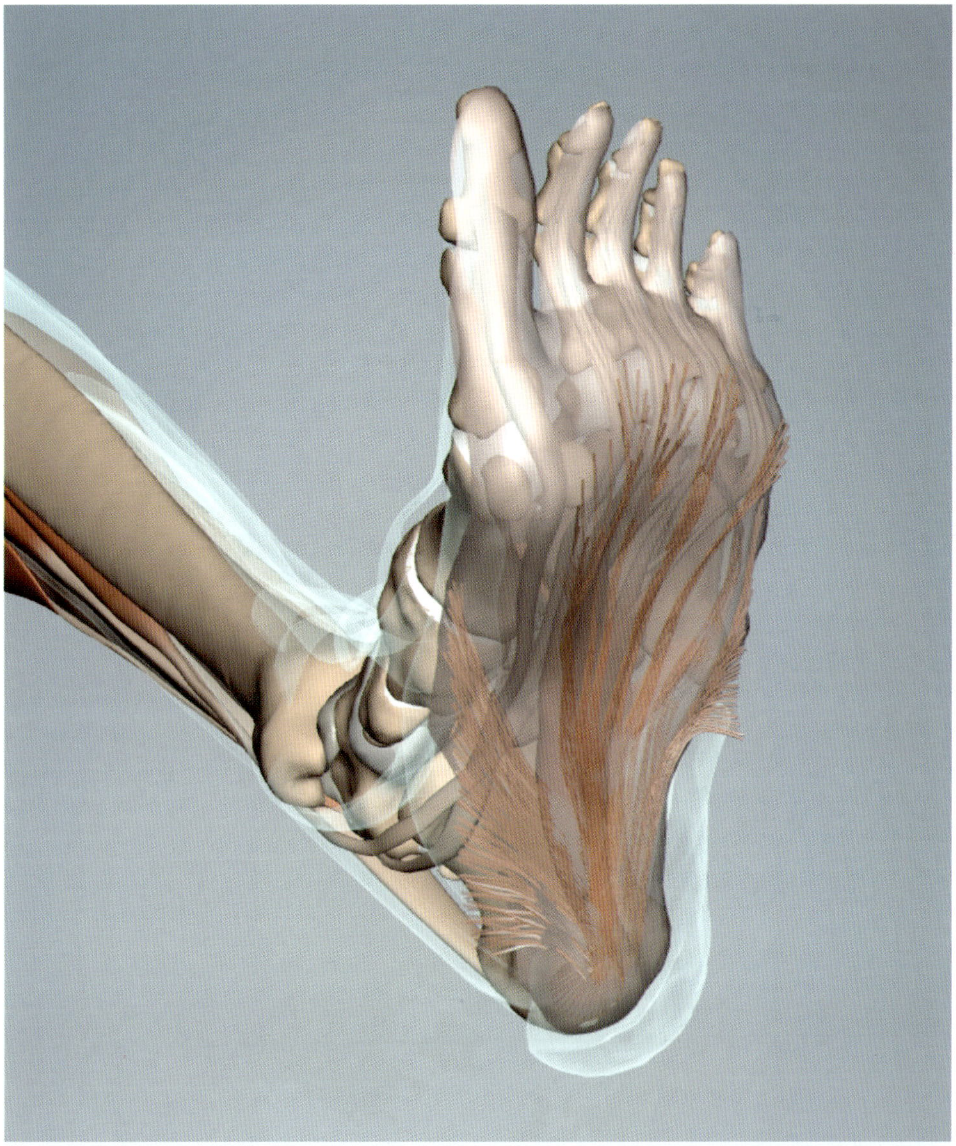

그림 4.7

발바닥 근막은 발바닥을 덮고있는 단단한 결합조직의 넓은 층이다. 그 안에서 주로 종방향의 섬유들(오렌지색, 발바닥 널힘줄)의 띠도 존재한다. 발바닥 근막의 몸쪽 시작지점은 두꺼운 뒤꿈치뼈 지방 패드(투명한)보다 깊이 놓여 있다.

핵심 정리 : 발바닥 근막 치료법

적응증은 다음을 포함한다:

- 제한된 발등굽힘 또는 발가락 폄
- 정강이 통증
- 유형 II 발등굽힘 제한 (치료준비)

목적

- 전방 종아리의 근육근막성 차별성과 적응성을 증가시킨다.
- 뼈사이막 치료법을 위한 조직 준비

방법설명

- 전방 종아리의 근육근막에서 느슨한 주먹 또는 아래팔의 느린 미끄러짐을 이용하며, 조직의 원심성 수축 시기(발바닥굽힘이나 발가락 굽힘) 중 조직 늘어남을 느껴본다.

움직임

- 능동의 발등굽힘과 발바닥굽힘; 능동의 발가락 굽힘과 폄

이 장에서 다룬 치료법은 다음 장에서 설명할 보다 깊은 치료를 위한 이상적인 준비과정으로 작용하며, 다음 장에서 우리의 초점은 발등굽힘 제한의 두 번째 유형이 된다: 목말뼈 주위에서 종아리뼈와 정강뼈의 고착.

그림 저작권 (Picture credits)

Figures 4.1, 4.5 and 4.7 courtesy Primal Pictures.
Figures 4.2, 4.3, 4.4 and 4.6 courtesy Advanced-Trainings.com.

스터디 가이드

유형 1: 발목관절 제한과 발바닥근막염

1. 본문에서 발등굽힘 검사 시, 유형 1 발목관절 제한은 일반적으로 어디에서 느껴진다고 주장하는가?
   a. 전방 종아리
   b. 발목관절 뼈들
   c. 뼈사이막
   d. 후방의 종아리

2. 본문에서 주장한 듯, 유형 1 발목관절 제한에서 치료해야 하는 가장 타당한 구조들의 일부가 무엇인가?
   a. 장딴지근/가자미근 복합체
   b. 발목관절의 뼈들
   c. 앞정강근과 긴 발가락 굽힘근들
   d. 뼈사이막과 정강종아리 인대

3. 발등굽힘 검사에서, 본문은 유형 2 발목관절 제한이 전형적으로 다음의 어디에서 느껴질 것인가?
   a. 후방의 종아리 안에서
   b. 전방의 발목관절 주름 안에서
   c. 발바닥 근막 안에서
   d. 무릎의 뒤에서

4. 본문에서 장딴지근/가자미근 치료법을 시행할 때, 어디에서 신경을 압박함을 피하도록 조심해서 사용하라고 주장했는가?
   a. 장딴지근의 이느곳 사이의 갈라진 틈
   b. 가자미근의 내측 모서리
   c. 무릎의 뒤쪽
   d. 아킬레스 힘줄 부착부

5. 발바닥 근막염을 치료할 때, 본문은 가장 통증이 있는 부위에서 직접적으로 치료하는 것을 피하도록 권장한다. 다음의 어디가 가장 압박과민할 것인가?
   a. 먼쪽의 발바닥 근막 부착부
   b. 중간 발 발바닥 근막
   c. 몸쪽의 발바닥 근막 부착부
   d. 뒤꿈치의 지방 패드

정답은 www.Advanced-trainings.com/v1key/에서 확인하라.

유형 2: 제한과 발목관절 장붓구멍

5

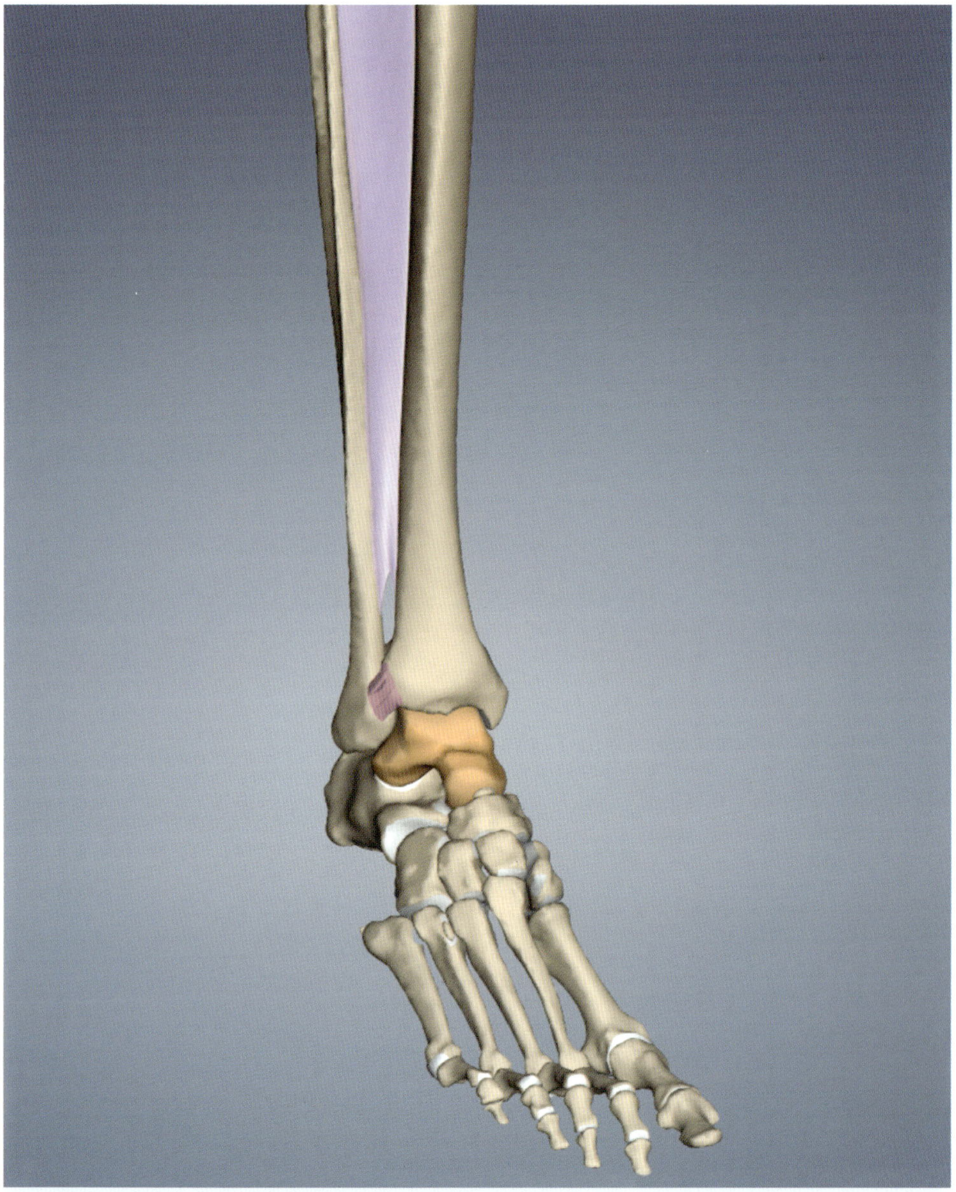

그림 5.1
정강뼈와 종아리뼈는 목말뼈(오렌지색) 주위에서 포크-비슷한 장붓구멍을 형성하며, 발목관절에 안정성과 적응성 모두를 제공한다. 뼈사이막과 정강종아리 인대(자주색) 등이 발목관절 장붓구멍에서 정상적인 탄성력과 반동을 허용하지 않을 때, 발등굽힘이 제한될 것이다.

두 발로 바로 선 움직임은 관절 가동성과 안정성의 섬세한 균형을 요구한다. 발목관절은 그 두 가지 모두를 제공한다: 자체의 가동성은 걷고, 뛰고, 점프하고, 스키타며, 폴짝 뛰기를 허용하며; 그것의 선천적인 안정성은 발목관절이 허용하는 모든 움직임을 통해서 신체의 나머지 부분의 상당한 하중을 받쳐주며 균형을 잡아준다.

발목관절의 뼈들은 내장된 안정성과 가동성의 특성을 보유한다. 단단하게 설계된 정강뼈는 체중을 발의 가장 위쪽 뼈인 목말뼈로 전달한다(**그림 5.1**). 보다 작은 종아리뼈는 목말뼈의 옆에 올라타며, 포크 비슷한 장붓구멍과 힘줄의 관절로 목말뼈 주위를 둘러쌈에 의하여 안정성의 추가적인 차원을 제공한다. 그것을 제외하고 장롱제작의 단단한 나무의 장붓구멍과는 다르게, 이러한 살아있는 관절은 걷고, 달리며, 춤추고, 스케이트보드를 타고, 발끝으로 서며, 테니스 등을 한다. 발목의 견고함과 가동성을 병존하게 만드는 것은 목말뼈의 독특한 모양이다. 목말뼈를 검사함에서, 우리는 목말뼈의 위쪽 관절 표면〔활차 또는 정강뼈 관절면(plafond)〕이 약간 쐐기-모양화된 것을 보게 된다(**그림 5.2**). 이러한 쐐기는 정강뼈와 종아리뼈 먼쪽 끝부분 의하여 형성된 장붓구멍 안으로 꼭 들어맞는 장부(쐐기의 좁은 부분)이다. 이 쐐기의 가장 좁은 부분은 후방의 관절면(plafond)[1] — 발등굽힘에서 정강뼈와 종아리뼈 사이에 놓인 부분 — 이 된다. 이러한 좁음은 그 관절에 발등굽힘에서 더 많은 작용과 가동성을 제공하며, 발이 중간발[2]로 딛을 때 울퉁불퉁한 표면에 적응하도록 허용한다. 반대로, 발등굽힘에서 쐐기-모양의 목말뼈의 가장 넓은 부분은 정강뼈와 종아리뼈 사이

1) 어휘력 향상을 위해서, "plafond"란 화려하게 장식된 천장을 말한다. 이것은 프랑스어 plat "평평한"+"바닥, 기초"를 좋아함에서 기원한다. 따라서, 정강뼈 관절면(plafond)은 목말뼈를 위한 화려한, 쐐기-모양의 천장, 그리고 그 위에 놓인 정강뼈를 위한 기반으로서 생각될 수 있다.

2) 중간발로 적응성의 착지에 대비해서, 정강뼈와 종아리뼈의 복사뼈 사이에서 쐐기화된 목말뼈의 보다 넓은 부분에 부분적으로 놓이기 때문에, 내동댕이치는 듯한 뒤꿈치-닿기는 단단하며 덜 순응적이다. 보행 주기에서 무릎 펴기의 타이밍은 발의 어느 부분이 바닥과 먼저 접촉할 것인가를 결정함에서 커다란 역할을 수행한다.

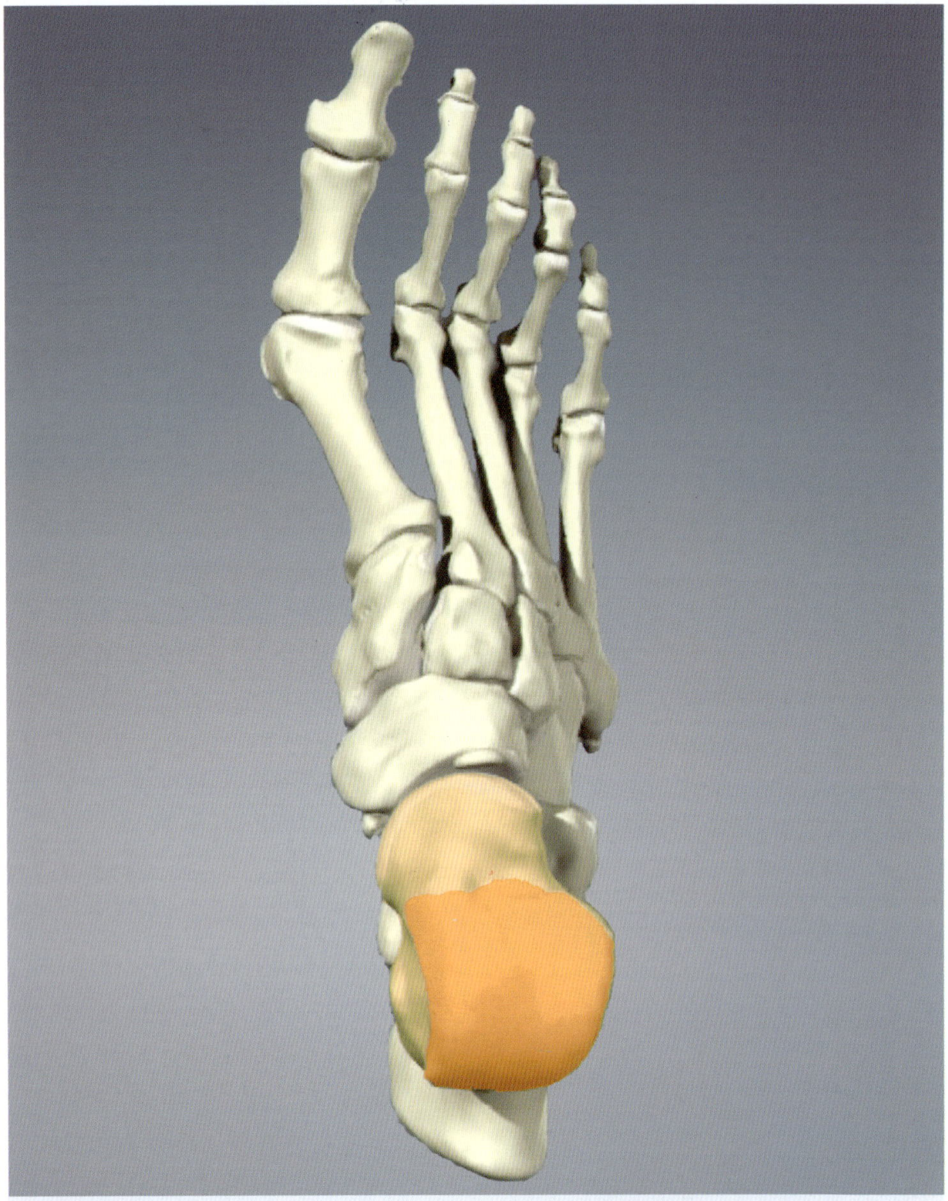

그림 5.2

목말뼈(오렌지색)는 전방으로 폭이 5-6㎜되는 상부 관절의 표면(짙은 오렌지색)을 보유하며, 관절표면에 쐐기화된 모양을 제공한다. 이러한 쐐기의 보다 넓은 표면은 발등굽힘에서 정강뼈와 종아리뼈 사이에서 움직이게 된다.

http://advanced-trainings.com/v/ld03.html 에서 지지띠 치료법의 비디오를 참조하세요

의 틈을 완전하게 메우고, 안정성이 가장 필요한 시기인 발바닥-밀기(push-off)에 대하여 발목관절을 확고하게 만들며, 뼈의 견고함을 제공한다.

완전하게 발등굽힘할 때 조차도, 이러한 형태-폐쇄된 관절은 최소한 이상적으로도 경직되지 않는다. 정상적인 기능에서, 정강뼈와 종아리뼈를 이어주는 결합조직은 이러한 두 개의 뼈 사이에서 실질적으로 약간의 반동을 허용하며, 목말뼈 위에서 그 뼈들의 유지에 탄력적인 단단함을 허용한다. 그 결합조직 내부에서 이러한 약간의 탄력성이 상실될 때(손상, 과사용 또는 비효율적인 생체역학 등으로 인한 경화를 통해서), 종아리뼈와 정강뼈는 스프링보다는 죔쇠처럼 작용한다(**그림 5.3**). 각별히 고정될 때, 이러한 비탄력성은 완전한 발등굽힘에 도달하기 전에 목말뼈를 멈추게 만들며, 발등굽힘의 가동범위를 제한한다. 우리의 환자는 종종 이러한 제한을 발등굽힘 중 발목관절의 앞쪽에서 눌림 또는 꼬집힘의 느낌으로 경험한다.

우리는 목말뼈 주위에서 이러한 꽉 조임을 "유형 2" 발등굽힘 제한이라고 언급한다(발바닥 표면과 종아리의 조직에서 짧아짐과 연관된 것을 유형 1로). 4장에서 우리는 제한의 이러한 두 가지 유형을 평가하는, 그리고 유형 I 제한을 치료하는 방법을 설명했다. 이 장에서 우리는 목말뼈란 쐐기 주위에서 정강뼈와 종아리뼈의 적응성을 재-확보함에 의하여 상실된 발등굽힘을 회복시키는 방법을 살펴볼 것이다.

지지띠 치료법

다리의 근막(또는 다리 근막, cruris는 다리를 의미함)은 종아리 주변을 둘러싸는 두꺼운 막이다. 마치 내장된 받쳐주는 호스처럼 다리의 근막은 다리의 강력한 구조물들에 의하여 요구된 보강, 둘러싸임 그리고 떠받침을 제공한다. 이러한 층을 풀어줌은

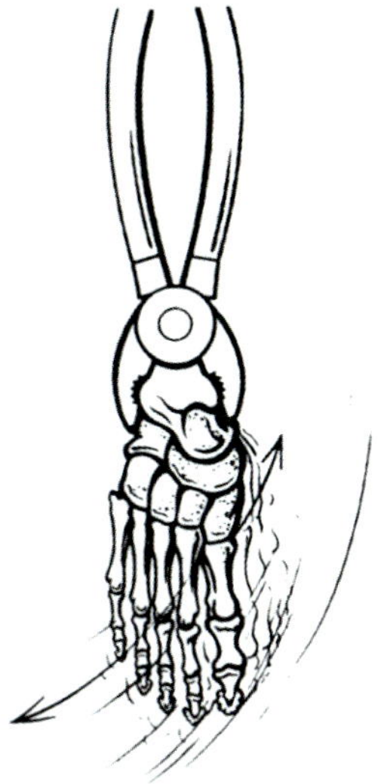

그림 5.3

정강뼈와 종아리뼈 사이에서 적응성이 상실될 때, 목말뼈의 가장 넓은 부분은 발등굽힘 중 짓눌리게 된다.

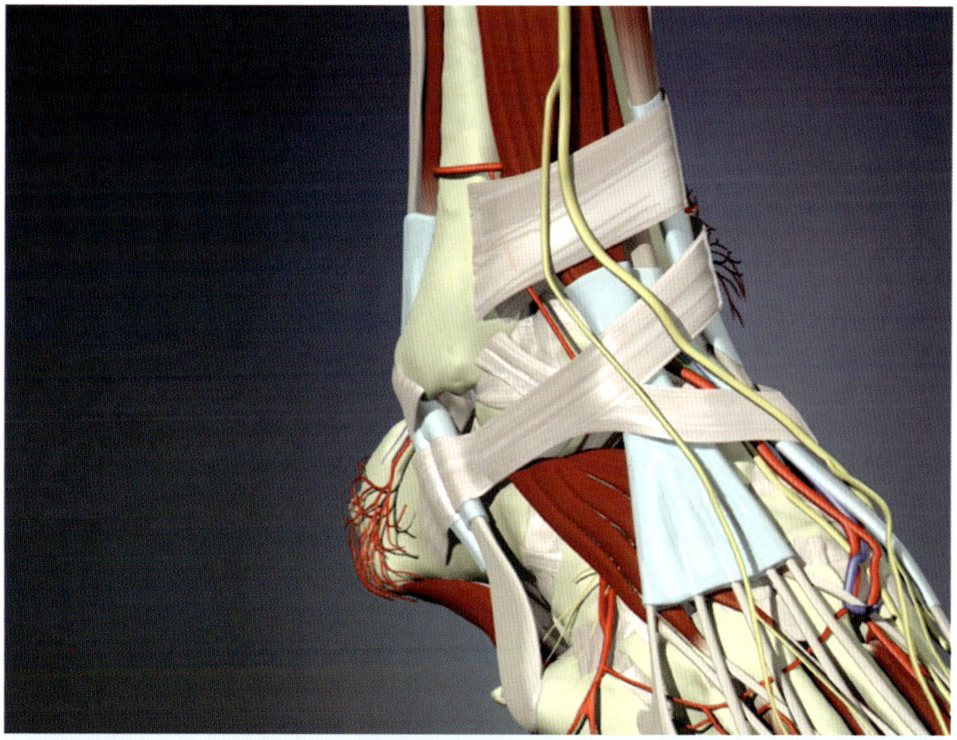

그림 5.4

지지띠는 다리의 근막 내부에 있는 섬유성 띠이다. 제한될 때, 이것들은 아래 놓인 윤활주머니(밝은 청색)을 자극할 수 있으며, 또는 완전한 발목 가동범위를 위해서 필요한 그 적응성을 제한할 수 있다.

우리가 발목의 장붓구멍 자체와 이루어지게 될 보다 깊은 치료에 대한 준비에 도움을 줄 것이다.

다리의 근막 내부에서, 각별히 당김의 부위에서 섬유성 단단한 띠인 지지띠가 존재한다. 그 지지띠 보다 깊숙하게 밧줄-같은 힘줄이 종아리 내부의 이는곳으로로부터 발 내부의 그 힘줄들의 닿는곳까지 향하는 경로에서 발목관절의 한 구석을 돌아서 지나간다(**그림 5.4**). 그저 무릎만을 지나는 몇 개의 넙다리뼈 근육들만을 제외하고는, 거의 모든 종아리의 근육들이 발목관절을 가로질러 발로 향하므로 발목관절은 혼잡한 지점이다. 발목을 가로질러 전해지고 있는 기립과 이동의 모든 힘과 함께, 여기에서(발목의 힘줄을) 제약하고 있는 구조물들은 두껍고, 탄성적이며 그리고 치밀하며 — 이것들이 자체의 구속하는 역할을 지나치게 시행하지 않는다면, 이러한 구속은 괜찮을 것이다. 지나치게 긴장한 지지띠는 그것 아래의 윤활주머니를 자극할 수 있을 것이다. 그것들은 또한 아래에 놓여있는 힘줄을 구속함에 의하여 또는 목말뼈 주위에서 정강뼈와 종아리뼈의 필수

핵심 정리 : 지지띠 치료법

적응증은 다음을 포함한다:

- 유형 2 발등굽힘 제한
- 발목에서 윤활주머니 과민증 또는 신경 통증

목적

- 층별 구분과 조직 적응성을 증대시킨다.
- 보다 심부의 치료를 위해서 종아리의 외부 층을 준비시킨다.

방법설명

- 종아리의 바깥 층 내부 모든 제한을 감지하고 풀어주도록 부드러운 문지름과 당김시킴을 이용한다.

움직임

- 능동의 발등굽힘

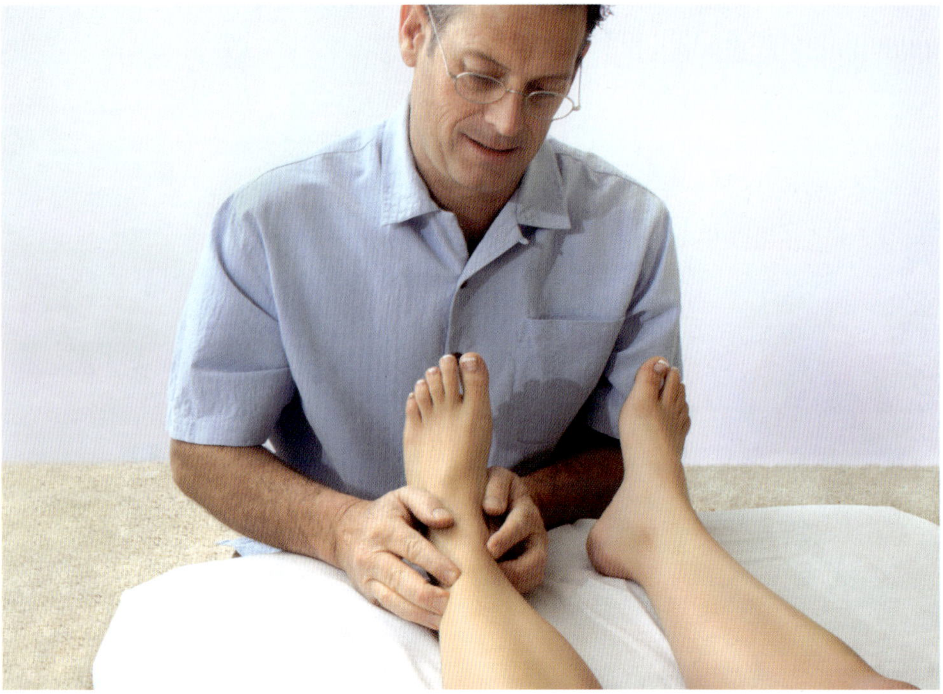

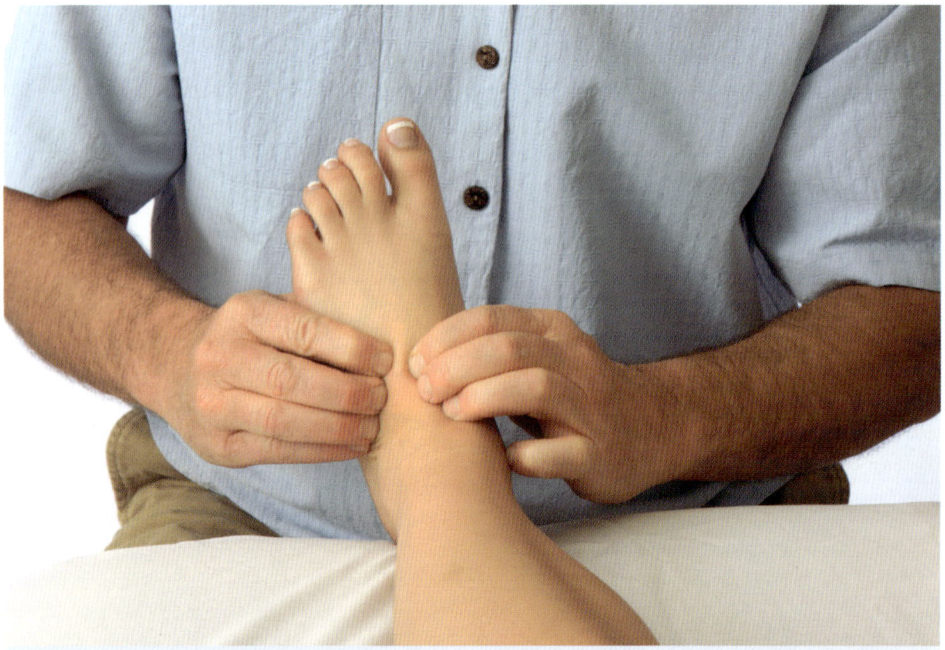

그림 5.5/5.6
다리의 근막/지지띠 치료법에서, 다리의 근막 내부에서 제한된 부위를 감지하고 이완시키도록, 오직 손끝의 일부만의 접촉으로써, 당신의 구부린 손가락의 손끝을 이용한다.

적인 넓어짐을 제약함에 의하여 발목의 적응성을 제한하게 될 것이다.

다리의 근막과 지지띠의 적응성을 확보하도록, 이러한 바깥 층 안에서 모든 제약을 감지하고 풀어주도록 당신의 구부린 손가락의 손끝 부분을 사용한다. 당신의 손끝을 사용해서, 먼쪽으로 당기기보다는 몸쪽으로 밀어준다. 피부 바로 아래에서 근막의 섬유성 층들에 대하여 느껴본다(**그림 5.5와 5.6**). 당신 환자의 긴장되었지만 쳐진 양말을 위로 올려주는 것을 연상한다. 그 압박은 확고하며; 당신의 치료 속도는 느리고 참을성 있어야 한다. 피부 위에서 미끄러지기 보다는, 진피로 그저 깊숙한 단단한 층들에 대하여 느껴보도록 시간을 할애한다. 여기에서 섬유성 띠모양을 느껴보며, 그 아래 층으로의 모든 유착도 찾아본다. 환자에게 느린 능동적인 발목관절 발등굽힘과 발바닥굽힘을 요청한다. 이러한 부위에서 민감하지만 확고한 몸쪽으로 압박을 적용하며 이완을 기다린다. 발목관절의 지지띠와 발등의 발등근막 등과 함께, 종아리의 아래쪽 절반 전체의 다리근막을 치료한다(**그림 5.6**).

앞정강근 치료법

비록 앞정강근이 직접적으로 발목관절 발등굽힘을 제한하지는 않을지라도, 우리는 그 근육을 여기에서 우리의 치료과정에 뼈사이막 치료법을 위한 준비과정으로 포함시킨다. 앞정강근과 이 근육보다 더 깊이 놓인 긴 발가락 폄근은 가장 깊은 뼈사이막 층에 대한 치료가 환자들에게 편하게 느껴지도록, 반드시 이완되어야 한다. 추가로, 일부 환자들은 발등굽힘 검사(4장)에서 앞정강근 안에서 불편함이나 경련을 느낄 것이다. 이것은 일반적으로 유형 II 발등굽힘 제한(짧아진 발목관절 발바닥굽힘근들보다는, 정강뼈/종아리뼈의 장붓구멍 제한과 연관된)을 동반

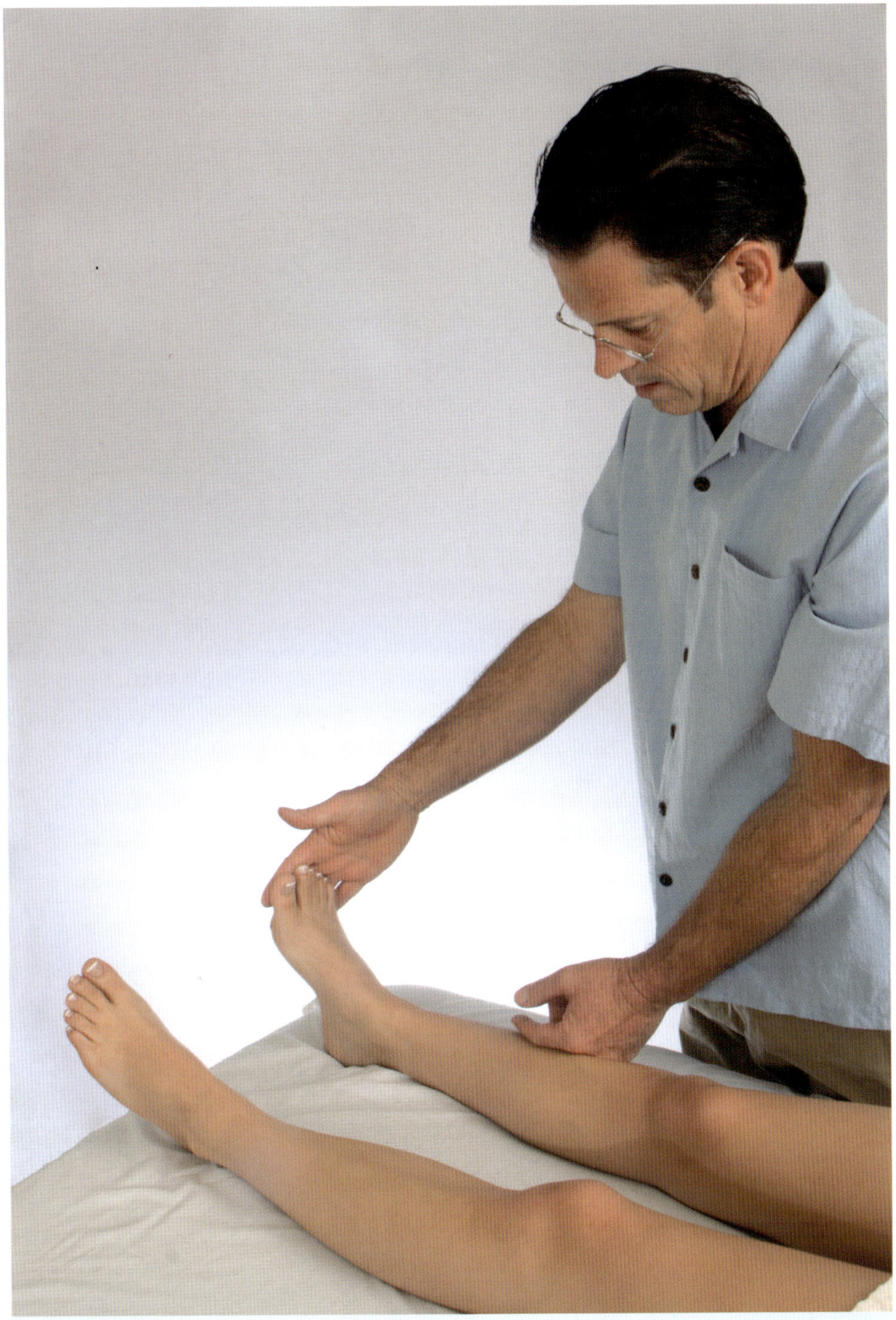

그림 5.7
앞정강근 치료법에서 능동적인 발등굽힘과 함께 조합해서 느슨한 주먹 방법을 사용한다.

핵심 정리 : 앞정강근 치료법

적응증은 다음을 포함한다:

- 제한된 발바닥 굽힘 또는 발가락 굽힘
- 정강이 앞 통증
- 유형 2 발등굽힘 제한(준비에서)

목적

- 전방 종아리부의 근육근막성 차별성과 적응성을 증가시킨다.
- 골간막 치료법을 위해서 환자를 준비시킨다.

방법설명

- 원심성 시기(발바닥굽힘 또는 발가락 굽힘)에서 조직 길어짐을 감지하면서, 전방 종아리의 근육근막 위에서 느슨한 주먹 또는 아래팔의 천천히 미끄러져 올라가기를 사용한다.

움직임

- 능동의 발목관절 발바닥굽힘과 발등굽힘; 능동의 발가락 굽힘과 폄

한다.

느슨한 주먹 또는 아래팔의 평편한 면을 사용해서 앞정강근의 전체 길이를 따라서 미끄러지듯 올라가며, 환자가 능동의 발등굽힘과 발바닥굽힘을 시행하는 동안 길이와 조직 탄력성을 강화시킨다. 각별히 원심적 신장시기(발바닥굽힘)에 이완을 감지하라. 일단 바깥층을 치료한 후, 보다 깊이 놓인 긴발가락폄근과 긴엄지발가락폄근에 접근하고 풀어주도록 능동의 발가락 굽힘과 폄을 추가하고, 이 방법을 반복한다(**그림 5.7**).

비록 치료의 방향(몸쪽에서 먼쪽으로 또는 그 반대로)이 우리의 접근법에서 그리 중요한 요소가 아닐지라도, 당신은 종종 자신에게 그리고 환자에게 좀 더 효과적이라는 것을 알게 될 것이다. 경험을 위해서 두 방향 모두를 확인해보며, 그 차이에 대하여 환자로부터 대화를 통한 피드백을 얻어 보라.

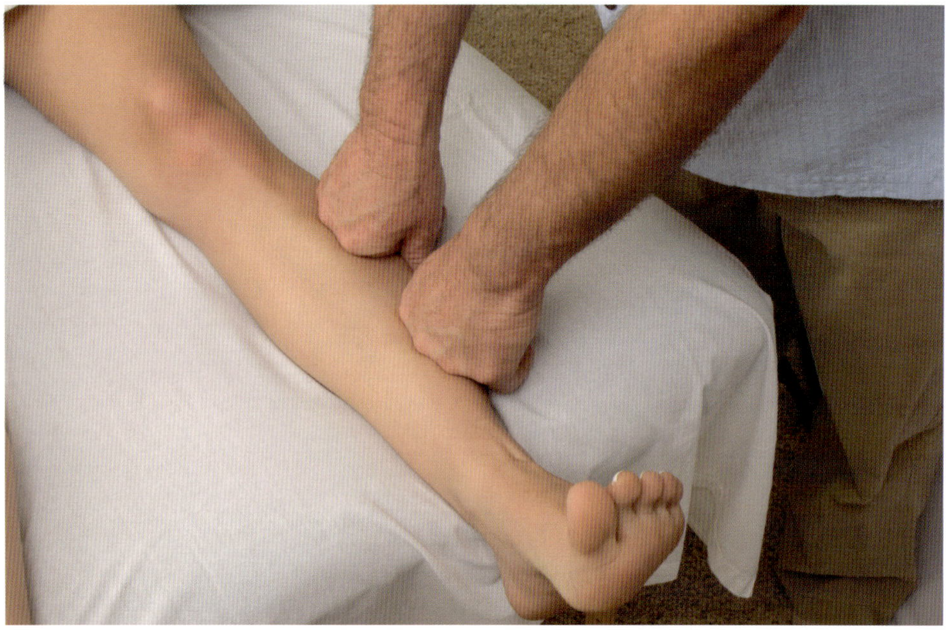

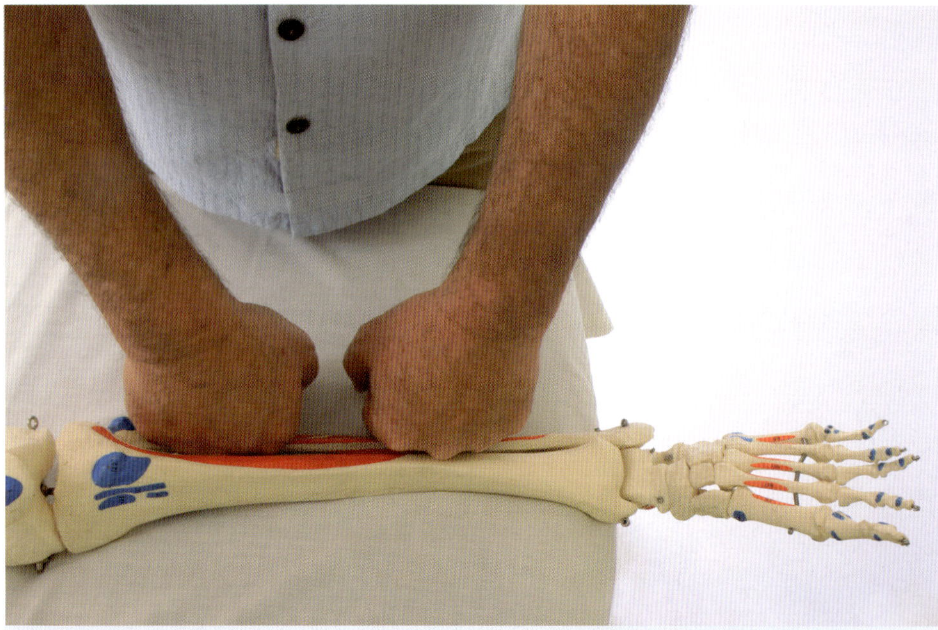

그림 5.8/5.9

뼈사이막 치료법. 종아리의 바깥층을 준비시킨 후, 종아리뼈를 외측으로 이완시키는 것을 강화하도록 느슨한 주먹의 관절마디를 이용하며, 이것은 목말뼈를 위한 더 많은 공간을 제공한다. 정강뼈와 종아리뼈 사이로 목말뼈의 가장 넓은 부분을 가져오고, 이완을 강화시키도록, 환자의 능동적인 발등굽힘을 사용한다.

뼈사이막 치료법

만약 그것들이 목말뼈 쐐기의 가장 넓은 부분 주위에서 조금도 벌어질 수 없다면, 정강뼈와 종아리뼈가 발등굽힘을 제한할 것임을 기억하라. 이러한 벌어짐을 제한하고 있는 가장 깊고 가장 강력한 구조물은 바로 뼈사이막과 그 연관된 정강종아리 인대가 된다.

앞선 두 가지 치료법으로 종아리의 바깥층을 준비시킨 후에도, 다리의 심부 뼈사이막으로 적어도 편안하게는 직접적인 접촉은 가능하지 않을 것이다. 뼈사이막을 치료하기 위해서, 종아리뼈를 정강뼈로 이어주는 인대와 단단한 뼈사이막을 외측으로 늘려주기 위한 편리한 손잡이로서 종아리뼈를 사용할 수 있다. *종아리뼈(fibular)*는 라틴어로 핀으로 간주된 종아리뼈에서(정강뼈와 함께) 죔쇠와의 유사성을 따라서, "브로우치"를 말한다. (종아리뼈 복사의 치료에 대한 더 많은 착상은 6장에서 설명된다.) 뼈사이막 치료법은 그 죔쇠를 열어주며, 목말뼈가 움직일 수 있는 더 많은 공간을 허용한다.

종아리뼈의 내측면에서 당겨주도록 양쪽 모두의 느슨한 주먹의 관절마디를 이용하며, 근육의 근력보다는 당신의 체중을 사용한다(**그림 5.8과 5.9**). 환자에게는 완전 발등굽힘을 그리고 목말뼈 쐐기의 가장 넓은 부분이 정강뼈/종아리뼈의 공간을 벌려줌에서 당신을 도와줄 수 있도록 그 움직임의 최종범위에서 잠깐의 멈춤을 요청한다. 당신의 압력은 지극히 확고하지만, 여전히 환자에게는 편안해야 한다.

강력한 뼈사이근 구조가 천천히 반응하며, 그러므로 정강뼈로부터 멀어지는 종아리뼈의 미세한 이완과 벌어짐을 느끼도록 충분히 기다려주는 것을 확실하게 한다. 두루마리의 두 부분으로 이루어진 종아리의 두 뼈를 풀어주는 것을 연상하는 것이 도움이 될 수 있다. 사실 발등굽힘과 함께 종아리뼈의 가쪽회전이

미미하게 존재하며(1) 그리고 이러한 움직임을 당신의 종아리 치료에 더해주는 것은 그 치료의 효과를 증가시킬 수 있다.

일단 종아리뼈의 반응을 감지한 후, 당신의 관절마디를 새로운 부위로 이동시키며 종아리뼈의 전체 길이를 따라서, 특히 정강종아리 인대가 위치하는 먼쪽 끝부분까지 이러한 방법을 반복한다.

한쪽 다리를 치료한 후, 환자에게 서서 걸어보도록 하며, 치료한 다리와 치료하지 않은 다리의 차이를 느껴보도록 요청한다. 빈번하게 가동성과 안정성에서 그 차이는 상당할 것이다. 환자에게 나머지 다리도 치료한 다시 이러한 비교를 만들어보게 한다.

핵심 정리 : 뼈사이막 치료법

적응증은 다음을 포함한다:

- 유형 2 발등굽힘 제한

목적

- 정강뼈와 종아리뼈 사이의 탄력적 적응성을 증가시킨다.

방법설명

- 능동의 발등굽힘과 조합해서, 종아리뼈에서 외측방 압박을 적용하도록 느슨한 주먹의 관절마디를 사용한다.
- 종아리뼈의 측방 벌어짐을 기다린다.

움직임

- 능동의 발등굽힘.

과도한-엎침(회내)과 과가동성

이 치료법을 통한 전반적인 의도는 각별히 완전 발등굽힘에서, 정강뼈와 종아리뼈가 쐐기-모양의 목말뼈 주위에서 약간 벌어지며 반동할 수 있는 것을 확보함에 의하여 모든 발등굽힘 제한을 완화시키는 것이다. 그렇지만 과도하게-엎침된 양상에 또는 쉽게 비틀리는 불안정한 발목에서와 같이 이미 지나치게 가동적인 발목관절에서는 무엇을 할 수 있는가?

이론적으로 과도한-엎침(회내)과 발목 염좌 모두는 목말뼈 장붓구멍 안에서 느슨함을 유발할 수 있다. 그렇지만, 실제적으로 당신은 목말뼈/종아리뼈간 관절에서 제한된 발등굽힘을 보유한 그런 문제를 갖는 많은 환자를 보게 될 것이다. 발등굽힘 검사에서 목말뼈의 발등굽힘이 제한될 때, 당신은 발의 엎침, 가쪽번짐 그리고 정강뼈 가쪽회전의 조합작용을 사용하는 사람들을 빈번하게 보게 될 것이다. 비슷하게 발등굽힘이 제공하는 전방/후방 적응성을 감소시킴은 발목관절에서 외측방의 힘을 증가시킬 수 있으며, 발목 돌리기나 돌림에 대한 더 커진 취약성으로 이어진다.

이것은 발목관절 과가동성이 존재하지 않는다는 것을 말하는 것이 아니다. 일반적으로 치유되지 않은 또는 심각한 손상으로부터든 선천적인 병변의 결과로서, 종아리뼈와 정강뼈 사이에서 분명하게 지나치게 많은 느슨함이 존재하는 사례가 있다. 이러한 환자들은 정형외과의 또는 재활치료 전문가에게 의뢰하는 것이 도움이 된다. 경험상으로 우리는 이러한 사례에서 조차도 그리고 분명하게 인구의 대다수에서, 비록 거기에서 분명한 양측면의 과가동성이 존재할 때 조차도, 발등굽힘 제한이 해소될 때마다 환자들이 균형감, 안정성에서 호전과 과도한-엎침으로 향하는 줄어든 성향을 경험한다는 것을 확인했다.

참고문헌 (References)

[1] Forst, J. et al. (1993) "Effect of upper tibial osteotomy on fibula movement and ankle joint motion." Archives of Orthopaedic and Trauma Surgery. 112, no. 5. p. 239–242.

그림 저작권 (Picture credits)

Figures 5.1 and 5.4 courtesy Primal Pictures.
Figure 5.2: Source courtesy Primal Pictures.
Figure 5.3 courtesy Eric Franklin, originator of the Franklin Method (www.franklin-method.com).
Figures 5.5–5.9 courtesy Advanced-Trainings.com.

스터디 가이드

유형 2: 제한과 발목관절 장붓구멍

1. 발등굽힘은 어느 쪽에서 더 넓은 목말뼈의 위관절면에 의하여 영향을 받는가?
   a. 전방으로
   b. 후방으로
   c. 외측으로
   d. 내측으로

2. 이것은 어떤 동작에서 보다 더 적응 가능하도록 발목관절을 도와주는가?
   a. 발등굽힘
   b. 발바닥굽힘
   c. 엎침(회내)
   d. 뒤침(회외)

3. 유형 2 제한에서, 발등굽힘은 다음 어느 것에 의해 가장 직접적으로 제한되는가?
   a. 짧아진 또는 경직된 후방 종아리 구조
   b. 짧아진 또는 경직된 전방 종아리 구조
   c. 정강뼈와 목말뼈 사이에서 반동의 부족
   d. 정강뼈와 종아리뼈 사이에서 반동의 부족

4. 다음에서, 어느 것이 정강뼈/종아리뼈 벌어짐을 제한하는 가장 강력한 구조라고 이 장에서 말했는가?
   a. 앞정강근
   b. 뼈사이막
   c. 가자미근
   d. 종아리 근막

5. 이 장에서 제한된 발등굽힘이 빈번하게 다음과 함께 보인다고 주장하는가?
   a. 과도한 엎침
   b. 가쪽번짐
   c. 위의 어느 하나
   d. 위의 어느 것도 아님

정답은 www.Advanced-trainings.com/v1key/에서 확인하라.

발목의 손상과 종아리뼈 6

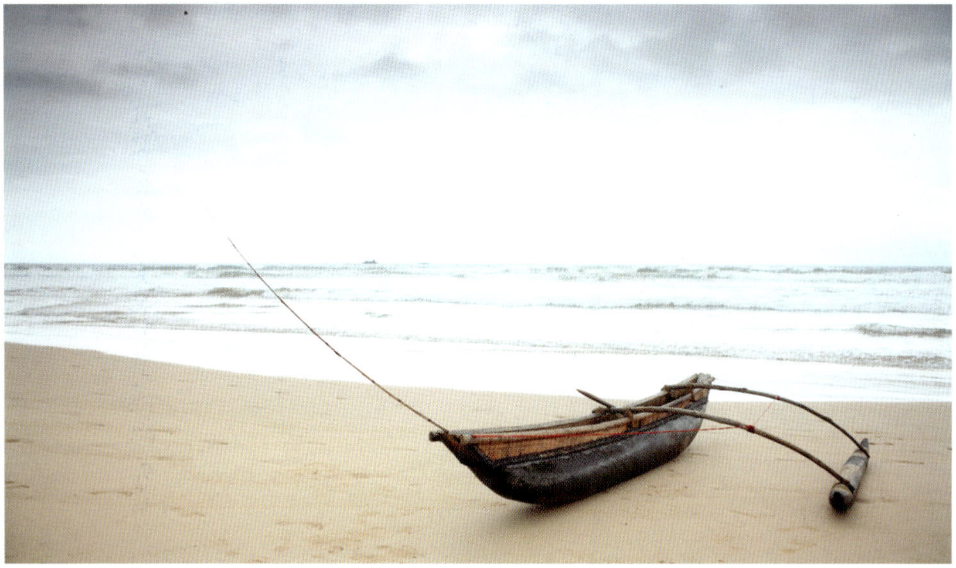

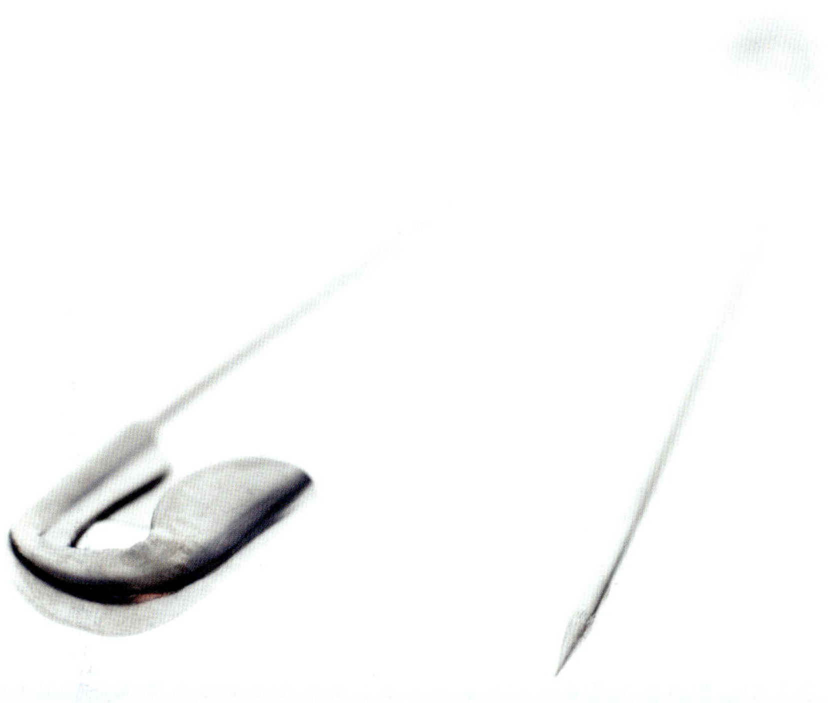

그림 6.1/6.2

종아리뼈의 기능을 설명하도록 사용된 비유는 카누의 아웃리거(중심잡기 위해 옆에 부착한 균형 나무)와 옷핀을 포함한다. "종아리뼈(fibula)"는 핀이나 죔쇠를 의미한다.

종아리뼈에 대해 신속하게 다뤄본다. 종종 단순한 "아웃리거" 또는 정강뼈에 동반되는 뼈로서 간과되며 무시되지만, 종아리뼈는 안정성과 적응성의 역설적인 특성을 절묘하게 균형 잡도록 도와주는 인체의 많은 구조물들 중 하나이다. 이와 같이 종아리뼈의 가동성은 정상의 움직임과 발목 손상(미국에서만 매일 대략 25,000명이 다치는)으로부터 회복에서 모두 중대한 역할을 담당한다(1). 그렇지만, 역설적이게도 많은 도수 치료사들은 종아리뼈에 대하여 별다른 관심을 갖지 않는다.

현대의 서정적인 어휘는 종아리뼈(fibular)에 대하여 "종아리 뼈(peroneal bone: 핀을 나타내는 그리스어로부터)"라고 언급하는 반면, 영어 교재들은 약 300년 동안 *종아리뼈(fibula)*라는 라틴어를 사용해 왔으며, 이것도 역시 브로우치의 핀, 버클 또는 죔쇠 등을 나타낸다. 먼쪽 정강종아리뼈 관절에서 탄력적이지만 확고한 통제력으로, 그 발의 목말뼈를 유지하도록 발목관절 장붓구멍(**그림 6.3**)을 도와주는 것은 정강뼈에 대한 종아리뼈의 이러한 죔쇠—비슷한(옷핀의 양쪽 면과 훨씬 더 유사한) (**그림 6.1 & 6.2**) 연관성인 것이다. 발등굽힘과 발바닥굽힘에서 충분한 폭으로 흔들릴만큼 자유로운 반면, 발목관절이 우리의 체중을 받칠 수 있도록 충분하게 발목관절이란 경첩을 안정시켜 주는 것은 바로 탄력성과 확고함의 이러한 관절의 조합인 것이다.

발목관절 손상에서 상이한 관점

발목이 스트레스 받을 때 (대부분의 경우) 발목에 원상태로 반동하는 적응성을 제공하는 것은 발목의 강력한 인대들이다. 인대에 대하여 힘이 지나치게 클 때, 인대는 약간 부분적으로 또는 완전하게 찢어지며; 이것들 각각은, 단계 I, II, 또는 III 염좌로 알

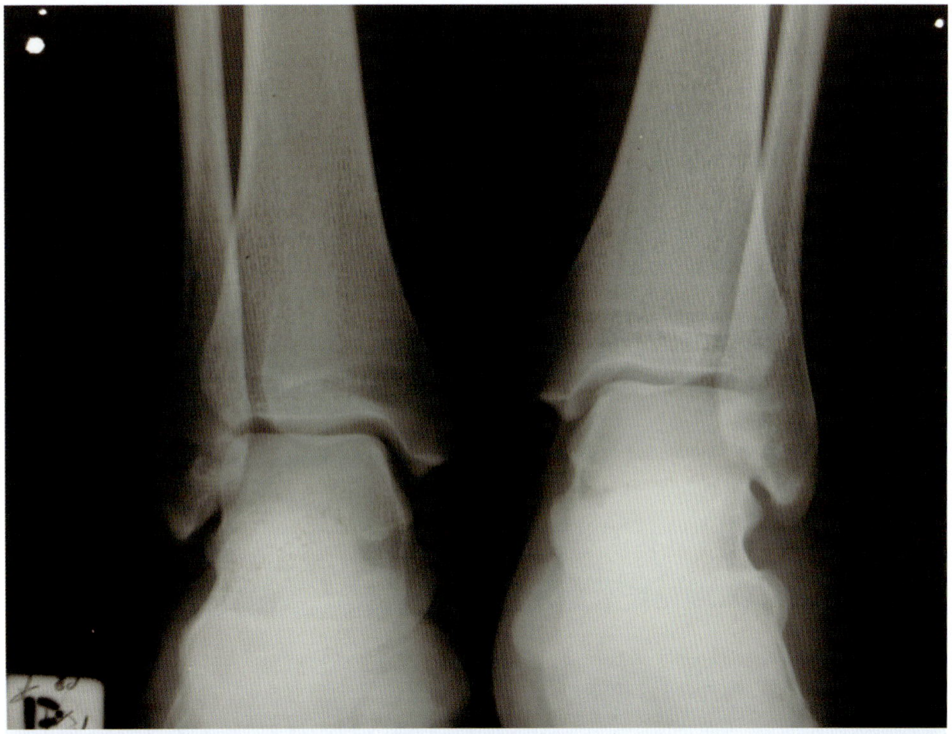

그림 6.3

발목관절 장붓구멍의 X-선 사진 — 그 발의 목말뼈와 함께 종아리뼈 및 정강뼈의 좜쇠-비슷한 연관성. 균형잡힌 뼈의 가동성은 스트레스와 퇴행성 변화로부터 그 얇은 관절 표면을 보호하도록 중요하다.

려졌다. 종아리뼈, 정강뼈 그리고 목말뼈도 역시 좀 더 심각한 상황에서 골절될 수 있다. 모든 심한 정도의 발목 손상은 관절주머니, 힘줄, 지지띠 그리고 하퇴의 근막 층들로 손상을 포함하며, 다리의 근막은 빈번하게 손상의 부종, 통증 그리고 변색 등의 대부분을 책임진다. 이러한 결합조직 구조에 대한 손상은 심각한 인대성 또는 뼈의 손상보다 훨씬 더 일반적이다.

대부분의 자료들이 발목관절 결합조직의 일부가 미미함부터 중등도 손상까지 비교적 신속하게 회복할 수 있다는 것에 의견일치를 보이는 반면, 전통적인 관점은 인대 자체가 손상된다면, 중등도로부터 심각한 손상까지에 대한 회복은 6주로부터 1년까지의 시기가 걸릴 수 있다는 것이다. 이러한 시간설정은 미국 정형외과 학회를 인용했으며, 그 학회는 또한 "손상에 대하여 극복하려고 배우는 것과 인내는 회복을 위한 필수적인 요소이다"라고 충고한다(2). 그리고 또 다른 자료에서는 이것이 훨씬 더 오래 걸릴 것이라고 말하며 — 한 연구에서는 자신들의 발목을 다쳤던 사람들의 30% 정도에서 1년이 넘어서도 통증을 보유한다는 것을 주장한다(3).

그렇지만, 관점은 어떤 조직이 손상됐는가 그리고 얼마나 오랜 시간이 회복에 반드시 필요했는가에 따라서 상당하게 달라진다. 스포츠 재활치료 전문가의 시끄러운 소수는 진정한 인대성 손상이 흔히 생각되는 것보다 훨씬 더 드물 것이라고 주장한다. 이러한 관점은 중등도의 손상 직후 증가된 혈액순환과 부드러운 움직임을 도와줌에 (수동적인 그리고 능동적인 움직임을 통해서와 함께 도수치료, 견인을 통해서도) 의하여, 발목관절 회복 시간은 통상적인 치료에서보다 현저하게 단축될 수 있다는 것을 단언한다(4). 이러한 관점의 옹호자들이 임상적인 연구보다는 극적인 일화나 경험상의 증거에 좀 더 의존하는 것이라고 비판될 수 있을지라도, 비록 널리 사용되고

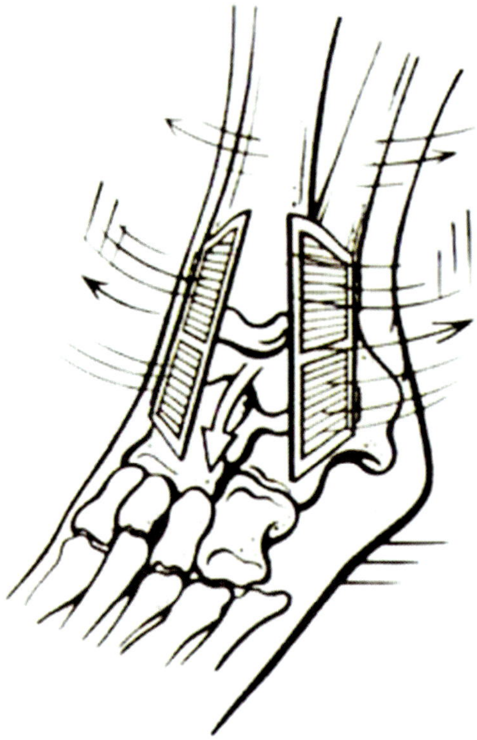

그림 6.4

발목관절 움직임과 함께 종아리뼈의 회전은 개인들 사이에서 달라지며, 논란이 많은 생체역학적인 모델로 이끌린다. Franklin의 상상력이 풍부한 흔들문(swinging door) 비유는 발등굽힘과 함께 종아리뼈의 외회전을 연계해 주지만, 대부분의 다른 자료들은 그 반대(그림 6.5)를 인용한다(전방의 정강종아리뼈사이 인대와 뼈사이막 역시 보여준다).

광범위하게 연구되었을지라도, 안정, 냉치료, 압박 그리고 거상(또는 RICE)의 전통적인 치료방법은 통제된 임상적인 실험에서 효과를 증명함에서 대체로 실패했다(5), 추가로, 대부분의 학파는 요즘 환자에게 다리의 오랜 안정이나 고정을 권장하기보다는, 손상에 뒤따라서 가능한 한 빠르게 부드러운 동작의 사용을 선호한다. (물론 사려 깊게, 인대의 손상이 존재하는가 존재하지 않는가에 대하여 가정하기에 앞서, 전형적으로 부종, 변색, 변형, 압박 과민함 그리고 가동범위 등에 대하여 심각한 발목관절 손상은 반드시 자격을 갖춘 재활치료 전문가에 의하여 반드시 진찰되어야 한다.)

어떠한 관점이 궁극적으로 우세해지든, 회복이 빠르게 생길 수 있든 더 시간이 필요하든, 그리고 도수치료든 휴식이든 급성기에 적합하든 아니든, 해소되지 않는 손상은 발목관절에 지속된 불편함, 만성적 장애, 이른 관절염 그리고 각별하게 재손상 등과 같은 문제에 대하여 더 많은 위험을 주게 된다. 사실, 한 가지 광범위한 연구에 따르면, 발목관절을 손상시키는 한 가지 일정한 위험 요소는 육체적으로 활동적인 사람에게든 그리고 덜 활동적인 사람에게든 모두에게서 이전의 염좌로 고통받은 것이었다(6). 비록 발목 손상과 그것들을 치료하도록 사용한 다양한 접근법에 관한 광범위한 논의가 우리의 현재 범위를 넘어설지라도, 당신은 이 책에서 기타의 연관된 장에서 그리고 이 장의 끝에서 발목관절 손상에 대한 정보의 다른 자료들에서 참고사항을 찾아볼 수 있다.

종아리뼈의 가동성을 회복시키기

우리가 발목관절 손상의 예방과 회복에 대하여 기여할 수 있는 가장 효과적인 방식의 한 가지는 균형 잡힌 종아리뼈의 가동성을 회복시키는 것이다. 종아리뼈의 동작을 이해하기 위해서, 우리는 발 안에서

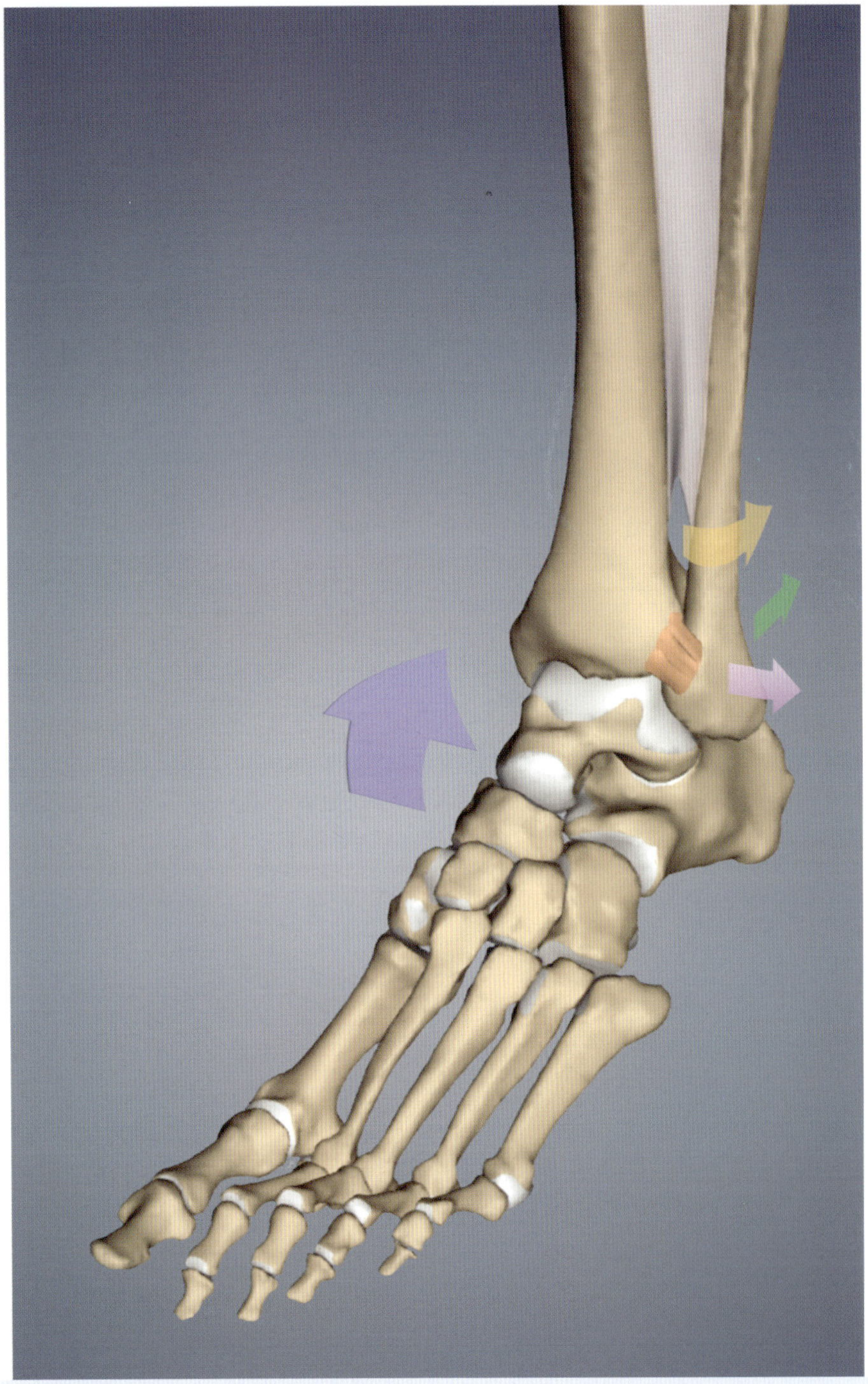

그림 6.5

이러한 모델에서, 발목관절 발등굽힘(파란색 화살표)과 함께, 종아리뼈는 정상적으로 회전하고(노란색 화살표), 후방으로 미끄러지며(녹색), 그리고 정강뼈로부터 측방으로 벌어진다(핑크색 화살표). 어떠한 모델이 사용되든 이러한 작은 종아리뼈의 동작이 제한될 때, 발목관절 동작과 적응성은 손상된다.

가장 위에 위치한 뼈인 목말뼈의 모양을 살펴볼 필요가 있다. 거기에서 정강뼈와 종아리뼈에 의하여 형성된 포크-비슷한 장붓구멍 안에 들어가게 되는(**그림 6.3**) 목말뼈의 상부 관절 표면은 후방보다 전방에서 더 넓다. 발등굽힘 시 쐐기-모양의 목말뼈의 이러한 더 넓은 부분이 정강뼈와 종아리뼈 사이에서 굴러가므로, 이러한 두 개의 뼈는 서로 간에 약간 벌어진다(**그림 6.5**). 정상적으로 이러한 측방으로 직선이동은 3-5 ㎜이며, 이러한 관절에 그 특징적인 반동(스프링)을 제공하는 뼈사이막과 종아리정강뼈사이인대의 늘어남에 의하여 제한된다. 이것은 또한 사체에서 가쪽복사와 안쪽복사를 함께 압박하는 것이 발의 발등굽힘으로 결과하는 이유를 설명해주는 기전이다. 이러한 동작은 살아있는 신체에서는 전혀 발생하지 않으며 하지 근육의 자세적인 안정상태 긴장도에 의해서 방지된다(7).

종아리뼈의 외측 직선이동과 후방 미끄러짐에 더해서, 종아리뼈는 발목관절 움직임과 함께 회전한다(**그림 6.4**). 종아리뼈의 회전이 발목 움직임과 짝을 이루는 방법에 관하여 상당한 논란이 존재한다. Franklin(**그림 6.4**)과 Kapandji(6)가 그 반대 내용을 설명할지라도, 이 장에 대하여 조사된 다른 참고서적의 대부분은 발목이 발등굽힘할 때 종아리뼈가 외측으로 회전한다는 것을 지적한다. 상이한 신뢰할만한 자료들 사이에서 일치성의 부족은 아마도 종아리뼈의 동작이 실제로 상이한 사람들 사이에서 달라진다는 사실 때문일 것이다. 사체의 종아리뼈 동작을 연구한 한 가지 2008년 연구는(n= 20) 발등굽힘과 짝을 이룬 "회전에 대한 일정한 패턴이 없다"는 것을 보여주었으며; 일부 표본은 외측으로 회전했던 반면, 다른 표본은 내측으로 회전했다(9). 복사뼈 회전의 2° 로부터(10) 30°(11)까지의 범위에서 인용된 측정치와 함께, 정상으로 간주된 종아리뼈 회전의 정도에서도 거의 의견일치가 존재하지 않는다.

그렇지만, 내회전이든 외회전이든, 크던, 적던, 어느 정도의 종아리뼈 회전이 정상적인 발목관절 기능의 필수적인 부분이라는 것에 공통적인 의견일치가 존재한다. 단지 종아리뼈의 가동성이 이러한 중요한 관절에 적응성만 부여하는 것뿐만 아니라, 이것은 목말뼈가 발목관절의 발등굽힘/발바닥굽힘 범위 전반에 걸쳐 발목관절 장붓구멍과 함께 밀접한 접촉을 유지하도록 도와준다. 이러한 밀접하면서도 유연한 접촉은 기립자세에서 그리고 보행에서 균등한 하중 분산(12)과 균형 잡힌 안정성/가동성을 위해서 절대적으로 필요하다. 바꿔서 말하자면 손상되지 않은 종아리뼈 직선이동과 회전은 기능적인 탄력성을 제공하며, 이것은 불필요한 스트레스, 손상 그리고 퇴행성 변화로부터 발목관절 뼈들에서 관절연골의 얇은 층들을 보호하도록 도와준다(13).

지지띠와 뼈사이막을 치료함에 의하여 목말뼈를 자유롭게 풀어준다는 방안은 5장에서 설명했다. 이 장에서, 나는 손상이든 습관적인 동작, 활동에서든 상실된 종아리뼈 적응성을 회복시키기 위해서 그리고 종아리뼈 가동성을 유지하기 위해서 매우 효과적인 두 가지 치료법을 설명할 것이다.

http://advanced-trainings.com/v/ld08.html 에서 먼쪽 정강종아리 관절 치료법의 비디오를 참조하세요

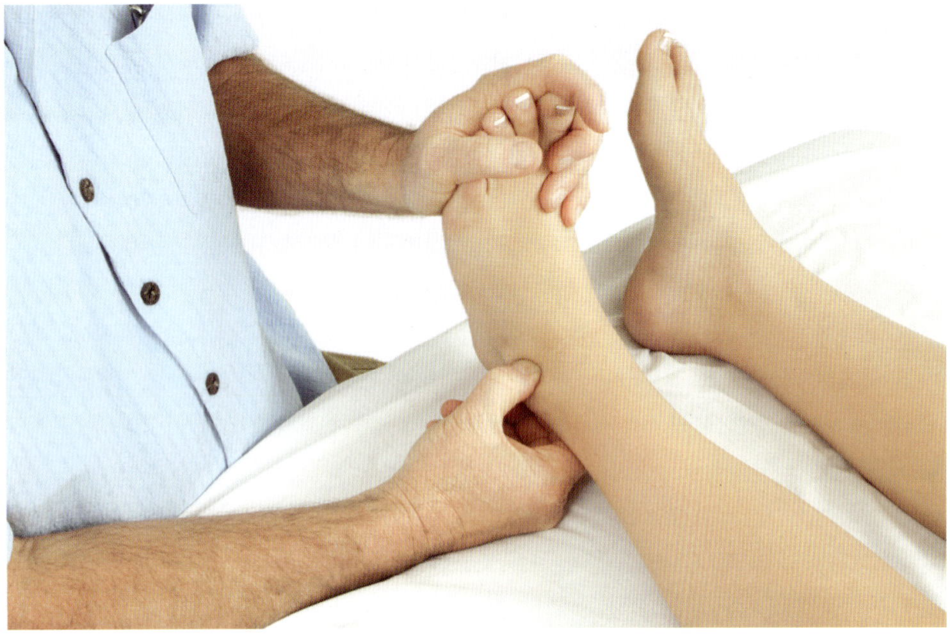

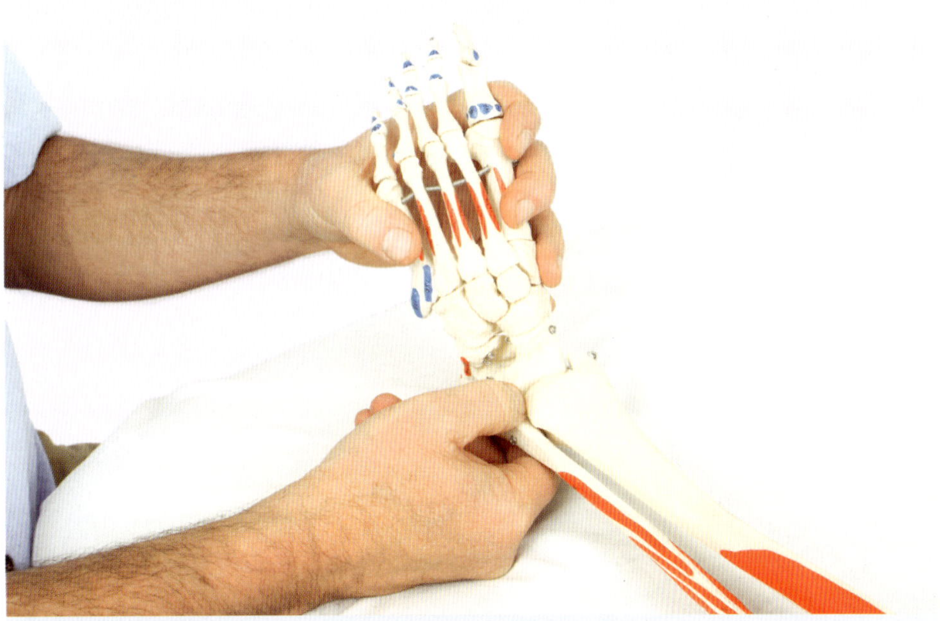

그림 6.6/6.7

먼쪽 정강종아리 관절 치료법은 종아리뼈의 외측방 움직임을 회복시키도록 정강뼈와 종아리뼈 사이에서 갈라진 틈으로 압박과 함께 수동적인 발등굽힘을 조합한다.

종아리뼈 가동성을 회복시키기 위한 치료법

먼쪽 정강종아리 관절 치료법

그 하단부에서, 종아리뼈와 정강뼈는 먼쪽 정강종아리뼈 관절(또한 정강종아리뼈 인대결합으로도 알려진)에서 결합한다. 이러한 단단한 관절은 전방에서(**전방 정강종아리뼈사이 인대, 그림 6.8**), 후방에서(후방의 정강종아리뼈사이 인대, 그림 없음) 그리로 그 뼈 사이에서(뼈사이 인대, 역시 그림 없음) 단단하고, 진주빛의 인대에 의하여 함께 결합된다. 위에서 설명한 듯, 정강종아리 관절 안에서 탄력적인 적응성의 소량은 각별하게 완전 발등굽힘에 대하여 처럼 발목관절의 균형잡힌 작용을 위해서 중요하며, 그러므로 이러한 치료법은 언제든 발등굽힘이 제한 되었을 때마다 유용할 것이다.

치료를 시작하기 위해서, 당신의 엄지손가락(**그림 6.6과 6.7**) 또는 다른 부분으로 정강뼈와 종아리뼈의 먼쪽 끝부분 사이에서 그 틈을 느껴본다. 일단 당신이 뼈들 사이에서 이러한 물렁조직을 위치 확인했다면(이것은 당신이 생각한 것보다 좀 더 외측에 위치한다), 당신 환자의 발목을 수동적인 발등굽힘으로 가져간다. 종아리뼈의 먼쪽 끝부분이 가동적일 때, 쐐기-모양의 목말뼈의 보다 넓은 전방 부분이 종아리뼈를 외측으로 밀어주므로 이러한 갈라진 틈은 당신의 수동적인 발등굽힘과 함께 벌어지거나 약간 더 깊어진다. 뼈들 사이에서 이러한 약간의 벌어짐이나 부드러워짐을 느끼지 못한다면, 여기에서 그 수동적인 발등굽힘과 함께 조합해서, 확고하지만 부드러운 압력을 지속적으로 적용한다. 거기에서 어떤 통증이나 불편함도 없어야 한다; 정확해야 하겠지만, 당신의 접촉이 찌르거나 꼬집듯 잡지도 말아야 한다. 종아리뼈의 약간의 부드러워짐 또는 측방의

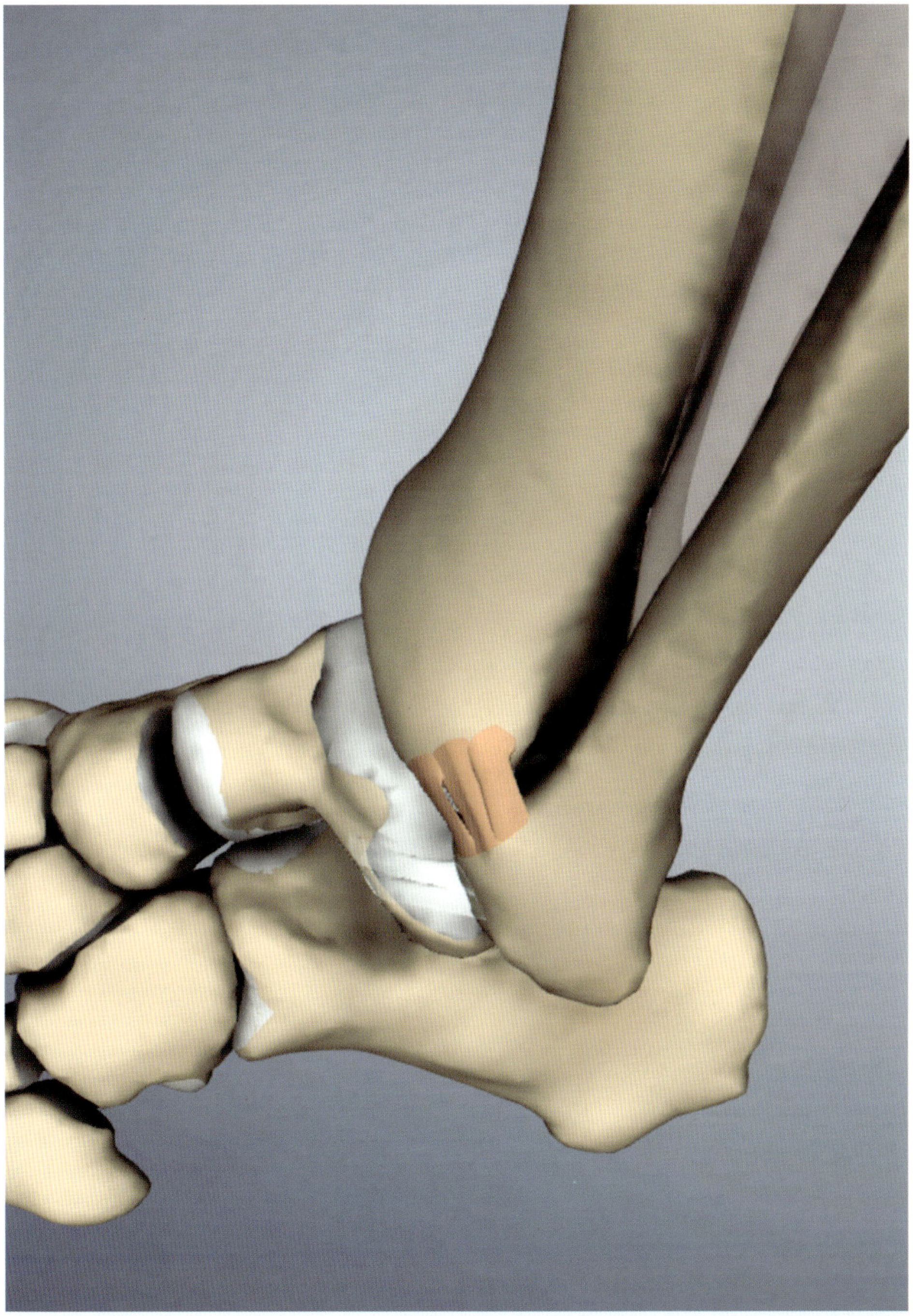

그림 6.8
먼쪽 정강종아리 관절 치료법은 종아리뼈의 외측방 움직임을 회복시키도록 정강뼈와 종아리뼈 사이에서 갈라진 틈으로 압박과 함께 수동적인 발등굽힘을 조합한다.

직선이동으로 표시되는 것처럼 반응을 기다린다. 이것은 아마도 30-90초가 걸릴 것이다.

이 부위를 치료하는 동안, 전방/후방의 종아리뼈 미끄러짐을 평가하고 치료하도록 비슷한 손의 위치를 사용할 수 있다. 당신의 내측에 위치한 손(**그림 없음**) 정강뼈의 안쪽 복사뼈를 고정해줌으로써 그 먼쪽 끝부분에서 종아리뼈의 가동성의 균등함에 대하여 느껴보며, 종아리뼈의 가쪽 복사뼈를 후방으로 밀어주기 위해서 당신의 엄지손가락 살 부분이나 다른 도구를 사용하여 그 미끄러짐 동작의 질적인 면과 양을 느껴본다. 이것을 전방으로 복사뼈 당김과 비교한다. 또한 외측 복사뼈의 하부에서 위쪽으로 부드럽게 밀어줌으로써 종아리뼈의 상방 미끄러짐에 대하여 살펴보도록 자신의 엄지두덩이나 손바닥을 사용할 수 있다. 약간의 후방 미끄러짐과 조합해서 이러한 손상이 빈번하게 종아리뼈를 정강뼈와의 관계에서 전방으로 이동시키므로, 이러한 방향에서 압박은 종종 발목관절의 안쪽번짐 손상 이후 완화를 가져온다(14).

핵심 정리 : 먼쪽 정강종아리 관절 치료법

적응증은 다음을 포함한다:
- 유형 2 발등굽힘 제한

목적
- 정강뼈와 종아리뼈 사이에서 상실된 탄력성과 적응성을 회복시킨다.

방법설명
- 정강뼈와 종아리뼈 사이의 갈라진 틈으로 들어간다. 발등굽힘과 함께 이러한 틈새에서 약간의 벌어짐을 도와주도록 부드럽지만 확고한 압력을 사용한다.

움직임
- 능동의 그리고 수동의 발등굽힘

이러한 미끄러짐 동작의 어떤 것을 치료하든 당신의 잡기는 확고하지만 편안해야 한다. 물렁조직 보다는 뼈를 느끼면서, 당신이 후방의 움직임과 전방의 움직임을 비교하므로, 각 방향에서(대부분의 사람들에게서 대략 1–3 ㎜ 정도) 소량의 결과에 대하여 감지한다. 통증이 없는 한 보다 제한된 방향을 향해서 더 압박하며 이완하도록 기다린다.

이러한 치료법의 어떤 것으로든, 반대쪽 관절에서 관찰된 것보다 훨씬 많은 수동적인 종아리뼈의 동작을 동반한 통증은 인대성 손상을 나타낼 것이다. 이러한 경우 당신은 그 관절 주위에서 어떤 통증도 유발하지 않은 채 넓은 부위를 매우 부드럽게 치료함으로 도움을 줄 수 있을 것이다. 인대의 손상이 없다면, 당신의 의도는 아마도 상처자국이 있는 조직이나 제한된 관절을 치료함에서 보다 적절할 더 강한 압력을 사용하는 더 큰 가동성 제한을 풀어주려고 시도하는 것보다 섬세한 가동성과 순환을 도와주는 것이 될 것이다. 재활치료 전문가에게로 환자의뢰도 역시 적합할 수 있다.

핵심 정리 : 종아리뼈 머리 치료법

적응증은 다음을 포함한다:

- 유형 II 발등굽힘 제한

목적

- 먼쪽 종아리뼈/정강뼈 사이의 관절의 가동성과 적응성을 회복시킨다.

방법설명

- 종아리뼈와 정강뼈 사이에서 그 틈새 안으로 잠겨든다. 발등굽힘과 함께 이러한 틈새의 약간의 벌어짐을 도와주도록 부드럽지만 확고한 압력을 사용한다.

움직임

- 정강뼈 위에서 종아리뼈의 수동의 전방 및 후방 미끄러짐

주의할 점

- 몸쪽 종아리뼈 머리 바로 뒤에 놓인, 온종아리신경에서 통증성의 압박을 피한다.

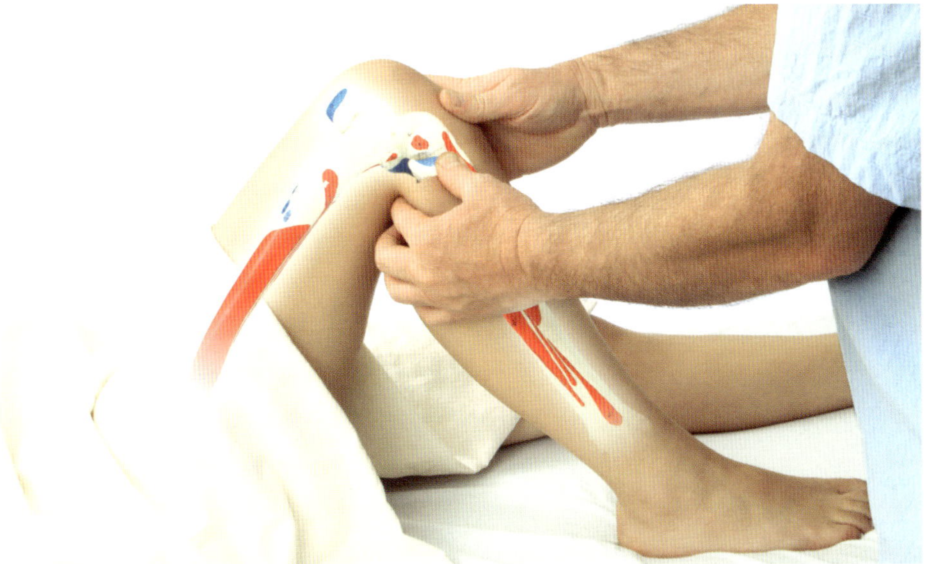

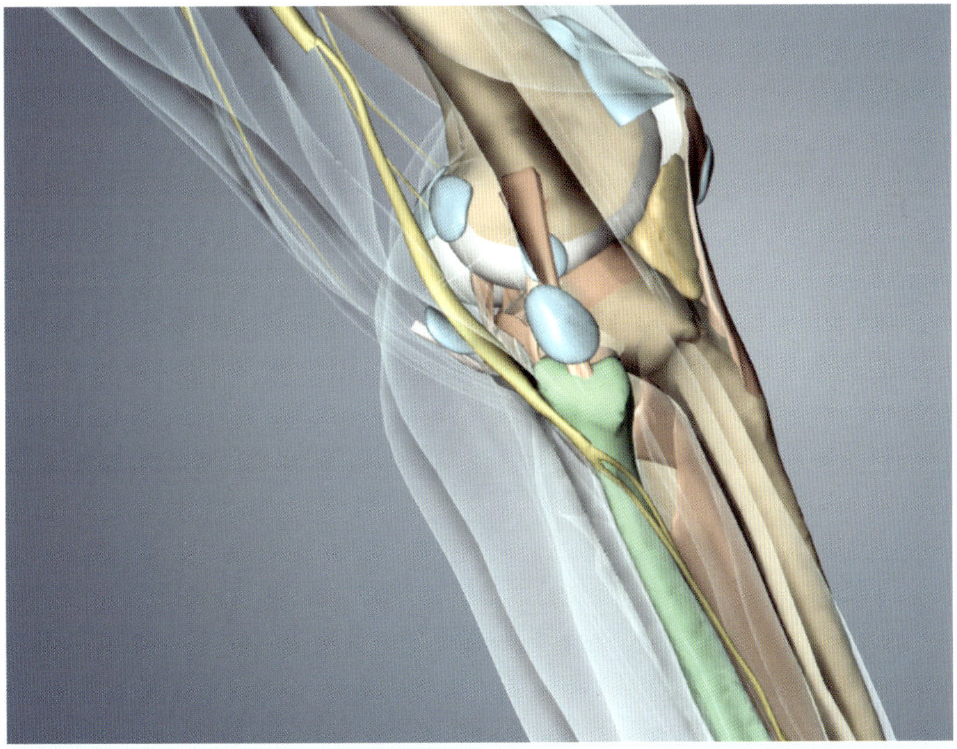

그림 6.9/6.10

종아리뼈 머리 치료법. 전방/후방의 가동성을 확인하고 풀어준다. 종아리뼈 머리에 대하여 후방으로 놓여있는 온종아리신경(그림 6.10, 노란색)에서 압박을 피한다. (종아리뼈는 녹색으로 표시되며, 무릎의 많은 윤활주머니들은 파란색으로 표시한다).

종아리뼈 머리 치료법

종아리뼈는 오직 한쪽 끝부분만 보유하지 않는다. 비록 먼쪽 관절이 가장 많은 움직임의 역할을 보유할지라도, 당신이 발목관절 문제를 치료할 때 종아리뼈의 몸쪽 끝부분을 포함시킨다면 당신의 치료는 더욱 더 포괄적일 수 있다. 종아리뼈의 몸쪽 끝부분은 윤활액관절을 통해서 정강뼈와 관절하며, 이 관절은 소량의 미끄러짐과 회전을 허용한다. 단단한 먼쪽의 인대결합에서부터 관절의 상이한 형태로 존재함에 더해서, 몸쪽 관절은 보다 딱딱한 먼쪽 연결보다 훨씬 더 매끄러운 관절 표면을 보유하며, 그러므로 미끄러짐과 직선이동에 대하여 훨씬 더 적합하다. 비록 몸쪽 관절이 생체역학적 검사에서 보다 더 가동적인 구조일지라도, 이것은 더 견고한 먼쪽 관절보다 통상적으로 적게 움직이며, 그 먼쪽 끝부분을 치료함이 훨씬 더 중요하다.

무릎을 세운 환자에서(넙다리두갈래근을 느슨하게 만들도록, 그렇지 않으면 이 근육이 종아리뼈를 고정시킬), 종아리뼈 몸쪽 머리에서 편안한 잡기 부위를 찾아봄으로 시작한다(**그림 6.9**). 당신이 종아리뼈 머리 바로 뒤로 지나가는 온종아리신경을 압박하지 않는 것을 확인하도록 당신의 환자를 살펴본다(**그림 6.10**). 그 먼쪽 끝부분의 확실하고 미세한 움직임과는 다르게, 몸쪽 끝부분의 그 윤활액 관절은 그것에 대하여 보다 느슨한 미끄러짐을 보유할 것이며, 그것의 가동범위에 대하여 분명한 시작과 정지에 의해 특징지어진다. 정강뼈에 대하여 종아리뼈의 전방/후방 가동성을 확인한다. 먼쪽 끝부분에서처럼, 한쪽 방향에서 다른 방향의 움직임을 비교함에 의하여 몸쪽 종아리뼈의 가동성에 균형을 잡아주며, 보다 경직된 방향에서 정적인 압력을 적용하는 동안 미세한 움직임이나 부드러워짐에 대하여 기다린다.

더 많은 종아리뼈에 대한 사실

여기에서 전혀—사소하지 않은 종아리뼈에 관한 몇 가지 흥미로운 사소한 일을 적어본다:

- 종아리뼈 위에서 하방 또는 먼쪽으로 당기는 7개의 명명된 근육이 존재하지만(긴 엄지발가락 폄근과 긴 발가락근; 긴, 짧은 그리고 세 번째 종아리근; 뒤정강근, 그리고 가자미근), 상방으로 또는 근위부로 당기는 오로지 하나의 근육(넙다리두갈래근)만이 존재하며, 이것이 일부 해부학자들에게서 종아리뼈가 더 빈번하게 하방으로 전위된다는 것에 대한 의심으로 이어진다. 그렇지만 종아리의 뼈사이막(**그림 6.5**)은 자체의 비스듬하게 각을 이룬 섬유들을 통해서 종아리뼈에서의 이러한 불균형한 하방으로 당김에 강력하게 저항하며, 뼈사이막 섬유들은 다수의 다리 근육들의 하방 당김에 대항하도록 종아리뼈를 고정하도록 배열된다.

- 종아리뼈의 가운데 부분은 종종 복장뼈의 뼈 이식 재건술을 위해서 사용된다. 이러한 목적을 위해서 "적출" 되었을 때, 종아리뼈의 양끝 부분 모두는 주의 깊게 제자리로 남겨져야 한다; 먼쪽 끝부분에서는 발목관절 장붓구멍을 형성함에서 자체의 각별한 역할 때문에; 그리고 몸쪽 끝부분에서는 온종아리신경과 그것의 밀접한 연관성 때문에.

- 종아리뼈가 넙다리뼈와 관절하지 않기 때문에, 무릎보다는 발목과 훨씬 더 기능적으로 연관된다(최소한 인간에게서). 일부 동물들의 종아리뼈는 발의 뼈와든 넙다리뼈와든 관절하지 않으며, 양 끝부분에서 자신들의 종아리뼈를 자유롭게 만든다. 말에서 종아리뼈와 정강뼈는 단일 관절된 뼈를 형성한다.

모든 단일한 뼈 부분들처럼 종아리뼈를 좀 더 큰 그림의 한 부분으로 치료한다. 예를 들어, 이 장에서 설명한 치료법에 대하여 타당한 보완이 될 수 있는 경직된 장딴지근이나 가자미근과 연관해서 어떤 제한을 치료함(4장)으로 이 장에서 개략적으로 설명한 그 방법에 대해서 준비시키는 것은 좋은 착상이다.

엉덩관절과 넙다리뼈의 회전(10장 엉덩관절 가동성)과 함께 발목관절 엎침/뒤침(회내/회외), 엉덩관절/무릎관절/발목관절 정렬은 발목관절 및 종아리의 문제와 함께 당신의 전반적인 치료의 한 부분으로서 고려하고, 치료할 모든 부가적인 측면이다.

참고문헌 (References)

[1] American Academy of Orthopaedic Surgeons. *AOSSM Sports Tips: Ankle Sprains: How To Speed Your Recovery*. http://www.sportsmed.org/uploadedFiles/Content/Patient/Sports_Tips/ST%20Ankle%20Sprains%2008.pdf [Accessed 11/2013]

[2] American Academy of Orthopaedic Surgeons. Sprains and Strains: *What's the Difference?* http://orthoinfo.aaos.org/topic.cfm?topic=A00111 [Accessed 11/2013]

[3] Margo, K.L. (2008) Review: many adults still have pain and subjective instability at 1 year after acute lateral ankle sprain. *Evid Based Med*. 13(6). p. 187.

[4] Hartzell, D. and Shimmel, M. (2006) *Don't Ice that Ankle Sprain!* Jump Stretch, Inc.

[5] Kaminski, W.T. et al. (2013) National Athletic Trainers' Association Position Statement: Conservative Management and Prevention of Ankle Sprains in Athletes. *Journal of Athletic Training*. 48(4) p. 528–545.

[6] Kaminski (2013) (ibid)

[7] Kapandji, I.A. (1987) *Physiology of the Joints*. Vol. II, 5th ed. Philadelphia: Elsevier, p. 164.

[8] Kapandji (1987) (ibid)

[9] Bozkurt, M. et al. (2008) Axial rotation and mediolateral translation of the fibula during passive plantar flexion. *Foot Ankle Int*. 29(5) p. 502–7 PMID 18510904

[10] Beumer, A. et al. (2003) Kinematics of the distal tibiofibular syndesmosis: radiostereometry in 11 normal ankles. *Acta Orthop Scand*. 74 (3). p. 337–343

[11] Kapandji (1987) (ibid)

[12] Calhoun, J.H., Li, F., Ledbetter, B.R. et al. (1994) A comprehensive study of pressure distribution in the ankle joint with inversion and eversion. *Foot Ankle Int*. 15(3) p. 125–133.

[13] Rüedi, T.P. et al. (2007) *AO Principles of Fracture Management*. AO Foundation Publishing.

[14] Vicenzino, B. et al. (2007) Mulligan's mobilization-with-movement, positional faults and pain relief: current concepts from a critical review of literature. Man Ther. May; 12(2) p. 98–108.

그림 저작권 (Picture credits)

Figure 6.1: Thinkstock (copyright Ragne Kabanova, photographer).
Figure 6.2 Thinkstock (copyright Paul Coawan, photographer).
Figure 6.3 Thinkstock (copyright George Doyle, photographer).
Figure 6.4 courtesy Eric Franklin, originator of the Franklin Method (www.franklin-method.com).
Figure 6.5 anatomy source image courtesy Primal Pictures. Used by permission.
Figures 6.6, 6.7, and 6.9 courtesy Advanced-Trainings.com.
Figures 6.8 and 6.10: courtesy Primal Pictures. Used by permission.

스터디 가이드

발목 손상과 종아리뼈

1. **먼쪽 정강종아리 관절의 치료법은 무엇을 도와주는가?**
   a. 정강뼈와 종아리뼈 사이에서 보다 측면으로 적응성
   b. 먼쪽 정강종아리뼈 사이 관절에서 더 단단함
   c. 발목관절 장붓구멍의 좁아짐
   d. 발목관절 장붓구멍의 더 많은 전방/후방의 전단력

2. **본문에서 언급된 그 연구는 발목 손상에 대하여 유일하게 일정한 위험요소가 무엇이라고 했는가?**
   a. 과도한-유연함의 관절
   b. 유연하지 않은 관절
   c. 이전의 발목관절 염좌
   d. 육체적 활동의 높은 수준

3. **본문에 따르면, 이러한 것들 중 어느 것이 발목 손상에서 가장 공통적으로 손상받는가?**
   a. 뼈
   b. 근막
   c. 윤활주머니
   d. 신경

4. **저자에 다르면, 어떠한 방향에서 종아리뼈에 주어진 압력이 종종 안쪽번짐 발목 염좌로부터 완화를 제공할 수 있다고 했는가?**
   a. 전방으로 그리고 상방으로
   b. 후방으로 그리고 상방으로
   c. 전방으로 그리고 하방으로
   d. 후방으로 그리고 하방으로

5. **본문에 따르면, 먼쪽 정강종아리 관절 치료법은 주로 우리가 무엇을 찾았을 때 사용하는가?**
   a. 경직된 종아리 근육
   b. 발의 제한된 발등굽힘
   c. 발의 제한된 발바닥굽힘
   d. 발의 뒤침

정답은 www.Advanced-trainings.com/v1key/에서 확인하라.

망치발가락

7

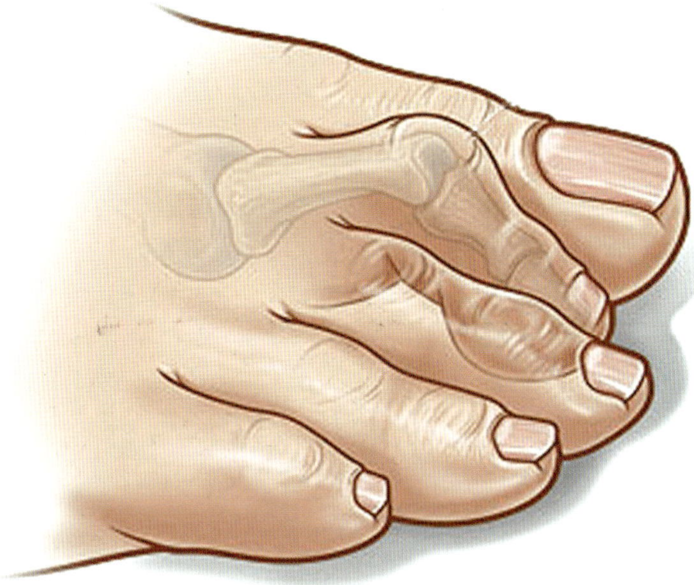

그림 7.1

망치발가락 질환은 발가락, 발 그리고/또는 종아리에서 물렁조직 구축을 포함할 수 있다. 전형적으로 그 발가락의 굽힘 고착은 발끝부분을 바닥과 접촉하도록 만들며, 통증과 발의 기능상실 모두를 유발하며, 이것은 신체의 나머지 부분에서 훨씬 멀리 퍼지는 영향을 보유한다.

나의 할아버지는 고향인 서부 오클라호마 초원의 평지와 덤불을 걸으면서 메추라기 사냥을 좋아했다. 삶의 노년기의 어느 시점에 할아버지는 걷기에서 운전으로 바꿨으며, 여전히 메추라기를 찾아서 자신의 오래된 세단의 창문에 산탄총을 걸어놓고 천천히 뒷길을 돌아다녔다. "망치발가락 때문이야" 라고 말했다. "이젠 전에처럼 걸어다닐 수가 없단다."

망치발가락은 아래로 굽어지며(**그림 7.1**), 신발 바닥과 닿거나 위쪽에 문질러지는 그 발가락의 발끝이나 위로 올라온 부위에서 통증의 압박으로 결과한다. 일반적인 원인과 위험 요소는 다음을 포함한다:

- 좁거나 지나치게 꽉 맞는 신발을 신음
- 그 발이나 종아리에서 불균형한 근육 근력, 긴장도 또는 유연성
- 포함된 구조물에 대한 직접적 외상이나 손상
- Morton의 발가락처럼, 유전적인 영향 (엄지발가락보다 더 긴 두 번째 발가락이 신발의 끝부분에 의해서 굽혀지기 쉽다.)
- 신경근육성 질환(예를 들어, 다발상 경화증, Charcot-Marie-Tooth 질환, 뇌성마비 등), 염증성 질환(예를 들어, 류마치스 관절염, 건선) 그리고 때때로 당뇨병을 동반하는 신경 손상으로부터.

비록 망치발가락이 발가락들 어떤 것에서도 볼 수 있겠지만, 두 번째 발가락이 가장 빈번하게 이환된다(**그림 7.1**). "진정한" 망치발가락에서, 그 발가락의 기저면에서 관절(발허리발가락뼈사이 관절, 또는 MTPJ)과 그 다음번 관절들(몸쪽 발가락뼈사이 관절 또는 PIPJ)이 굽어진 자세에서 굳어진다. 변형된 모습은 망치발가락(Mallet toe: 구축이 주로 가장

먼쪽 발가락사이관절 또는 DIPJ에서만 발생할 때); 갈고리 발가락(claw toe: 세 발가락 관절 모두에서 휨); corssover toe; 그리고 clinodactyly(선천적으로 휘어진 발가락들) 등을 포함한다. 우리의 논의는 망치발가락(hammer toe)에 집중하겠지만, 여기에서 설명한 그 원리와 치료법은 마찬가지로 이러한 다른 병변을 치료하도록 적용될 수 있다.

이 병변이 모든 연령에서 볼 수 있을지라도(출생 시에도), 망치발가락의 유병율은 나이와 함께 증가하며, 궁극적으로 60대가 넘어선 열 사람 가운데 대략 한 사람에게 영향을 미칠 정도가 된다. 망치발가락은 남성보다 여성에게서 대략 5배 이상으로 발생하기 쉬울 것이며 (여성이 남성보다 좀 더 꽉 끼는 신발을 신는 경향이 있으며 — 연구에서는 열 명의 여성 중 아홉 명이 지나치게 작은 신발을 신는다고 주장한다) (1). 마찬가지로 거기에서 인종적인 차이도 존재한다; 망치발가락은 60세 이하의 미국의 흑인에게서 같은 나이의 백인들보다 약 3배 정도 더 빈번하게 발생한다(비록 60세 이상의 사람들에게서 훨씬 적은 인종별 차이가 존재할지라도) (2).

망치발가락의 비-수술적 관리는 보다 넓은 신발의 사용; 접촉 지점에 덧대주기; 특정한 공간 확보기, 보조기 또는 부목을 사용하기; 물리치료 그리고 운동(딱딱한 바닥에서 수건을 발가락으로 들기와 놓기 등과 같은) 등을 포함한다.

포함된 근본 원인이나 요인이 무엇이든, 그 결과는 망치발가락에서 물렁조직이 발가락뼈들의 자연적인 정렬을 허용하기에는 지나치게 단축되었다는 것이다.

외과의사들은 이러한 문제를 다음 방법의 하나 또는 그 이상을 사용해서 치료한다:

1. 발가락 힘줄, 관절주머니 또는 인대를 잘라냄에 의하여 구축된 결합조직을 늘려줌
2. 관절의 뼈머리 또는 다른 부위를 잘라냄으로 구축된 조직에 맞도록 뼈를 단축시킴
3. 만성의 사례에서, 철선이나 기타 수단을 동원해서 굽어진 관절의 관절융합이 위에서 설명된 두 가지 방법의 조합과 함께 사용된다.

비록 일부 외과의사들이 망치발가락 수술을 수술하기 "손쉬운" 수술의 하나로서 간주할지라도(이것은 종종 신입 외과의사들이 처음 집도하도록 허용되는 수술이 된다)(3), 합병증이 거의 발생할 것이며, 이러한 합병증의 가장 일반적인 것들은, 각별하게 관절이 적출되거나 융합되었을 때 발가락 내부에서 움직임의 상실과 연관된 통증과 불편함을 포함한다.

도수치료사로서, 우리가 효과적으로 망치발가락과 그것의 관련된 병변에 관여된 짧아진 물렁조직을 효과적으로 늘려줄 수 있는 많은 방법이 존재한다. 때때로 이것이 교정적이며, 발가락의 휘어짐을 바로잡아주기도 하며, 또 다른 때에는 그 방법이 진통적이며 연관된 통증과 다른 증상 등을 완화해 주도록 도와준다는 것을 의미한다. 물렁조직 길어짐이 최소한 일부 사례에서라도 망치발가락 수술을 늦춰주거나 예방할 수 있다는 것을, 그러므로 교정 수술 후 환자들이 빈번하게 경험하게 되는 결과적인 가동성의 상실을 돌려주게 된다는 것을 연상하는 것은 타당할 것이다. Ida Rolf(롤핑 구조적 통합치료의 창시자)는 "균형잡힌 몸 안에서, 굽힘근은 굽혀주고, 폄근은 펴준다"고 말했다(**그림 7.2**). 요즈음에 이것은 발가락에서 보다 분명해진다. 발가락 굽힘근이 폄근의 상반적인 길어짐이 없이 수축할 때, 발가락은 위와 아래 모두에서 붙어 당겨진다. 발가락이 망원경처럼 접혀지지도 않고, 그것에서 옆으로 굽어지는 것이 쉽지도 않기 때문에(엄지발가락이 무지외반증이나 건막류에서 그렇듯이), 가운데 발가락이 그 당김을 책임

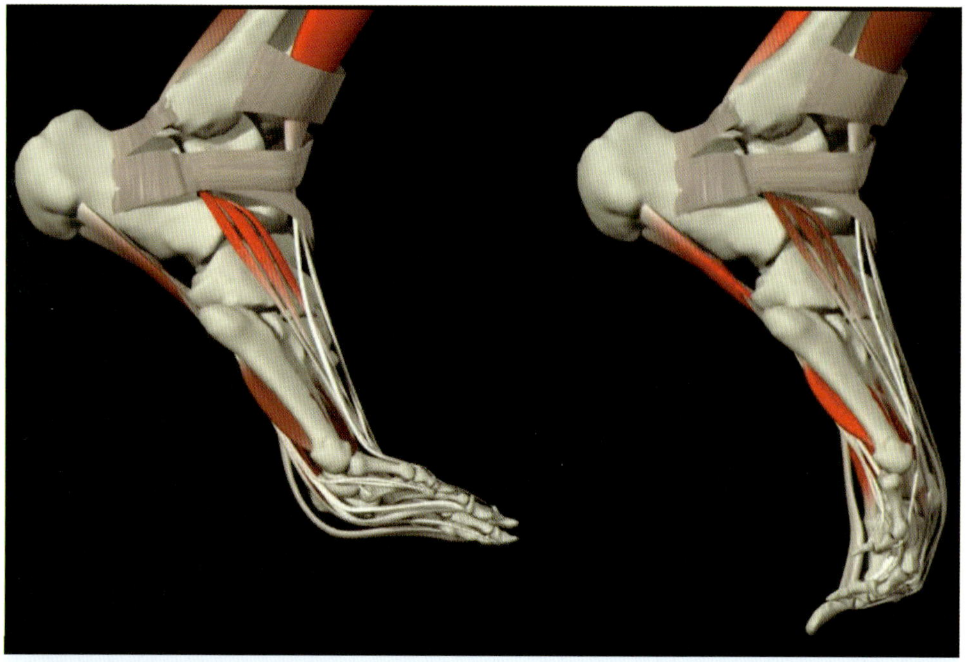

그림 7.2
정상적인 움직임에서, 발가락 굽힘근과 폄근은 수축하고 길어지는 순차적인 움직임을 갖는다.

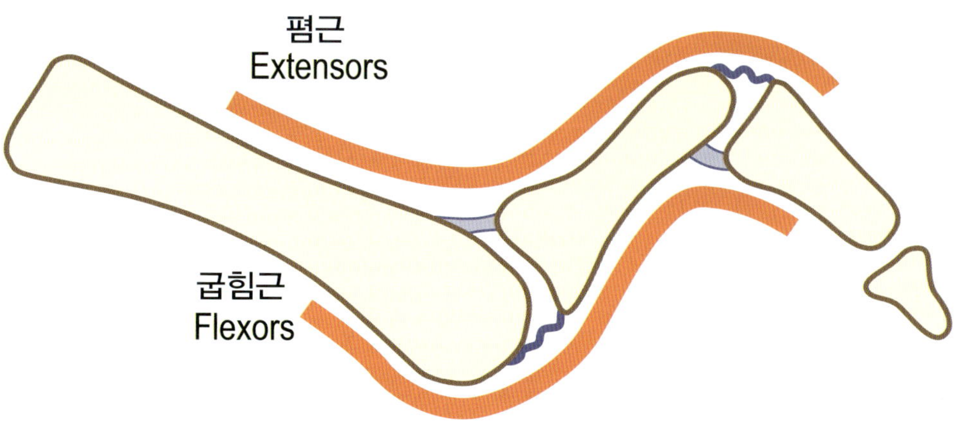

그림 7.3
망치발가락에서 굽힘근과 폄근 모두는 동시적으로 수축된 채 유지되며, 발가락을 굽어지게 만든다. 시간의 경과로, 인대와 관절주머니는 짧아지며, 그 관절을 더욱 고착시킨다.

지는 구조에 의존하는 것과 함께 관여된 그 관절의 모양에 따라서 망치(Hammer: **그림 7.3**), 나무망치(Mallet) 또는 갈퀴발가락 모양으로 굽어짐으로 짧아지게 된다.

국소적으로, 망치발가락 병변이나 발가락에서 기타의 굽힘근 고착은 발가락 끝부분을 바닥과 접촉하게 만들며, 체중 지지의 지점에서 통증을 유발하며, 종종 그 발가락이 신발과 닿게 되는 부위인 발가락의 가장 위로 굽어진 지점에서 역시 통증을 유발한다. 통증에 더해서 그 발가락 또는 기타 발가락에서 폄 작용의 부족은 전체-발 작용의 상실을 유발한다.

작은 문제가 매우 큰 영향을 만들게 된다. 발가락은 이 말의 좋은 사례가 된다: 발가락이 망치발가락 병변에서처럼 아프거나 올바르게 굽어지지 않을 때, 이것은 기립자세를 견디기 힘들게 만들며, 보폭을 변화시키며, 균형에 영향을 주고 전신에 걸쳐서 기타의 문제 있는 보상작용을 유발한다.

기능적으로 발가락은 전신 균형과 움직임에 영향을 준다. 구조적으론 망치발가락은 그저 발가락의 문제만은 아닌 것이다. 망치발가락은 발가락 자체의 내부에서, 발에서(짧은 발가락 굽힘근과 폄근을 통해서), 그리고/또는 다리에서 짧아진 그리고 비탄력적인 물렁조직을 포함할 수 있으며, 거기에서 짧은 발가락 굽힘근과 폄근은 굽어진 자세로 발가락은 고착시키는 강력한 기여요인이 될 수 있다. 우리는 발과 발가락 자체를 치료함으로써 우리 자신의 치료를 시작할 것이며, 이어서 우리는 종아리 치료를 이어갈 것이다.

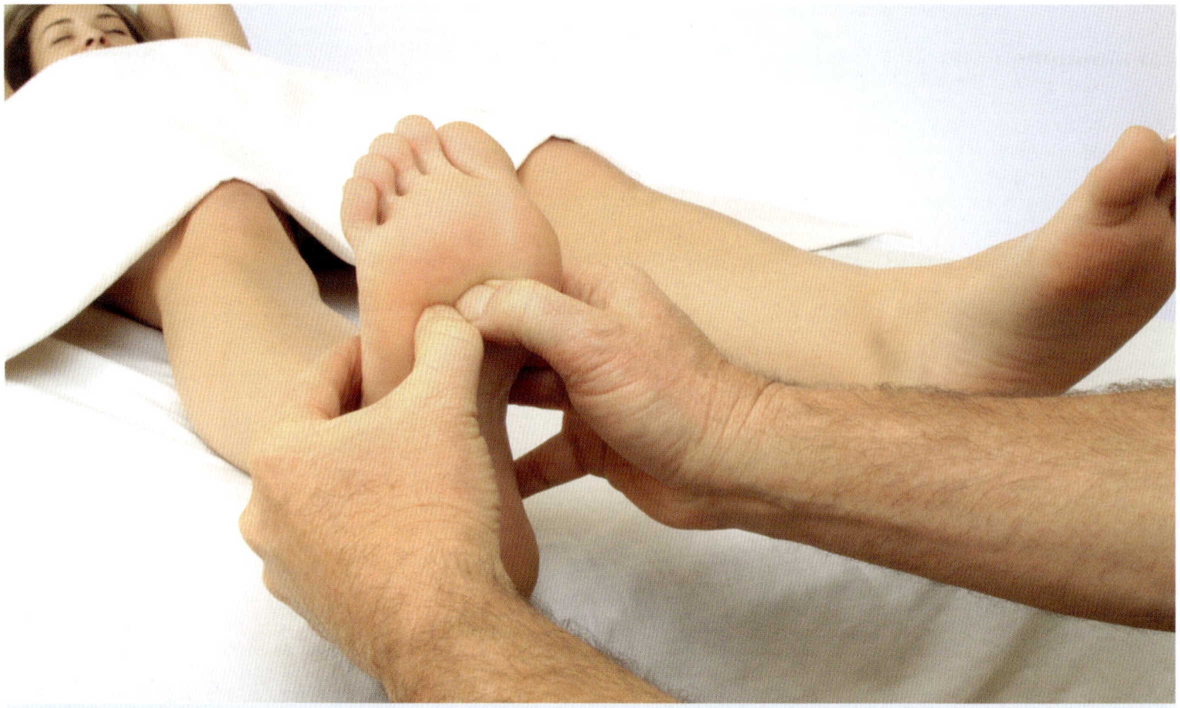

그림 7.4
짧은 발가락 굽힘근 치료법에서 구축된 발가락 굽힘근을 늘려주기 위하여 능동적인 또는 수동적인 환자 움직임을 이용한다.

짧은 발가락 굽힘근 치료법

수축될 때, 발바닥 안에서 짧은 발가락 굽힘근(**그림 7.5**)은 PIPJ와 DIPJ(발가락의 두 먼쪽관절)을 구부림에 의하여 망치발가락에 기여한다. 굽힘근은 발바닥에서 가장 표면의 근육층 안에 위치한 발바닥 근막보다 깊게 위치한다.

이러한 근육의 층을 치료하려고 시도함에 앞서, 발바닥의 표면의 그리고 발바닥의 근막을 준비시킴으로 시작한다. 이러한 조직도 역시 발가락 휘어짐에 기여할 수 있다. 이러한 준비의 치료를 위해서 모든 넓고, 표면의 치료법을 사용한다*(한 가지 사례는 4장, 발목관절 제한과 발바닥근막염에서 설명한 발바닥근막 치료법이 된다)*. 적어도 이 지점에서는, 마찰력을 줄여주는 것이 발바닥의 구분된 조직 층들을 치료함을 더욱 어렵게 만들기 때문에, 오일이나 크림의 사용한 피한다. 대신, 천천히 치료하며 조직이 녹기를 기다린다.

일단 당신이 표층의 그리고 족저의 근막을 준비시킨 후, 환자가 자신의 발가락을 능동의 발가락 폄으로 가져가면서(**그림 7.4**) 뒤꿈치로 향하는 방향에서 그 짧고 장력한 굽힘근에 고정하도록 당신의 구부린 엄지손가락 끝부분을 사용한다. 당신의 자유로운 손으로 발가락들을 폄으로 가져가면서, 또한 수동적인 발가락 폄을 사용할 수 있다. 짧은 굽힘근 안으로 고정시킴과 움직임을 추가함의 이러한 조합은 발의 아

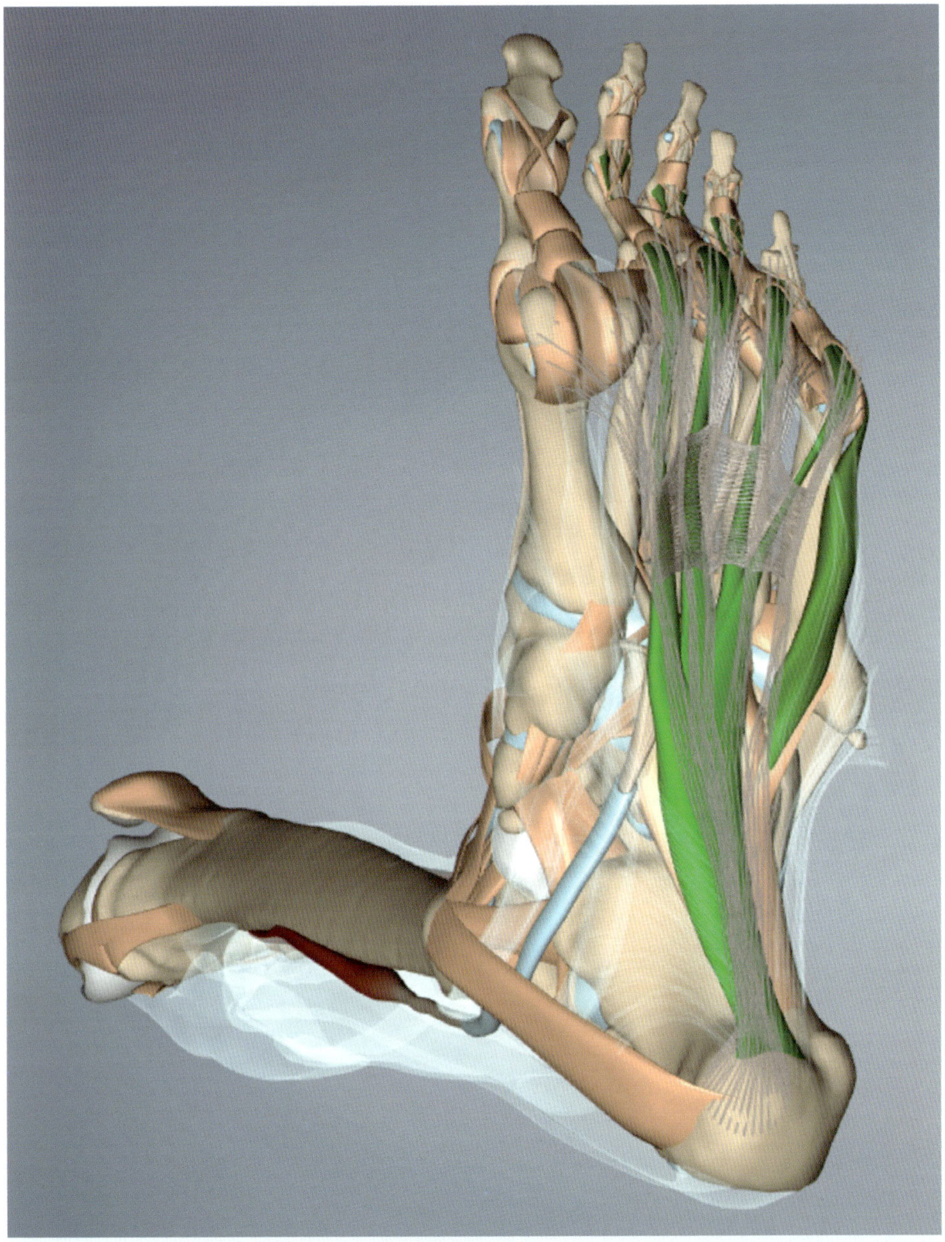

그림 7.5

짧아진 굽힘근들(녹색), 길어진 발가락 굽힘근(적색)도 역시 불 수 있다(그리고 긴 발가락 굽힘근 치료법에서 설명할 것이다).

핵심 정리 : 짧은 발가락 굽힘근(FDB) 치료법

적응증은 다음을 포함한다:

- 망치발가락, 나무망치발가락, 갈퀴발가락; 발 휘어짐(pes cavus)
- 발바닥에서 경련
- 제한된 발가락 굽힘

목적

- 상실한 탄력성을 회복시키며 짧은 발가락 굽힘근, 힘줄, 힘줄집 그리고 관절주머니 등의 간격 확보

방법설명

- 발바닥과 발바닥근막을 준비 치료한 후, 구부린 엄지손가락으로 발바닥 쪽 조직을 먼쪽으로(뒤꿈치 쪽으로) 고정시킨다. 당신의 엄지손가락 아래에서 조직이 길어지도록 발가락 폄을 이용한다.

움직임

- 능동의 그리고 수동의 발가락 폄

래쪽에서 당김의 수축된 또는 짧아진 연결선들을 늘려줌에서 매우 효과적이다. 반드시 철저하고, 발가락부터 전방의 뒤꿈치뼈 위쪽 굽힘근의 이는곳까지 전체 발가락을 치료한다.

http://advanced-trainings.com/v/la08.html 에서 짧은 발가락 폄근 치료법의 비디오를 참조하세요

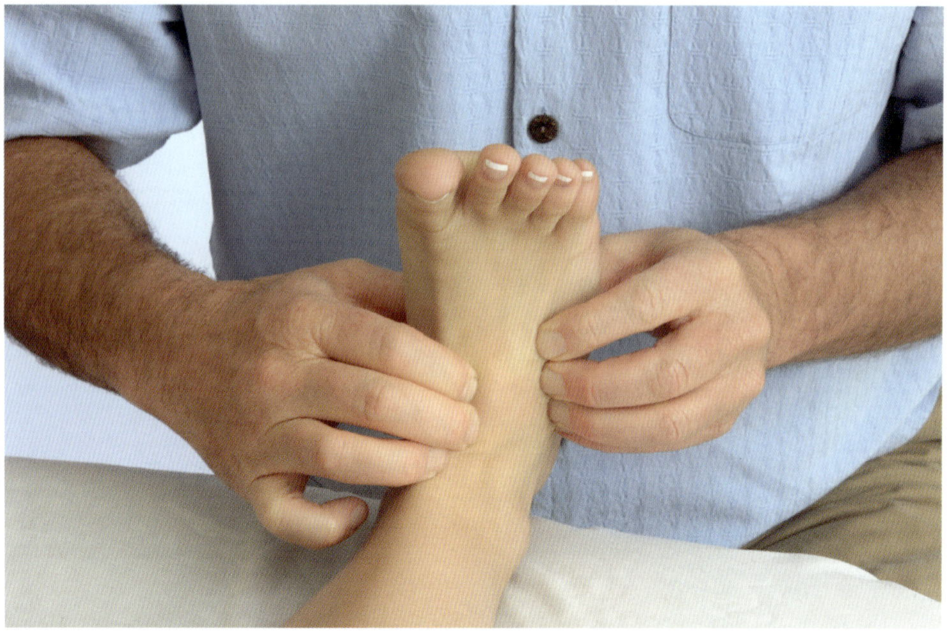

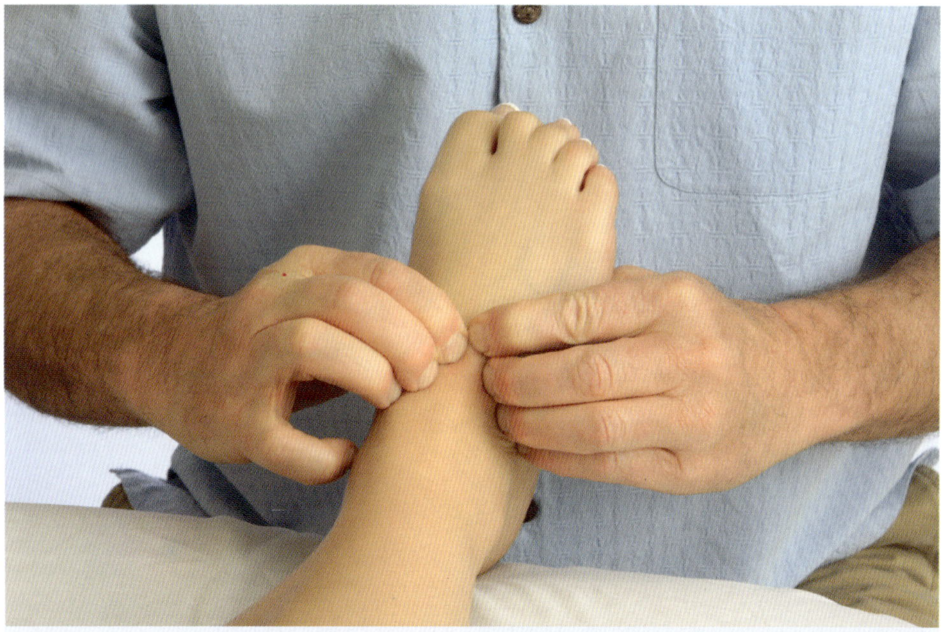

그림 7.6/7.7

짧은 발가락 폄근 치료법; 발의 위쪽에서 짧은 발가락 폄근으로 고정함에 의하여, 당신은 그 짧은 발가락 폄근을 늘려주도록 수동의 또는 능동의 발가락 굽힘을 사용할 것이다.

짧은 발가락 폄근 치료법

짧은 발가락 폄근(EDB)(**그림 7.8**)은 발의 발등 쪽에서 유일한 근육(그것의 엄지발가락 뼈머리를 따라서)이다. 기능적으로, 이것은 폄 또는 발등굽힘으로 MTPJ(발의 기저부에서 관절)를 당겨줌에 의하여 짧은 발가락 굽힘근을 보완해준다. EDB와 그것의 근막이 짧고 비탄력적일 때, 이러한 위로-굽힌 발등굽힘은 그 발가락 관절의 안정 위치가 된다. 여기에서 어떠한 수축된 조직도 풀어주도록 당신의 손끝을 사용하며(**그림 7.6과 7.7**), 이번에는 환자의 능동적인 또는 수동적인 움직임으로 구부림 또는 굽힘을 이용한다. 차례로, 각각의 발가락을 구분해 보며, 그러한 발가락 폄에 포함된 짧은 근육의 특정한 이는곳에 대하여 느껴본다.

발가락 힘줄, 관절주머니 그리고 힘줄집

발가락 자체의 관절들 주위에서 천천히 그리고 깊게 치료한 어느 정도의 시간을 갖는 것이 중요할 것이다. 폄근들(발등 쪽으로) 그리고 굽힘근들(발바닥 표면에서) 모두는 그것들의 긴 대립상대(긴 발가락 굽힘근과 폄근)와 함께 발가락 안에서 힘줄성 덮개로 수렴된다(**그림 7.9**). 망치발가락 패턴에서, 이러한 섬유초는 관절의 오목부위에서(굽어진 발가락의 주름 안에서: **그림 7.3**) 짧아지게 된다.

발가락의 곁인대에 더해서, 관절주머니도 역시 굽어진 발가락을 유지함에서 관여된다. 관절은 3개의 관절들 모두를 둘러씨며, MTPJ에서 가장 크며 가장 강력하고, 발가락 기저부 사이에서 놓여있다. 발의 긴 발허리뼈들 사이에서 이러한 인대와 모음근과 벌레근 등과 같은 기타 구조물은 정상적인 정렬이 가능하기에 앞서 부드럽게 늘려질 필요가 있다. 우리의 다른 치료법에서 그렇듯, 이러한 짧아진 조직을 늘려주도록 당신의 직접적인 압력과 함께 능동

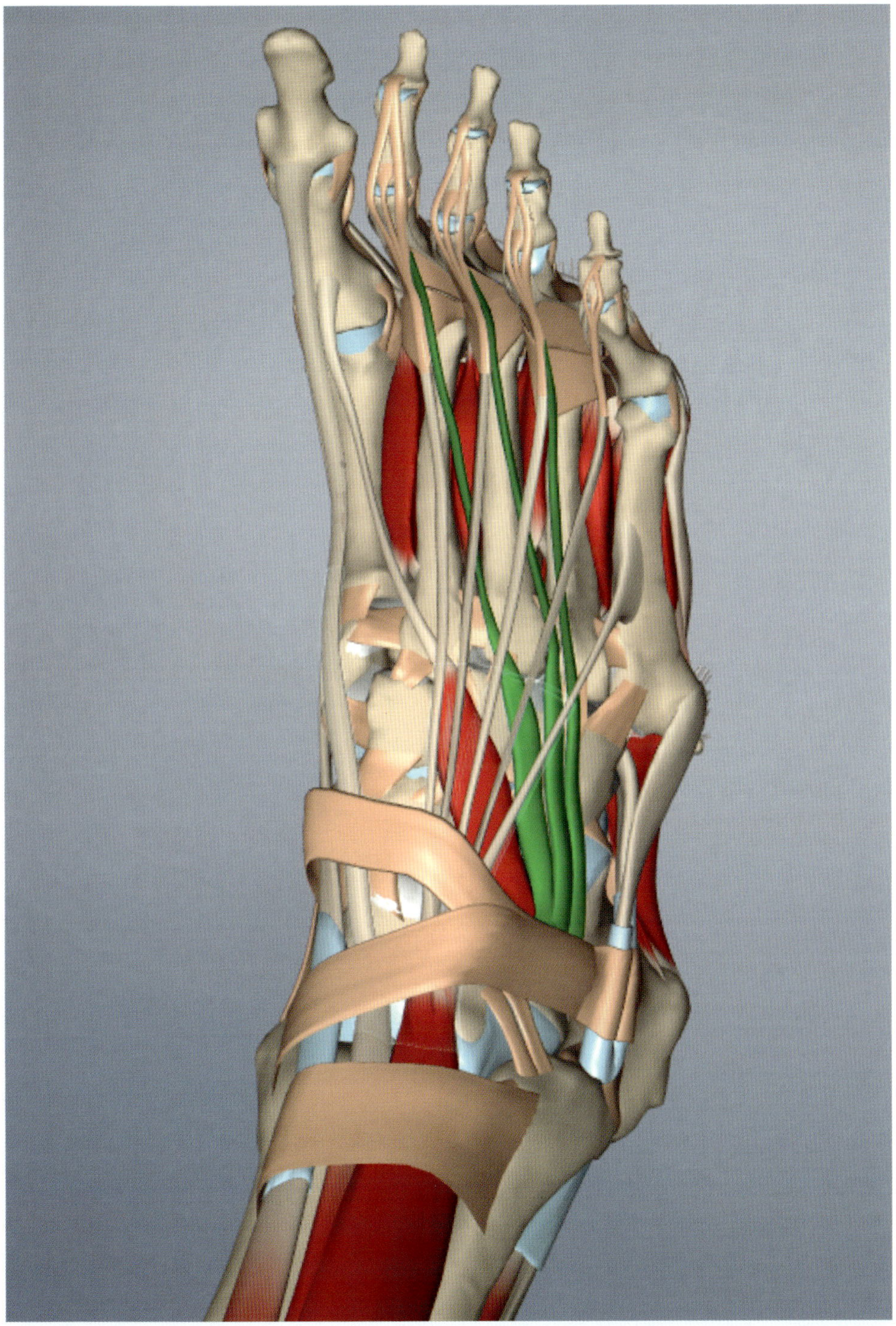

그림 7.8
짧은 발가락 폄근(녹색).

핵심 정리 : 짧은 발가락 폄근(EDB) 치료법

적응증은 다음을 포함한다:

- 망치발가락, 나무망치발가락, 갈퀴발가락
- 제한된 발가락 굽힘

목적

- 상실된 탄력성을 회복시키며 짧은 발가락 폄근, 힘줄, 힘줄집 그리고 관절주머니 등의 간격을 만든다.

방법설명

- 몸쪽 방향 안에서 발등 쪽 조직을 고정하도록 손끝을 사용한다. 손끝의 아래에서 잡힌 조직을 늘려주도록 발가락 굽힘을 사용한다.

움직임

- 능동의 그리고 수동의 발가락 폄근

의 그리고 수동의 환자 움직임을 이용한다.

환자가 이미 망치발가락 수술을 받았지만 여전히 통증이 있다면, 일단 그 수술이 치유된 후(최소한 6에서 8주 이후에) 발가락의 인대와 조직들을 치료하는 것이 통증을 줄여주도록 빈번하게 도움을 될 것이다.

발가락과 인대들이 많은 사람들에게서 민감하고, 간질거리거나 통증이 있을지라도, 자신의 환자와 긴밀한 의사소통을 유지하며 당신의 시간을 사용한다면, 그 감각은 충분히 참을 수 있을 것이다. 과민한 부위의 정상화는 그 자체로서 치료적인 효과가 있을 수 있다. 당신의 치료부터 조직 변화와 조합한다면, 이것은 유연성에서 만족스러운 변화와 통증 감소를 만들어낼 것이다.

이러한 시점에서, 발가락 관절 자체의 힘줄집, 관절주머니 그리고 인대 등과 함께 짧은 발가락 굽힘근과 폄근을 치료했다. 비록 거기에서 해야 할 것이 더 있고, 자신의 환자의 발가락의 안정 위치에서 가

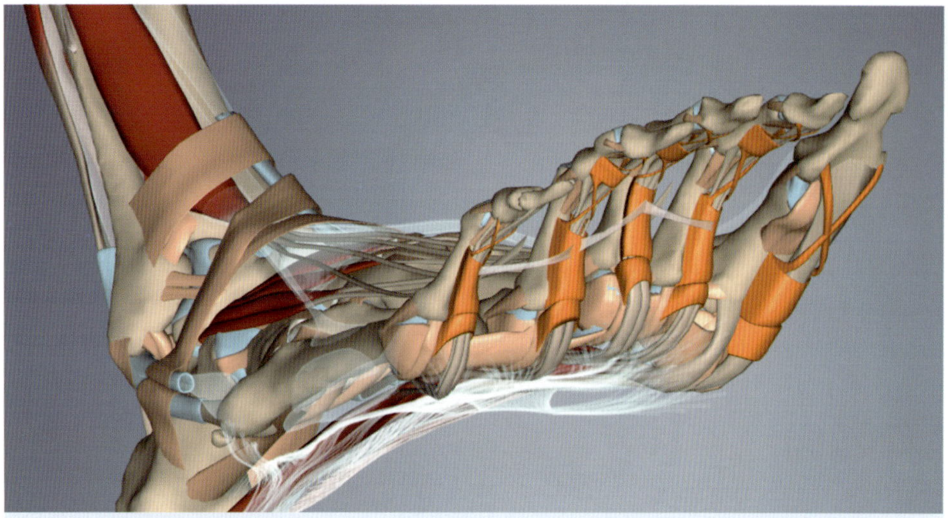

그림 7.9

굽힘근 힘줄집(오렌지색)은 발가락 관절을 둘러싸는 섬유성 결합조직 구조물의 일부이다. 그것들은 발가락 관절 고착에 일조한다. 능동의 그리고 수동의 움직임과 함께 조합한 압력으로, 이러한 구조를 세밀하게 치료한다.

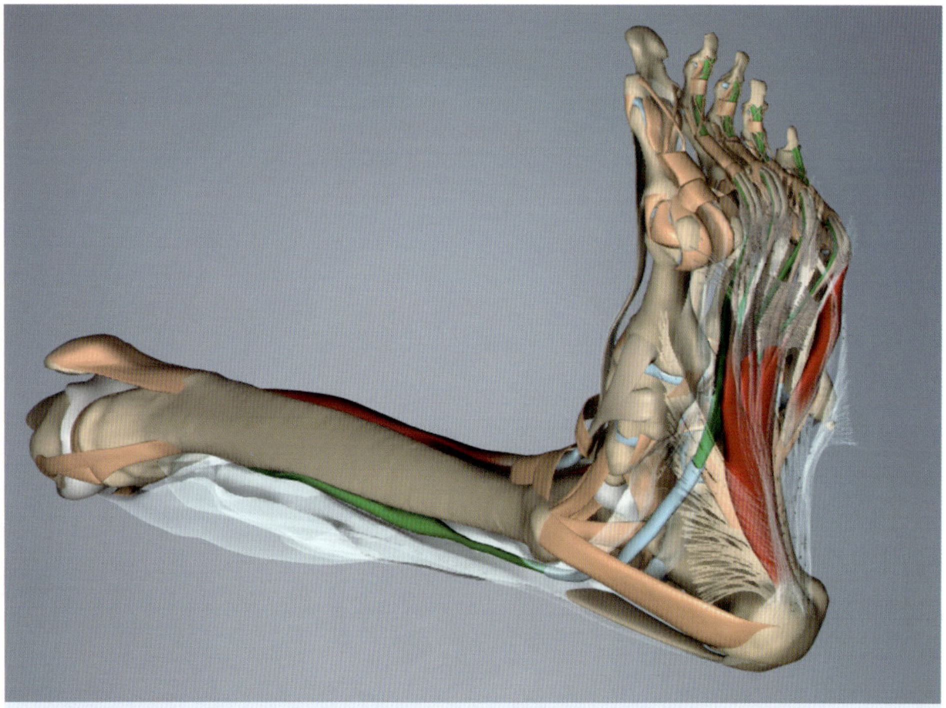

그림 7.10

긴 발가락(적색, 전방의 정강뼈) 폄근(적색) 그리고 굽힘근(녹색)은 종아리 안에서 시작한다. 짧은 그리고 작은 발가락 굽힘근(발 안에서 적색)도 역시 그려졌다.

시적인 변화를 살펴보도록 반복된 내원이 필요할지라도, 많은 경우 당신의 환자는 이미 훨씬 많은 발가락 유연성과 편안함을 느꼈을 것이다.

종아리에서 치료하기

지금까지, 우리는 발가락 자체의 인대와 조직들과 함께, 짧은 발가락 굽힘근과 폄근을 당신이 치료할 수 있는 몇 가지 방법을 설명했다. 짧아졌을 때, 이러한 근육들과 그 연관된 힘줄 및 근막은 망치발가락 병변을 만들 수 있는 발 내부의 주요 구조물이며; 그렇지만, 발의 구조는 전체의 일부에 지나지 않는다.

긴 발가락 굽힘근 치료법

발 내부에서 짧은 구조를 치료하는 것이 망치발가락 패턴을 치료함에서 하나의 필수적인 부분인 반면에, 긴 발가락 굽힘근과 폄근(**그림 7.10**)은 자체의 보다 짧은 근육들보다 더 많은 수축력을 발휘한다. 종아리 안에서 시작해서, 긴 굽힘근과 폄근은 발목관절을 건너가며 발가락의 가장 먼쪽 뼈에 부착하며, 균형잡기, 보행의 발바닥-밀기(push-off), 점프, 발가락 모으기 등등을 강력하게 보조한다. 발의 내부에서 자체의 짧은 맞섬근육들과 함께, 긴 굽힘근과 폄근 모두가 함께 짧아졌을 때, 이 근육들은 발가락의 기저부에서 MTPJ와 함께, DIPJ와 PIPJ(발가락 자체의 관절들)를 굽히게 된다.

비록 그 근육들이 발가락에 영향을 줄 지라도, 긴 발가락 굽힘근과 폄근의 주요 부위가 종아리 안에 놓인다. 우리는 이러한 구성요소를 골지힘줄 기관 반사를 이용함에 의하여 치료할 것이다. 압박과 능동의 움직임의 조합으로 자극받을 때, 골지힘줄기관(이것은 종종 골막으로 부착하는 힘줄의 근처에 집중된다)은 그 근육의 활성화 비율을 낮추도록 운동 단위의 알파운동 신경원(척수 안에서 연접을 경유해서)에

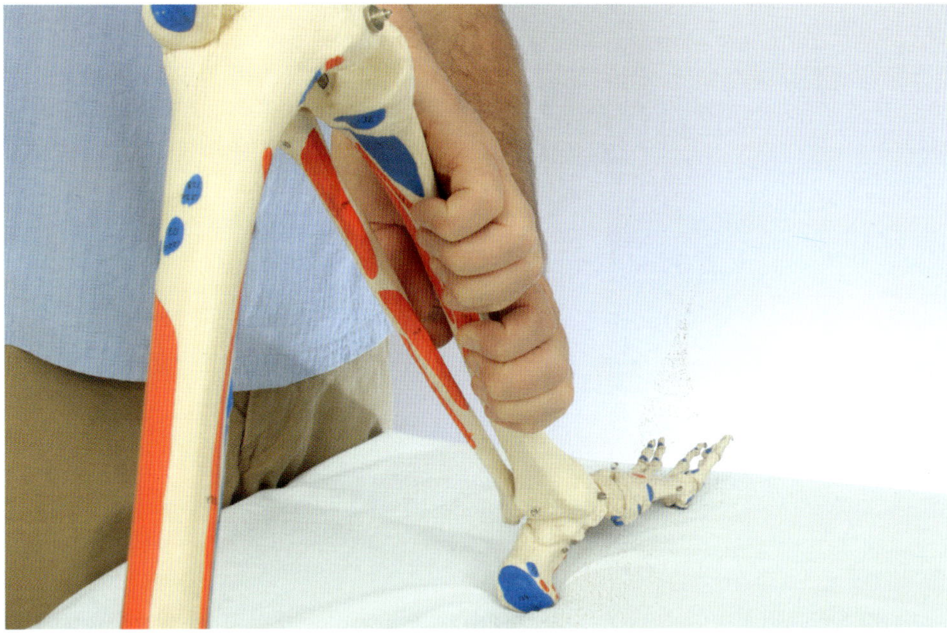

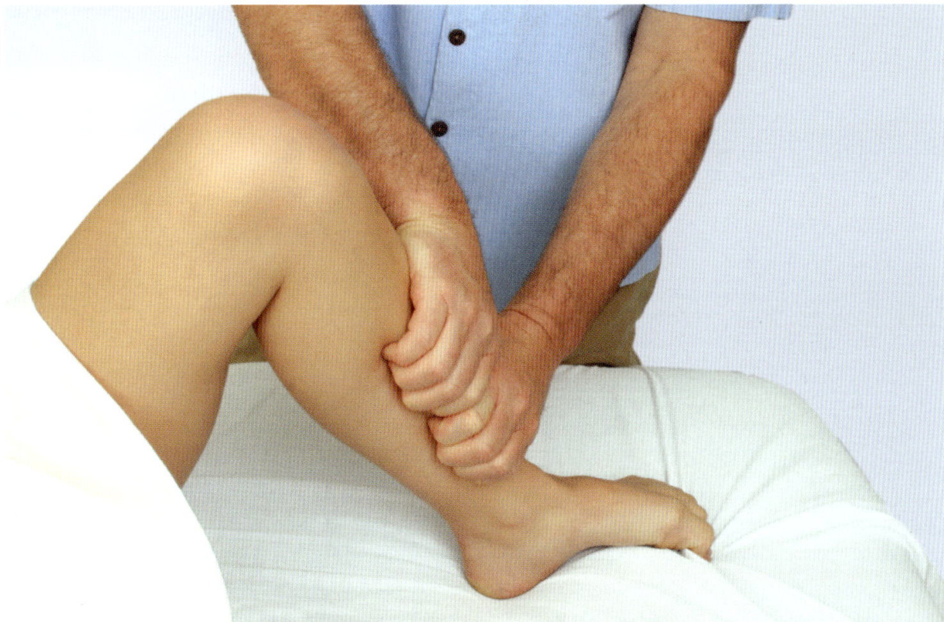

그림 7.11/7.12
긴 발가락 굽힘근 치료법. 긴 발가락 굽힘근은 정강뼈의 후면에 놓인다. 이것은 민감한 부위이며 쉽게 멍들게 된다. 그러므로, 당신의 손가락을 미끄러뜨리거나 움직이는 것보다 부드러운 압력과 능동적인 발가락 굽힘(구부리기)를 사용한다.

신호를 보낸다. 치료사 영역에서 최소의 힘으로 근육의 부착부를 치료하며 이러한 골지 반응을 자극함은 국소적인 과긴장에서 감소로 결과하며, 그러므로 보다 섬세한 전신적인 움직임 협조성을 강화시킨다 (4).

긴 발가락 굽힘근의 몸쪽 부착지점은 발목과 무릎의 중간 지점의 정강뼈의 후면 위에서 종아리의 내측면으로 접근될 수 있다(**그림 7.11, 7.12, 7.13**). 여기에서 골지힘줄 반응을 자극하도록, 그 정강뼈 주변을 당신의 양손으로 감싸 잡으며 당신의 손가락으로 정강뼈의 바로 뒤에서 구조물 안으로 감지해 들어간다. 여기는 예민한 부위이며, 그러므로 천천히 진행한다. 환자에게 자신의 발가락들을 굽히도록(구부리도록) 요청함에 의하여, 정강뼈의 후면에서 긴 발가락 굽힘근의 정확한 부착지점을 위치 확인할 수 있을 것이다. 미끄러뜨리거나 문지르기보다는, 환자가 지속적으로 발가락을 굽혔다 폈다 하므로, 확고하지만 부드러운 정적인 압박만을 사용한다. 환자에게 "발가락으로 떨어진 수건을 잡으세요" 라고 요청함은 아주 효과적인 지도가 된다. 당신의 접촉 아래에서 조직의 이완과 부드러워짐을 느껴보며, 또한 환자의 움직임의 시작부위에서 이동에 대해서도 느껴본다. 일단 골지힘줄 반응이 작용한 후, 움직임은 보다 섬세한 조절과 함께 그리고 보다 점진적으로 그리고 유연하게 시작할 것이며; 갑작스런 시작이나 한꺼번에 만드는 수축이 적어진다.

당신이 발가락 굽힘과 함께 근육 수축을 느끼는 곳 어디에서든, 그 뼈의 바로 옆으로 굽힘근이 부착하는 정강뼈의 중간 부분을 따라서 이러한 느린, 지속적인 이완을 반복한다. 이어서, 여기에서 이러한 예민한 부위를 천천히 벗어나도록 긴 또는 미끄러지는 문지르기와 함께 여기에서 치료를 마무리 한다.

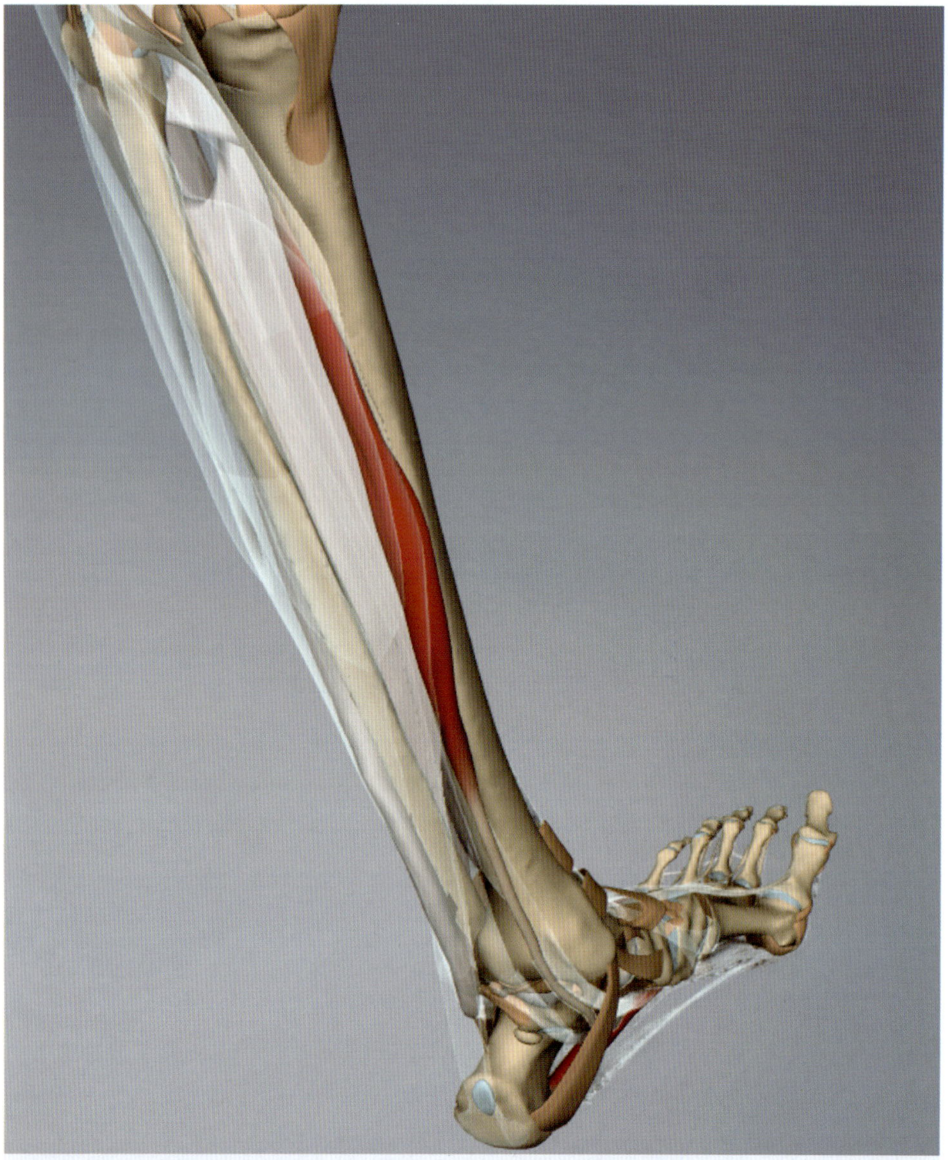

그림 7.13
긴 발가락 굽힘근(적색).

이러한 방식에서 긴 굽힘근을 치료하는 것은 발가락 굽어지는(굽힘) 고착을 치료할 것이다. 우리는 MTPJ의 위쪽으로 굽어짐(신전)을 치료하도록 긴 발가락 폄근에서 치료로 이것을 보완하게 될 것이다.

핵심 정리 : 긴 발가락 굽힘근 (FDL) 치료법

적응증은 다음을 포함한다:

- 망치발가락(Hammertoe), 나무망치발가락(Mallet toe), 갈퀴발가락; 휘어진 발
- 제한된 발가락 폄
- 유형 1 발목관절 발등굽힘 제한

목적

- 안정 시 긴장도를 줄여주며 골지힘줄 기관 반응을 경유해서 긴 발가락 폄근의 상실된 탄력성을 회복시킨다.

방법설명

- 정강뼈 후면의 내측면의 FDL 부착부에서 예민한 정적인 압력을 사용한다. 당신의 위치를 정교하게 하도록 능동의 발가락 및 발목 움직임을 이용하며, 골지힘줄기관의 반응을 유발한다. 움직임의 보다 유연하고, 느린 시작에 대하여 그리고 당신의 손끝 아래에서 조직의 부드러워짐을 느껴본다.

움직임

- 능동의 발가락 굽힘과 폄; 능동의 발목 발등굽힘과 발바닥굽힘

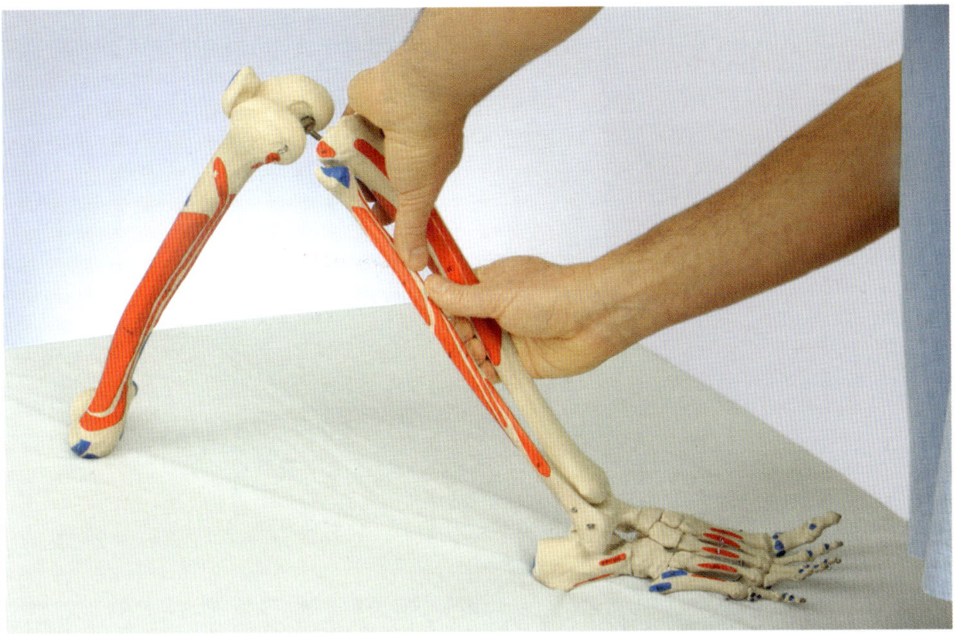

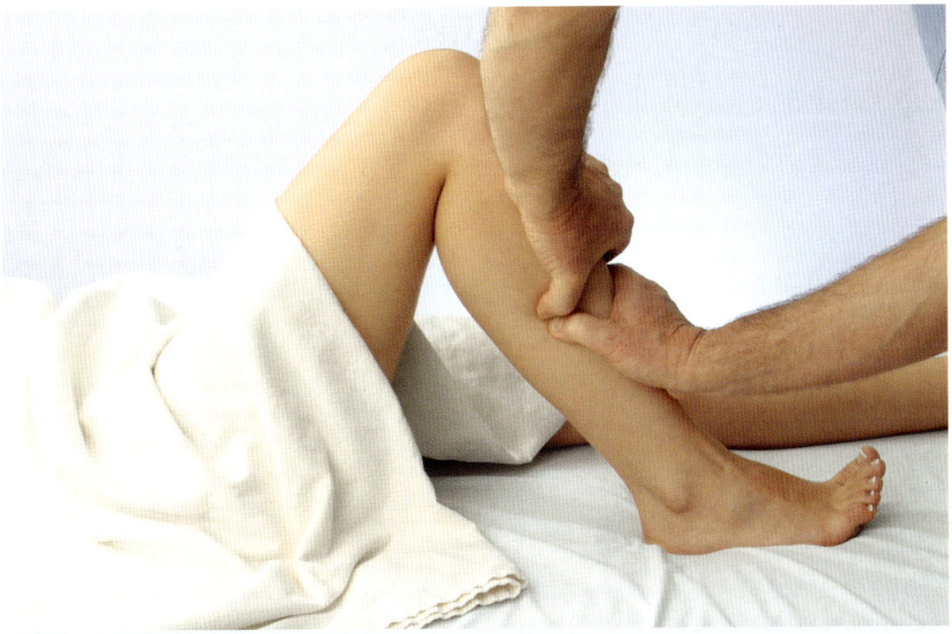

그림 7.14/7.15
긴 발가락 폄근 치료법. 긴 발가락 폄근은 종아리뼈로, 그리고 정강뼈와 종아리뼈 사이의 공간 안에서 종아리의 뼈사이막으로 부착한다. 이러한 구조의 몸쪽 부착부에서 정적인 압박과 조합해서 능동의 발가락 폄을 이용한다.

긴 발가락 폄근 치료법

긴 발가락 폄근(EDL)은 종아리뼈의 내측 표면으로 부착하며, 종아리뼈 길이의 근위부 3/4을 따라서 놓여진다. 이것은 또한 종아리의 근육간 사이막과 뼈사이막으로 부착하며, 뼈사이막은 정강뼈와 종아리뼈 사이의 공간에 걸쳐진다.

긴 발가락 폄근 이는곳을 치료하기 위해서, 긴 발가락 굽힘근 치료법에서 당신이 사용한 동일한 정강뼈-감싸 잡기를 사용하지만, 이번에는, 당신의 엄지손가락으로 치료할 것이다(**그림 7.14와 7.15**). 종아리의 가쪽면 위에서 긴, 밧줄같은 종아리근에 대하여 바로 앞에서 잠겨 들어감에 의하여 종아리뼈의 전면을 찾아본다. 당신의 엄지손가락이 젖혀지지 않도록 조심하며, 자신의 엄지손가락 관절들에서 약간의 굽힘을 유지한다. 폄근 이는곳은 찾아냄에서 약간 헷갈리며 — 여기서의 조직은 많은 사람들에게서 치밀하고, 꽉 차 있으며 구분되지 않는다. 때때로, 먼저 종아리의 전면을 준비시키도록 보다 넓고, 보다 표면적인 치료법을 사용함은 폄근 이는곳을 보다 접근하기 쉽게 만들도록 도와줄 것이다. 한 가지 그러한 방법은 5장에서 설명했던 앞정강근 치료법을 포함할 것이다.

일단 뼈 자체의 위에서 근육부착부와 접촉한 후, 종아리뼈의 전방내측면에 집중한다. 이전의 치료법과 마찬가지로, 그 부착부를 찾아내도록 그리고 이완하도록 도와주는 능동의 발가락 움직임과 함께 정적인 압력을 사용한다. 이번에는, 발가락 폄(발가락 들어올리기)을 사용한다. 이완의 시기 동안에, 지시사항은 "당신 발가락을 펴주면서 발 아래 있는 수건을 밀어보세요"가 될 것이며; 이것은 긴 굽힘근들에 대하여 사용된 그 움직임의 반대가 된다. 그 치료법을 시행하면서 다음 사항이 골지 반응의 지표이므로, 움직임의 보다 느린, 보다 유연한 착수로 향한

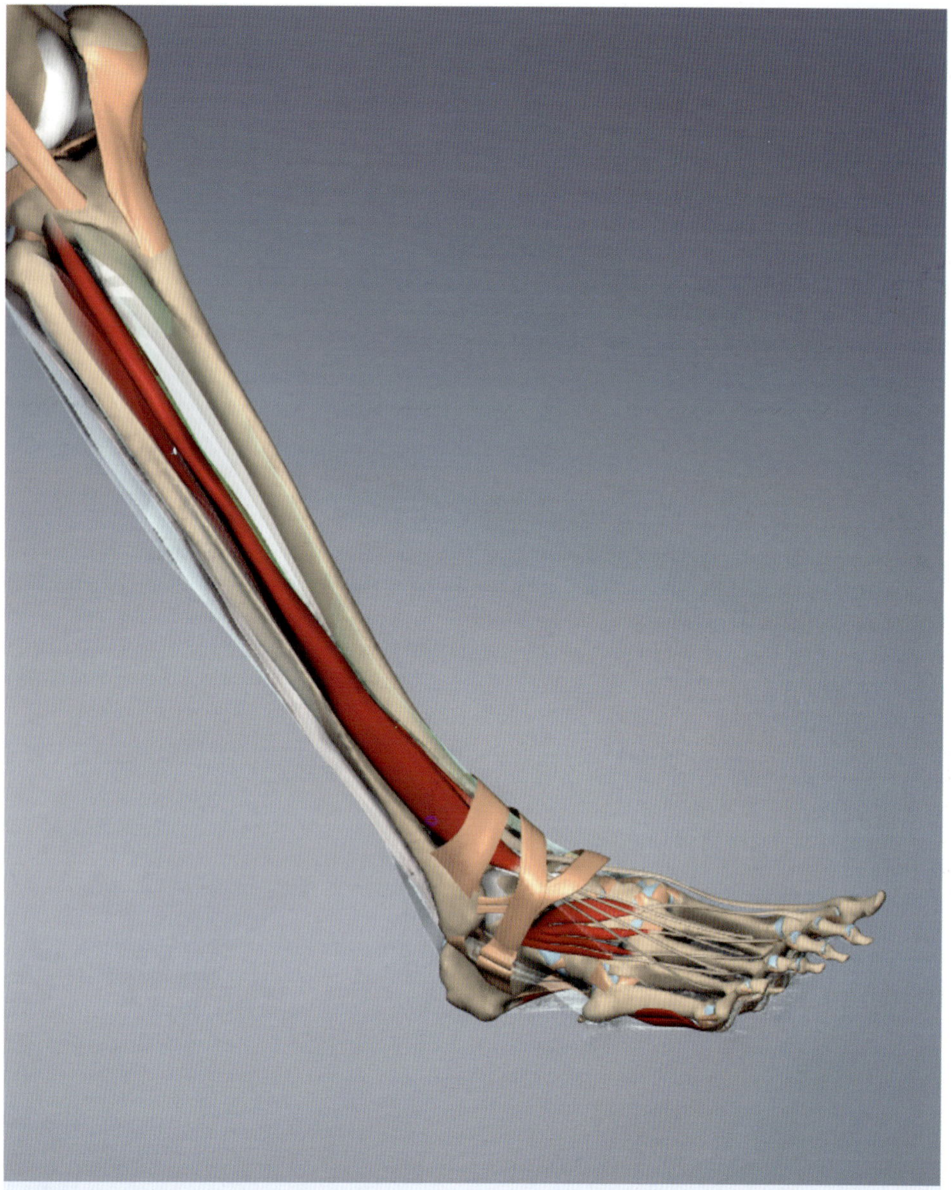

그림 7.16
긴 그리고 짧은 발가락 폄근(적색).

핵심 정리 : 긴 발가락 폄근(EDL) 치료법

적응증은 다음을 포함한다:

- 망치발가락, 나무망치발가락, 갈퀴발가락
- 제한된 발가락 굽힘, 각별히 발목관절 발등굽힘에 의하여 더욱 감소될 때

목적

- 안정 시 긴장도를 줄여주며 골지힘줄기관 반응을 통해서 긴 발가락 굽힘근의 상실된 탄력성을 회복시킨다.

방법설명

- 위에 놓인 조직을 준비시킨 후, 앞종아리뼈의 내측면에서의 EDL 부착지점에 민감한 정적인 압박을 사용한다. 당신의 치료 위치를 정교하게 정하도록, 그리고 골지힘줄기관 반응을 유발하도록 능동의 발가락 및 발목 동작을 사용한다.
  그 움직임의 보다 느리고, 보다 유연한 시작을, 그리고 당신의 손아래에서 조직의 부드러워짐을 느껴본다.

움직임

- 능동의 발가락 굽힘과 폄;
  능동의 발목 발바닥굽힘과 발등굽힘

전환과 함께 조직 이완에 대하여 느껴본다. 일단 당신이 이러한 감각을 느낀 후, 뼈사이막에서 그 부착부를 치료하도록 정강뼈와 종아리뼈 사이의 공간 안으로 향하는 것과 함께 종아리뼈의 다른 부위로 치료를 이어간다.

각별하게 당신의 집중된 압박이 종아리의 전면에서 부종성의 눌린 흔적(드물지 않으며, 각별하게 유념할 원인도 아니다)을 남겨두었다면, 앞에서 설명한 정강뼈근 치료법(또는 유사한 넓은 부위의 치료법)도 역시 치료한 그 부위를 좀 더 유연하게 만들도록 일종의 마감하는 치료동작으로서 사용될 수 있다.

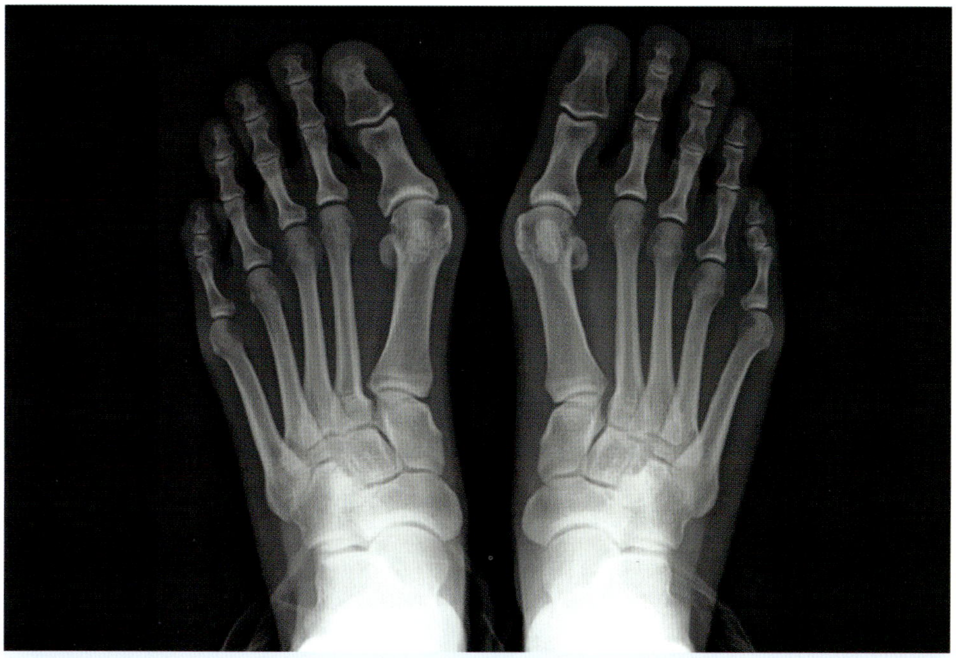

그림 7.17

무지외반증 또는 건막류는 망치발가락을 동반할 수 있다. 당신은 굽힘근과 폄근에 대하여 여기에서 설명된 방법과 비슷한 방식에서, 길고 짧은 엄지발가락 굽힘근과 폄근 모두를 치료함으로 종종 건막류 경직성과 통증을 편하게 만들 수 있다.

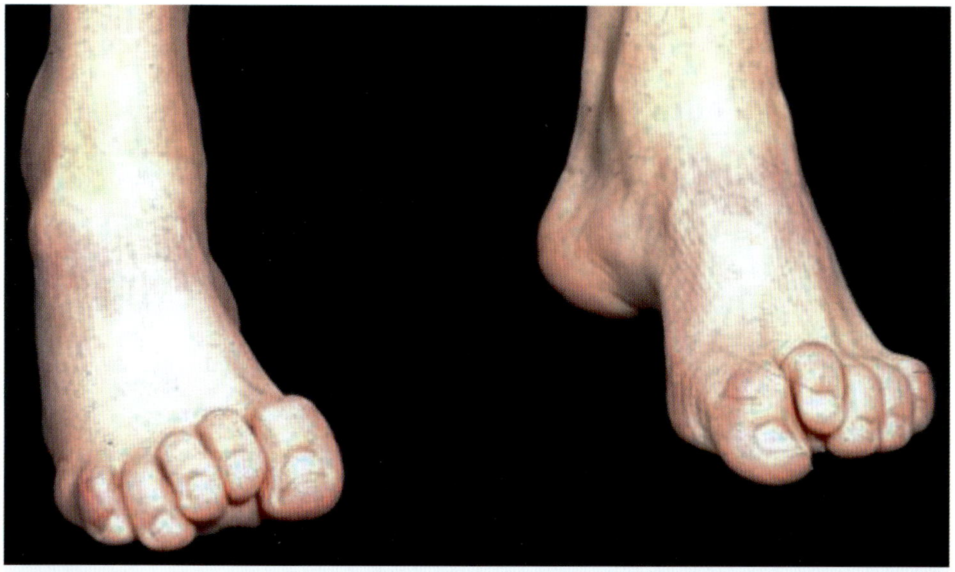

그림 7.18

망치발가락 또는 건막류는 종종 굽은발(talipes: 오목발 또는 만곡족 등으로도 알려진)과 같은 결합조직 구축을 포함하는 다른 병변을 동반한다.

건막류에는 어떠한가?

무지 외반증 또는 건막류(**그림 7.17**)는 종종 망치발가락을 동반한다. 건막류는 때때로 보다 작은 발가락들로 가장 큰 발가락이 주게 되는 외측방의 쏠림을 통해서 망치발가락을 유발하는 것으로 생각된다. 그렇지만, 망치발가락 구축을 유발하는 동일한 물렁조직 불균형이 아마도 무지외반증을 유발한다는 것이 조금 더 설득력있게 보인다. 보다 작은 발가락들이 그것들의 이웃한 발가락에 의하여 안정되며 시상면 안에서 보다 쉽게 굽어지는(굽힘/폄) 반면, 가장 큰 발가락은 횡단면 안에서 가장 쉽게 굽어진다(벌림/모음). 다르게 말해서 굽힘근과 폄근 모두가 짧을 때, 보다 짧은 발가락들은 망치발가락 자세로 굽어지며 가장 큰 발가락은 건막류로 굽어진다는 것이다.

무지외반증은 또한 넙다리뼈의 가쪽벌림, 꽉 끼는 신발, 유전적인 요인 그리고 기타 영향의 요인들과도 연관될 수 있다. 그것의 원인이 무엇이든 나는 여기에서 설명된 방식과 유사한 방법으로 엄지발가락 굽힘근과 폄근을 치료하는 것이 건막류 불편함과 경직성에 대한 연부조직 기여요소를 완화시킬 수 있다는 것을 보아왔다.

망치발가락과 건막류는 개별적으로 존재하지 않으며 — 그것들의 고착성과 조직 단축은 신체 안에서의 어딘가에서 발생하는 패턴을 반영한다. 예를 들어, 종종 높게 고정된 아치 또는 그 극단적인 사례인 굽은발(talipes)이나 오목발(pes cavus: club foot) 등과 같은 전반적인 결합조직 구축의 높은 비율을 보여줄 때 망치발가락이 존재한다(**그림 7.18**). 망치발가락 구축은 발가락의 근육으로 한정되지 않으며 — 개인적 경험에서, 망치발가락은 보다 경직된 뒤넙다리근, 척추세움근과 경추부 근육들을 동반할 수 있으며; 신체 전반에 걸쳐서 결합조직 단축의 기타 패턴을 동반할 수 있다. 비슷하게 제한된 발가락 동작도 역시 전신적인 영향을 보유할 것이며, 이어서 그 사람의 보폭을 줄이며, 그 사람의 종아리 회전과 머리의-상하 움직임(head-bob)을 증가시키며, 그 사람의 균형을 손상시키고, 무릎과 엉덩관절 등의 역학을 변화시킨다.

관절이 변할 수 있는가?

망치발가락의 굽어짐은 대체로 가동적이며, 상당하게 유연하고 탄력적인 것에서부터 지극히 고착되며 경직된 것까지 펼쳐진다. 비록 망치발가락이 주로 물렁조직 구축으로 시작했을지라도, 시간의 경과로 굽어진 자세, 움직임 부족, 그리고 신발 접촉면으로부터 압박 등의 스트레스는 그 발가락 관절들의 관절 표면을 악화시키며, 관절성 경직상태와 부가적인 통증을 유발한다. 발가락 관절들이 더 경직될수록, 거기에 뼈의 또는 관절의 변화가 존재할 개연성이 더 증가한다.

이것은 그 발가락들에 대한 치료를 포기할 이유가 아니다. 나는 우리 할아버지가 자신의 발가락 통증을 호소했다고 말했다. 내가 그의 망치발가락을 치료하기 시작했을 때, 그는 90대 였으며, 그의 늙은 관절들은 상당히 경직되어 있었고, 상당한 정도의 관절 퇴행성 변화도 보유했겠지만, 우리의 치료는 그럼에도 불구하고 매우 의미있는 결과를 만들었으며 — 그는 현저하게 호전된 발가락과 발의 가동성을 얻었고, 이것은 그의 양발에서 더욱 증가하는 안정성과 보다 편안한 발걸음을 얻도록 도와주었다.

뼈와 관절 자체는 더 좋은 방향으로 변할 수 있으며; 정상적인 조직 긴장도와 움직임이 회복될 때, 관절들도 회복되며 반드시 치유될 수 있다. 이것에도 불구하고 수술적인 처치가 아마도 최선의 가능한 치료가 될 시기가 분명히 존재한다. 발가락 수술을 받은 환자들을 위해서, 일단 그 조직이 치유된 후 이러한 치료법은 좀 더 정상적인 가동범위와 기능을 재확립하도록 도와줌에서 매우 효과적이다.

망치발가락이 때때로 질병, 신경병변 또는 다른 문제로부터 결과한다면, 우리는 분명하게 망치발가락의 모든 사례를 되돌려줄 수 없을 것이다. 그렇지만 그러한 사례일지라도, 당신의 능숙한 그리고 철저한 물렁조직 치료는 당신 환자의 통증을 완화시키도록 도와줄 것이며 움직임의 더 많은 상실과 결과적인 퇴행성 변화를 예방하도록 도와줄 것이다.

만약 거기에서 관절성 경직이 존재한다면 — 그것들의 원인에 관계없이 — 이것은 단순하게 당신과 당신 환자가 신속한 회복에 대한 기대에서 좀 더 물러서야 한다는 것을 요구한다. 참을성을 갖고 지속하라. 그리고 당신 환자의 능동적인 움직임을 이용하고, 그것들이 발생하므로 그 작은 증가하는 호전을 절대로 놓치지 말아라.

참고문헌 (References)

[1] *Hammertoes/Claw Toes*. (20 Sep 2011) http://www.healthcommunities.com/hammertoesclaw-toes/hammertoe-remedies.shtml. [Accessed Jan 2014]

[2] Watson, A. (2009) Hammertoe Deformity. eMedicine. Ed. Stephens, H.M. 10 Mar. *Medscape*. 23 Jun.

[3] Fishco, W. (2009) Emerging Concepts in Hammertoe Surgery. *Podiatry Today*. 22(9). p. 34.

[4] Schleip, R. (2003) Fascial Plasticity – A New Neurobiological Explanation, Part I. *Journal of Bodywork and Movement Therapies* 7, no. 1. p. 14.

그림 저작권 (Picture credits)

Figure 7.1 courtesy Healthwise, used by permission.
Figure 7.3 courtesy Advanced-Trainings.com (after Cailliet), used by permission.
Figures 7.2, 7.4, 7.5 and 7.8 and 7.9, 7.10, 7.13, 7.16 and 7.18 courtesy Primal Pictures, used by permission.
Figures 7.6, 7.7, 7.11, 7.12, 7.14 and 7.15 courtesy Advanced-Trainings.com, used by permission.
Figure 7.17 copyright Michael Nebel, used under CC BY-SA license.

스터디 가이드

망치발가락

1. 짧은 발가락 굽힘근은 어디서 찾을 수 있는가?
   a. 발등쪽
   b. 가쪽 종아리의 뒤쪽
   c. 발바닥 쪽
   d. 내측 정강뼈

2. Ida Rolf에 따르면, 균형잡힌 신체에서 굽힘근이 굽혀주고, 폄근은?
   a. 짧아진다
   b. 펴준다
   c. 벌려준다
   d. 아파진다

3. 본문에서 설명한 듯, 짧은 발가락 굽힘근에서 환자의 어떤 움직임이 사용되는가?
   a. 발목관절 안쪽번짐
   b. 발가락 굽힘
   c. 발목관절 발바닥굽힘
   d. 발가락 폄

4. 본문에서 골지힘줄기관이 어떤 부위에 집중되있다고 말하는가?
   a. 근육의 근복부에
   b. 근육 부착부 근처에
   c. 관절주머니의 내부에
   d. 인대 안에

5. 본문에서 주장한 것처럼, 긴 발가락 굽힘근 치료법에서 치료사의 손은?
   a. 정강뼈를 따라서 미끄러진다
   b. 외측 후방의 정강뼈 위에서 정적인 압박을 유지한다
   c. 정강뼈 내측 후방에서 정적인 압박을 유지한다
   d. 외측 후방의 종아리뼈를 따라서 미끄러진다

정답은 www.Advanced-trainings.com/v1key/에서 확인하라.

전족의 아치

8

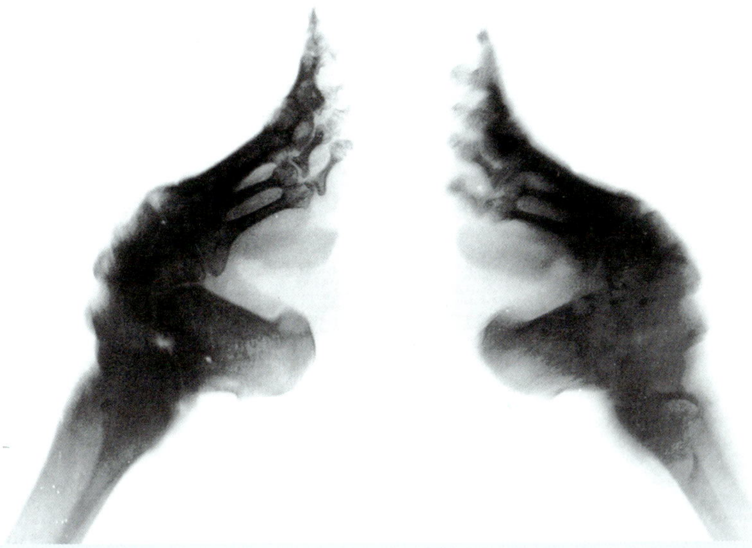

그림 8.1
전족의 X-선 사진.

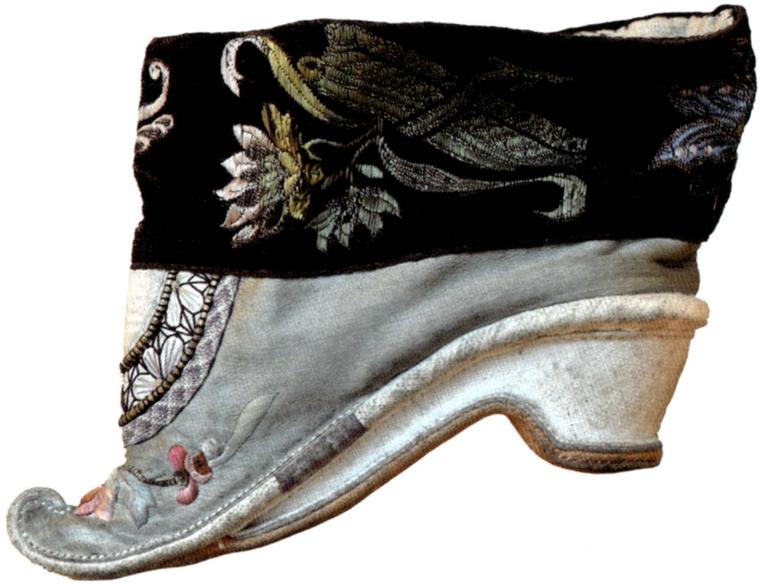

그림 8.2
전족을 위한 작은 신발, 중국 18세기 이 신발이 오로지 엄지발가락만 들어가므로, 위의 사진은 대략적으로 실재 크기와 같은 크기이다.

미켈란젤로는 "발이 신발보다 훨씬 더 고귀하다는 것을 깨닫지 못한다는 것은, 정신이 공허하며 무지몽매해서이다."라고 언급했다. 대략 500년이 지나고, 우리는 여전히 우리의 발을 신발 안으로 싸매고 있으며; 신발은 아름다움을 위해서라지만, 종종 너무도 작다.

아무튼, 압박된 발은 절대로 행복한 발이 아니다. 한 가지 극단적인 사례로서, 1912년에 법으로 금지되었으며 1949년에 다시 한번 더 금지되었음에도 불구하고, 최근까지도 중국의 일부 지역에서 시행되었던, 전족(발을 작은 신발 안에 묶어두는 것)을 생각해보라. 아름다움이란 미명아래, 작은 신발에 들어가도록 발의 뼈들은 부러지며 비틀려졌다(**그림 8.1과 8.2**). 전족을 한 여성은 통증과 평생의 장애로 고통 받았다(1).

발의 뼈들 사이의 공간은 골 자체만치 중요하다. 충분한 공간이 없다면, 양발은 자체의 유연한 가동성을 상실하며, 그 가동성은 걷기, 서 있기 그리고 달리기 등에 뒤따르는 지속적으로 달라지는 각도, 힘, 그리고 표면에 적응하도록 필요한 것이다. 양발이 안정성을 제공하는 너무도-섬세한 조절을 만들어낼 수 없을 때, 신체 내부의 어딘가의 구조에서 반드시 보상해야 한다. 근육이 경직되며; 결합조직이 단단해지고, 팽팽해지며 결국 적응할 수 있는 기능이 소진되도록 굳어지게 된다.

이것을 시험해보라: 맨발로 방안을 거닐지만, 엄지발가락의 어느 한 관절이 움직일 수 없도록 부목을 댄다. 이것은 걷는 방식을 변화시킬 것이며; 당신의 몸 안에서 자신이 이러한 발가락 제한의 영향을 느끼는 부위를 알아낼 수 있는가 살펴본다. 이와같이 오랫동안 걸어야 한다면, 일부 도수치료가 어디에서 필요하겠는가? 많은 사람들은 자신들의 무릎 기능에서

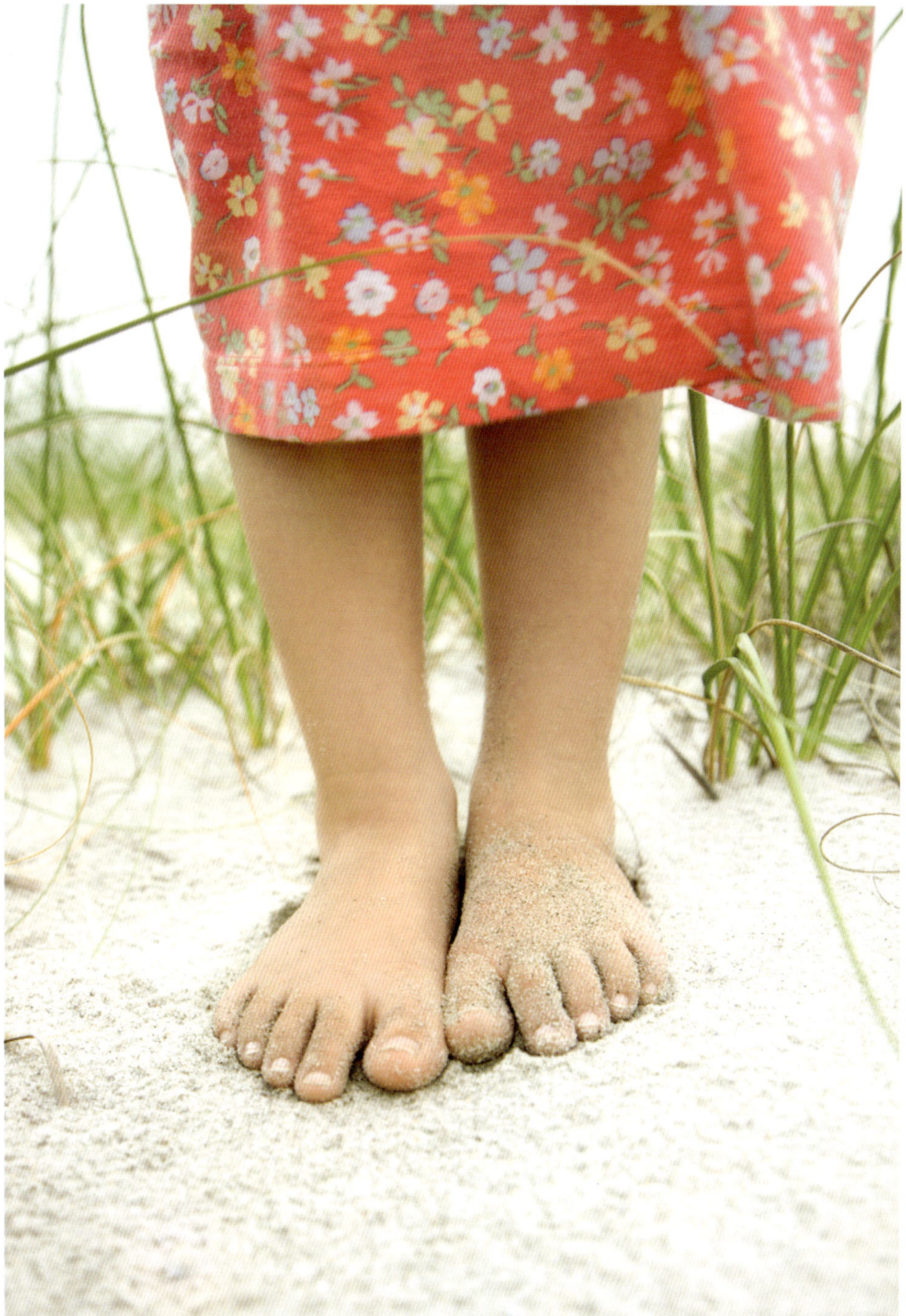

그림 8.3

신발-착용자의 발과 본래의 신발-신지 않은 사람들의 발을 비교한 연구에서 신발 착용자와 보다 좁은 양발, 더 높은 아치 그리고 덜 균등한 체중 분포를 연관지었다.

변화를 감지하거나, 보다 단단한 엉덩관절을 보유한 것을 알게되거나 또는 허리나 목 불편함을 보게 될 것이다. 양발이 불행할 때, 신체의 나머지도 행복할 수 없다.

맨발 달리기의 시작이 대중화되면서 많은 사람들이 보는 네이쳐 지(誌)에서 영향력 있는 2004년 논문을 실으면서, 맨발은 우리가 걷거나 달리는 것을 의미하는 방법이다(2). 최소 장비의 달리기는 Christopher McDougall의 2009년 베스트셀러인 달리기 위해 태어나다(born to run)의 출간과 함께 인기를 끌었다. 이 책이 마감되면서 약 5년 후, 손상에 대한 보고가 증가하면서, 맨발 달리기는 마치 갑작스럽게 인기를 잃는 듯 보였다(3). 그렇지만, 그 증거는 복합적이며, 맨발 달리기는 여전히 열렬한 옹호자와 그 운동의 악담가 모두를 보유한다. 비록 분명하게 만병통치약도 아니며 그것의 일시적인 유행의 측면에도 불구하고 (최소의 신발은 그것이 별것없음에도 불구하고, 종종 훨씬 더 비싼), 맨발 달리기는 발 건강의 정의에 대하여 시사하는 바가 많은 논란을 자극했다. 이러한 논란은 우리가 우리의 환자들에게 우리의 도수치료를 적용할 수 있는 착상을 제공한다. 예를 들어, 맨발 달리기의 옹호론자들은 과도한 완충기능이 발-딛기가 제공하는 고유수용 감각 신호를 감소시킬 수 있으므로, 양발이 지나치게-쿠션을 갖추거나 고정되지 않을 때 우리의 몸이 더 잘 행동할 수 있다는 것을 주장한다.

나는 이 장에서 그들이 맨발로 달리던 달리지 않던 관계없이, 누구의 발이든 자연적인 가동성과 적응성의 높은 수준을 획득할 수 있도록 도와줄 수 있는 두 가지 치료법을 설명할 것이다.

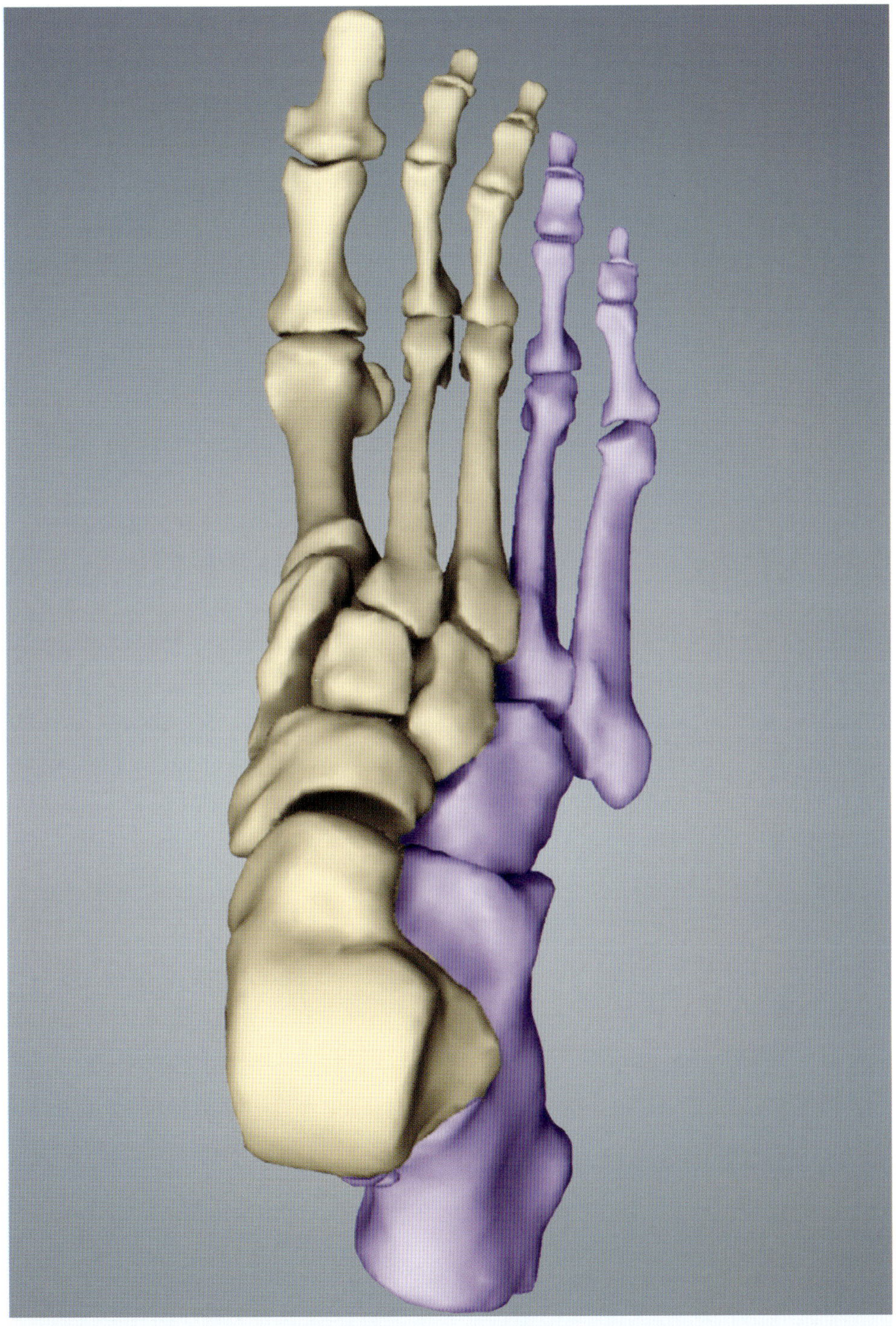

그림 8.4
발의 골격상의 구분: 내측의 아치와 외측의 아치(보라색).

평발이라는 것은 나쁜 발인 것인가?

아치 높이라는 문제를 살펴봄에서, 아치 해부학의 간략한 고찰이 순서이다. 골격상으로, 발의 뼈들은 종방향으로 살(우산살과 비슷하게) 모양의 세트들로서 기능하며, 각각의 세트는 발가락, 그 발가락의 발허리뼈 그리고 연관된 발목뼈로 이루어진다. 이러한 발의 살은 두 개의 기능적인 구분으로 분류될 수 있다: 내측의 그리고 외측의 아치(**그림 8.3**). 내측 아치의 뼈들은 1번, 2번 그리고 3번 발가락; 그것의 발허리뼈들, 거기에 더해서 쐐기뼈와 발배뼈 그리고 목말뼈를 포함한다. 외측의 아치는 네 번째와 다섯 번째 발가락 살로 이루어지며, 그것들과 연관된 발목뼈로서 입방뼈를 공유한다. 이어서 입방뼈는 독특한 고정 관절을 통해서 발꿈치뼈와 관절하며, 그러한 관절은 안정성을 더해준다. 발과 종아리의 근육, 힘줄, 인대, 근막 그리고 관절주머니 등과 같은 결합조직들은 그 조직의 탄력성과 탄성력에 따라서, 그 아치로 반동성이든 고정성이든 제공하게 된다.

일부 맨발 달리기 옹호론자들이 그 가정에 의문을 품었을 지라도, 전통적으로 낮은 아치 또는 평발은 문제가 있는 것으로 여겨졌다. 한편 과도한 엎침(회내)(**그림 8.4**)이 발과 발목, 그리고 종아리 등의 문제와 확실하게 연관되는 한편, 엎침 동작과 전반적인 발 건강에 대한 아치 높이의 연관성은 분명하지 않다.

일반적으로 수용되는 관점은 낮은 아치가 발꿈치뼈의 과도한 엎침과 연계된다는 것이다. 목말뼈(안쪽 아치의 일부)가 발꿈치뼈(가쪽 아치의 일부가 되는)의 꼭대기에 놓이기 때문에, 발꿈치뼈와 가쪽 아치의 엎침 또는 가쪽번짐은 통상적으로 목말뼈를 내측으로 내려뜨리는 것으로, 안쪽의 아치를 내려주고 평발을 만드는 것으로 생각된다. 그렇지만, 엎침을 낮은 아치보다 높은 아치와 관련지으며, 이 관점

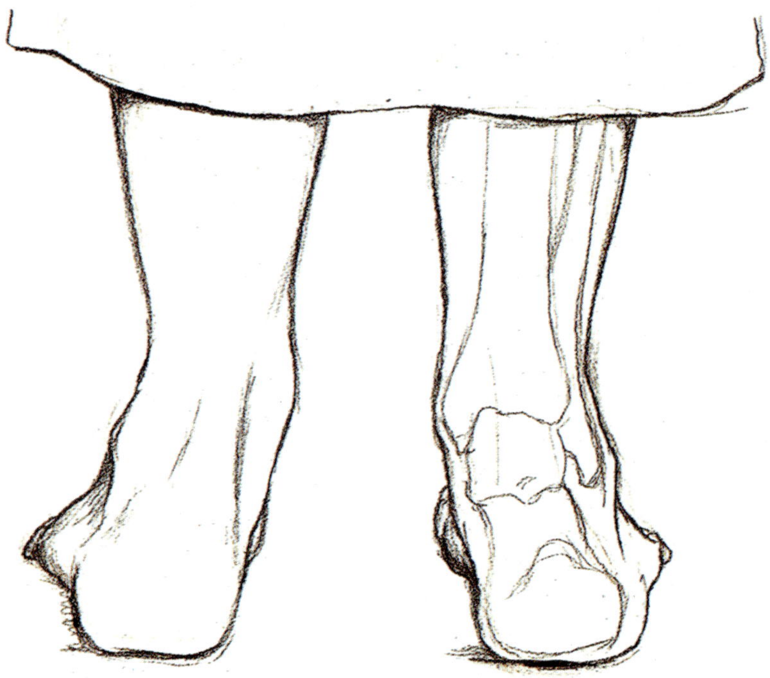

그림 8.5
목말밑 관절의 과도한 엎침은 문제를 유발할 수 있지만, 일부 연구에서 이것은 통상적으로 생각된 것처럼 낮은 아치 보다, 높은 아치에 연관된다는 것으로 주장한다.

을 반박하는 믿을만한 연구논문이 존재한다(**그림 8.5**)(4). 엎침이 신발에서 전통적으로 제공하는 것으로 생각되는 아치 받침을 회피할지라도, 연구에서 맨발 달리기가 과도한 엎침을 감소시킬 수 있는 것으로 주장한다(5). 신발 사용이 발의 좁아짐과 아치 높이를 증대시킨다는 광범위한 증거도 역시 존재한다. 한 가지 연구에서(선진국의 습관적인 신발-착용자와 고유한 비-신발 착용자를 비교함에서), 신발 사용을 보다 높은 아치 및 좁아진 발과 연관지었으며, 비-신발 착용자와 비교할 때 발바닥 안에서 훨씬-불균등한 체중분포를 보여주었다(6). 다른 연구자들은 전반적으로 신뢰도, 타당도 그리고 아치 높이 측정의 유용성에 의문을 제기한다(7).

이것이 우리에게 무엇을 시사하는가? 발이 자체의 아치 높이(또는 높이의 부재)를 기반으로 한 문제를 보유한다는 것을 가정하기보다, 우리는 언제든 우리가 마주치게 될 때마다 관절의 비가동성과 결합조직 제한을 평가하고 풀어줌의 실용적인 접근방식을 취할 수 있으며, 탄력성과 적응성을 가져오는 구조적인 구분을 향해서 치료해간다. 보다 균형잡힌 발의 가동성에 추가해서, 성공적인 치료의 지표로서 증상의 개선(발이든 다른 곳에서든 더 적은 통증) 그리고 환자의 주관적인 경험(양발이 단지 더 좋은 느낌인가?)을 포함하는 것도 역시 중요하다. 우리의 목표로서 이러한 3개의 요인— 적응성, 증상 개선 그리고 주관적 경험 — 을 사용함은 빈번하게 보다 효과적이며, 발의 모양이나 아치 높이에서만 변화를 유발하려고 노력하는 것보다 훨씬 더 전체적으로 연관될 것이다.

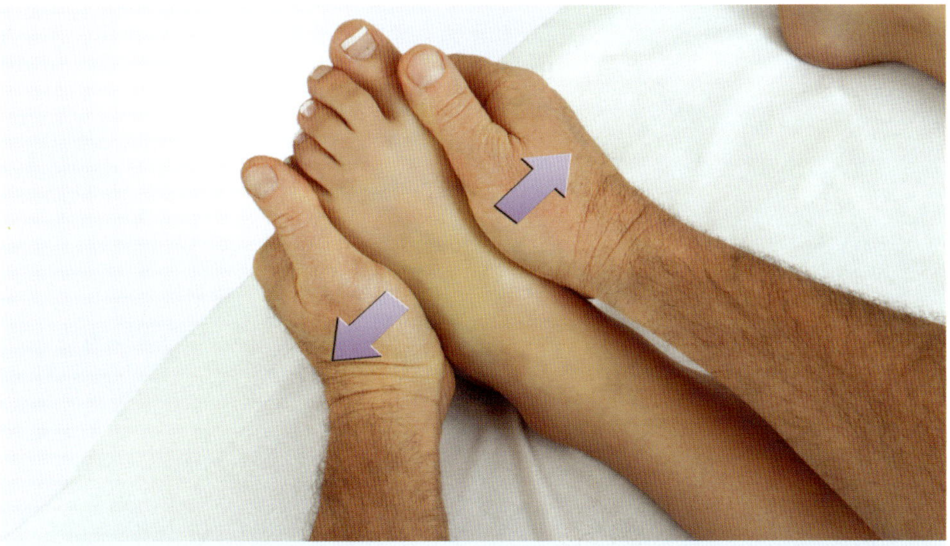

그림 8.6
가로아치 치료법에서, 안쪽가쪽의 가로아치 가동성을 평가하고 풀어주기 위해서 벌려주는 동작으로 발의 보다 깊은 층을 연속적으로 치료한다.

가로아치 치료법

우리는 가로아치의 적응성에 대하여 그리고 중간 발의 폭에 대하여 모든 표면의 또는 심부의 제한을 풀어줌으로 우리의 치료를 시작할 것이다. 신발은 종종 양발을 압박하며, 자체의 중립적인 안쪽가쪽의 적응성을 유지하는 발의 능력을 어렵게 만든다. 이러한 압박은 안쪽의 그리고 가쪽의 아치 사이에서 그 연관성을 고정시킴의 효과를 보유하며, 덜 탄력적이며 반동적인 가로아치로 결과한다. 이러한 광범위한 치료법은 당신에게 안쪽가쪽의 아치 적응성에 대한 제한을 평가하고 풀어주도록 허용하며, 이것은 그 아치들에 대한 우리의 더 깊은 치료를 위한 이상적인 준비이다.

발의 발등쪽 표면(위쪽)을 바라보며, 안쪽의 그리고 가쪽의 아치를 잡는다(**그림 8.6**). 처음에 피부와 피부의 바로 아래 포장하는 근막의 여러 층인 바깥 층에 대하여 느껴본다. 이것은 발을 둘러싸며 6장에서 강조한 좀더 섬유성의 폄근 지지띠와 이어지는, 발등근막(**그림 8.7**)을 포함한다. 확고하지만 예민한 잡기를 사용한다. 일단 당신이 이러한 층들을 느끼면, 발등 위에서 그 조직 층들을 벌려주도록 당신이 자신의 손목을 벌어지게 돌려주면서(굽혀줄 때), 지렛대 받침으로서 발바닥을 잡고있는 자신의 손끝을 사용한다. 이러한 돌리기와 벌리기는 가로아치의 깊이를 더해주며, 당신에게 아치의 적응성을 막고 있을 것인 모든 가동성 제약을 느껴보고 풀어주도록 허용할 것이다.

당신이 발 내부에서 표층들과 심부의 층들 모두에서 목말뼈의 그리고 발허리뼈의 증가된 가동성을 느낄 수 있을 때까지, 순차적으로 연속적인 깊이의 층들로 이러한 느리고, 확고한 돌리기와 벌리기(firm rolling and spreading)를 반복한다.

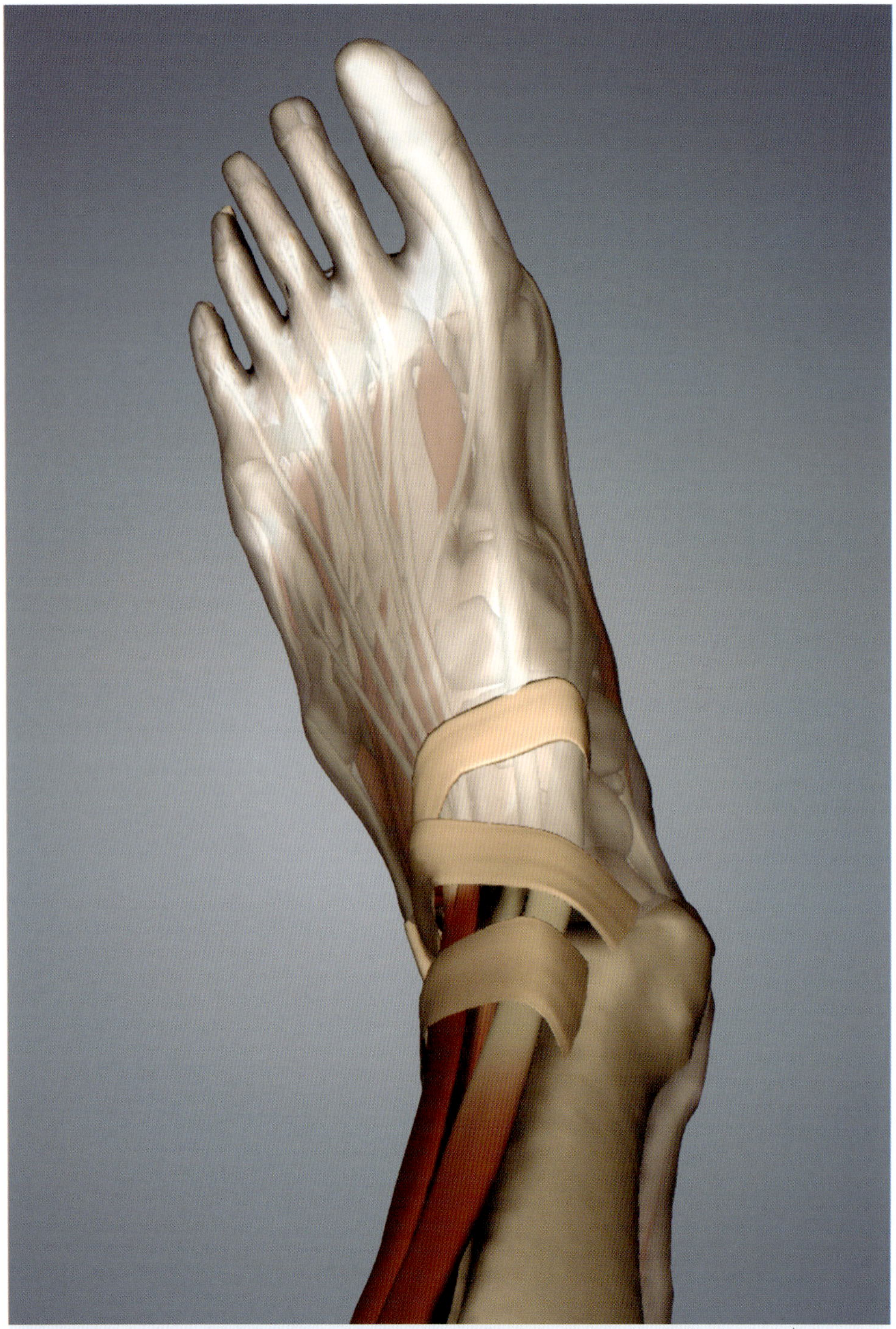

그림 8.7
발의 근막은 발등근막(회색)을 포함하며, 발등근막은 폄근 지지띠와 이어진다(황갈색).

핵심 정리 : 가로아치 치료법

적응증은 다음을 포함한다:

- 가로아치의 폭, 적응성 그리고 유연성의 상실
- 엎침/뒤침 불균형
- Morton의 신경종

목적

- 가로아치의 적응성과 발의 폭에 대한 제한을 평가하고 치료한다.

방법설명

- 표면에서 심부까지 각각의 근막 층을 치료하며, 가로아치를 강화시키기 위해서 각별히 발등(위쪽 표면)를 가로질러, 발가락의 살들을 벌려주며 안쪽가쪽으로 가동증진시킨다.

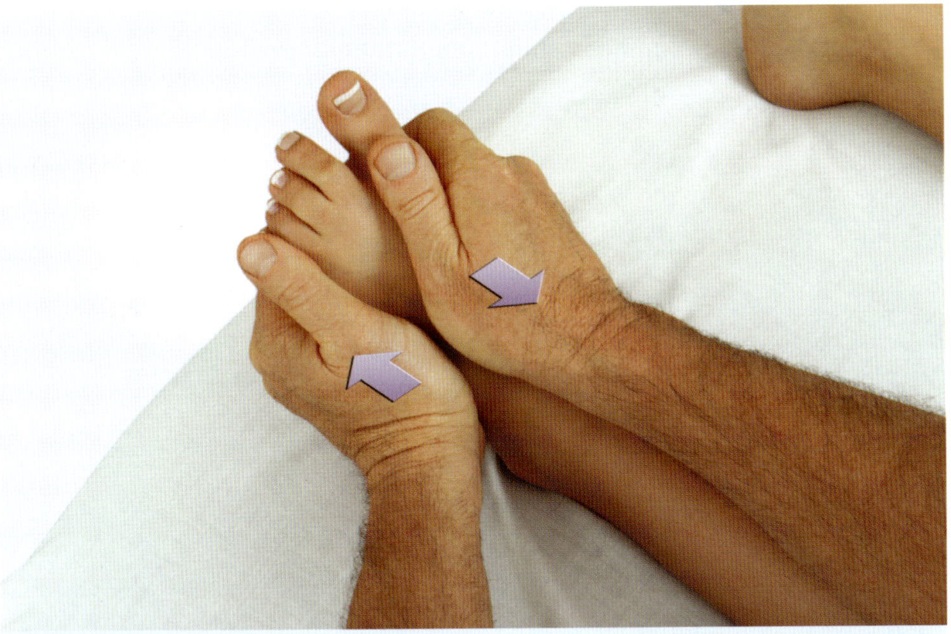

그림 8.8

아치 가동성 치료법. 발허리뼈의 발등의/발바닥의 가동성은 아치의 반동과 발의 적응성을 허용한다. 발가락의 개별적인 발허리뼈 살을 평가하고 풀어주도록 두 방향 모두에서 위로/아래로 갈라주는 동작을 사용한다.

아치 가동성 치료법

발허리뼈는 중간발 안에서 나란하게 배열되어 있으며, 통조림 안에 들어있는 정어리들과 비슷하다. 나란한 배열은 발허리뼈가 지나친 옆으로의 움직임에 저항하는 것을 도와주는 한편, 그것들이 시상면 안에서 위로 그리고 아래로 반동하는 것을 허용한다. 이러한 발허리뼈의 조절된 발등의/발바닥의 가동성은 발의 결합조직(힘줄, 발바닥 근막, 스프링 인대 등과 같은)이 충격을 흡수하고 다음 번 발자국으로 분출하기 위한 에너지를 저장하도록 허용한다. 발허리뼈가 고착되고, 구분되지 않았으며, 고정되었을 때, 그 발은 효율적이고 편한한 기능을 위하여 필수적인 반동과 적응성 모두에서 부족해진다.

개별적인 발허리뼈의 동작을 평가함으로 아치 가동성 치료법을 시작한다. 확고한 잡기를 사용해서, 시상면 안에서 두 개의 발가락 살(ray)을 서로에 대하여 움직여준다(**그림 8.8**). 이것은 쥐어짜기와 풀어주기를 포함하지 않으며, 발의 연부조직을 문지르기도 포함하지 않는다. 쥐기 압력의 일정한 양으로,

핵심 정리 : 아치 가동성 치료법

적응증은 다음을 포함한다:

- 발등의/발바닥 발목뼈의 및 발허리뼈의 가동성과 유연성의 상실
- 엎침/뒤침 불균형

목적

- 아치 가동성과 탄력성을 회복하도록 시상면 안에서 발 뼈들의 가동성에 대한 제한을 평가하고 풀어준다.

방법설명

- 확고한 잡기를 사용하며, 시상면 안에서 인접한 발가락 살들의 각각의 쌍을 서로에 대하여 움직여 주며, 자유로운 움직임에 대하여 느껴보며 제한을 풀어준다.

각각의 발허리뼈의 위로/아래로(발등쪽의/발바닥쪽의) 동작을 분리시키며, 느리지만 완전한 문지르기 동작에서 각 발허리뼈를 그 이웃한 것과 앞으로 그리고 뒤로 움직여준다.

어느 쪽 방향에서든 가동성 제한을 느껴본다. 당신이 좀더 억제된 한 방향을 찾았을 때, 가동성을 증가시키도록 같은 완전한 전방/후방의 동작을 이용한다. 이것이 개별적인 발가락의 가동성과 가동범위를 위한 기반을 깔아줄 것이므로, 발허리뼈의 먼쪽 끝부분이 가동적인 것을 확인한다. 각각의 동반하는 발목뼈와 함께, 발허리뼈의 몸쪽 끝부분도 확인하고 풀어준다. 순차적으로 발허리뼈 살의 각각의 쌍을 문지름에서 철저해야 한다.

이것이 안쪽 안치가 가쪽 아치를 만나는 부위이기 때문에, 세 번째와 네 번째 발가락의 살들 사이에서 구분은 각별하게 중요하다(**그림 8.3**). 이러한 구분은 몸쪽으로 세 번째 쐐기뼈와 입방뼈 사이로, 이어서 목말뼈와 발꿈치뼈 사이로 이어지며, 적응성을 상실하는 것은 빈번하게 첫 번째 발허리뼈사이가 된다. 이러한 기능적인 구분선이 가동적이지 못할 때, 아치는 서로에 대한 관계에서 고착될 것이며, 엎침/뒤침(회내/회외) 균형, 아치 반동력, 그리고 발과 발목의 전반적인 적응성에 부정적으로 영향을 준다.

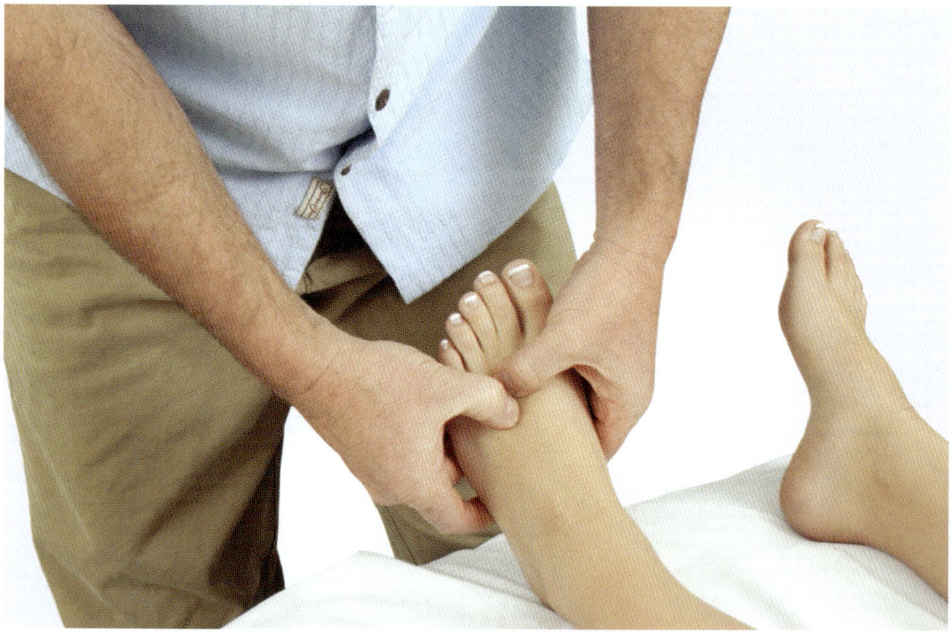

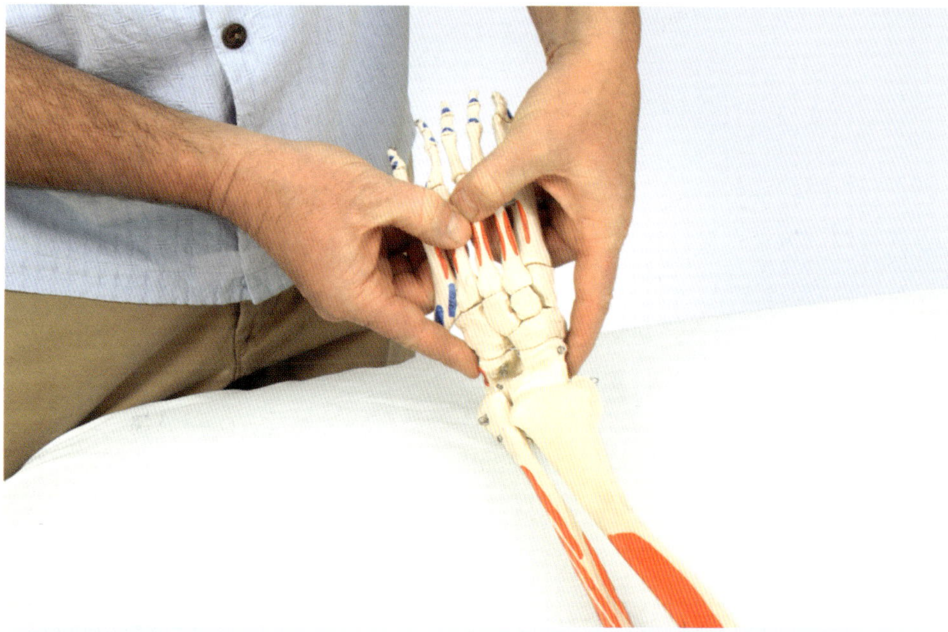

그림 8.9/8.10

마치 발을 통해서 엄지손가락과 다른 손가락이 접촉하는 것처럼, 정적인 접촉과 함께 발허리뼈 사이의 치료법은 위와 아래 모두로부터 뼈들의 각각의 쌍 사이에서 치료한다. 일단 그 조직이 반응한 후, 환자에게 천천히 발가락과 발목을 움직이도록 요청한다.

발허리뼈 사이의 치료법

http:// advanced-trainings.com/v/la04.html 에서 발허리뼈 사이 치료법의 비디오를 참조하세요

이것은 반복되며; 그 뼈들 사이의 공간은 그 뼈들 자체만치 중요하다. 적응성을 제공하는 구분이 없다면, 근력은 양발 안에서 그리고 신체의 나머지부분 안에서 모두 경직성으로 바뀌게 된다. 발허리뼈 사이의 치료법은 앞쪽 발 안에서 상실된 가쪽의 구분과 적응성을 회복하기 위한 즉각적인 방법이다.

당신의 엄지손가락과 다른 손가락들을 사용해서, 발의 위쪽과 아래쪽부터 각각의 발허리뼈 사이의 공간 안으로 감지해 들어간다. 당신 환자의 편안함의 수준에 따라서, 마치 그 뼈들 사이에서 엄지손가락과 다른 손가락을 접촉하는 듯, 발을 통해서 모든 것을 만져볼 수 있도록 충분한 압력을 사용한다(**그림 8.9 와 8.10**). 항상 그렇듯, 발허리뼈 사이의 공간 안에서 민감한 신경들이 존재하기 때문에, 날카로운, 찌릿한 또는 기타 불편한 감각을 유발하는 압력을 피한다. 일단 당신의 손가락과 엄지손가락이 올바른 위치에 놓이면, 발이 허용하도록 기다린다. 잠시 후 조직들이 반응하기까지 당신은 일반적으로 둘 또는 세 차례의 심호흡이 필요할 것이다.

처음의 풀어짐을 느낀 후, 당신은 환자에게 천천히, 집중된 능동적인 움직임을 하도록 요청함에 의하여 보다 깊고 보다 지속될 수 있는 반응을 조장할 수 있다. 당신이 자신의 엄지손가락과 다른 손가락으로 발허리뼈들 사이의 공간을 잡고있는 동안, 당신의 환자가 점차적으로 자신의 발가락을, 이어서 발목을 굽히고 펴도록 만들어본다. 당신의 접촉에는 거의 움직임 없으며; 생겨난 모든 미끄러짐은 당신 환자의 능동적인 움직임에서부터 결과한다. 조직 이완을 도와주는 것에 더해서, 당신의 환자가 움직이면서 그 뼈들을 벌어지게 유지하는 것은 움직임 재교육의 요소를 더해주며, 당신 환자의 신경계가 발을 가로질러 간격을 유지해 주는 동안, 자기가 그 발을 움직이고 싶다

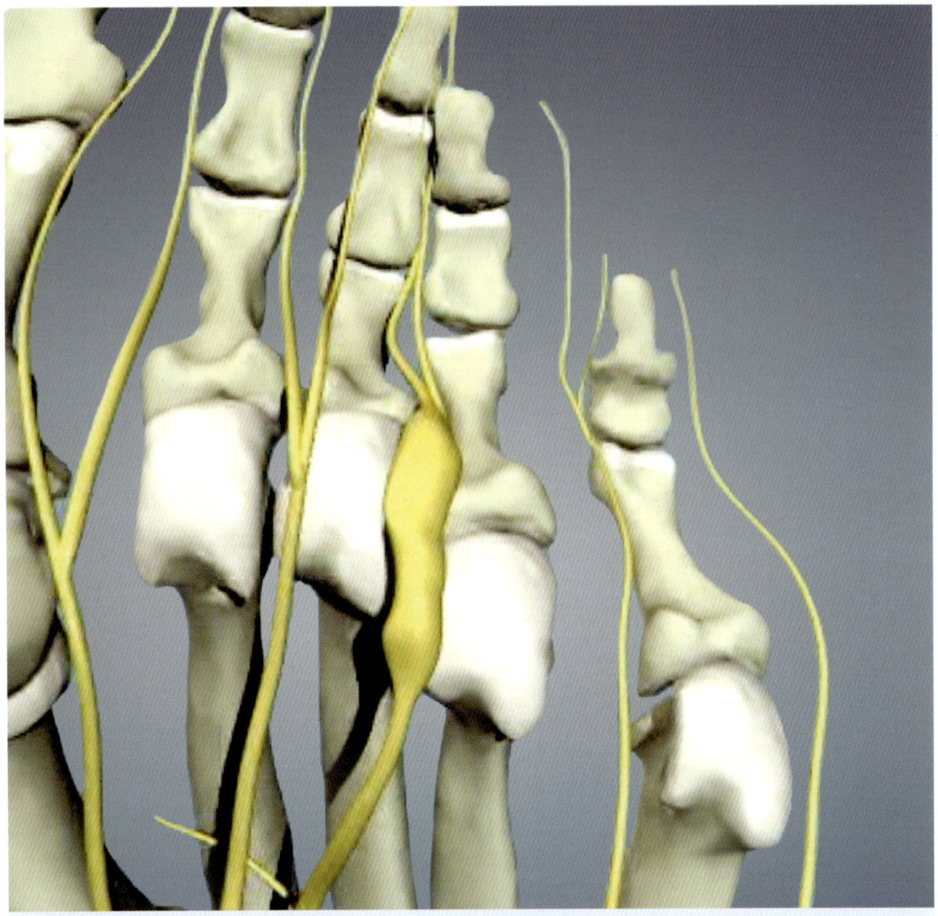

그림 8.11
신경의 결합조직 막의 통증성의 섬유염적 팽창인, Morton의 신경종은 발허리뼈의 접근과 연관된 한 가지 증상이다.

고 느끼는 것을 배우기 때문이다. 양쪽 발 모두에 대하여, 각각의 발허리뼈 공간을 따라서 발가락 살들의 모든 다른 쌍들 사이에서 여러 부위에서 능동적인 움직임으로 이어지는 잡고 있기, 정적 접촉 이완법의 이러한 주기를 반복한다.

Morton의 신경종

일부 사람들에게서, 발허리뼈의 좁아짐은 발바닥 신경의 발허리뼈사이 가지의 신경다발막(바깥쪽 결합조직 층)을 자극하고 붓게 만들 수 있으며(**그림 8.11**), 발의 통증이나 감각둔화를 유발한다. Morton 신경종으로 알려진 이러한 병변은 안쪽의 아치가 가쪽의 아치를 만나는 바로 그 부위인, 세 번째와 네 번째 발허리뼈 사이에서 대략 80-85%가량 발생한다(8). (나머지 15-20%는 두 번째와 세 번째 발허리뼈 사이

핵심 정리 : 발허리뼈 사이의 치료법

적응증은 다음을 포함한다:
- 발허리뼈사이의 공간과 적응성의 감소
- Morton의 신경종

목적
- 발의 가로 폭, 아치의 구분(안쪽, 바깥쪽) 그리고 적응성을 재확립한다.
- 신경근육의 움직임 재교육 및 고유수용성 작용의 개선

방법설명
- 발의 위쪽과 아래쪽에서부터 개별적인 발허리뼈 사이의 공간 안으로 민감하게 느껴본다. 감각과 조직 변화에 대하여 각각의 공간 안에서 기다린다. 조직 변화와 신경계의 반응을 도와주도록 능동적인 움직임을 추가한다.

움직임
- 천천히, 소폭의 능동적인 발가락 굽힘과 폄; 능동적인 발목관절 발등굽힘과 발바닥굽힘.

에서 발생하며, 다른 발허리뼈사이의 공간에서는 발생하는 것으로 생각되지 않는다.) 환자가 발허리뼈의 먼쪽 끝부분 사이에서 감각둔화나 날카로운 통증을 호소한다면, 특히 서 있을 때와 신발을 신고 있을 때, 발허리뼈사이의 공간을 벌려주도록 그리고 압력을 덜어주도록 치료한다.

환자가 편안하게 느끼는 한, 여기에서 부드럽지만 깊은 치료는 신경다발막과 그 주변의 조직의 결합조직 섬유화를 치료하는 것과 함께, 중간 발의 좁아짐과 압박의 영향을 풀어주도록 도와줄 수 있다. 당신의 손끝 아래에 놓인 조직이 미끄러지도록 환자의 능동적인 발가락 굽힘과 폄을 이용하며; 뼈의 가동성과 발허리뼈사이의 공간의 벌어짐에서 증가를 느껴본다. 환자는 신속한 이환을 경험하겠지만, 그 자극성이 가라앉기까지 여러 차례의 치료가 필요할지라도 실망할 필요는 없다. 잘 낫지 않는 사례에서는 신발을 바꾸고 또는 전문의사의 진단이 도움이 될 것이다. 전통적인 비-수술적인 치료는 보조기, 보조적인 패드, 또는 조절된 상처자극 형성을 이용해서 신경 통증을 막기 위한 경화작용의 주사법 등을 포함한다. 당신의 손을 사용한 치료는 이러한 방법들의 각각을 효과적으로 뒷받침하며, 확대시키고, 보완해줄 수 있다.

사람들이 제각각이듯, 모든 발도 동일한 것이 아니다. 맨발 달리기는 모든 사람들에게 적합한 것도 아니며, 어느 한 사람에게 효과적인 것이 다른 환자에게는 적용될 수 있거나 회피해야 할 필요성도 있다. 우리가 우리 자신의 치료 전략에서 적응성과 유연성 모두의 원하는 질적인 면을 가져온다면 우리는 치료사로서 가장 효과적일 수 있다. 결국, 심리학자인 칼 융은 다음과 같이 말한다. “한 사람에게 꼭 맞는 신발이 다른 사람에겐 발을 조일 수 있으며; 모든 사례에 들어맞는 생명을 위한 처방전은 존재하지 않는다.”

참고문헌 (References)

[1] For more images and information about foot binding, see www.environmentalgraffiti.com/news-foot-binding.

[2] Bramble. D. and Lieberman, D.E. (2004) Endurance running and the evolution of Homo. *Nature*. Nov 18; 432(7015). p. 345–352.

[3] Germano, S. (2014) Barefoot' Running Heads Into the Sunset. *Wall Street Journal*. May 8, 2014.

[4] Boozer, et al. (2002) Investigation of the Relationship between Arch Height and Maximum Pronation Angle During Running. *Biomedical Sciences Instrumentation 38*. p. 203–207.

[5] A. Stacoff, et al. (1991) The Effects of Shoes on the Torsion and Rearfoot Motion in Running. *Medicine and Science in Sports and Exercise 23*. 4. p. 482–490.

[6] D'aout, K. et al. (2009) The Effects of Habitual Footwear Use: Foot Shape and Function in Native Barefoot Walkers. *Footwear Science 1*. p. 81–94.

[7] Menz, H. (1998) Alternative Techniques for the Clinical Assessment of Foot Pronation. *Journal of the American Podiatric Medical Association*. 88(3). p. 119–129.

[8] Wheeless, C. (2013) *Wheeless' Textbook of Orthopaedics*. http://www.wheelessonline.com/ortho/mortons_neuroma_interdigital_perineural_fibrosis. [Accessed January 2014]

그림 저작권 (Picture credits)

Figures 8.1 and 8.2 in the public domain.
Figure 8.3 courtesy Primal Pictures, used by permission.
Figure 8.4 courtesy Léo Washburn, used by permission.
Figure 8.5 courtesy Thinkstock, used by permission.
Figures 8.6–8.10 courtesy Advanced-Trainings.com, used by permission.
Figure 8.11 courtesy Primal Pictures, used by permission.

스터디 가이드

전족의 아치

1. **도입 단락에서, 저자는 발의 뼈들 만큼 중요한 것이 무엇이라고 말하는가?**
   - a. 발의 결합조직
   - b. 뼈 사이의 공간
   - c. 발의 인대
   - d. 발의 자세적 정렬

2. **본문에 따르면, 발의 살은 어떠한 두 개의 구조적인 구분으로 분류되는가?**
   - a. 앞쪽 발과 뒤쪽 발
   - b. 발목뼈와 발허리뼈
   - c. 안쪽과 가쪽의 아치
   - d. 안쪽과 가로아치

3. **본문에 따르면, 어떤 발목의 뼈가 독특한 고정의 관절을 통해서 뒤꿈치뼈와 관절하는가?**
   - a. 발배뼈
   - b. 쐐기뼈
   - c. 목발뼈
   - d. 종자뼈

4. **다음의 어떤 것이 가로아치 치료법에서 치료사가 사용하는 손 움직임의 가장 좋은 것이라고 설명하는가?**
   - a. 위로 그리고 아래로 움직임
   - b. 유지된 손가락 압박력
   - c. 돌리기와 벌려주기
   - d. 뼈들 사이에서 공간을 압착하기

5. **본문에서 설명한 것처럼, 치료사는 아치 가동성 치료법에서 발허리뼈 가동성을 어떻게 평가하는가?**
   - a. 발을 안쪽-까쪽으로 벌려줌에 의하여
   - b. 발을 종방향으로 비틀기에 의하여
   - c. 발의 뼈들 사이를 압박함에 의하여
   - d. 위로 그리고 아래로 동작을 사용함에 의하여

정답은 www.Advanced-trainings.com/v1key/에서 확인하라.

뒤넙다리근 손상

9

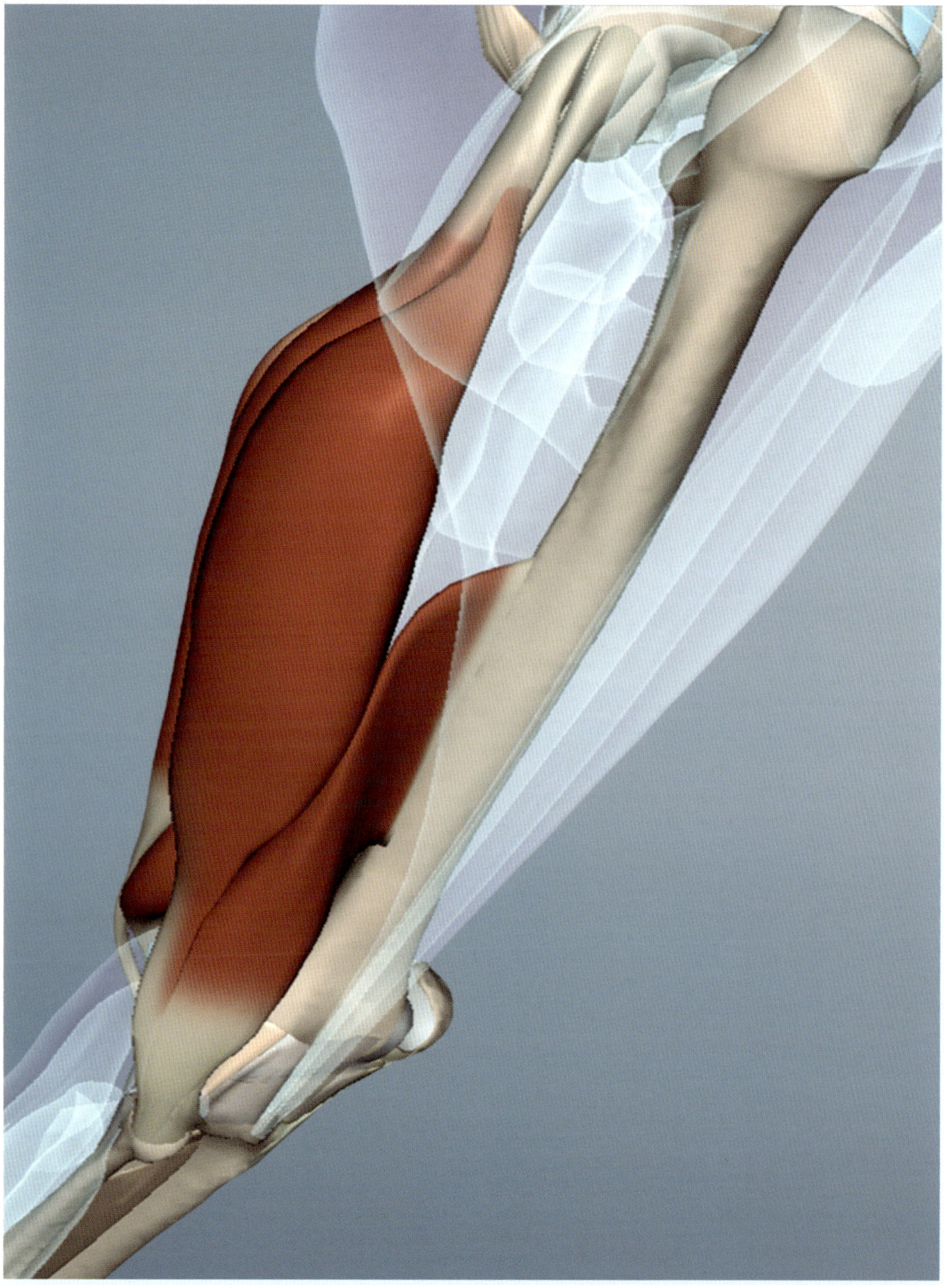

그림 9.1

뒤넙다리근은 달리기, 큰걸음 그리고 점프하기 등에서 포함된 강력한 구조물이다. 넙다리두갈래근(이러한 그림에서 독자에게 가장 가까운 뒤넙다리근)은 가장 흔하게 손상된다.

뒤넙다리근(Hamstring)이란 단어를 들을 때 제일 먼저 어떤 말이 떠오르는가? "경직된," "쑤시는," "당기는" 또는 "다친"이라고 말했다면, 당신은 여러 가지를 의미하는 것이며 — 이러한 단어는 구글에서 뒤넙다리근과 연관해서 가장 빈번하게 사용되는 용어이다. 그러한 자유-연관어 결과를 해석하도록 심리분석이 필요치 않으며 — 많은 사람들은 뒤넙다리근과 함께 통증, 경직 그리고 손상을 생각한다.

뒤넙다리근은 다부지게 열심히 일한다. 그것들은 골반 기울어짐, 몸통 각도 그리고 엉덩관절 위치 등과 같이 신체의 가장 큰 분절들의 관련위치에 대한 주된 고정요소이다. 그 근육은 달리기, 계단 오르기, 점프하기, 그리고 굽히기 등과 같이 몇 가지 인체의 가장 강력한 작용에서도 역시 주된 작용근이다(**그림 9.1**). 이처럼, 이 근육들은 달리기와 공을 사용한 스포츠에서 일반적인 동작인 런지(lunge) 자세나 갑작스런 가속 등의 결과로 가장 흔하게 만들어지는 좌상이나 찢어짐 손상(**그림 9.2**)을 받기 쉽다.

뒤넙다리근 손상에 대한 가장 일반적인 부위는 다음과 같다:

1. 이 근육들의 근육힘줄 연결부에서 (일반적으로 중간-허벅지, 거기에서 힘줄은 근육섬유와 혼합된다)
2. 엉덩뼈에서 뒤넙다리근의 힘줄성 부착부인, 뒤넙다리근의 몸쪽 끝부분에서
3. 뒤넙다리근은 반막모양근, 반힘줄근 그리고 넙다리두갈래근으로 이루어진다. 넙다리두갈래근은 이러한 근육들 중의 가장 바깥쪽에 놓이며(**그림 9.1**) 이러한 근육군 중 가장 빈번하게 손상된다.

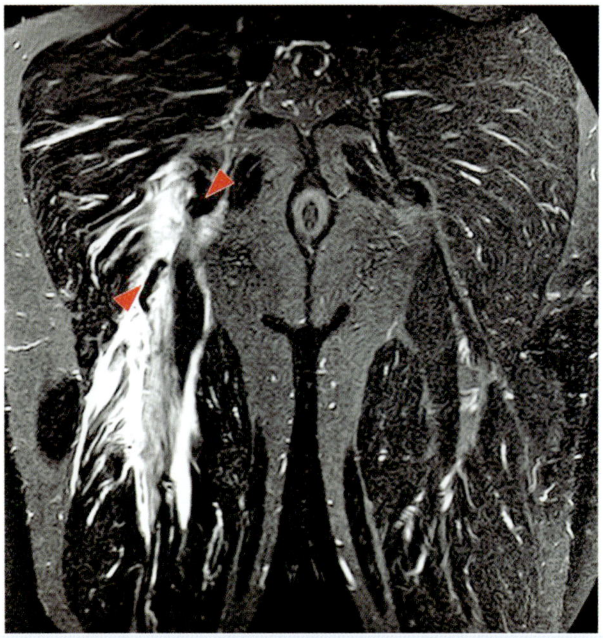

그림 9.2
찢어진 뒤넙다리근 힘줄의 좌 · 우측 단면의 MRI 사진(적색 화살표). 주변 조직으로 출혈도 보인다.

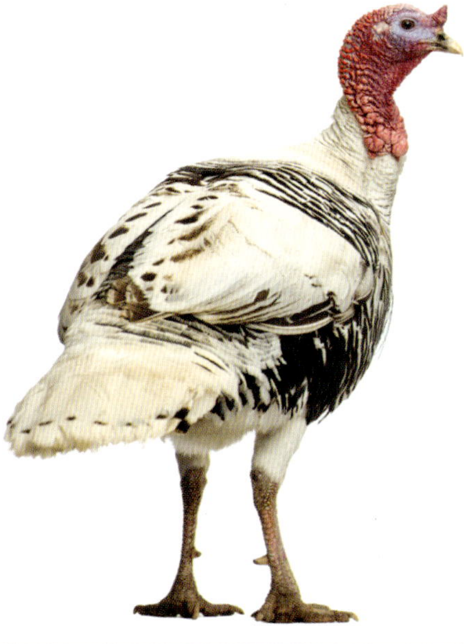

그림 9.3
칠면조는 자신들의 뒤넙다리근 힘줄 내부에서 뼈-비슷한 구조를 발달시킨다; 그것들은 또한 자신들의 삶의 대부분을 서서 지내게 된다.

뒤넙다리근 긴장이 일반적으로 활동에서부터 기인한다면, 그것은 활동적인 사람들에게서 가장 빈번하게 발생하며, 활동적인 사람들은 종종 활동적일 수 없는 어려움을 갖게 된다. 이것은 부분적으로 회복된 좌상이나 열상의 재-손상이 그리도 흔한 이유가 될 것이다. 회복중인 선수들의 대략 1/3에서 경기에 복귀한 후 처음 14일 안에 가장 빈번하게, 자신들의 뒤넙다리근을 다시 다친다(1). 비교적 가벼울지라도, 뒤넙다리근 손상은 회복에 시간이 걸리며, 이러한 구조가 모든 바로 선 자세의 동작에서 지속적으로 사용되기 때문이다. 심한 정도와 기타 요인들에 따라서, 4주에서 6주에 걸친 회복시기는 일반적이며, 재손상의 사례에서 훨씬 더 오랜 시간이 필요하다. 능숙한 도수치료가 그 회복과정을 촉진시킬 수 있으며, 그 방법은 이 장의 치료법 설명에서 자세하게 설명할 것이다.

뒤넙다리근은 뼈 같은가 아니면 스프링?

뒤넙다리근은 다부지게 열심히 일하기 때문에, 종종 뻣뻣함이 느껴진다. 뒤넙다리근은 긴장으로도 악명이 높으며, 종종 이 근육을 늘리려는 모든 시도에 대한 반응이 없는 것으로 보인다. 자체의 탄성력은 이 근육들의 기능과 연관될 것이며 — 바로 설 때마다 그 근육을 자세근육으로서 이용하며, 지속적인 긴장이 필요할 때는, 결합조직의 탄력성이 근육성 수축보다 훨씬 더 효율적이다. 칠면조는 자신의 다리 근육 내부에서 골화를 발달시킴에 의해 이러한 작용을 훨씬 심화시킨다. 우리와 비슷하게, 칠면조도 삶의 대부분을 서서 돌아다니는 시간으로 보낸다(**그림 9.3**). 서 있기라는 그 요구에 더 잘 적응하도록 칠면조는 종종 길고, 가는 근육내부의 뼈 비슷한 구조로 골화하는 자체의 다리 근육내부에서의 힘줄과 근육 사이의 사이막을 보유한다.

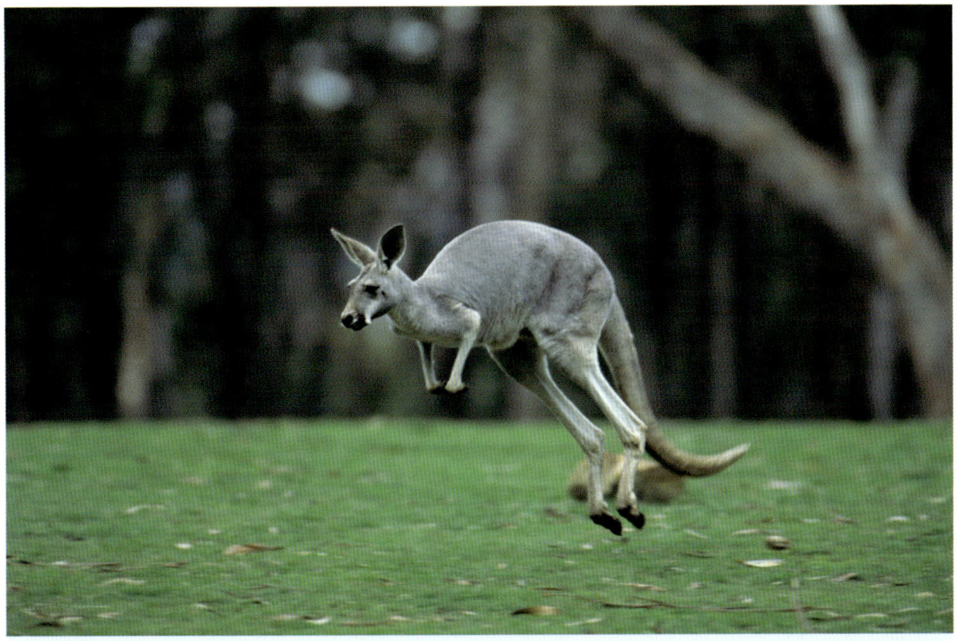

그림 9.4

캥거루는 근육의 수축만으로 설명될 수 있는 것보다 훨씬 더 멀리 그리고 더 빠르게 점프하며 — 그것들의 다리 힘줄은 에너지를 저장하고 방출하도록 탄력적으로 늘어나며 반동한다.

비록 우리 자신의 인간 뒤넙다리근이 마치 그것들이 골화된 것처럼 종종 느낄지라도, 그것들의 기능은 늘어남에 저항하는 것, 그리고 스프링처럼 다시 되튀는 것이 된다. Robert Schleip(2)과 Serge Gravovetsky(3) 등과 같은 연구자들은 탄력적인 반동을 통해서 에너지를 저장하고 분출하는 물렁조직의 능력을 기반으로 보행과 움직임의 각각의 설명된 모델을 보유한다. Schleip은 캥거루가 자체의 뒤넙다리근과 다리 근육만의 수축에 의하여 설명될 수 있는 것보다 훨씬 더 멀리 그리고 더 빠르게 도약하는 방법에 관하여 설명한다. 캥거루(**그림 9.4**)는 자체의 탄력적인 다리 근육에 하중을 부하하고 풀어주도록 "투석기 효과"의 일종을 사용한다(4). 점프하기 위해서 근육 수축에만 전적으로 의존하기보다, 캥거루는 착지의 에너지를 저장하도록 자신들의 다리 힘줄의 반동력을 사용하며, 다음번 도약으로 분출한다.

이러한 스프링-비슷한 기전은 또한 영양과 인간에서도 관찰되었다. 작용중인 인간 근육의 초음파 관찰에서(이러한 경우, 도약이나 점프하기와 같은 파동성 하중부하 동작 중) 예상한 힘줄의 늘어남과 반동보다 훨씬 큼 그리고 예상된 근육섬유의 짧아짐(수축)보다 훨씬 적음을 보여준다. 근육 섬유는 짧아짐 대신 등척성으로 경직되는 것으로 관찰되었으며, 그것에 의해서 그 탄력적인 힘줄을 조율하며 미리-긴장시킨다. 한 가지 연구(5)에서 점프하기에 포함된 작용의 66%~76%가 근육 수축 자체로부터 생기는 24에서 34%와 함께, 종아리의 근육-힘줄 복합체의 힘줄성 부분 내부에 저장된 에너지와 함께 성취된다. 힘줄막과 근육사이의 사이막을 포함하는 기타 섬유성 결합조직은 스프링-비슷한 기능과 유사하게 기여한다.

뒤넙다리근은 절대로 홀로 작용하지 않는다; 그것들은 신체 내부에서 인접한 그리고 어딘가에서 모두, 기타의 근육근막의 그리고 결합의 구조와 함께 조화를 이루어서 작용한다. 뒤넙다리근은 엉덩뼈결절간 인대(이것은 넙다리두갈래근과 이어지며, 때로는 동일한 콜라겐 섬유를 공유하고 뒤넙다리근의 힘 벡터의 한 가지 연장선으로서 작용하는)를 포함하는 근막성 연관성의 긴 사슬 내부의 연결부이다. 걷기와 달리기의 전형적인 교차-발걸음(cross-stride)에서, 큰볼기근, 등허리근막, 그리고 반대쪽 넓은등근은 반대쪽 팔 안으로 이어짐의 이러한 연결선을 이어간다.

뒤넙다리근은 다양한 방식에서 다른 근육 그룹들과 함께 작용한다. 걷기와 달리기에서, 뒤넙다리근은 넙다리네갈래근의 강력한 수축에 의하여 만들어진 하퇴의 발차기-전체과정을 감소시키며 조절한다. 한쪽 다리의 뒤넙다리근 모두가 함께 수축할 수 있다면, 무릎의 굽힘과 함께 조합된 엉덩관절 폄의 강력한 발걸음을 만들게 된다(**그림 9.5**). 반대로, 정강뼈 위에서 넙다리뼈를 안정시키고 균형을 잡아줄 때, 또는 달리기, 스키타기 또는 스케이트 타는 동안 방향을 바꿀 때와 같이, 굽어진 무릎관절에서 정강뼈 돌림을 조절할 때 그 근육이 작용하듯이 뒤넙다리근은 개별적으로도 수축한다.

뒤넙다리근의 근육들 사이에서 구분이 부족할 때 — 즉, 손상, 과사용, 습관 또는 세련되지 못한 신체인식 등의 결과로서 그 근육들이 역학적으로 또는 기능적으로 함께 들러붙어 있을 때, 이러한 섬세하게-조절된 작용들은 뒤넙다리근의 분화되지 못한 한 덩어리의 전부-아니면-아무것도 없는 작용으로 상실된다. 가끔씩 볼기근육들과 모음근육들이 에너지를 뺏어가고 가동범위를 감소시키는 불필요한 공생적인 수축으로 뒤넙다리근과 함께 활성화되기 때문에, 구분작용의 이러한 부족함은 뒤넙다리근을 넘어서 퍼질 수 있다. 뒤넙다리근의 개별적인 이는곳들과 그것의 인접한 근육들 사이에서 이러한 기능적인 그리고 구조적인 구분이 없다면, 반응작용, 균형작용, 그리고 적응작용을 위해서 필요한 섬세한 조절력에서 심각한 결손과 효율성에서 극적인 감소가 존재한다.

나는 뒤넙다리근 탄력성, 구분기능, 그리고 섬세한 고유수용성 작용이라는, 발걸음에 탄력성, 유연함 그리고 조절을 제공하는 3가지 특성을 증대시키기 위해 한 가지 방법을 설명할 것이다.

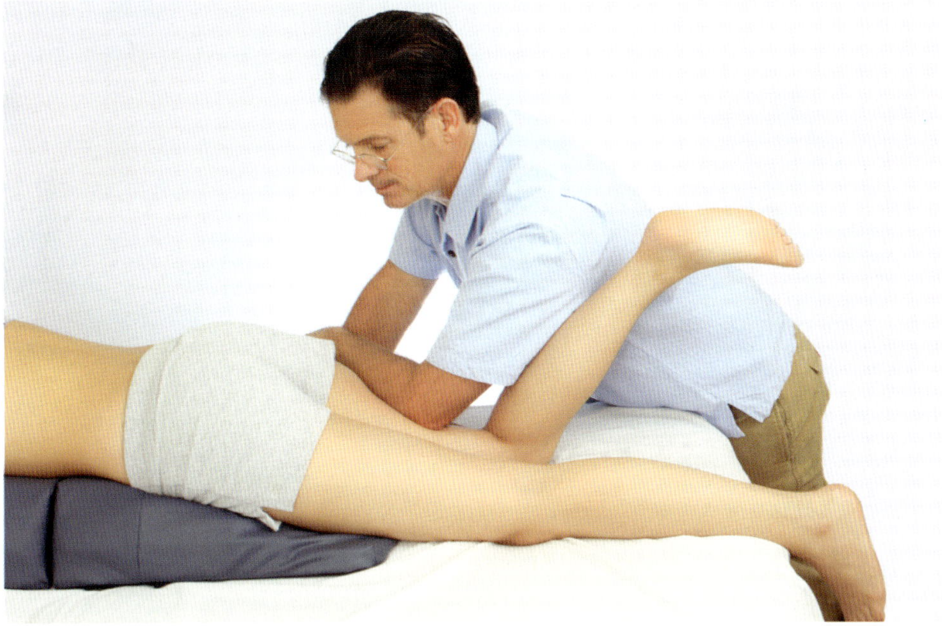

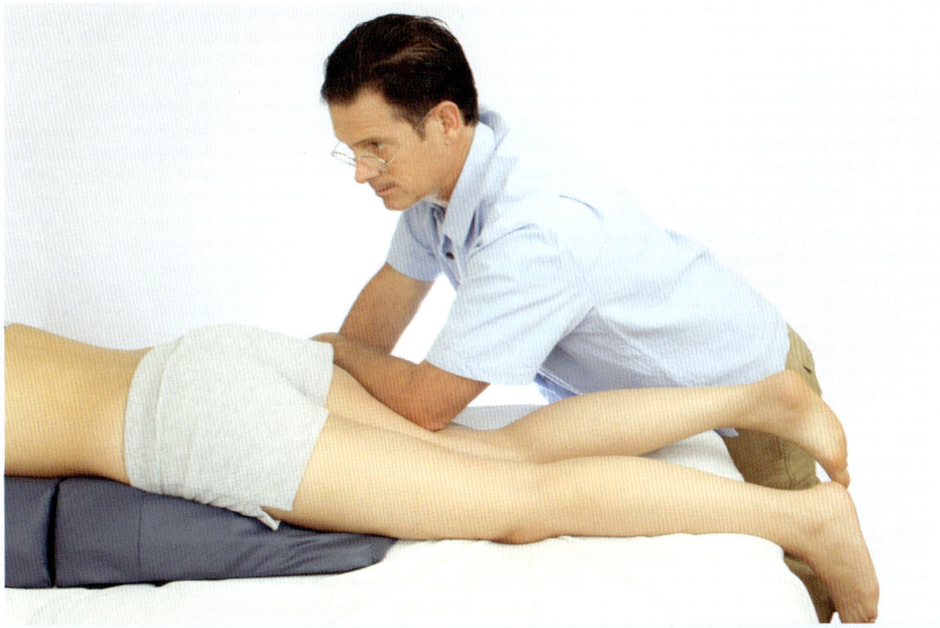

그림 9.5/9.6

뒤넙다리근 치료법은 치료사의 고정된 아래팔 아래에서 그 조직이 미끄러지고 원심적으로 이완하도록 환자의 능동적인 다리 내리기(무릎관절 펴기)를 이용한다. 표층 근막에서 시작해서 뒤넙다리근의 근육섬유 다발들 사이의 근육사이의 사이막까지 전체 경로를 층층이 이어가면서, 층별로 치료해간다.

뒤넙다리근 치료법

http://advanced-trainings.com/v/lc06.html 에서 뒤넙다리근 치료법의 비디오를 참조하세요

우리는 엎드려 있는 환자에게서 치료를 시작할 것이지만, 몇 가지 고려사항을 먼저 살펴볼 것이다. 우리는 환자의 목이 편안하게 위치하길 원하며, 그러므로 안면 받침대를 사용하는 것은 당연하며; 그렇지만, 대부분의 안면 받침대는 엉덩관절 가쪽돌림 또는 무릎의 불편함을 피하도록 발목 아래에서 받침 베개의 사용을 필요로 한다. 이러한 발목 받침을 한 다리 위치는 완전한 무릎 폄을 허용하지 않으며, 우리는 이러한 치료법 중 이용할 수 있는 무릎 동작의 완전한 범위를 필요로 한다. 내장된 안면 받침대와 발 아래의 발목 받침보다, 나는 치료대 위쪽 머리 받침과 함께 전체 체간의 받침 시스템을 선호하며; 이것은 환자의 양발이 치료대의 밖으로 나오는 것을 허용한다. 이것은 우리가 무릎의 굽힘과 폄의 전체 범위를 통해서 뒤넙다리근을 치료할 수 있도록 허용한다(**그림 9.5-9.6**).

당신의 아래팔의 평편한 부분을 사용해서, 위쪽 또는 몸쪽 방향에서 허벅지 뒤쪽의 바깥층에 고정시킴으로 시작한다(**그림 9.5와 9.6**). 그 팔 안에서(3장, 앞쪽팔의 근막 치료법을 참고), 이러한 표층은 피부, 표층근막 그리고 근육막긴장근, 넙다리 근육들 자체의 주변과 그 사이의 보다 깊은 근막들을 포함한다. 이러한 조직 층들 모두는 두껍고, 강하고 탄력적인 성향이 있다. 이러한 조직 껍질들은 서로 간에 그리고 그 근육들 자체의 주변에서 내재하는 근막으로 들러붙을 수 있다.

당신이 자신의 아래팔로 허벅지 표면 위에서 그저 미끄러지는 것 이상으로, 그 층들이 서로 간에 다른 층 위에서 미끄러짐을 도와줄 수 있도록 층을 고정하는 것을 가능하게 만들기 원하므로, 이러한 시점에서 오일이나 다른 윤활제를 사용하지 않는다. 일단 당신이 이러한 층들의 가장 바깥층을 고정한 후, 환자에

게 자신의 무릎을 굽히도록 요청한다. 이것은 당신이 몸쪽의 방향으로 바깥층을 더욱 더 움직이도록 허용할 것이며, 무릎이 능동적으로 굽어지면서 그 조직들 안에서 느슨함을 효율적으로 없애준다. 아직은 그 표층들 위에서 아무런 활주작용이 발생하지 않았다.

뒤넙다리근이 너무도 강하고 탄력적이므로, 우리는 그 치료의 전부를 우리 자신이 하려고 애쓰는 대신에, 그 환자의 능동적인 움직임을 이용한다. 일단 무릎관절이 완전하게 굽어진 후(**그림 9.5**), 환자에게 천천히 자신의 하퇴를 내리도록, 무릎을 펼 것을 요청하며, 당신은 자신의 아래팔 아래로부터 그 조직이 이완하면서 점차적으로 미끄러지도록 허용한다. 자신들의 다리에 털이 많은 환자들조차도 당신이 그들에게 아주 천천히 무릎을 펴도록 유도한다면 불편하지 않을 것이다. 당신은 자신의 압력과 각도를 변화시킴에 의해서 그리고 당신 환자의 동작을 훨씬 더 느리게 유도함에 의하여 이완의 강도를 조절할 수 있다. 당신의 환자는 가벼운 화끈거림이나 당김을 보고할 것이며; 이것은 치밀하게 신경이 분포된 근막의 층들이 자체의 구분작용과 탄력성을 증가시키고 있는 감각인 것이다. 그 감각은 절대로 환자가 다리를 이완할 수 없는 정도로 강력하거나 통증으로 느껴서는 않된다. 먼저, 내측에서 이어서 위쪽으로 그리고 외측으로 궁둥뼈결절에서부터 무릎의 뒤쪽까지, 후방 허벅지의 여러 부위 안에서 표면의 층들로 이러한 이완법을 반복한다. 당신의 목표는 각각의 층들이 서로간에 매끄럽고 유연한 활주작용이다.

당신이 바깥층을 통해서 치료한 후보다 깊은 구조를 고정하도록 시작하며, 점차적으로 그리고 환자의 느리고, 집중된 움직임을 유도하면서 치료한다. 뒤넙다리근의 조직과 구조가 원심적인 패턴에서 길어지면서, 이완작용이 무릎의 펴지는 동안 발생한다는 것을 반드시 기억하라. 궁둥뼈에서 시작하며 이어서 무릎의 뒤쪽에서 장딴지근의 이는곳 주위에 도달하도록 갈라지는, 뒤넙다리근 자체의 세 개나 네 개의 근육 다발들 사이를 느껴보고 그것들 사이를 구분해준다(**그림 9.7**). 대부분의 사례에서, 넙다리두갈근의 짧은 이는곳은 오로지 무릎만을 건너가며, 그러므로 이 근육은 엉덩관절을 펴주지 않는다.

단지 근육의 힘살부위에서만 치료하기 보다는 근육근막성 다발 사이에서 그리고 주변의 결합조직에서 치료를 이어간다. 당김 손상은 힘줄이 근육과 만나는 부위에서 또는 힘줄이 뼈와 만나는 부위에서 가장 일반적이라는 것을 반드시 기억하라. 오금 공간 안에서 또는 당신의 환자가 예민한 또는 심한통증을(궁둥뼈신경도 역시 이 부위에 존재하므로) 보고하는 장소인 모든 부위에서 주의사항과 예민한 감각을 사용한다.

뒤넙다리근 손상에 더해서 기타 병변들도 여기서의 직접적인 치료에 반응할 것이다. 궁둥뼈신경은 넙다리두갈래근 아래에서 지나가며(**그림 9.7**), 거기에서 궁둥뼈신경의 걸림은 궁둥뼈신경성 통증의 한 가지 원인이 될 수 있다(6). 거위발 윤활주머니 염증은(운동과 함께 무릎의 내측에서 화끈거림과 통증으로 느껴지는) 종종 두덩정강근 및 넙다리빗근과 함께 반힘줄근을 치료함으로 완화될 수 있다. 여기에서 설명된 그러한 방식에서 전체 뒤넙다리근을 치료하는 것은 가끔씩 뒤넙다리근 증후군(종종 앉은 자세에 의하여 악화되는 궁둥뼈결절에서 뒤넙다리근 이는곳의 통증성 자극)을 개선하도록 도와준다.

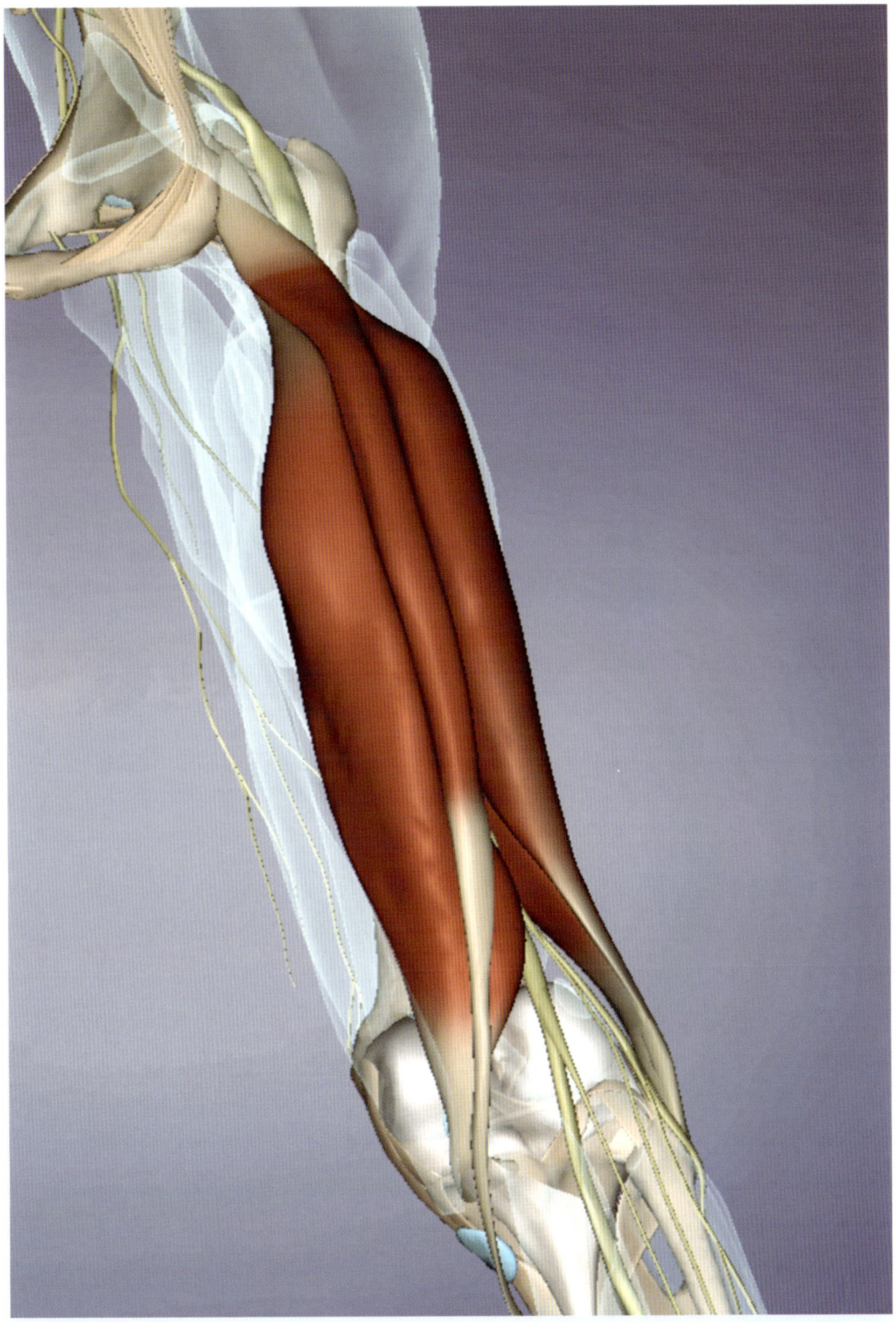

그림 9.7
뒤넙다리근, 내측에서 본 모습. 궁둥신경(노란색)의 경로에 주목하라.

핵심 정리 : 뒤넙다리근 치료법

적응증은 다음을 포함한다:

- 뒤넙다리근 손상, 통증, 또는 경직; 제한된 엉덩관절 굽힘

목적

- 뒤넙다리근과 뒤쪽 허벅지 근육근막 등의 탄력성을 증가시키며 구분해주는 것

방법설명

- 뒤쪽 허벅지의 근막을 고정하도록 아래팔을 사용한다. 그 근육들이 원심적으로 아래로 늘어나면서 당신의 정적인 아래팔을 지나서 이러한 조직을 당겨주도록 환자의 느리고 섬세한 능동적인 무릎 폄을 이용한다.
- 점차적으로 더 깊은 층으로 반복하며, 일단 바깥층들이 치료되었다면 뒤넙다리근의 이는곳을 구분해준다.

움직임

- 느린 능동적인 무릎 펴기

자극받은 뒤넙다리근을 치료하기 위한 고려사항

앞서 말한 듯 뒤넙다리근 손상은 그것들이 완전하게 치유되기 전에 과도한 사용에 의하여 빈번하게 재-악화되거나 통증성 자극의 상태에서 지속된다. 궁극적으로 거기에는 시간의 경과가 반드시 필요할 것이며, 그 한계를 넘어서도록 밀어붙여온 운동선수들에게 각별하게, 참을성이란 것이 종종 그 환자의 가장 어려운 문제가 될 것이다. 그렇지만, "염증화된 조직으로 절대로 직접적으로 치료하지 말아라"라는 전통적인 지침에 반해서, 많은 사람들은 여기에서 설명된 특정한 치료의 일종으로 긴장된 조직의 그 통증을 줄여줄 수 있으며, 비록 염증화된 그리고 통증의 부위로 직접적으로 적용되었을 때 조차도, 이것이 회복과정을 가속시킬 수 있다는 것을 알게 되었다. 손

을 사용한 도수치료가 운동-유도된 염증을 감소시킬 수 있다는 것을 보여주는 연구-기반의 증거들이 존재한다. 한 가지 연구에서 마사지 후 다리 조직 안에서 염증작용의 화학적인 표식에서 현저한 감소를 보여주었다(7). 또 다른 연구에서는 손을 통한 도수치료가 역학적으로 자극받은 조직에서 시행되었을 때 결합조직의 층들 사이에서 더 적은 유착을 확인했다(8). 만약 당신과 환자가 이러한 치료법을 직접적으로 통증의 부위에서 시도하도록 결정했다면, 제안된 치료과정은 이러한 치료의 일부분이 될 것이며, 그 뒤넙다리근이 반응하는 방식을 살펴보도록 2-3일 기다린다. 거기에서 아무런 변화가 없다면, 또는 통증, 자극성 또는 경직성에서 2-3일 후 전반적인 감소가 존재한다면(비록 초기 반응이 그 반대였을지라도), 그때 당신은 다음 번 치료에서 좀 더 직접적인 치료를 안전하게 시도할 수 있을 것이다. 다른 한편으로 거기에서 아무런 결과적인 호전도 없이 증가된 자극성이나 경직성만이 존재한다면, 동일한 방법을 계속해서 사용하는 것보다 다른 방법이나 어딘가 다른 곳을 치료한다.

손을 사용한 치료가 손상된 조직을 도와주게 되는 실질적인 기전에 관한 여러 가지 이론이 존재한다. 이러한 것들의 사례는 개선된 조직 함수상태, 콜라겐 재생의 자극, 새롭게 형성하는 콜라겐의 더 좋은 구조 형성, 발통점 예방, 증가된 고유수용성 감각적인 정확성, 그리고 자가-영속적인 통증 사이클의 차단 등이 된다. 비록 이러한 모델의 전부가 아직은 공식적인 연구를 통해서 검증되지는 않았을지라도, 그것들 중 어떤 것은 치료사에게 그들이 자신들의 치료를 통해서 성취할 수 있는 그 무엇을 개념화도록 도와주는 유용한 정신적인 지침을 제공할 수 있다. 어떠한 모델이 당신에게 가장 의미 있는가(그리고 당신의 방식, 경험, 관점 그리고 치료하는 사람들과 최적하게 들어맞는가)와 관계없이, 아마도 당신의 임상에서 뒤넙다리근 치료법을 사용하기 위한 수많은 기회를 보게 될 것이다.

참고문헌 (References)

[1] Heiderscheit, B. et al. (2010) Hamstring strain injuries: recommendations for diagnosis, rehabilitation and injury prevention. *Journal of Orthopaedic & Sports Physical Therapy.* 40(2). p. 67–81.

[2] Müller, D. and Schleip, R. (2012). Fascial fitness: Suggestions for a fascia-oriented training approach in sports and movement therapies. in *Fascia, The Tensional Network of the Human Body*. 7(254). p. 465

[3] Gracovetsky, S. (2003) *The Spinal Engine*. UK: Springer.

[4] Kram, R. and Dawson, T.J. (1998) Energetics and Biomechanics of Locomotion by Red Kangaroos (Macropus rufus). *Comparative Biochemistry & Physiology*. 120(1). p. 41–49 [accessed December 2013, http:// stripe.colorado.edu/~kram/kangaroo.pdf]

[5] American Society of Biomechanics, T. Fukunaga et al. (2001) Muscle Fiber Behavior During Drop Jump in Humans. www.asbweb.org/conferences/2001/pdf/168.pdf. [Accessed November 2013]

[6] Saikku, K. et al. (2010): Entrapment of the Proximal Sciatic Nerve by the Hamstring Tendons. *Acta Orthopaedica Belgica*. 76. p. 321–324.

[7] Crane, J.D. et al. (2012) Massage Therapy Attenuates Inflammatory Signaling After Exercise-Induced Muscle Damage. *Science Translational Medicine*. 4(119).

[8] Bove, G.M. and Chapelle, S.L. (2012) Visceral Mobilization can Lyse and Prevent Peritoneal Adhesions in a Rat Model," *Journal of Bodywork & Movement Therapies*. 16(1). p. 76–82.

그림 저작권 (Picture credits)

Figures 9.1 and 9.7 courtesy Primal Pictures, used by permission.
Figure 9.2 modified from an image by Hellerhoff, used under CCA-SA 3.0.
Figures 9.3 and 9.4 courtesy Thinkstock.
Figures 9.5 and 9.6 courtesy Advanced-Trainings.com, used by permission.

스터디 가이드

뒤넙다리근 손상

1. 본문에서 언급한 가장 빈번하게 손상된 뒤넙다리근은 어느 것인가?
   a. 반힘줄근
   b. 반막모양근
   c. 넙다리네갈래근
   d. 넙다리두갈래근

2. 본문에서 뒤넙다리근 손상에 대한 두 개의 가장 일반적인 부위가 근육힘줄의 연결부 그리고 또 어디인가?
   a. 반힘줄근의 먼쪽 닿는곳
   b. 반막모양근의 먼쪽 닿는곳
   c. 궁둥뼈결절
   d. 넙다리네갈래근의 먼쪽 닿는곳

3. 본문에서는 어떠한 구조물이 넙다리 두갈래근과 함께 배열되었으며 뒤넙다리근의 힘 벡터의 연장선으로 작용한다고 했는가?
   a. 엉덩정강 근막띠(IT band)
   b. 가쪽 장딴지근
   c. 큰볼기근
   d. 엉치뼈결절사이 인대

4. 뒤넙다리근이 구조적인 또는 기능적인 구분을 상실할 때, 본문에서 다음의 어느 것이 뒤넙다리근과 조합해서 종종 활성화될 것이라고 교재에서 주장하는가?
   a. 볼기근
   b. 네갈래근
   c. 허리근
   d. 엉덩관절 벌림근

5. 뒤넙다리근 치료법은 어떠한 환자의 능동적인 움직임을 이용하는가?
   a. 무릎 굽힘
   b. 무릎 펴기
   c. 엉덩관절 펴기
   d. 발목관절 발등굽힘

정답은 www.Advanced-trainings.com/v1key/에서 확인하라.

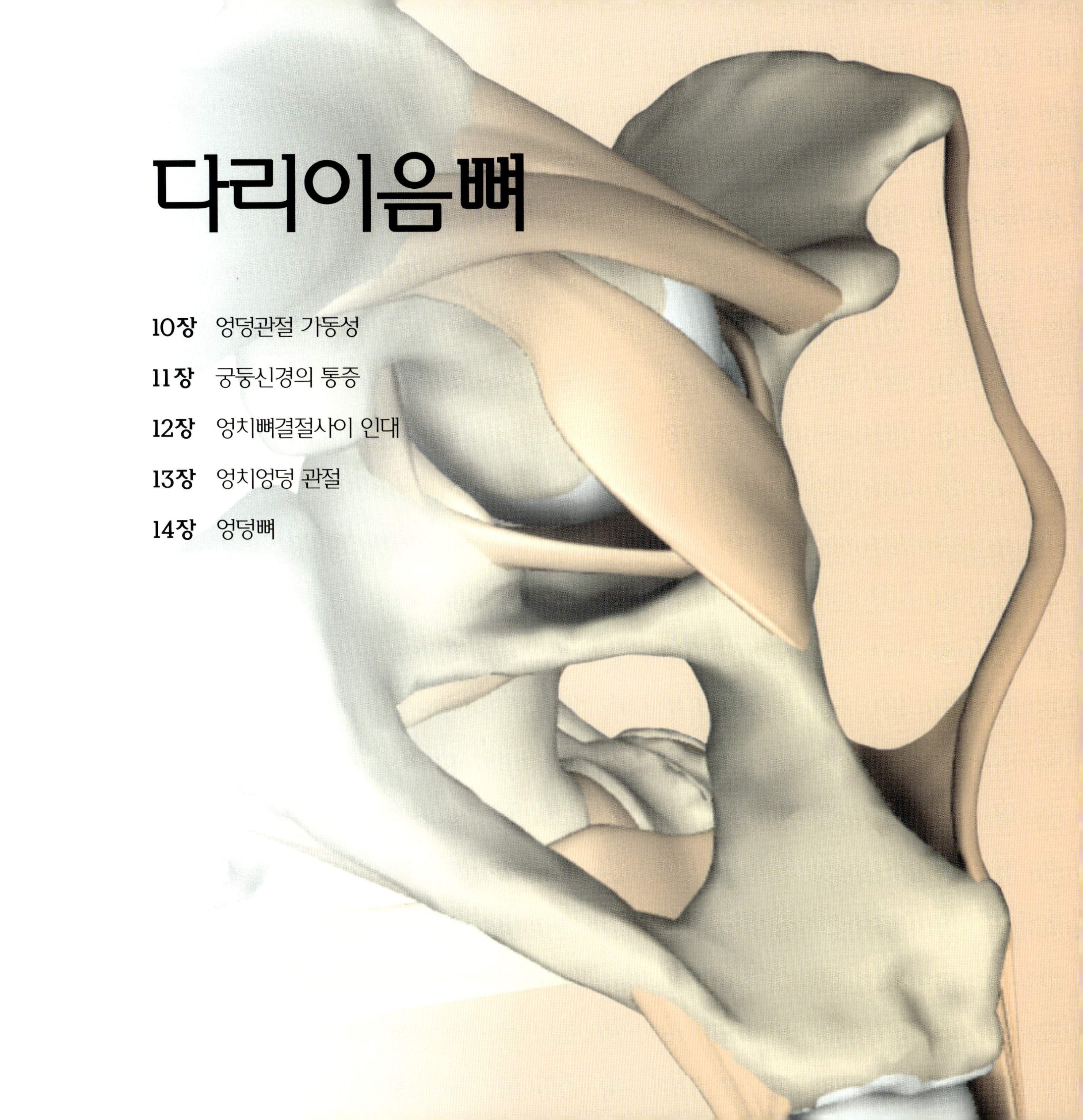

다리이음뼈

10장 엉덩관절 가동성

11장 궁둥신경의 통증

12장 엉치뼈결절사이 인대

13장 엉치엉덩 관절

14장 엉덩뼈

엉덩관절 가동성 10

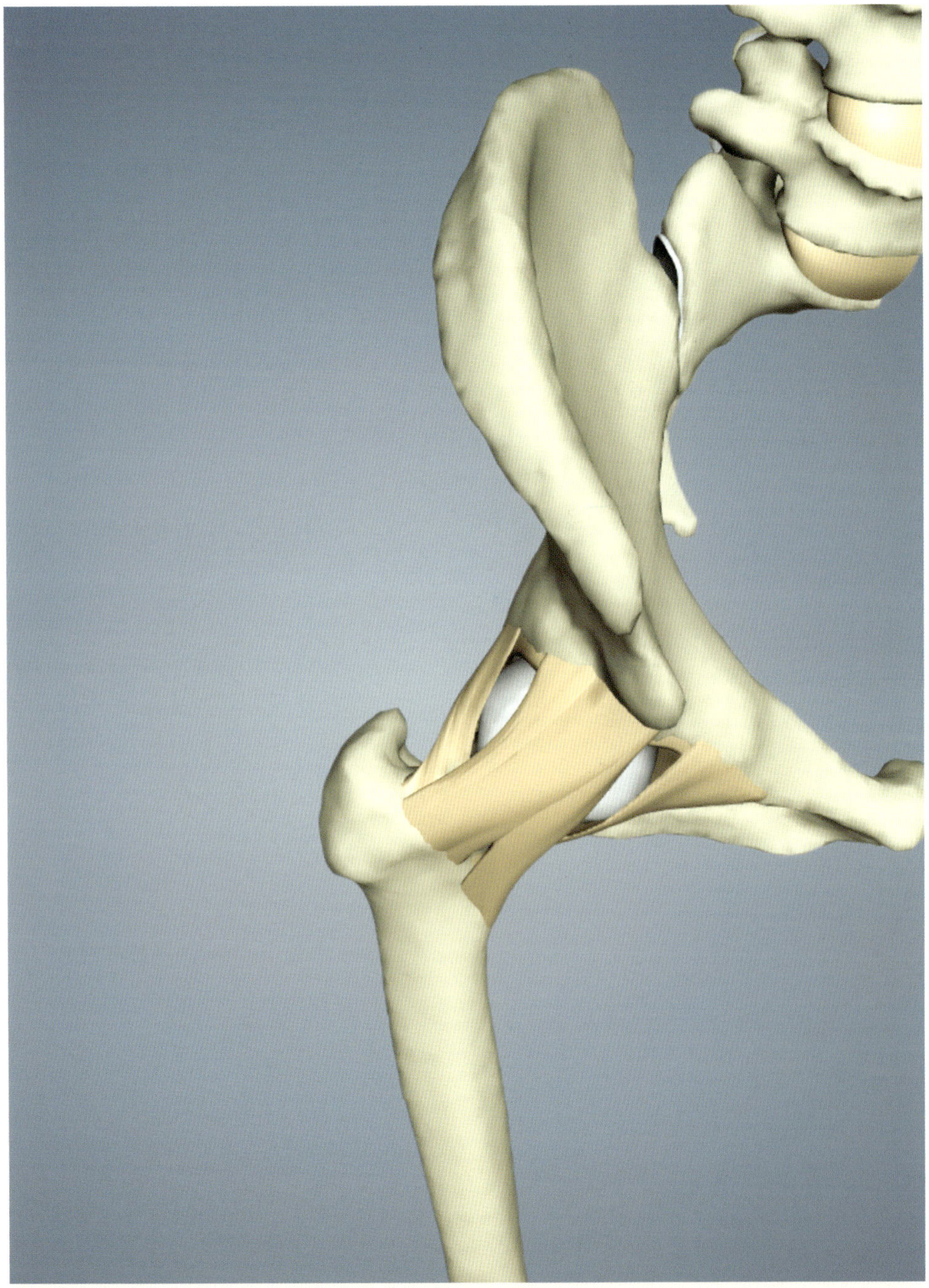

그림 10.1
엉덩넙다리뼈사이, 두덩넙다리뼈사이 그리고 궁둥넙다리뼈사이 인대들이 엉덩관절 동작을 제한한다.

내가 1980년대에 롤프 연구소에서 배우고 있을 때, 설립자인 Dr. Ida Rolf에 관한 한 가지 일화를 들었는데, 그 일화는 그녀의 치료에서 골반 가동성의 중요성을 강조한다. Dr. Rolf는 규칙적으로 학생들에게 자신의 10회 "치료시기" 또는 치료과정 각각의 목적에 대해 질문하곤 했다.

전하는 바에 의하면, 그녀는 "다섯 번째 치료시기의 목적은 무엇인가요?"와 같은 질문을 교육생들에게 질문했다. 쉽게 만족하지 않는 교사로서, 그녀는 오직 몇 가지 답변만 만족했으며; 그렇지만 각각의 치료시기가 다를지라도 전하는 바에 따르면, 그녀는 자신이 어떠한 치료시기에 그 질문을 던졌는가에 관계없이, "골반을 풀어주는 것"이란 대답을 올바른 답으로 받아들였다고 한다.

이러한 이야기는 전해진 일화에서 시사하는 바가 있으며(1979년 그녀의 사망 이래로, 많은 "Ida의 일화"가 구조적 통합치료계에서 전설로 간주되었다), 엉덩관절에서 골반의 적응성이 완성된 신체에 대한 그녀의 그림에서 차지한 핵심역할을 보여준다.

Dr. Rolf는 엉덩관절과 골반을 "대칭성을 결정하는 관절"이라고 주장했다. 그녀는 엉덩관절의 핵심역할을 강조한 유일한 사람은 아니며; 균형잡힌 엉덩관절 가동성은 운동계, 무용계, 노인학 그리고 요통의 관리에서처럼 다양한 분야에서 중요하다.

나는 내 자신이 롤프 연구소를 졸업하고 몇 년이 지난 후 도수치료를 교육하도록 그리고 치료하도록 일본에 여행했을 때 엉덩관절 가동성에 대한 요통의 연관성에 관하여 더 많은 호기심을 갖게 되었다. 나는 의자에 앉기보다 훨씬 더 자주 바닥 방석에 앉는 일본의 전통에 내가 적응하면서 내 자신의 엉덩관절 가동성에서 많은 어려움을 알게 되었다. 나는 나 자신이 미국인과 유럽의 환자들에게서 보았던 것보다

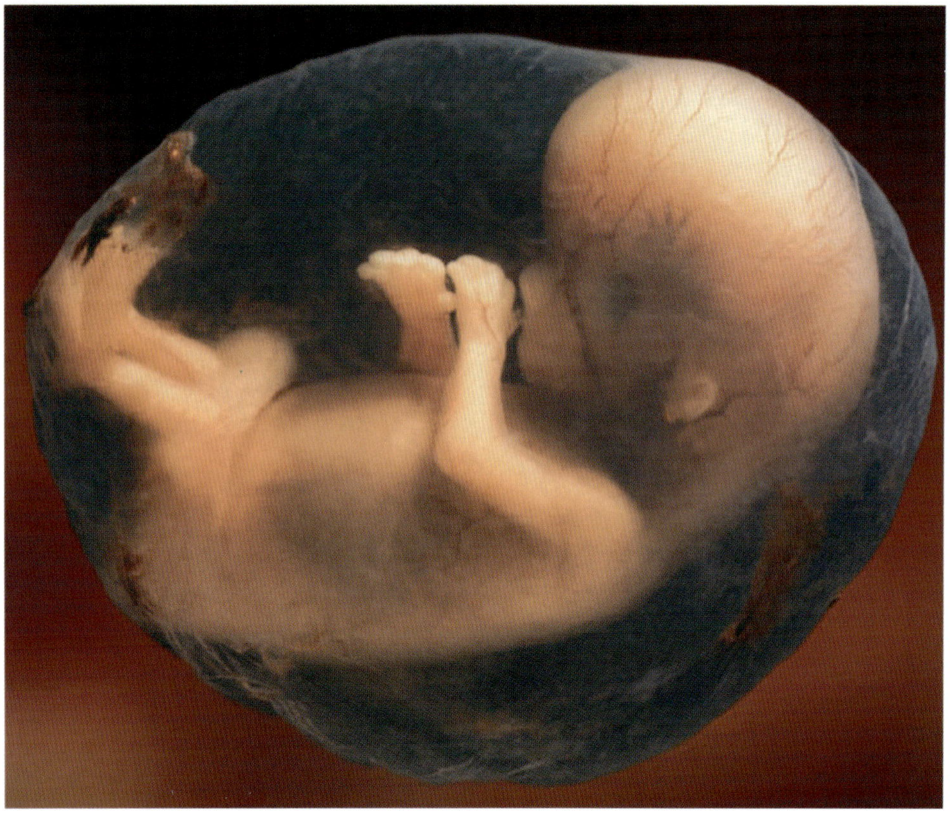

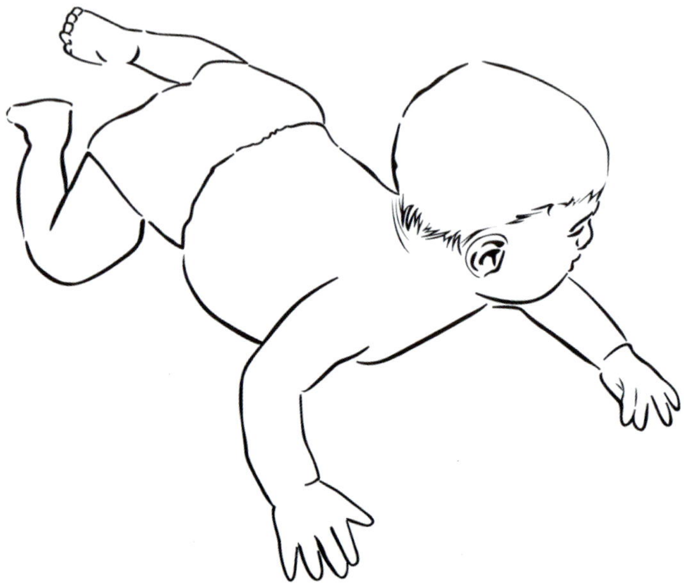

그림 10.2/10.3
유아는 자궁 안에서 자신들의 자세의 결과로서 더 많은 엉덩관절 굽힘을 보유한다.

일본인 환자들에게서 현저하게 좋은 엉덩관절 가동성(특히 가쪽회전에서)을 보게 되었다.

나의 일본인 환자들은 일반적으로 좀 더 평편해진 척추 만곡을 보유한 것으로 보였다. 이것이 그들의 엉덩관절 가동성과 연관되는가? 자궁 안에서 인간은 굽어진 엉덩관절을 갖고 발달하며 이차적 허리 만곡을 보유하지 않는다(**그림 10.2**). 그들이 요추 앞굽이를 발달시키는 것은 오로지 기어가기(**그림 10.3**)와 엉덩관절을 펴기를 시작한 후에만 가능하다. 전통적인 지식은 더 자유로운 엉덩관절은 더 양호한 허리를 의미한다는 것을 주장하며, 일본에서(1) 그리고 미국에서(2) 연구 모두가 일반적으로 이것을 뒷받침한다.

이 장에서, 나는 엉덩관절 가동성을 평가하고 균형을 잡도록 사용되는 세 개의 치료법을 설명할 것이며, 그것들은 오직 엉덩관절 가동성 문제만을 직접적으로 치료할 뿐만 아니라, 허리 통증과 기타의 문제를 개선하기 위한 방법으로도 유용할 것이다.

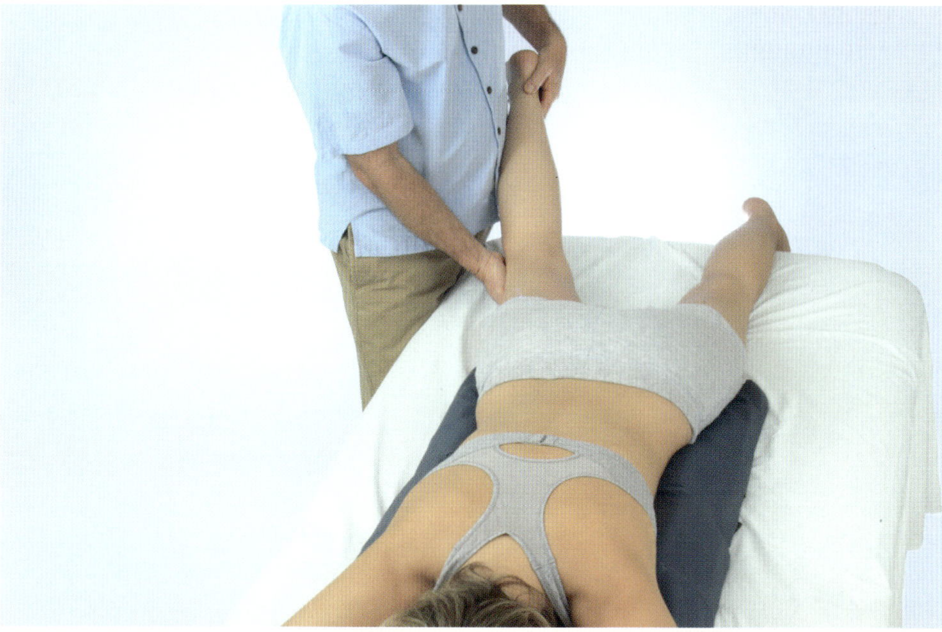

그림 10.4
긴 자루가 달린 빗자루 치료법의 "A" 변형법

치료법

http:// advanced-trainings.com/v/pa04.html 에서 긴 자루가 달린 빗자루 치료법의 비디오를 참조하세요

긴 자루가 달린 빗자루(마포자루) "A" 치료법

"긴 자루가 달린 빗자루(마포자루)" 시리즈는 치료사에 의한 불필요한 노력이나 긴장이 없이 엉덩관절 가동성을 증가시키기 위한 효과적인 방법이다. 중력을 이용해서 엉덩관절을 엉덩관절 안의 모든 구조들을 이완시켜주는 3가지 자세적인 치료법을 통해서 치료할 것이다: 깊은 엉덩넙다리뼈사이의 인대로부터 **(그림 10.1)** 엉덩허리근, 뒤넙다리근, 엉덩관절 벌림근 및 모음근, 돌림근, 넙다리빗근, 네갈래근, 그리고 그것들을 둘러싸는 근막들까지.

"긴 자루가 달린 빗자루"란 용어는 시작하는 잡기를 의미하며; 마치 긴 자루가 달린 빗자루를 잡는 것처럼 엎드린 환자의 다리를 발목과 무릎에서 잡는다 **(그림 10.4)**. 당신이 환자의 다리를 완전한 엉덩관절 굽힘으로 가져가며, 가능한 한 편안하게 머리 쪽을 향해서 최대한 멀리 무릎을 이동시킨다. 당신이 무릎을 위로 가져가면서 골반을 당신 쪽에서부터 먼쪽으로 돌려줌은 엉덩관절이 90° 지점을 넘어서 굽혀지는 것을 보다 쉽게 만들어준다. 거의 모든 환자들에게서 당신이 다리를 이러한 90° 위치를 넘어서 가져간다면, 그러므로 넙다리뼈가 몸통에 대하여 직각으로 놓이기보다 몸통 옆에서 인접해서 놓인다면 그 자세는 훨씬 편안할 것이다.

이러한 "아기의 기어가기" 또는 "황소개구리" 자세로 단지 자세를 취하는 것만으로도 엉덩관절로 치료적인 늘어남을 제공하며; 그럼에도, 우리가 여기에 위치하는 동안, 우리는 볼기근을 이완시킴에 의하여 엉덩관절 가동성을 증가시킬 수 있다. 환자의 다리를 당신 자신의 다리로 고정시키는 동안, 엉덩뼈능선 바로 아래에서 큰볼기근의 내측 이는곳 안으로 천천히

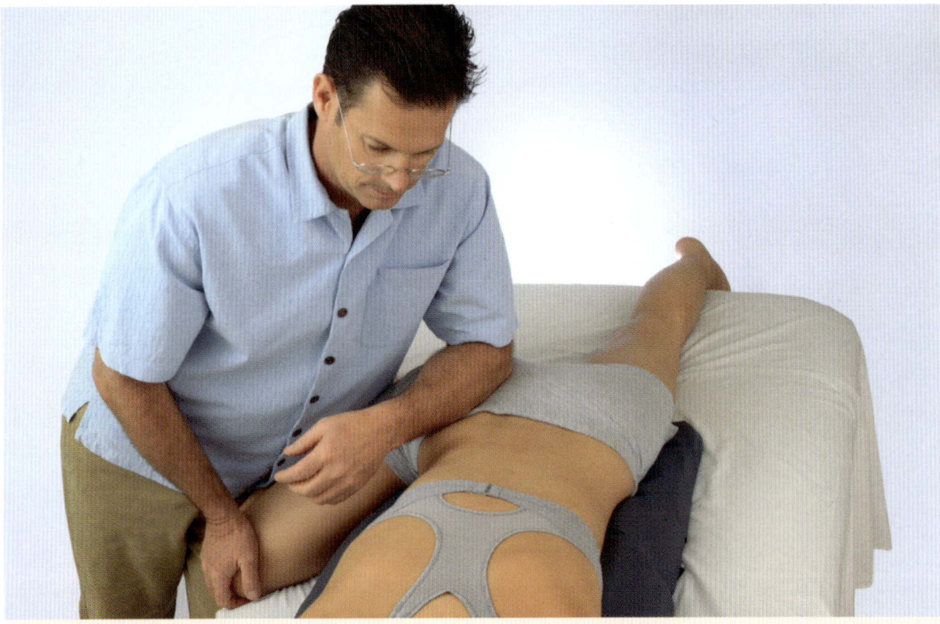

그림 10.5
일단 치료대 위에서 엉덩관절이 종아리와 함께 굽혀진 후, 볼기 근육들의 내측 이는곳을 이완시키 도록 당신의 아래팔을 사용한다.

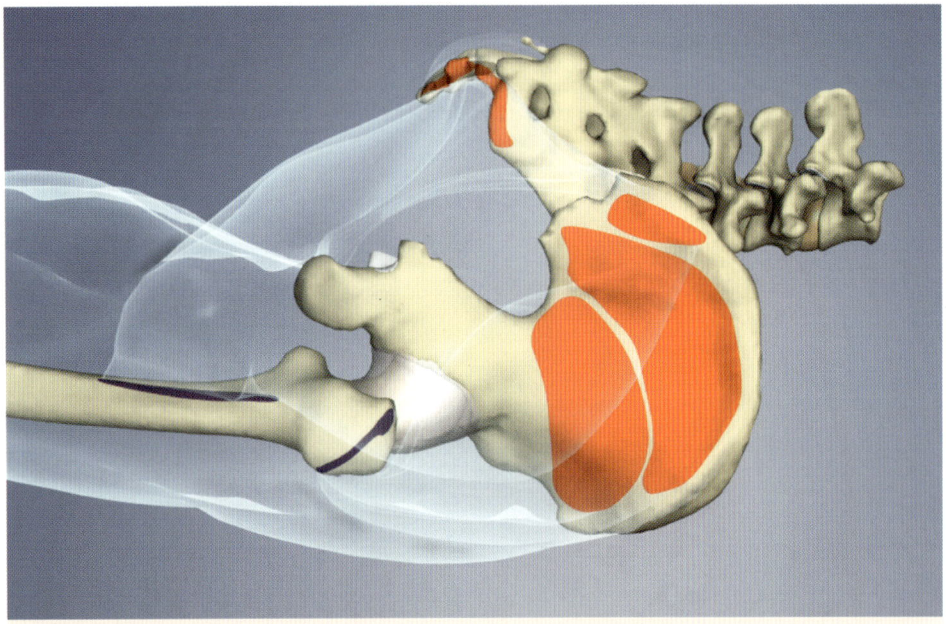

그림 10.6
볼기 근육들의 내측 부착지점

핵심 정리 : 긴 자루가 달린 빗자루 치료법

적응증은 다음을 포함한다.

- 제한된 엉덩관절 가동성
- 균형감 또는 보행의 문제
- 허리의, 엉치엉덩관절의 또는 궁둥신경의 통증

목적

- 엉덩넙다리뼈사이 관절(엉덩관절)에서 고유수용성 작용을 섬세하게 만들고 가동성을 회복시킨다.

방법설명

- 통증을 유발하지 않고, 본문에서 설명한 듯 천천히 다리를 굽혀진, 벌려진 그리고 돌려진 자세로 가져간다. 근육 부착부에서 정적인 압박을 사용한다.
- 그 늘어남으로 조직 반응을 위해서 각각의 자세에서 기다린다.
- 다른쪽 엉덩관절에서 반복한다.

거의 모든 환자에게서, 이 자세는 굽힘의 90° 를 지나 이동될 때 훨씬 더 편안한다.

주의사항

- 특정한 움직임은 최근 인공관절 치환수술을 한 환자에게는 금기가 될 수 있다.

기대도록 아래팔의 평편한 부분을 이용한다(**그림 10.5와 10.6**). 힘줄의 부착부는 골지힘줄기관의 집중분포를 보유한다. 이것은 지속된 압박에 반응하며, 그러므로 당신은 여기에서 당신의 접촉부위를 미끄러뜨리거나 움직이는 것보다 천천히 거의 정적인 압박과 함께 기다림에 의하여 최선의 결과를 얻게 될 것이다. 엉덩뼈 위에서 볼기근육들의 뼈 부착부로부터 멀어지게 볼기근육을 풀어주거나 팔꿈치로 천천히 눌러주도록, 당신 자신을 향한 압력의 약간의 벡터와 함께, 중간정도의 압력을 사용한다.

조직이 미묘한 부드러워짐 또는 풀어짐으로 반응함을 느낄 때까지 이러한 압력을 부드럽게 유지하며; 이어서, 당신의 압력을 풀어주고 볼기근 부착부의 다

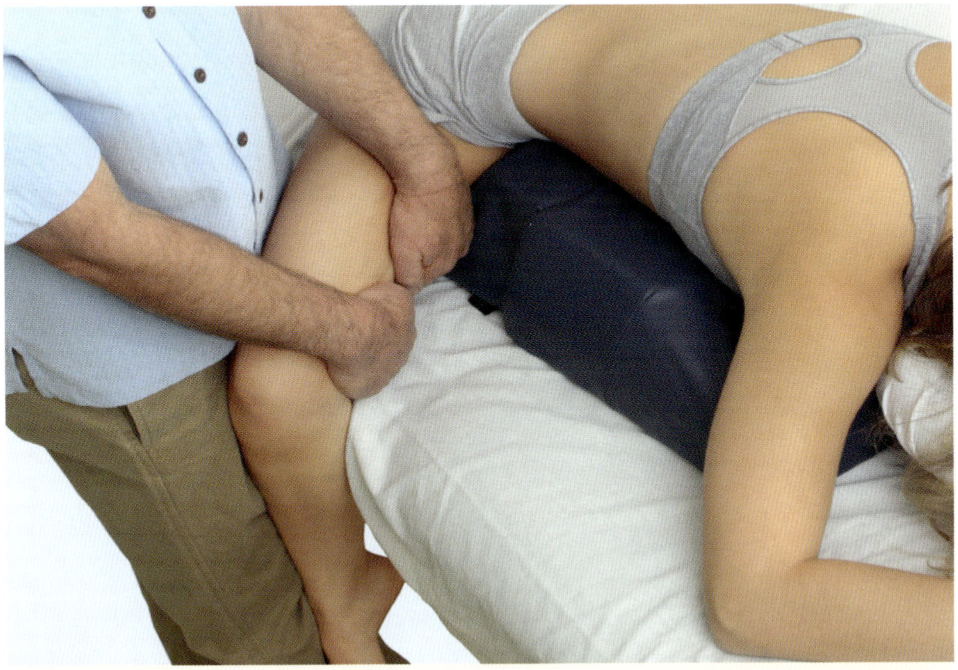

그림 10.7
긴 자루가 달린 빗자루 치료법의 "B"(외회전) 변형법

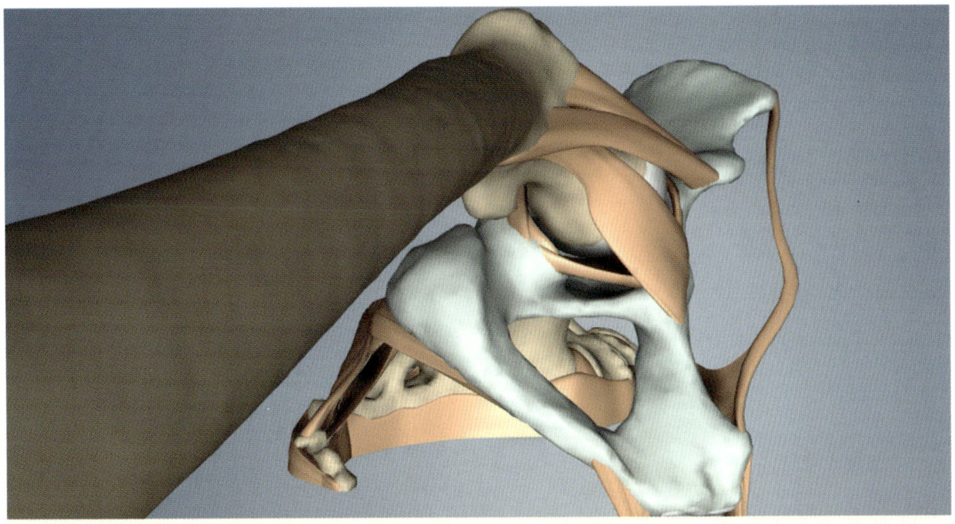

그림 10.8
아래에서부터 엉덩관절을 바라봄은 가쪽돌림이 전방의 엉덩관절을 벌려줄 수 있는 방법을 볼 수 있도록 도와준다.

음 분절로 이동한다.

긴 자루가 달린 빗자루(마포자루) "B" (외회전)

긴 자루가 달린 빗자루 "A" 치료법의 다리 올린 자세를 유지한 채, 환자의 종아리를 치료대 밖으로 내려드린다(**그림 10.7**). 양손을 사용해 당신 쪽으로 모음근들을 들어줌에 의하여 넙다리뼈를 가쪽돌림으로 돌려준다. 이것은 당신이 이 자세가 아니면 환자의 무릎 뒤에서 받게 될 모든 압박을 막도록 도와준다. 동시에 치료대의 머리 쪽으로 환자 발을 천천히 압박함에 의하여 넙다리 돌림을 확대하도록 치료대 아래에 위치한 당신의 다리를 사용한다. 당신의 환자는 반드시 무릎이나 다른 곳 어디에서도 아무런 긴장을 느끼지 말아야 하며 — 오로지 엉덩관절 주위에서 늘어남과 이완만을 느껴야 한다(**그림 10.8**). 이것이 어떠한 불편함이라도 유발한다면 환자의 발에 압박을 가하지 않는다.

자신의 몸은 편안하고 똑바로 선 자세를 유지한다. 환자에게 편안하게 호흡하도록 요청하며 그 늘어남으로 이완을 유도한다. 당신이 반응을 부드러워짐, 편해짐 또는 이완함을 느낄 때까지 이러한 자세적 치료법을 유지한다.

긴 자루가 달린 빗자루(마포자루) "C" (내회전)

엉덩관절 가동성의 특정한 종류가 허리 건강과 연관되었다. 양성 모두에서 엉덩관절 안쪽돌림, 엉덩관절 굽힘과 폄, 그리고 남성에서는 뒤넙다리근 가동성 등 모두는 허리 통증과 부정적인 연관성(즉, 그러한 정도의 가동성을 보유한 사람들은 일반적으로 훨씬 적은 허리 통증을 보유하는)을 보유한다(3). 긴 자루가

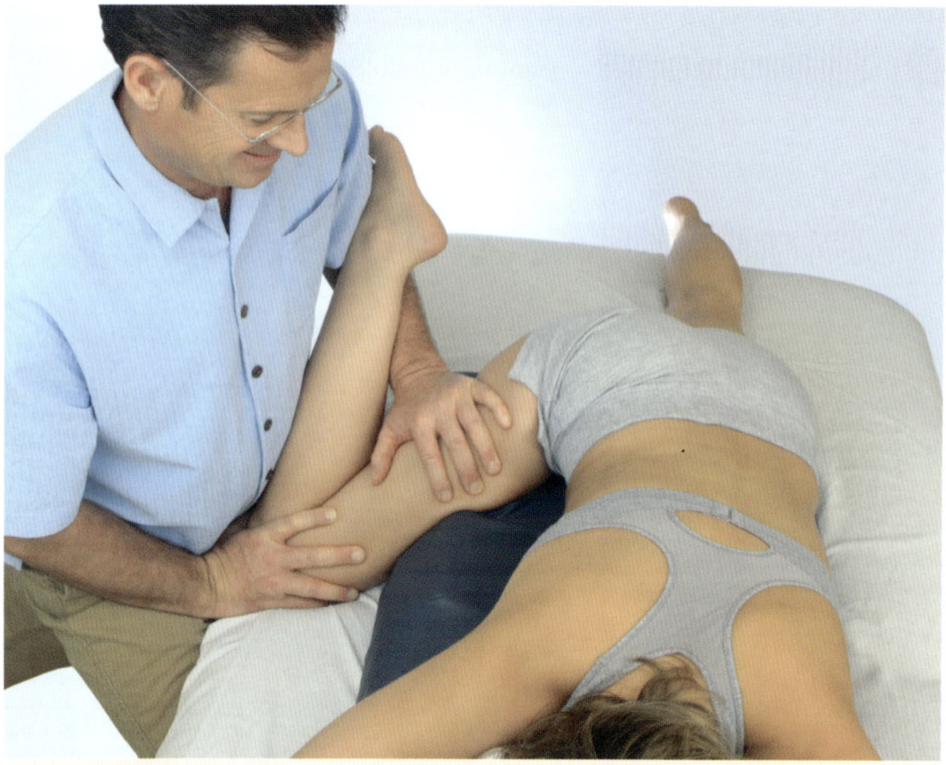

그림 10.9
긴 자루가 달린 빗자루 치료법의 "C" 변형법(내회전)

달린 빗자루 치료법의 "C" 변형법은 이러한 중요한 동작의 몇 가지를 조합한다: 넙다리 안쪽돌림, 엉덩관절 굽힘, 그리고 뒤넙다리근 늘리기.

가쪽회전인 "B" 변형법에서부터, 긴 자루가 달린 빗자루 "C"와 함께 안쪽회전으로 바로 진행한다. "B"에서처럼 치료대 아래로 종아리를 내려뜨리는 대신에, 종아리가 치료대보다 더 높게 향하도록 넙다리뼈를 회전시킨다. **그림 10.9**에서 보인 자세와 잡기를 사용해서, 넙다리뼈를 자체의 안쪽회전으로 부드러운 최종범위까지 부드럽게 가져가고; 조직 반응을 기다리며 유지한다. 최소한 90° 이상으로 굽혀진(즉, 넙다리뼈가 몸에 대하여 직각이거나 약간 더 머리 쪽으로 이 자세를 넘어선 것을 유지하는) 엉덩관절 자세를 유지함을 반드시 기억하라. "B" 변형법처럼, 무릎에서 긴장이나 불편함을 피하도록 유념한다.

일단 이러한 3개의 긴 자루가 달린 빗자루 변형법을 한쪽 다리에서 완결지은 후, 그 다리를 해부학적 자세로 되돌려준다. 환자들은 종종 이 다리가 아직 치료하지 않은 다리보다 상당히 길어지고 자유로워진 것처럼 느껴진다고 언급할 것이다. 좌측과 우측의 균형을 위해서 이러한 치료법을 다른 쪽에도 반복한다.

기타 고려사항

위에서 엉덩관절 치료법으로 이러한 3가지 변형법을 설명했을지라도, 이 방법은 또한 다리이음뼈 자체의 인대성 적응성에도 영향을 주며, 엉치결절사이, 엉치가시돌기사이, 그리고 엉치엉덩뼈사이 인대 제한을 치료함으로 엉치엉덩관절 가동성을 증진시키며, 엉치뼈 위에서 엉덩뼈의 비틀림과 벌어짐(flaring) 움직임 균형을 잡아준다. 이것은 부수적인 궁둥신경의 통증(11장), 엉치결절사이 통증(12장), 엉치엉덩뼈사이 통증(13장), 그리고 골반의 기타 병변을 치료함에서 그 방법을 유용하게 만들어준다.

환자가 탈의했거나 최소한의 복장을 걸쳤다면, 당신은 변형법 "A"에서 간단하게 덮은 시트를 통해서 다리를 잡음으로써 이 치료법을 시행할 수 있으며, 그 다리와 함께 시트도 움직여준다. 또 다르게 각별히 "B"와 "C" 변형법에 대하여, 그 다리는 환자에게 안정감과 프라이버시의 느낌을 제공할 수 있도록 넙다리 주위에서 모아진 시트로 덮고, 그 덮개의 밖으로 종아리를 내놓을 수 있다.

여기에서 설명된 치료법을 적용할 때 그 방법들이 통증을 유발하지 않는 것이 가장 중요하다. 가동성에 대하여 물렁조직 제한에 더해서, 절구나 넙다리뼈 머리의 모양과 배열 상태와 같은 뼈의 제한도 역시 존재할 수 있다. 이러한 것들은 자체의 생리학적인 한계까지

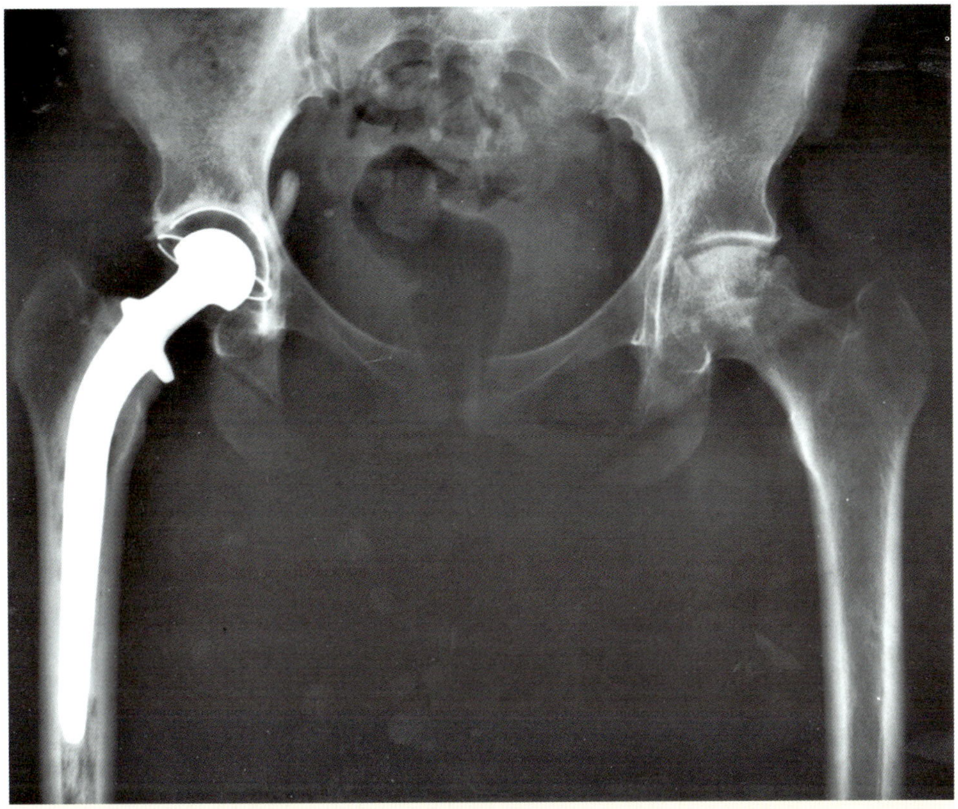

그림 10.10
전체 인공관절 치환술의 X-선 사진(전체 엉덩관절 관절성형술)

밀려질 때 통증 또는 자극을 유발할 수 있다.

대퇴 관골구 부딪힘(femoral acetabular impingement: FAI) 증후군은 유전적인 그리고 사용상의 요인 모두에서 기인할 수 있는, 절구 테두리와 넙다리뼈 사이에서 비정상적인 접촉에 의하여 유발된 엉덩관절 움직임의 통증성 제한인 것이다. 지나치게 심한 늘리기로 밀어붙임이 이 상태를 악화시킬 수 있으며, 그래서 각별히 엉덩관절 자체의 내부에서 불편함이 있다면 최종의 가동범위에서 주의사항을 잘 지킴으로, 가동성을 증가시키는 치료법은 빈번하게 수술적으로 치료했을지라도, FAI 통증을 관리함에서 역시 효과적일 것이다.

엉덩관절 치환수술은 어떠한가?

비록 어려운 문제의 예방이 어려운 문제 자체보다 측정하거나 연구하기 더 어려울지라도, 균형잡힌 엉덩관절 가동성을 유지하는 것은 그렇게 치료하지 않는다면 엉덩관절 인공관절 치환술이나 관절표면 성형술로 이끌릴 수 있는 관절 통증, 퇴행성 변화 또는 관절염의 병변 등을 예방하거나 개선시키도록 도와줄 수 있다는 것을 가정함은 타당하다.

환자가 이미 엉덩관절 인공관절 치환수술을 시행했다면(**그림 10.10**), 이러한 치료법을 사용할 때 각별한 고려가 적용될 것이다. 엉덩관절 인공관절 치환수술은 조직을 통한 잘라냄 그리고 후방이든 전방으로든, 수술의 유형에 따라서 교체된 관절의 위치이동 등을 포함한다. 이것은 엉덩관절에 최소한 회복 동안 일지라도[1], 수술적인 위치이동의 그 방향 안에서 훨씬 적은 지지력을 엉덩관절에 주게 될 수 있다.

엉덩관절 수술의 상이한 형태는 그 수술의 회복기간과 연관된 상이한 움직임 제한을 보유한다. 외과의사 역시 수술 후 그들의 권장된 움직임 제한에서 광범위하게 달라진다. 2010년에, 요가 강사들에 대한 엉덩관절 외과의사의 권장사항의 비-공식적인 설문조사 중, 답변을 한 외과의사들 중 1/3은 전방의 엉덩관절치환술 이후 무엇이든 어떠한 움직임 제한도 요구하지 않았다는 것을 확인했다(4). 그렇지만, 가장 보존적인 권장사항은 수술 후 6개월에서 1년 동안, 엉덩관절 치환술 환자가 반드시 다음을 피해야 한다는 것을 말한다:

1) 후방의 치환술에서 포함된 그 수술과정에 대하여 좀 더 배워보기 위해서, 나는 WWW.edheads.org/activity/hip/에서 edhead.org의 쌍방향의 수술 모의실험장치를 살펴볼 것을 권장한다. 지나치게 까다로운 요구는 신경 쓸 필요가 없으며 — 만화영화로 만든 수술과정은 실제적인 후방 엉덩관절 수술과는 다르게 산뜻하고 깔끔하게 유지되며, 실제로 수술은 익숙치 않은 사람에게는 완전히 피투성이이며 잔혹하게 보일 수 있다. 2014/5 접근됨.

- 후방의 엉덩관절 치환수술에 대하여 90° 를 넘는 엉덩관절 굽힘, 모음, 그리고 안쪽돌림
- 전방의 치환술에 대하여 벌림, 가쪽회전 그리고 엉덩관절 폄

이러한 변수를 감안한다면, 도수치료사들을 위한 최선의 임상은 그 환자의 수술 집도의사나 재활치료 전문가가 회복 시기 중 피할 것을 권장했던 모든 움직임에 관하여 문의하는 것이다.

많은 엉덩관절 치환수술 환자들은 그들의 수술이 완전하게 치유된 후 오랫동안 물렁조직-기반의 움직임 제한을 지속적으로 경험한다. 이러한 나이든, 치유된 엉덩관절 치환수술에 대하여 (대략적으로 수술 후 1년 또는 그 이상이 지난), 이러한 치료법은 보다 장기적인 회복과 가동성의 유지와 함께 커다란 도움이 될 수 있다. 그렇지만, 우리가 보철물 자체의 인공적인 물질을 늘리거나 변화시키려고 노력하지 않는 것이라면, 교체된 엉덩관절로 적용된 모든 스트레칭의 최종범위에서 강요하지 않는다. 인공화된 관절 자체를 깊게 늘려주도록 시도하려는 것보다는 그 관절 주변에서 조직들을, 길고, 편안하고, 가동적으로 유지하는 것에 관하여 생각하라.

마지막으로, 이러한 치료법을 노인들이나 육체적으로 어려운 환자들에게 적용함을 주저하지 말아라. 그들의 편안함에 대한 의사소통을 의지하고 예민하게 감지함에 의해, 당신은 제한된 능동적인 가동성을 보유한 사람들에게서 조차도 이러한 이완법이 얼마나 편안하고 효과적일 수 있는가에 대하여 종종 놀라게 될 것이다.

임상에서, 이러한 치료법은 당신의 치료도구에서 빼먹을 수 없는 부분이 될 것이며, 당신의 규칙적인 치료의 내용 안에서 많은 엉덩관절 제한을 평가하고 이완시키는 것을 가능하게 만들 것이다. 모든 연령과 모든 활동수준을 보유한 당신의 환자는 이 방법에 감사할 것이다: 우리가 요통을 보유하든 보유하지 않든 (그리고 인구의 80%가 자신들의 삶에서의 어느 시점에서 요통을 경험할지라도), 우리들 대부분은 증가된 엉덩관절 가동성이 우리의 앉기, 걷기, 그리고 움직이기를 더욱 쉽게, 더욱 효율적으로 그리고 보다 더 편안하게 만들어주므로, 이것으로부터 많은 이득을 얻게 될 것이다.

참고문헌 (References)

[1] Horikawa, K. et al. (2006) Prevalence of osteoarthritis, osteoporotic vertebral fractures, and spondylolisthesis among the elderly in a Japanese village. *Journal of Orthopaedic Surgery*. 14(1). p. 9–12.

[2] Harris-Hayes, M. et al. (2009) Relationship between the hip and low back pain in athletes who participate in rotation-related sports. *Journal of Sport Rehabilitation*. Feb; 18(1) p. 60–75.

[3] Mellin, G. (1988) Correlations of hip mobility with degree of back pain and lumbar spinal mobility in chronic low-back pain patients. *Spine*. 13(6) p. 668–670.

[4] Jones, N.M. (2010) *Yoga after a Hip Replacement*. http://www.xpandinglight.org/free/yoga-teacher/articles/yoga-therapy/yoga-after-a-hip-replacement.asp. [Accessed 5/2014]

그림 저작권 (Picture credits)

Figures 10.1, 10.6 and 10.8 courtesy Primal Pictures, used by permission.
Figure 10.2 is a public domain image.
Figures 10.3, 10.4, 10.5, 10.7 and 10.9 courtesy Advanced-Trainings.com, used by permission.
Figures 10.10 is a public domain image from the National Institutes of Health.

스터디 가이드

엉덩관절 가동성

1. **본문에서 보다 자유로운 엉덩관절을 다음 무엇과 연관지는 것을 지적하는 연구를 인용하는가?**
   a. 적은 무릎 통증
   b. 적은 허리 통증
   c. 적은 어깨 통증
   d. 적은 턱의 통증

2. **엉덩관절 가동성의 어떤 유형이 남자와 여자 모두에서 허리의 건강과 연관되었는가?**
   a. 엉덩관절 가쪽돌림, 엉덩관절 굽힘 및 폄
   b. 엉덩관절 안쪽돌림, 엉덩관절 굽힘 및 폄
   c. 엉덩관절 안쪽돌림, 엉덩관절 굽힘 그리고 엉덩관절 벌림
   d. 엉덩관절 가쪽회전, 엉덩관절 굽힘 그리고 엉덩관절 모음

3. **긴 자루가 달린 빗자루(마포자루) "A" 치료법에서, 치료사는 큰볼기근의 어느 부착부로 정적인 압력을 적용하는가?**
   a. 엉덩뼈 능선 바로 위
   b. 엉덩뼈 능선 바로 아래
   c. 궁둥뼈결절에서
   d. ITT로 큰볼기근 부착부

4. **저자는 힘줄성 부착부 안에 위치한 골지힘줄기관이 다음 무엇에 가장 잘 반응한다고 주장하는가?**
   a. 미끄러지는 압박력
   b. 간헐적 압박력
   c. 가벼운 압박력
   d. 정적인 압박력

5. **본문에서 긴 자루가 달린 빗자루(마포자루) "B" 치료법의 자세에서 얼마나 유지하는 것을 제안하는가?**
   a. 3-5 분
   b. 3-5 호흡
   c. 3-5 초
   d. 3-5 회

정답은 www.Advanced-trainings.com/v1key/에서 확인하라.

궁둥신경 통증

11

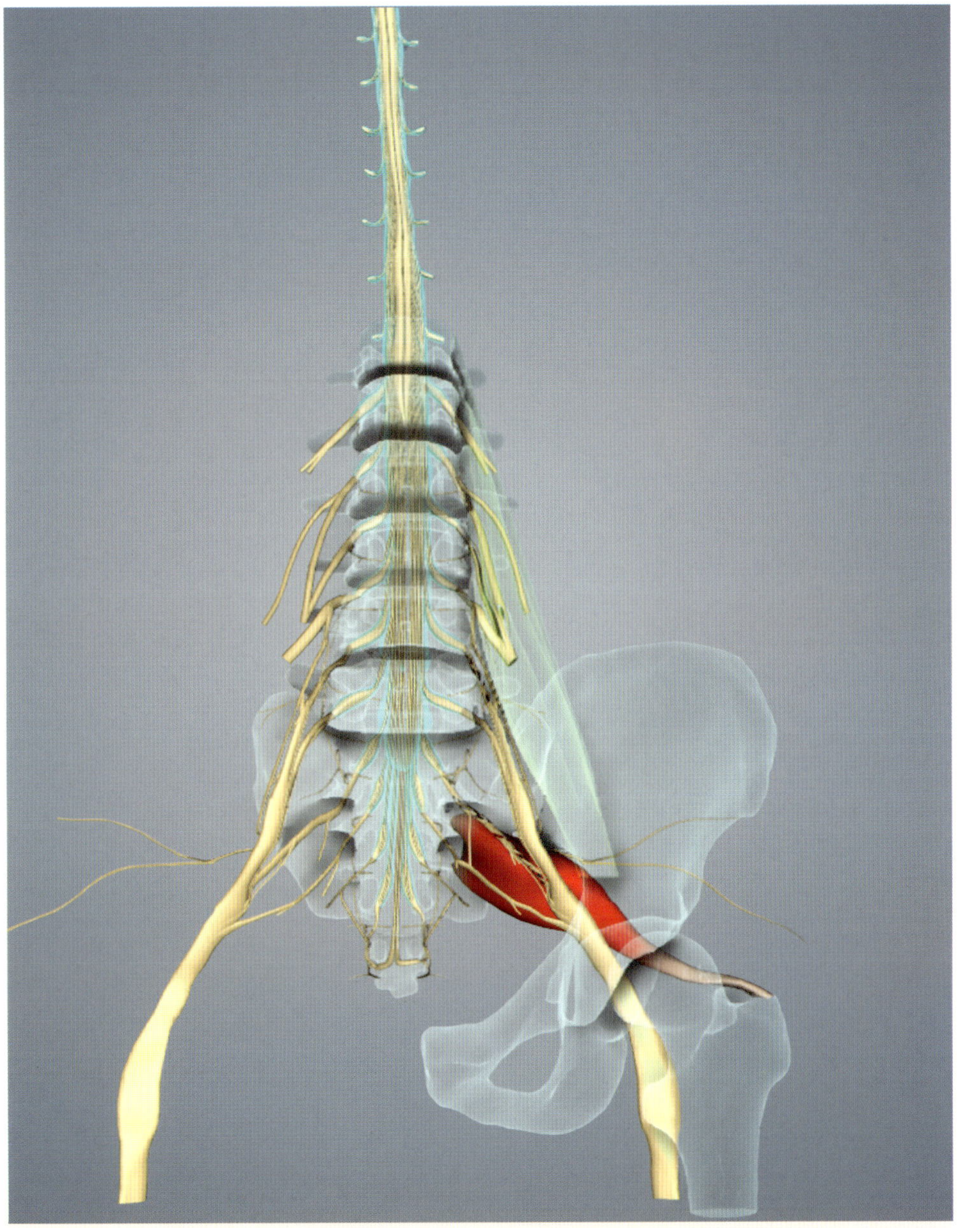

그림 11.1

인체에서 가장 긴 그리고 가장 큰 신경인 궁둥신경의 기원. 이것의 신경뿌리가 요추를 빠져나오는 장소에서 압박될 때(축성 궁둥신경 통증) 또는 다른 구조물에 의해서 그 신경이 먼쪽에서 눌려질 때(부수적인 궁둥신경 통증) 통증이 결과한다. 경막(연한 녹청색), 허리근(녹색), 그리고 궁둥구멍근(적색) 등은 궁둥신경 통증을 유발할 수 있는 구조물의 일부가 된다.

오직 그 통증을 경험하는 개인만이 아닌, 집합적으로 사회 전체적인 면에서, 궁둥신경 통증은 후방에서의 진정한 통증이다. 측정치가 달라지겠지만 연구에 따르면, 인간의 43% 정도가 그들의 평생 중 어느 시점에선가 궁둥신경 통증을 경험하게 된다는 것을 지적한다(1). 2008년도의 궁둥신경 연구논문의 메타-분석에서 궁둥신경 통증이 요통보다 더욱 지속적이고, 더욱 심하며, 더 많은 건강 자원을 사용한다고 결론지었다(2).

궁둥신경 통증도 도수치료사에 속하는 통증일 수 있다. 때때로 궁둥신경 통증은 신속하게 반응하며; 또 어떤 때에는 이것이 치료하기 어려운 듯 보이며, 손을 이용한 치료에 대하여 더 나빠지는 듯 반응하기도 한다. 치료사로서 어떠한 접근방식이 가장 도움이 될 수 있는 것인가를 당신은 어떻게 결정하는가? 이 장에서는 궁둥신경 통증에서 두 가지 유형 사이의 구분을 위한 직접적이며 비교적 신뢰할 수 있는 평가를 살펴볼 것이다; 첫 번째(축성의) 유형을 치료하기 위한 중요한 고려사항을 논의할 것이며; 우리는 두 번째(부수적인) 유형을 완화시키기 위하여 사용된 치료법과 접근방식을 설명할 것이다.

궁둥신경 통증의 독특함과 가변성의 대부분은 용어의 광범위함에서부터 나온다. 본래 골반의 또는 궁둥뼈의 통증을 의미하는 "궁둥통증(좌골통, ischialgia)"으로부터 파생되어서, 궁둥신경 통증은 후방의 다리로 아래까지 방사하는 허리나 엉덩이를 포함하는 모든 통증을 의미하기에 이르렀다. 궁둥신경 통증은 진단명이 아닌 하나의 증상이다; 궁둥신경 통증에 대한 많은 가능한 원인이 존재하며, 그것의 상이한 유형들 사이에서 구분하는 방법을 아는 것은 당신에게 자신의 치료에서 더 많은 효율성을 허용할 것이다(그리고 이것은 전문의에게 의뢰할 시기를 알도록 돕는다).

	축성 궁둥신경 통증	부수적 궁둥신경 통증
다음처럼도 알려짐	유형 I "진정한 궁둥신경 통증"	유형 II, "거짓 궁둥신경 통증", 궁둥구멍근 증후군 등
눌림의 부위	신경뿌리	신경뿌리보다 더 먼쪽
눌림의 기전	뼈-대-뼈 또는 디스크-대-뼈 압박	근육근막의 눌림 또는 신경근막성 속박
요통	일반적으로 존재함	통상 부재함
후방 넙다리 또는 엉덩이 통증	일반적으로 존재함	통상 존재함
무릎관절 아래로 통증	통상 부재함	때때로 존재함

표 11.1 궁둥신경 통증의 유형. 위에서 정리한 눌림의 기전에 더해서, 감염, 종양 그리고 직접적인 외상(신경뿌리에서든 또는 먼쪽에서든) 등도 신경 눌림과 궁둥신경 통증 증상을 유발할 수 있다.

한 가지는 모든 궁둥신경 통증에 대하여 공통적이다: 이것은 신경 통증이며, 그러므로 방사되며, 급성통증이 있고, 날카로우며, 찌릿하거나 둔감할 수 있다. 궁둥신경 통증은 궁둥신경을 구성하는 신경원(신경세포)을 따라서 어딘가에서, 신경에서 자극하는 역학적인 힘을 포함한다(일반적으로 다른 신경의 자극이 때때로 궁둥신경 분포의 영역에도 함께 방사할 수 있기 때문이다).

궁둥신경 통증을 평가하기

궁둥신경 통증은 **표 11.1**에서 설명한 것처럼, 두 가지 유형의 하나로서 설명된다:

I. 축성 궁둥신경 통증은 L1–S3[1]의 척추사이구멍에서 신경뿌리의 눌림으로부터 발생한다(3).

II. 부수적 궁둥신경 통증은 신경뿌리보다 먼쪽에서 신경 눌림으로부터의 통증이다.

첫 번째 유형인 축성 궁둥신경 통증은 척추뼈 사이구멍〔말초신경이 척추관을 빠져나오는 부위인 척추뼈 몸통 사이의 구멍(**그림 11.1, 11.2와 그림 11.9**)〕의 좁아짐을 포함한다. 이러한 좁아짐은 다음에서부터 결과할 수 있다:

- 자세 또는 위치상의 문제 — 예를 들어, 임신 말기, 궁둥뼈의 불안정성 또는 척추전방전위증 (하나의 추골이 그 아래 놓인 추골 위에서 불안정성과 전방이동, 이것들의 척추사이구멍의 좁아짐)
- 관절성 디스크 퇴행증, 탈출 또는 척추사이구멍 공간 안으로 부어오름
- 협착증(척추뼈 사이구멍 또는 척추관 안으로 뼈의 침착)

이러한 기전은 인접한 추골 사이에서(뼈-대-뼈 압박) 또는 디스크와 추골 사이에서(디스크-대-뼈 압박) 신경뿌리의 압박을 포함한다. 신경뿌리에서 경막 관의 유착과 함께, 신경에 대하여 나란한 척추사이구멍 내부에서 찾아지는 작은 부수적인 근육의 보고도 역시 존재하며 — 이러한 것들 어느 것이든 연상할 수 있게 축성의 궁둥신경 통증을 유발할 수 있다. 감염, 종양, 암, 또는 신경뿌리에서 외상(또는 신경을 따라서 어딘가 다른 부위에서) 등도 궁둥신경 통증을 유발할 수 있으며, 그것들은 궁둥신경 통증이 지속되며, 치료에 반응이 없거나 심해질 때, 전문의에게 의뢰가 사려 깊은 처리이다.

축성의 궁둥신경 통증은 이러한 증상들의 하나 또는 그 이상을 보여줄 것이다:

1) 궁둥신경 그 자체는 L4–S3의 신경으로부터 구성되지만; L1–L3의 눌림도 마찬가지로 궁둥신경 통증–유형의 증상을 유발하는 것으로 관찰되었다.

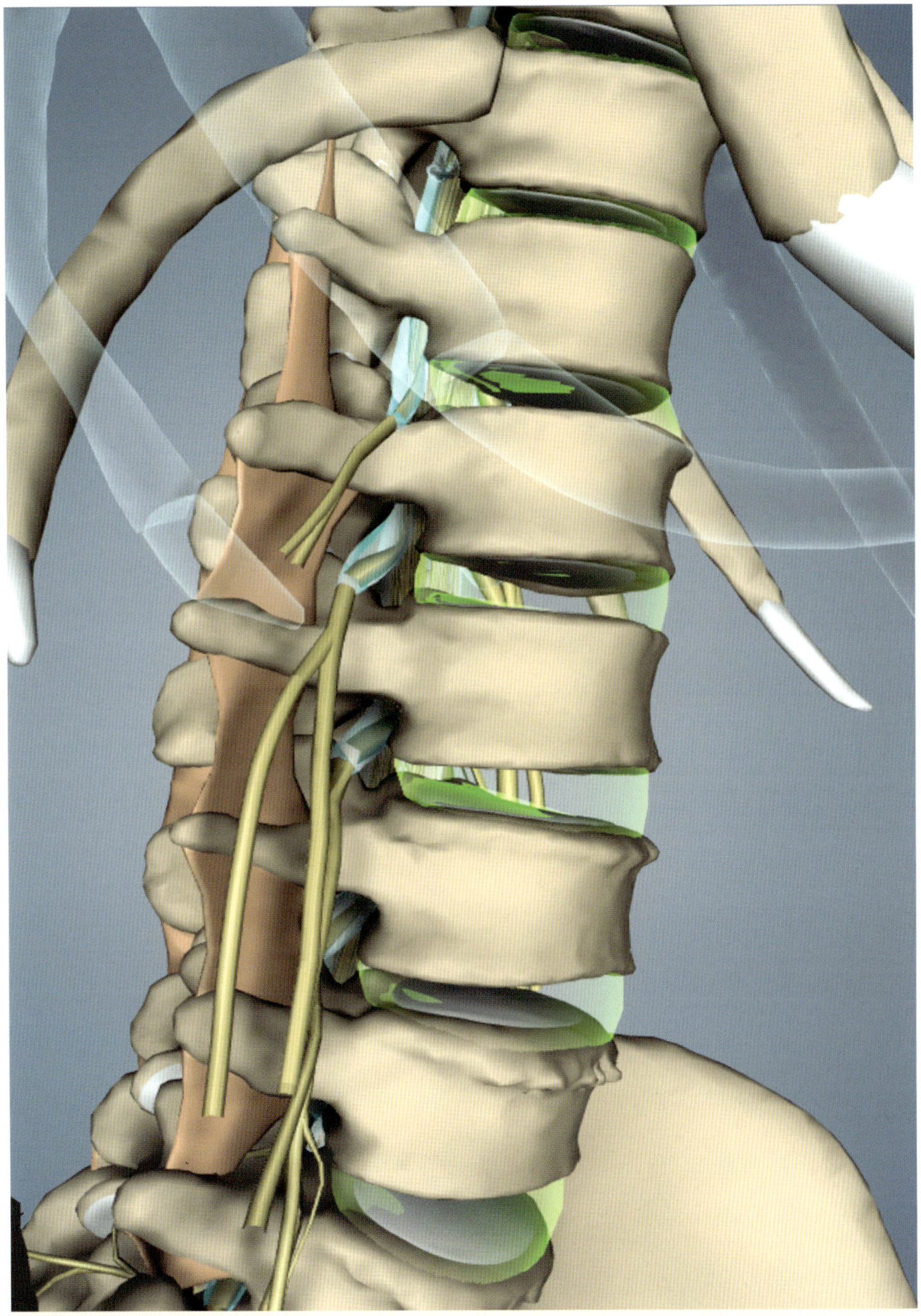

그림 11.2
돌출한 또는 퇴행성의 추간원판(녹색) 또는 경막(연한 청록색) 등은 신경이 척추강을 빠져나오는 부위에서 신경뿌리를 압박할 수 있으며, 축성의 궁둥신경 통증으로 결과한다.

- 엉덩이 또는 넙다리의 통증과 함께 허리에서 통증, 일반적으로 무릎 아래의 통증은 없다 (거기에 부수적인 기여요소가 없다면)[2)]
- "궁둥신경통증적 측만증": 이환된 쪽에서 체중 받치기를 꺼려함, 통증을 최소화하도록 환측에서부터 멀리 기울임으로 결과한다.
- SLR을 시행할 때 양성의 (즉, 통증의) 결과

다리뻗기 검사 (Straight Leg Test)

다리뻗기 검사(SLT) 또는 Lasegue 검사는 요추 신경뿌리 압박을 확인하기 위한 일반적이며, 타당하게 신뢰할 수 있는 평가이다. 의자의 앞쪽에 앉은 환자에게서, 무릎을 엉덩관절 높이로 곧게 펴서 올리도록 요청한다(즉, 환자의 무릎관절을 곧게 편다). 궁둥신경 통증이 **그림 11.3**에서 설명된 그 동작에서 재현된다면, 다리뻗기 검사(SLT)는 양성이다(이것은 신경뿌리 압박이 있을 것임을 의미한다). 반대쪽(받치고 있는) 다리에서 통증은 보다 심각한 디스크 탈출에서 기인할 수 있으며, 환자의 진료의뢰를 위한 분명한 이유가 된다.

신경뿌리가 압박되었을 때 발목 발등굽힘, 등을 구부정하게 만들기 또는 목을 굽히기가 어째서 SLT에

2) 비록 일부 체계에서는 무릎 아래의 통증이 신경뿌리 눌림(즉, 축성 궁둥신경 통증)의 지표라고 교육할지라도, "신경뿌리를 실험적으로 자극함에 의하여 발생되었던 그 유일한 통증은 띠 모양의 분포에서 찌르는 통증이었다. 종아리 안에서(무릎 아래) 지속적이며, 깊게 쑤시는 통증이 신경뿌리 자극에서부터 발생한다는 생리학적 증거는 존재하지 않는다."(5) 내 개인적 경험에서, 무릎 아래의 통증은 확인된 축성 문제가 존재할 때 조차도, 일반적으로 부수적인 요인을 추측케하는 다른 증상(양성의 궁둥구멍근 검사 또는 통증성의 불안정한 엉치뼈 등과 같은)을 동반했다.

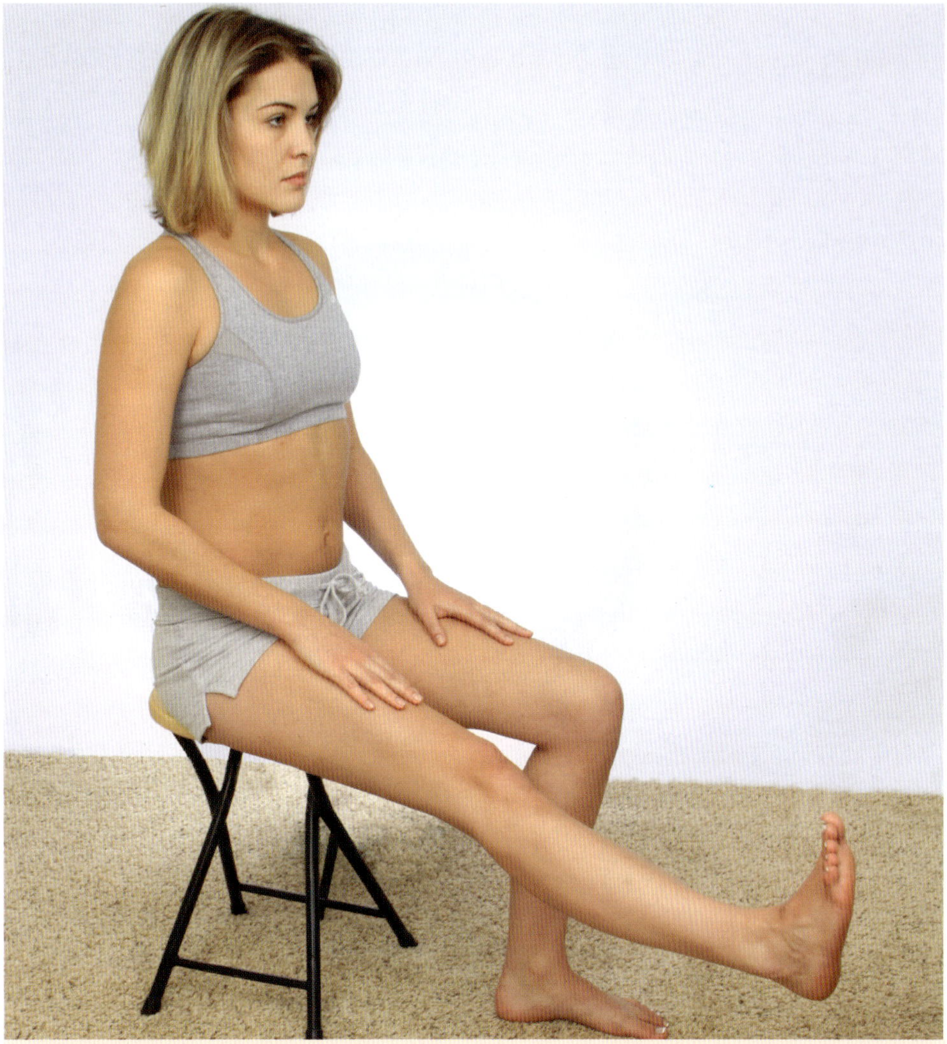

그림 11.3

다리 곧게펴기 검사(SLT)는 다음과 같다면 아마도 신경뿌리 압박을 지적할 것이다: 1) 엉덩관절 굽힘의 30°와 70° 사이에서 궁둥신경 통증이 재현된다면(사진은 70° 엉덩관절); 2) 통증이 발목관절 발등굽힘, 구부정한 자세 또는 목의 굽힘(머리를 앞으로 숙임)과 함께 심해짐; 3) 통증이 뻗은 다리의 무릎관절 굽힘에 의하여 완화됨.

서 궁둥신경 통증을 증가시키는가? 이러한 움직임 세 가지 모두는 신경조직을 더욱 더 늘리게 되며, 모든 압박에 대하여 좀 더 많은 긴장력을 제공한다. 구부정히 숙이기와 목의 굽힘 역시 척추관 안에서 경막을 위쪽으로(꼬리 쪽으로) 당긴다. 경막 관의 돌출부는 신경뿌리를 둘러싸며 각각의 척추사이공간을 덮어주며(**그림 11.2**), 그러므로 여기서의 제한은 축성의 궁둥신경 통증의 원인이 될 수 있다. 이것이 그런 경우라면, 구부정한 자세 검사 자체는 유용한 자가-치료가 될 수 있으며, 부드럽게 경막의 유착을 늘려준다. 환자들은 그 스트레칭을 과도하게 너무 많은 횟수로 시행하지 않도록 그래서 이미 염증화된 신경뿌리를 악화시키지 않도록 반드시 설명을 들어야 한다. SLT는 또한 수동적으로 또는 환자가 앉은자세 대신 바로 누운 자세에서도 시행될 수 있다. 이러한 변수들의 포함은 당신 소견의 정확성을 증가시킬 것이다. 바로 누운 검사법은 구부정한 자세를 허용하지 않겠지만, SLT의 활줄 변수(이 장의 뒤에서 설명함)를 더해주는 것을 더 쉽게 만들며, 이것은 축성 궁둥신경 눌림에 더해서 부수적인 이환이 존재하는가 확인하도록 도와줄 것이다.

바르게 시행되고 해석될 때, SLT는 높은 통계상의 민감도(올바른 양성 결과의 91%)를 보유하겠지만, 낮은 통계상의 특수성(올바른 부정적 결과의 26%)도 보유한다(6). 즉, SLT는 궁둥신경근의 눌림을 지적함에서(대략 10개의 양성적인 결과 중 9개가 신경뿌리 이환을 정확하게 지적할 것이라는) 지극히 신뢰할만 하다. 그렇지만, SLT가 신경뿌리 이환이 존재하지 않을 때를 확인함에서는 별로 신뢰할 수 없다(즉, 다른 임상적 수단을 통해서 확인된 신경뿌리 압박을 보유한 사람들 가운데서 4명 중 3명에서 SLT에서 음성을 보인다). 즉, SLT는 신경뿌리 압박을 확인함에서 지극히 좋은 방법이지만, 압박을 배제함에서는 좋지 않은 방법이라는 것이다.

물론, 당신은 당신의 교육배경과 면허 분야가 당신에게 디스크문제와 같은 병변을 진단하도록 허용하지 않는다면, 여러 가지 이유에서 환자에게 어떤 진단을 제공하거나 SLT의 해석을 제안하는 것까지도 적절하지 않다는 것을 반드시 상기해야 한다. 당신이 의사이거나 기타 진단을 포함하는 업무 분야의 자격을 갖춘 전문가일지라도, 그들이 열에 아홉의 확률로 신경뿌리 눌림을 보유할 수 있는 양성의 SLT를 보인다고 말하는 것은 부담스러울 것이며, 좋은 면과 함께 미필적으로 나쁠 수 있는 잠재성을 보유한 잠재적으로 복잡한 대화인 것이다. 대부분의 도수치료사에게서, 양성의 SLT는 더 깊은 평가를 위해서 전문의에게 그 환자를 의뢰할 이유이며 그 환자가 이미 전문의의 치료를 받고 있음을 확인하는 근거인 것이다. 이러한 사례일지라도, SLT을 이해하고 사용함은 당신에게 자기 자신의 치료를 적절하게 전략적으로 사용하도록 허용할 것이다.

축성 궁둥신경 통증을 치료하기

이것들이 상이한 눌림 부위와 기전을 포함하기 때문에, 축성의 그리고 부속의 궁둥신경 통증은 다른 방식에서 접근된다. 축성 궁둥신경 통증의 많은 원인들이 불안정함, 뼈-대-뼈의 또는 전체-뼈 패턴을 포함하기 때문에, 축성 궁둥신경 통증에서 근육근막성 치료는 지극히 신중해야 한다. 비록 거기에서 축성 궁둥신경 통증의 요추부 원인을 다루는 매우 효과적인 도수치료적 접근법이 존재할지라도, 그것들은 종종 경험이 풍부한 치료사에 의한 능숙한 통찰력과 현명한 적용을 담고 있다. 심부 요추부 치료가 종종 축성 궁둥신경 통증 증상을 보유한 사람에게 상당히 도움이 되는 반면; 아무튼 이것이 어설프게 시행된다면, 깊게 또는 과도하게-집중된 치료(발통점 치료법, 능동 이완법, 심부 마사지, 구조적 치료법 그리고 직접의 근육근막의 이완법을 포함해서)는 일부 사례에서 불안정한 척추로 안정성을 제공하고 있는 보상작용과 적응상태를 부주의하게 풀어버림에 의하여 요추 디스크 문제의 증상을 악화시킬 수 있다.

이러한 이유에서, 축성 궁둥신경 통증을 치료하기 위한 실제적인 치료법들 대부분은 이와 같이 쓰인 방법설명 교재의 범위를 넘어서게 될 것이며, 경험이 풍부한 감독과 조언을 받을 수 있는 주의 깊은 실습으로 이어지는 맞대면한 트레이닝 환경에서 가장 잘 배울 수 있을 것이다.

그렇지만 전문화된 직접적인 트레이닝의 부재에서조차도, 도수치료가 제공할 수 있는 엄청난 양의 이점이 존재한다. 이러한 조언들은 당신의 효과를 증대시키도록 도와주는 한편, 축성의 궁둥신경 통증의 증상을 보이는 당신의 환자에게서 위험을 최소화시킬 것이다:

1. 축성 궁둥신경 통증을 치료할 때 도수치료사에게 가장 안전한, 가장 일반적으로 도움이 되는 의도는 불필요한 부목작용과 보호작용의 영향을 부드럽게 해소하는 것, 그리고 그 통증을 처리함의 과도한 긴장과 스트레스를 덜어주는 것이다. 바깥쪽 엉덩관절, 어깨관절 그리고 목 등 주변의 치료와 함께, 마사지 치료와 같이 이완하는, 그리고 진정시키는 접근방식은 각별히 도움이 될 것이다.

2. 천천히 치료한다. 당신이 깊이 치료한다면, 매우 단계적으로 진행하며, 치료시기 사이의 환자 반응에 주목한다. 당신의 치료시기 이후 통증에서 지속적인 통증이 존재한다면, 다음 번 치료시기에 덜 깊게 치료하며, 다른 부위에서 치료한다. 치료대 위에서 좋은 느낌의 치료법이 바로 선 상태에서 그 증상을 악화시킬 수 있을 것이며, 가능하다면 환자에게 골반 높이에 대해 확인하도록 그리고 그에 따라서 당신의 치료를 조율하

고 재설정하도록 당신의 치료시기 중에 환자에게 앉거나 서도록 요청한다.

3. 수동적인 움직임이나 스트레칭 또는 재위치 설정 등 보다는 환자 자신의 부드러운 능동적인 움직임을 동원한다. 환자의 편안함을 기준으로 설정한다. 통증이 있는 치료는 궁둥신경 통증과 같은 염증성의 병변에 도움이 되지 않으며, 그러므로 환자는 반드시 그들의 통증을 참도록 강요되지 말아야 한다. 환자가 그 치료에 맞도록 이완할 수 있는 압력과 깊이를 찾아본다.

4. 각별하게 궁둥신경 통증과 기타 신경의 문제의 사례에서, 가장 심한 통증의 지점은 종종 직접의 깊은 압력이 최소로 필요한 부위가 된다. 조직이 가장 통증이 있는 부위에서는 이미 염증화되었거나 불안정하기 때문에, 직접적인 치료는 그 증상을 나중에 더 악화시킨다. 대신, 가장 통증이 심한 부위의 신체를 편하게 만든다.

5. 엎드린 자세에서 하방 압박, 앉은 자세 치료법 또는 수동적 늘리기 등과 같이, 척추에 종방향의 압박 또는 전단의 힘(위치이동)을 적용하는 어떠한 치료법도 피한다. 또한 척추를 비트는 위치나 치료법도 조심스럽게 사용하며, 이러한 방법은 이미 몰려있는 신경뿌리 주변에서 척추사이구멍을 좁힐 수 있다(비틀기는 때때로 압박을 덜어주기도 하지만, 그 방법을 조심스럽게 사용한다).

6. 급성의 축성 궁둥신경 통증 증상을 갖고 있는 환자에게는 정형외과의사, 카이로프랙터, 물리치료사 또는 기타 재활전문가 등과 같은 척추 전문가의 관리를 받는 것이 올바른 생각이다. 진단되지 않은 요추 디스크 문제를 의심한다면(예를 들어, 환자가 SLT에서 궁둥신경 통증 증상의 악화를 느낀다면), 평가와 가능한 재활치료를 위해서 자격을 갖춘 의료 전문가에게 당신의 환자를 반드시 의뢰한다. 멘토로부터 감독이나 권고를 얻는데도 절대로 주저하지 말아야 한다.

이러한 긴 주의사항에도 불구하고, 실망할 필요는 없다. 당신의 치료가 축성의 궁둥신경 통증을 보유한 누군가에게 극적으로 도움을 줄 수 있다는 것을 기억하라. 이완시킴과 안정시킴은 항상 도움이 되며 만성적인 통증으로부터의 스트레스와 보호작용의 전반적인 패턴을 덜어줌은 끊임없는 궁둥신경 통증을 보유한 누군가에게 뜻밖의 선물이 될 수 있다.

부수적인 궁둥신경 통증을 평가하기

SLT가 가능한 신경뿌리 압박을 지적하든 하지 않든, 당신은 자신의 가능한 치료법의 선택을 더욱 좁혀주도록 궁둥신경 통증에 대한 먼쪽 기여요소에 대하여 확인하길 원할 것이다. 종종, 축성의 궁둥신경 통증도 역시 부수적인 궁둥신경 통증을 동반한다. 축성 궁둥신경 통증의 뼈-대-뼈 또는 디스크-대-뼈 압박과는 다르게, 부수적인 궁둥신경의 눌림은 전형적으로 연부조직과 연관되며, 이것은 종종 직접적인 도수치료에 대하여 매우 쉽게 반응한다. 우리는 부수적인 궁둥신경 통증을 평가하는 세 가지 방법을 설명할 것이다: SLT의 활줄 변형법, 궁둥구멍근 검사법, 그리고 궁둥신경 활주 검사.

활줄 검사법

활줄 검사법(Bowstring Test)은 SLT의 한 가지 변형법이다. 일단 당신이 SLT을 시행하고 양성의(통증의) 결과를 확인한 후, 최대의 궁둥신경 통증 증상의 각도에서 앉자있는 환자의 엉덩관절을 받쳐준다. 이러한 자세에서 무릎을 약간 굽힘은, 이것이 궁둥신

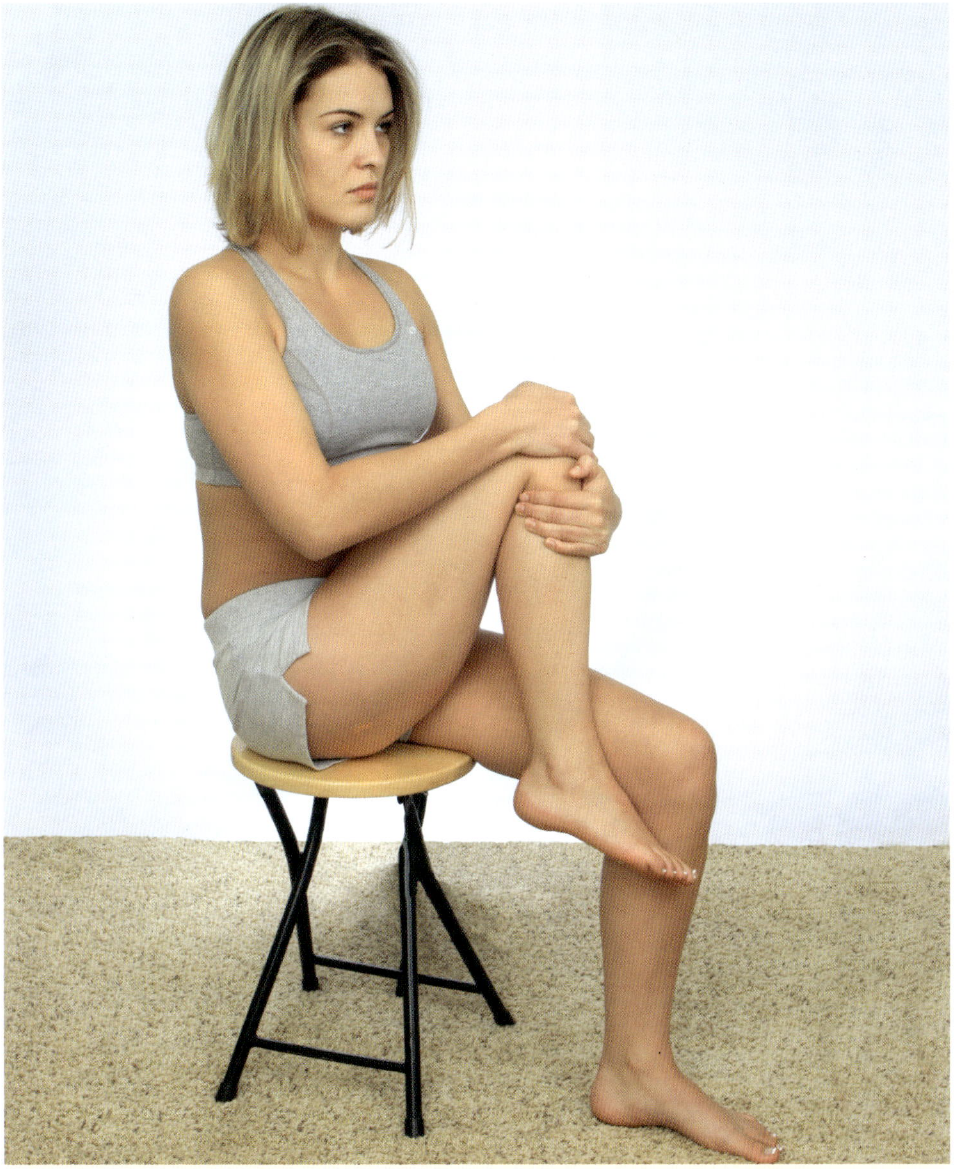

그림 11. 4

궁둥구멍근 검사. 굽혀진 다리가 몸통을 가로질러 이동될 때(모음) 궁둥신경 통증 증상에서 증가는 아마도 궁둥구멍근이나 돌림근 이환을 지적할 것이다. 이것은 또한 수동적으로 또는 바로 누운 환자에게서도 시행될 수 있다.

경과 그것의 신경뿌리에서 긴장을 덜어주기 때문에, 일반적으로 궁둥신경 증상을 완화시킨다. 말초부 궁둥신경 이환(부수적인 궁둥신경 통증)을 확인하기 위해서, 자신의 양쪽 엄지손가락이나 다른 손가락들로 오금 공간 안으로 그 신경 주변의 조직들에서 약간 원위부로 당김과 함께, 부드럽지만 확고한 압박을 적용한다(**그림 11.19**와 **11.20**에서 보여준 궁둥신경 당김 검사법에 유사한). 여기서 궁둥신경이 무릎의 뒤에 놓여있기 때문에, 압력이나 당김과 함께 나오는 통증은 신경과 신경집의 국소화된 당김으로 인한 말단부 궁둥신경의 이환을 지적한다.

엉덩구멍근 검사법

엉덩구멍근에 의한 신경 눌림은 부수적 궁둥신경 통증의 가장 일반적인 원인이며, 아마도 모든 비-요추성 궁둥신경 통증[3]의 거의 70% 정도를 차지할 것이며, 그러므로 이러한 검사는 부수적인 궁둥신경 통증의 가장 개연성 있는 원인을 확인하도록 도와줄 것이다(7).

이러한 검사를 시행하기 위해서, 환자에게 앉거나 바로 누워서 자신의 환측 무릎을 가슴까지 당겨보도록 요청한다(**그림 11.4**). 일단 엉덩관절이 이러한 방식에서 굽혀진 후, 몸통을 가로질러 그 무릎을 능동적으로 반대편으로 가져감(굽힘과 함께 모음)이 궁둥신경 통증을 증가시킨다면, 이것은 아마도 궁둥신경의 궁둥구멍근 또는 뒤넙다리근 눌림을 나타낼 것이다.

3) LA, 캘리포니아 대학의 Cedars-Sinai 병원; 그리고 LA의 신경의학 연구소에서 연구자들은 요추 디스크 치료로 회복되지 않은 2,239명의 궁둥신경 통증 환자를 검사했다(MRI 신경촬영술로). 연구의 결과는 69%에서 궁둥구멍근 증후군을 보유한 반면, 나머지 31%는 기타 신경, SI관절 또는 근육병변 등과의 조합을 보여주었다.

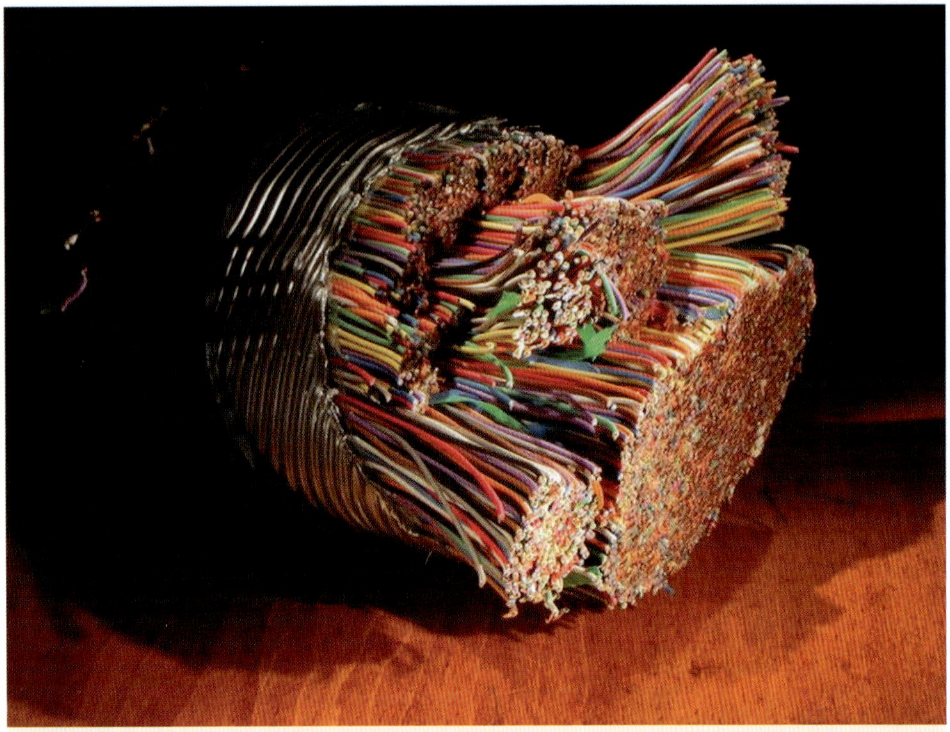

그림 11.5
살아있는 신경이 전선 케이블보다 훨씬 더 복잡할지라도, 신경의 결합조직 층들은 전선 케이블 주변을 둘러싸는 층들과 비슷할 것이다.

궁둥신경 활주작용 검사하기

신경은 전선이 아니다. 신경과 전선 모두가 전기적인 신호를 전달할지라도, 신경은 전기 케이블 이상인 것이다(**그림 11.5**). 신경이 살아있고, 감지하고, 지각있는 구조물이기 때문에, 신경은 가득 찬 것, 한정된 것, 졸리는 것 또는 과도하게 늘려진 것 등을 감지할 수 있다. 궁둥신경이 눌려지거나 자극받게 될 때, 허리, 엉덩이, 그리고 하지에서 통증이 결과한다.

위에서 설명한 듯, 궁둥신경 통증은 축성의 기원(전형적으로 척추의 신경뿌리에서)에서든 또는 부수적인 원인(엉덩이, 엉덩관절 또는 다리 등에서의 원위부 눌림)에서든 생겨날 수 있다. 우리는 좀 더 부수적인 눌림을 평가하고 치료하기로 진행하기에 앞서, 신경 눌림을 살펴보도록 하자.

신경 눌림을 이해하기

궁둥신경 눌림을 이해하기 위해서, 일반적인 신경에, 그리고 각별하게는 궁둥신경에 관한 몇 가지 중요한 특성을 살펴보는 것이 도움이 될 것이다. 궁둥신경을 구성하는 신경원은 인체 안에서 가장 길며 — 척수 안에서 시작하며 엉덩관절, 다리, 발까지 이어진다. 모든 말초신경과 비슷하게, 이러한 신경세포는 결합조직의 다양한 층들 안으로 다발을 이루며 둘러싸이며, 신경바깥막(**그림 11.6**)이란 그 가장 바깥층은 중추신경계를 둘러싸는 지주막과 경막의 연장이 된다. 신경의 결합조직은 다음의 기능을 보유한다:

1. 자체의 내부적인 전기화학적 환경을 유지하도록 도와준다.
2. 신경의 내인성 혈관과 감각성 신경을 전달한다.
3. 신경에 자체적인 구조, 긴장의 탄성력 그리고 탄력성을 제공한다.

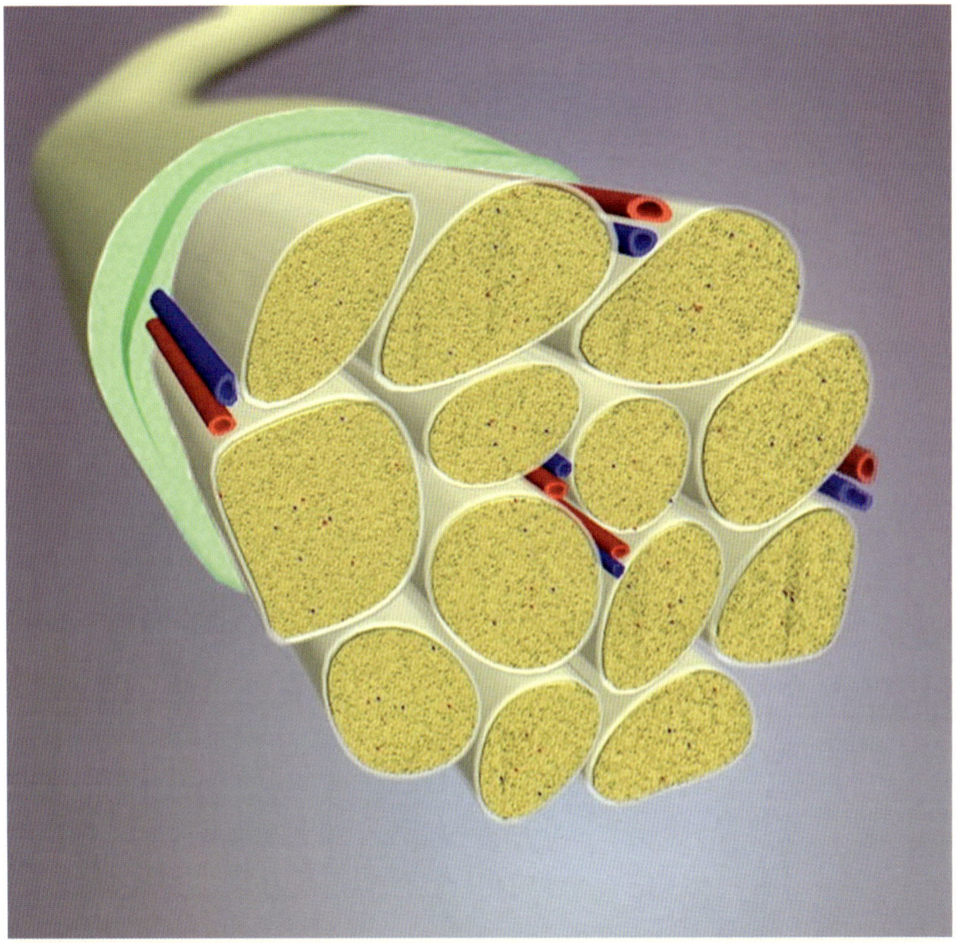

그림 11.6

말초신경의 결합조직은 축삭(어두운 베이지색)의 다발을 둘러싸는 안쪽의 신경다발막(밝은 갈색) 그리고 신경의 바깥쪽 포장이 되는 신경바깥막(녹색)을 포함하며; 이러한 신경바깥막은 신경 내부의 혈액공급(적색과 청색)도 포함한다.

신경에서 눌림(압박이나 당김)은 이러한 기능의 3 가지 모두를 손상시키고, 신경의 내부적인 염증을 유발하며, 자체의 혈액 흐름을 감소시키며 활주하고 늘어나는 신경의 능력을 감소시킨다.

탄력적 활주라는 그 세 번째 특성은 각별하게 우리의 치료와 연관된다. 평균적인 신장의 성인에서 엉덩신경 내부의 가장 긴 신경세포는 정상적인 엉덩관절, 무릎관절, 그리고 발목관절 동작과 함께 3.5에서부터 5인치까지 부가적으로 늘어난다(8). 이것은 신경바깥막과 주변의 근육간 중격, 근육바깥막, 그리고 받쳐주는 근막들 사이에서 상당한 양의 활주 동작을 유발한다. 이러한 주변의 결합조직 내부에서 신경 미끄러짐은 그 주변의 윤활주머니 안에서의 힘줄 움직임과 비교될 수 있다. 다른 근막과 결합조직들에서처럼 한 신경 주위에서 신경바깥막은 그 자체가 주변의 구조에 부착되며 연결되며(구분작용을 상실함); 이것은 또한 좌상이나 손상으로부터 단단해지거나 두꺼워질 수 있을 것이다(탄력성을 상실함). 이러한 보호적 바깥막이 신경에 공급되는 혈관을 담고 있기 때문에(**그림 11.6**), 신경바깥막의 유착이나 단단해짐은 신경의 순환을 압박할 수 있으며, 내부적인 염증을 악화시킬 것이다.

신경바깥막에서 눌림은 또한 직접적으로 통증을 유발하며; 그 바깥막 자체도 신경병변의 통증(신경조직 자체의 기능장해와 연관된 통증)의 많은 경우의 원인이 되는 것으로 여겨지는 보다 작은 감각성 신경 미세섬유(신경으로 가는 신경: nervi nevorum)에 의하여 조밀하게 신경이 분포된다(9).

신경 염증을 문질러서 없앨 수 없다는 것을 유념하는 것이 도수치료사에게 너무도 중요하다. 이것은 궁둥신경(그리고 다른 신경 통증)에서 효과적인 치료를 위해 기억해야 하는 바로 그 핵심이다. 궁둥신경 염증이 압박에 의하여 유발되었기 때문에 더 많은 압박을 적용하는 것은 일반적으로 도움이 되지 못한다. 이것을 마음에 새겨두고 궁둥신경에서 직접적인 도수적 압박을 적용함을 피하는 것이 최선이며; 대신 우리의 목표는 "신경 활주작용"을 증대시키는 것이며: 신경의 경로에서 압박을 덜어주며 정상적인 신경 움직임, 자유로움 그리고 탄력적인 활주작용을 회복하도록 신경의 연결 구조물로부터 신경바깥막을 이완시킨다.

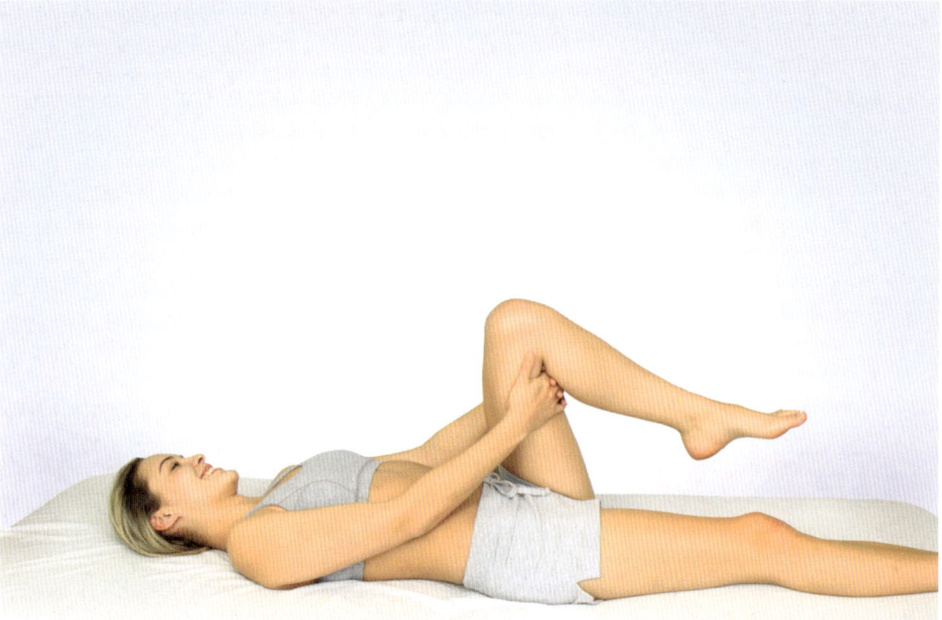

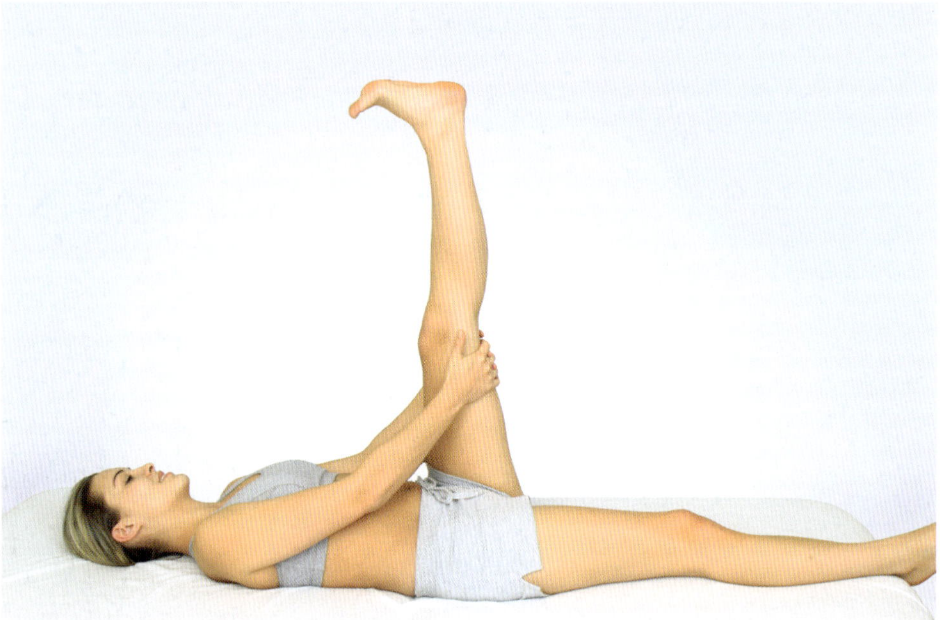

그림 11.7/11.8

궁둥신경이 하지의 움직임과 함께 최대 5인치 정도 늘어난다면, 궁둥신경 활주 검사는 궁둥신경 눌림의 부위를 위치 확인함에 도움을 줄 것이다. 만약 무릎관절 폄과 발목관절 발등굽힘이 궁둥신경의 증상을 증가시킨다면, 엉덩관절 또는 다리에서 신경의 걸림이 있을 수 있으며, 통증의 부위나 그 신경의 경로를 따라서 통증보다 몸쪽의 어떤 부위에 있을 수 있다.

궁둥신경 활주 검사

부수적인 궁둥신경 통증은 이러한 부위들 어딘가에서 궁둥신경의 걸림과 연관될 수 있다:

- 궁둥구멍근 또는 기타 엉덩관절 가쪽돌림근 아래, 위, 관통해서 또는 주변부에서 (나중에 설명함)
- 넙다리네모근과 큰볼기근 사이에서
- 넙다리 뒤쪽의 넙다리두갈래근과 큰모음근 사이의 근육간 사이막 안에서

이러한 걸림의 부위들은 궁둥신경 활주검사와 함께 평가될 수 있다. 그 검사를 시행하기 위해서 환자는 자신의 환측 엉덩관절과 무릎관절을 구부린 채 바로 눕는다(**그림 11.7**). 환자에게 자신의 올린 다리의 굽혀진 무릎을 펴도록 지시한다(**그림 11.8**). 단지 무릎관절을 90° 굽힘에서 완전하게 펴주는 것만으로도 약 1.5~2.5인치 정도 궁둥신경을 늘려주며; 발목관절 발등굽힘(그림처럼)을 추가함은 전형적으로 또 다른 반 인치 정도 늘리기를 더해준다. 그러므로 이환된 다리를 곧게 펴줌이 궁둥신경의 증상을 증가시킨다면, 엉덩관절이나 다리에서의 신경 걸림이 그 궁둥신경 통증에 대한 기여요소가 될 수 있다.

당신은 이환된 그리고 이환되지 않은 다리의 감각을 비교하도록 그리고 증가된 통증이나 민감성의 모든 부위를 말하도록 환자에게 요청하여 치료를 어디에서 시작할 것인가에 대하여 보다 세부적으로 정보를 얻을 수 있다. 신경통증은 전형적으로 원위로 방사하며, 그러므로 이러한 검사에서 결과하는 그 통증을 유발하는 눌림은 주로 통증의 부위에, 또는 통증[4]보다 몸쪽에 놓일 것이며, 그러므로 보고된 통증의 부위에서 시작하는 것, 그리고 거기에서부터 몸쪽으로 신경경로를 따라 치료하는 것, 그리고 어떤 변화를 찾아

4) 교재의 앞에서 언급한 듯, 눌림의 부위는 환자가 통증을 느끼는 부위보다 더 몸쪽에 놓인다. 그러므로 전이패턴이 일반적이며(전형적으로 큰볼기근, 뒤넙다리근을 포함한), 다른 전이통과 비슷하게, 이것도 종종 예측할 수 없으며, 직접적인 신경의 연결로 쉽게 설명되지 않는다.

보도록 재검사하는 것은 이치에 맞는 것이다.

여기에서 궁둥신경 활주 검사에 대해 두 가지 변수가 존재한다(그림설명 없음):

1. 곧게 편 다리를 몸통을 가로질러 반대편으로 가져갈 때(무릎관절을 편 채 엉덩관절의 굽힘과 모음) 환자가 증가된 궁둥신경 통증을 경험한다면, 이것은 궁둥구멍근 이환을 나타낸다.

2. 치료대에 놓인 다리의 무릎을 굽히는 것, 그리고 발바닥이 치료대에 닿게 만드는 것은 요추의 그리고 비-요추성의 걸림 사이에서 구분을 도와줄 수 있다. 무릎을 세운 자세가 요추 폄을 감소시키기 때문에, 다른 쪽 무릎 세우기가 활주 검사의 궁둥신경 통증을 감소시킨다면 요추에서 눌림(축성 궁둥신경 통증)을 의심한다(축성의 궁둥신경 통증은 이 장의 앞쪽에서 설명했다).

다음 순서로 어디를 치료할 것인가 선택함에서 궁둥신경 활주검사를 시행함으로 얻은 결과를 이용한다. 돌림근, 엉덩근 또는 뒤넙다리근 등을 늘리기와 함께, 근육근막의 치료법(아래에서 설명된 것과 같은)은 빈번하게 당신이 궁둥신경 활주검사에서 발견했던 신경바깥막의 유착이나 근육근막성 제한을 풀어주는 각별히 효과적인 방법이 된다.

궁둥신경 활주검사 자체가 걸려있는 신경을 가동증진시키기 위한 환자의 가정운동으로서 도움이 될 것이다. 환자는 반드시 한 번에 지나치게 반복하지 않도록 또는 하루에 한 차례 이상 반복하지 않도록, 이미 염증화된 궁둥신경을 지속적으로 자극하는 것을 피하도록 반드시 주의되어야 한다.

부수적 궁둥신경 통증의 기타 원인들

위에서 정리한 물렁조직 눌림에 더해서, 다음의 문제들 역시 부수적인 궁둥신경 통증에 기여할 수 있다:

- 오래 앉기, 의자 좌석이나 뒷주머니 지갑으로부터 궁둥신경에 대한 직접적인 압박이든; 또는 엉덩관절 굽힘 구축(오그라듬) 또는 후방 골반 굴리기(구부정한 자세)로부터 결과하는 자세적인 좌상으로부터든
- 운전은 앉기 자세로부터와 함께 가속 페달을 밟고 있음에서 다리 경직을 증가시킬 수 있다(운전은 또한 디스크 문제에 대하 위험요소가 된다).
- 궁둥구멍근, 돌림근이나 뒤넙다리근 등의 비후(과도발달과 커짐), 각별히 반복적인 동작(오랜 운동 등과 같은)과 조합될 때
- 임신과 출산 등과 연관된 구조적 변화와 조직의 변화
- 궁둥신경에 대한 직접적인 외상, 종양 또는 감염 또는 인접한 물렁조직의 상처자국 형성이나 두꺼워짐

위에서 정리한 원인들 일부는 그것들 자체의 해결책을 제안하며, 동작이나 인체공학에서 변화를 포함할 것이다. 균형 잡힌 근력강화와 컨디셔닝(예를 들어, 벌림근 근력강화는 비후된 돌림근과 모음근에 대하여 대립균형을 이루며 완화시킨다)으로부터 또는 규칙적인 스트레칭(각별히 요가의 비둘기자세 또는 Eka Pada Kapotasana)에서 확인된 부수적인 궁둥신경 통증 이완의 많은 보고도 존재한다.

부수적인 궁둥신경 걸림이 가장 빈번한 물렁조직 제한이므로, 이러한 형태의 걸림은 빈번하게 손을 이용한 근육근막의 치료를 통해서 그리고 집중할 때 상당히 효과적이다. 나는 궁둥신경 활주검사에서 확인된, 부수적인 궁둥신경 걸림을 치료하는 도수치료법을 설명할 것이다.

부수적인 궁둥신경 통증을 치료하기

중요한 요점의 간략한 고찰: 축성의 궁둥신경 통증이 척추의 불안정성(무분별한 심부 치료로 악화될 수 있는)과 연관될 수 있기 때문에, 궁둥신경 통증의 이러한 유형의 가장 안전한 접근법은 요추 신경뿌리 자체에서 시행된 깊은 집중된 치료보다는, 만성적인 통증을 동반하는 전신적인 보호작용과 스트레스를 덜어주는 것이다. 지속적인 축성 궁둥신경 통증 증상(위에서 설명함)은 물리치료사, 카이로프락터, 정형외과의사 등과 같은 재활치료 전문가에게 의뢰하는 이유가 될 수 있다.

반대로, 부수적 궁둥신경 통증에서 우리의 접근법은 다르다. 부수적 궁둥신경 통증은 앉기; 계단이나 경사로 오르기로부터; 여성에서는 부부생활의 직접적인 압박에서부터, 또는 넙다리뼈의 저항을 준 능동의 가쪽돌림과 함께 증가된 통증에 의하여 특징지어진다. 부수적인 궁둥신경 통증은 축성의 궁둥신경 통증 만큼 통증이 있지만, 일반적으로 물렁조직 치료에 보다 잘 따르며 반응한다. 축성의 궁둥신경에서 전형적인 뼈의 또는 섬유연골성의 눌림과는 다르게, 이것은 부수적 궁둥신경 통증에서 그 궁둥신경을 옥죄고 있는 것이 물렁조직 자체이기 때문이다.

부수적인 궁둥신경을 치료할 때 우리의 의도는 모든 걸려있는 또는 누르고 있는 근육근막성 걸림을 풀어줌에 의하여 정상적인 신경의 활주작용을 도와주는 것이다. 이러한 눌림의 부위는 또한 위에서 설명한 궁둥신경 활주검사에 의하여 확인될 수 있다. 여기서 가장 일반적인 부수적 궁둥신경 걸림을 안전하고 효과적으로 풀어주기 위한 방법의 사례로서 제공되는 3가지 치료법을 설명한다.

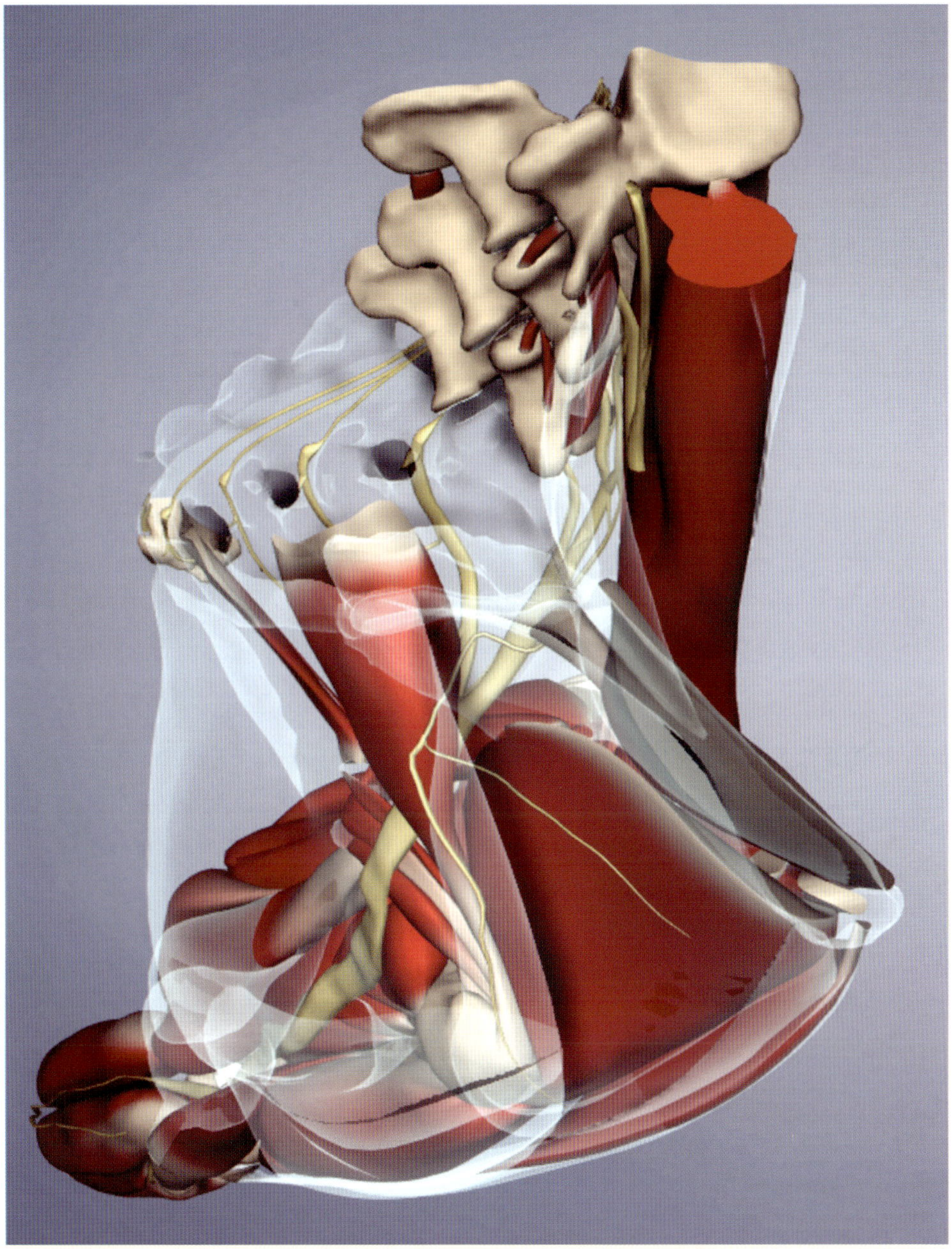

그림 11.9

위에서부터의 궁둥신경의 경로, 척추신경 L4–S3로부터 기원해서 허리근을 통해서 지나가며 그 후방에 놓여있는, 궁둥신경은 골반에서부터 빠져나오며 엉덩관절과 후방 넙다리의 구조물들 사이를 지나간다. 이 경로들 어디에선가의 눌림은 궁둥신경 통증의 증상에 기여할 수 있다.

돌림근(궁둥구멍근) 치료법

http://advanced-trainings.com/v/pa10.html.에서 돌림근/궁둥구멍근 치료법의 비디오를 참조하세요

궁둥구멍근("배(梨) 모양의")에 의한 궁둥신경 걸림은 부수적인 궁둥신경 통증의 가장 일반적인 모습일 것이다. 앞서 말한 듯, 궁둥구멍근은 광범위한 연구(11)에 따르면 모든 비-요추성 궁둥신경 통증의 대략 70%를 차지한다. "궁둥구멍근 증후군"은 1928년에 처음 설명되었고, 그 이후 그 원인이 연구되고 논쟁되었다. 이것은 카이로프락틱에서 "거짓-궁둥신경 통증" 또는 유형 II 궁둥신경 통증으로 알려졌다. (Advanced-Training.com의 우리의 교육과정에선, 궁둥구멍근이 연관된 걸림이 비척추성 궁둥신경 눌림의 여러 유형 중 그저 하나이기 때문에, "부수적인 궁둥신경 통증"이란 광범위한 용어를 사용한다.) 궁둥신경의 증상이 여성과 남성에서 대략적으로 균등할지라도, 궁둥구멍근 증상은 남성보다 여성에게서 6배 정도 빈발하며(12), 일부 연구에서는 여성의 궁둥신경 통증이 보다 심하다는 것을 주장한다(13). 다른 한편으로, 종종 축성 궁둥신경 통증의 원인이 되는 요추 디스크 문제는 여성[5]보다 남성에서 2배 정도 더 많다.

궁둥구멍근과의 관계에서 궁둥신경의 경로에서 해부학적인 가변성은 궁둥구멍근–연관된 궁둥신경 통증의 원인인 것으로 오랫동안 여겨졌다. 대부분의 사람들에서, 궁둥신경은 궁둥구멍근보다 깊이 지나간다(**그림 11.9와 11.10에서 보여준 듯**), 그렇지만 15~30%의 사람들은 이러한 정렬(15)에서 가변성을 보유하며, 다음을 포함할 것이다:

- 궁둥구멍근보다 표면으로 지나가는 신경
- 그 근육의 갈라진 근복부를 통과해서 지나가는 신경
- 궁둥구멍근 주위에서 두 개의 신경으로 갈라져서 지나가는 신경

5) 아마도 이른 골격근 성숙에서 기인할 청소년기에 약간 여성 호발성이 있는 것을 제외하고, 남성이 요추 디스크 문제에서 여성보다 대략 2배 정도 많이 이환된다. 화이트칼라와 전문직 노동자들은 요추 디스크 탈출에 의해서 최소한으로 이환될 것이며, 차량 운전자가 가장 빈발할 것이다. 하루 일과의 50% 정도 운전대를 잡는 운전사는 3배 정도의 증가를 보유하는 반면, 트럭 운전사는 5배의 증가된 위험성을 갖게 된다. (14)

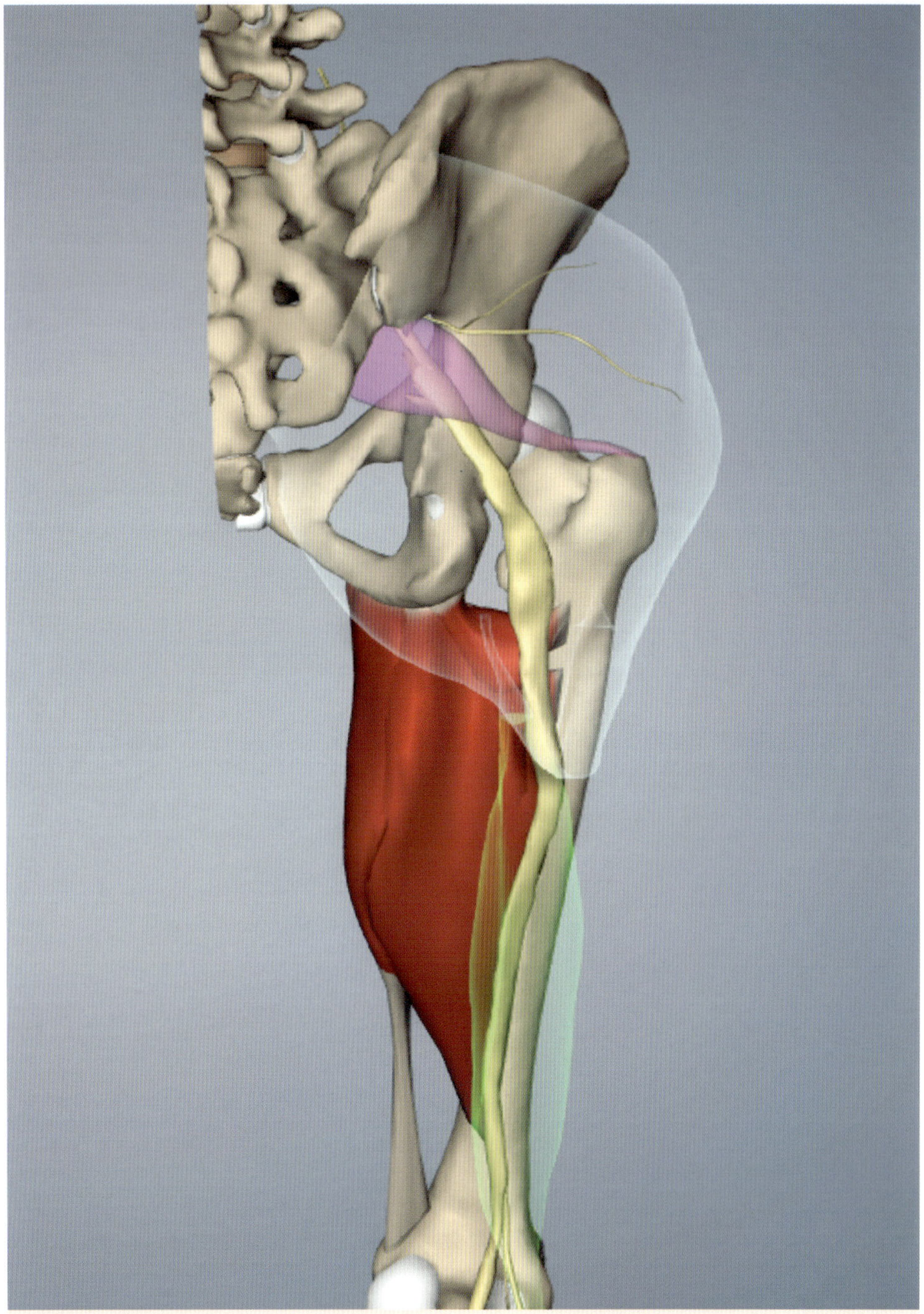

그림 11.10

부수적 궁둥신경 통증에서, 궁둥신경(노란색)은 엉덩관절이나 다리 안에서 여러 구조물들의 어떤 것에 의해서도 눌릴 수 있으며, 궁둥구멍근(보라색) 그리고 기타 돌림근들, 또는 큰모음근(적색)과 넙다리두갈래근(투명한 녹색)의 사이 공간 등도 포함한다.

그렇지만 일부 연구자들은 그것들이 실제적인 궁둥신경의 증상과 별로 연관되지 않으므로, 이러한 해부학적 다양성이 궁둥신경의 증상에서 어떤 중요한 의미를 보유한다는 것에 의문을 품고 있다(16). 도수치료 상황에서, 이러한 다양성은 그것이 알려진 상태에서도, 궁둥구멍근/궁둥신경 결림에서 다양성이 우리의 도수적인 치료적 접근법을 변화시킬 것인가에 대하여 의문스럽기 때문에, 이러한 다양성은 임상적으로 유용한 정보보다는 해부학적 사소함 정도의 관심을 갖는다. 즉, 그 해부학이 어떠하든 가장 실제적인 전략은 일반적으로 어떤 치료를 시행하며 그 증상이 반응하는 방식을 살펴보고, 이어서 그에 따라 자신의 접근방식을 조절하는 것이다. 궁둥구멍근 결림은 이유나 원인이 없이 발생하지 않는다. 궁둥구멍근-연관된 궁둥신경 통증을 작동하게 만들 기타 구조적인 그리고 기능적인 요소들의 일부는 다음을 포함한다:

- 보행 중 궁둥구멍근은 안쪽돌림을 향하는 성향에 대립작용하도록 수축할 것이기 때문에, 엉덩관절 또는 다리의 안쪽돌림. 이어서 엉덩관절 안쪽돌림은 발목관절 엎침(회내) 또는 근육근막성 불균형과 연관될 수 있다(예를 들어, 전방의 넙다리근막긴장근, 내측 뒤넙다리근 또는 후방의 모음근 등의 근막성 결합이나 경직)
- 거기에서 엉치엉덩뼈사이 관절 문제, 다리길이 차이 또는 엉덩뼈의 가동성 불균형 등의 문제가 존재할 때 볼 수 있는 것과 같이, 궁둥뼈의 위치와 움직임 제한(궁둥구멍근이 엉치뼈 위에서 작용하므로).

궁둥구멍근 결림의 원인이 무엇이든, 궁둥신경의 건강함에서 어떠한 관련성을 보유할 수 있는 다른 가쪽돌림근들(넙다리네모근과 같은)과 마찬가지로, 돌림근 치료법은 궁둥구멍근과 연관된 어떠한 국소적인

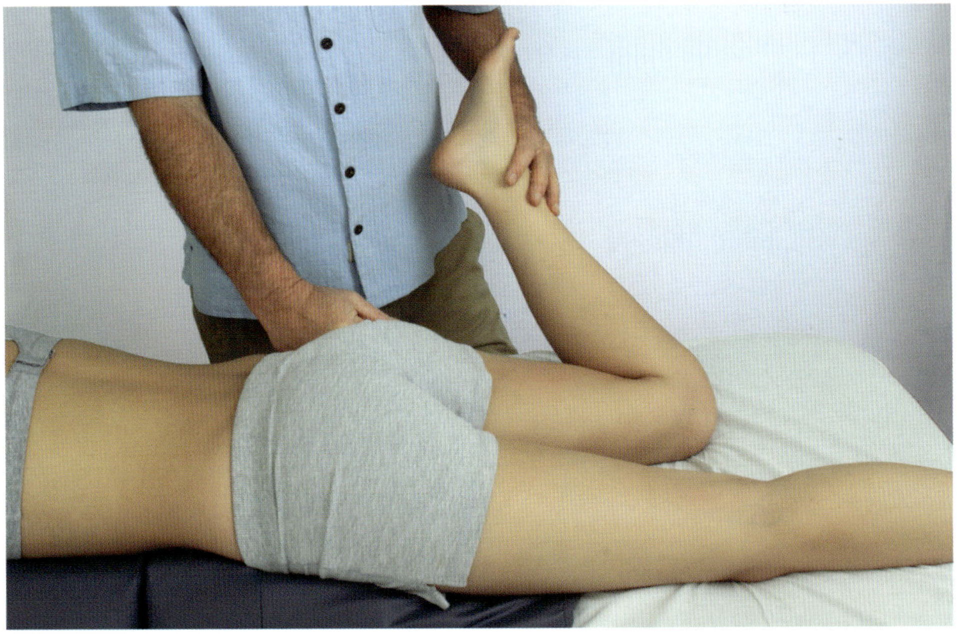

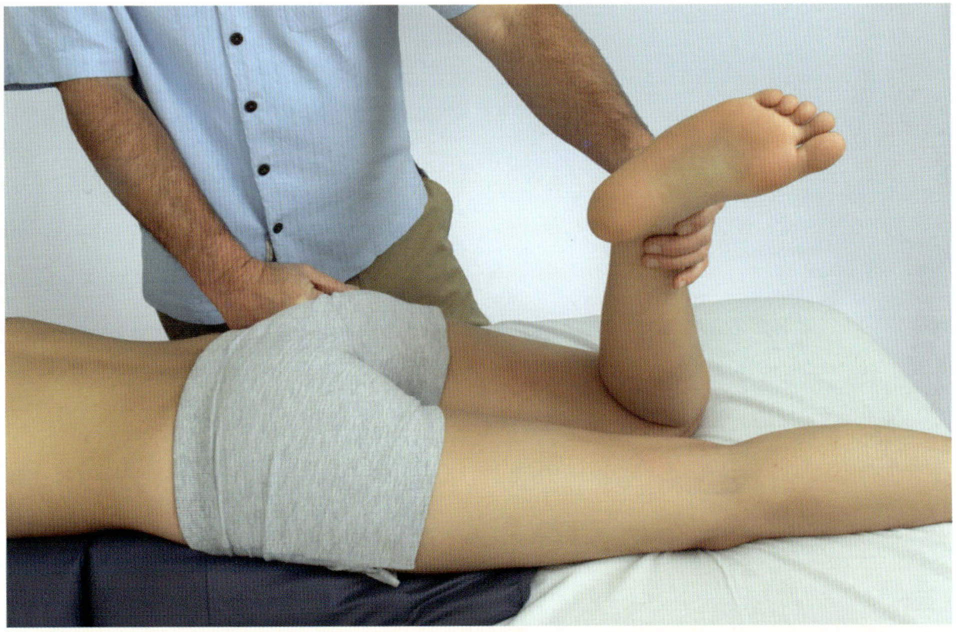

그림 11.11/11.12
돌림근(회전근) 치료법: 넙다리뼈 회전과 조합해서, 큰돌기 위에서 궁둥구멍근(이상근) 부착부의 정적인 압박을 이용한다.

신경걸림이든 평가하고 풀어주는 효과적이며 효율적인 방식이다.

이 방법을 시행하도록, 엎드리고 환측 다리를 무릎에서 굽힌 환자와 치료를 시작한다. 넙다리뼈를 안쪽돌림과 가쪽돌림으로 천천히 돌려주도록 종아리를 사용한다(**그림 11.11 그리고 11.12**). 당신의 다른 손의 느슨한 주먹으로 큰돌기의 여러 측면에 확고하고, 정적인 압박을 부드럽게 적용하며, 큰돌기는 궁둥구멍근 및 다른 돌림근들의 먼쪽 부착부이다. 양손을 사용한다: 한 손은 당신의 환자의 종아리를 움직임에서, 다른 한 손은 돌림근에서 당신의 정적인 압박의 손에서 그 저항에 대하여 환자의 구조를 통해서 느껴본다.

일단 당신이 그 조직 탄성력에서 어떤 변화를 느낀 후, 압박을 풀어주며, 당신의 느슨한 주먹을 다른 위치로 이동하고, 천천히 넙다리를 다시 돌려주며, 그 새로운 위치에서 제한에 대해 느껴본다. 꼼꼼하게 시행하며; 이 방법을 엉덩이와 돌림근 부위의 전체에서 사용하지만, 궁둥신경 자체에서 직접의 압박을 주는 것은 피한다(신경은 큰돌기와 엉치뼈의 외측 모서리 중간에서 지나가며, 그 부위의 압박은 당신의 환자에게서 압박 과민함 또는 찌릿한 느낌으로 느껴질 것이다). 여기에서 생각없이 신경과 조직을 문지르기보다는, 그 신경을 둘러싸는 어떠한 비탄력적인 또는 유착된 구조물이든 풀어주고 분리해줌에 의하여 신경을 자유롭게 풀어주는 연상을 한다.

그 명칭에서 추측하듯이, 위볼기신경은 이러한 엉덩이 부위의 위쪽 부분 안에 존재한다(**그림 11.9와 11.10에서 궁둥구멍근에 대하여 위쪽에서 보이는**). 궁둥신경보다 상당하게 더 적을지라도, 이것은 위볼기부위와 허리 안에서 궁둥신경-비슷한 통증의 기원이 될 수 있다. 환자가 여기에서 통증을 경험한다면, 당신은 이러한 신경 주변의 조직들을 함께 풀어주도록 돌림근 치료법을 사용할 수 있다.

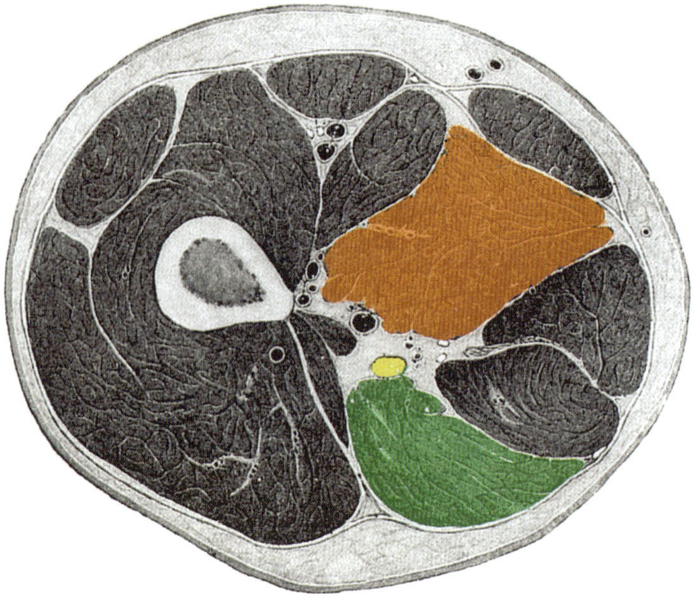

그림 11.13

넙다리 안에서, 궁둥신경(노란색)은 넙다리두갈래근(녹색)과 큰모음근(오렌지색) 사이에서의 두꺼운 결합조직의 사이막 내부에 놓인다.

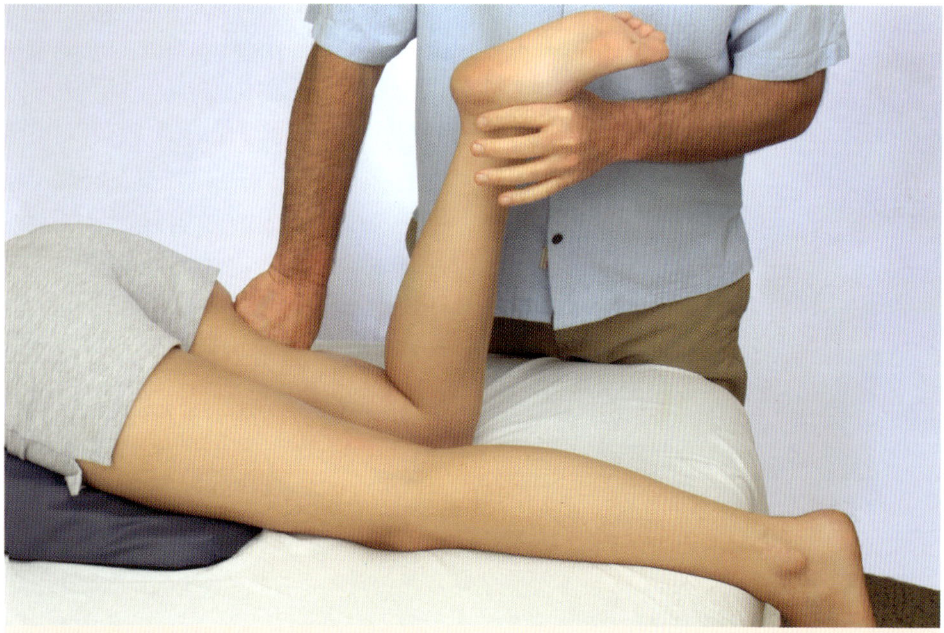

그림 11.14

넙다리두갈래근/큰모음근 치료법에서, 이러한 2개의 구조물을 개별적으로 돌려주며(roll), 두루마리처럼 궁둥신경의 경로를 열어주도록 수동적인 넙다리의 돌림이 사용된다.

핵심 정리 : 돌림근(궁둥구멍근) 치료법

적응증은 다음을 포함한다:

- 부수적인 궁둥신경 통증(본문 참고)
- 양성의(통증성) 궁둥구멍근 검사법 또는 궁둥신경 활주 검사
- 위볼기 신경분포 부위 안에서 통증(위볼기; 하요부)

목적

- 이상근 그리고/또는 다른 엉덩관절 가쪽 돌림근의 근육근막에 연관된 어떠한 궁둥신경의 그리고 위볼기 신경 눌림을 평가하고 풀어준다.

방법설명

- 당신이 넙다리뼈 위에서 돌림근 부착지점으로 정적인 압박을 적용하면서, 그 압박하는 느슨한 주먹 아래에서 큰돌기를 천천히 돌리도록 수동적인 넙다리뼈 돌림을 사용한다.

주의할 점

- 염증화된 궁둥신경 위에서 직접의 지나친 또는 지속적인 압박을 피한다. 조직 구분과 탄력성을 증가시키도록, 신경의 주변에서 각별하게 그 부착지점에서 조직을 치료한다.

넙다리두갈래근/큰모음근 치료법

돌림근에 대하여 원위 쪽에서, 궁둥신경은 넙다리두갈래과 큰모음근 사이에서의 근육간 사이막의 두꺼운 결합조직 내부에 놓여있는 부위에서 각별하게, 후방 넙다리의 구조물들 내부에서 눌리거나 걸릴 수 있다(**그림 11.13**)(17). 이러한 강력한 다리의 구조물을 서로 간에 구분하도록 도와줄 수 있도록 돌림근 치료법을 적용할 수 있으며, 그렇게 함으로, 우리는 그 신경으로 더 많은 자유를 제공할 수 있다. 돌림근 치료법에서 그러했듯이, 한 손은 넙다리뼈의 부드러운 안쪽돌림을 하도록 사용하는 반면, 다른 손의 느슨한 주먹은 아래 놓인 넙다리뼈와 큰모음근에서 먼쪽으로 넙다리두갈래근을 돌려준다(**그림 11.14**). 허용된 동작의 최대한 편안함의 끝부분에서, 멈추고 기다

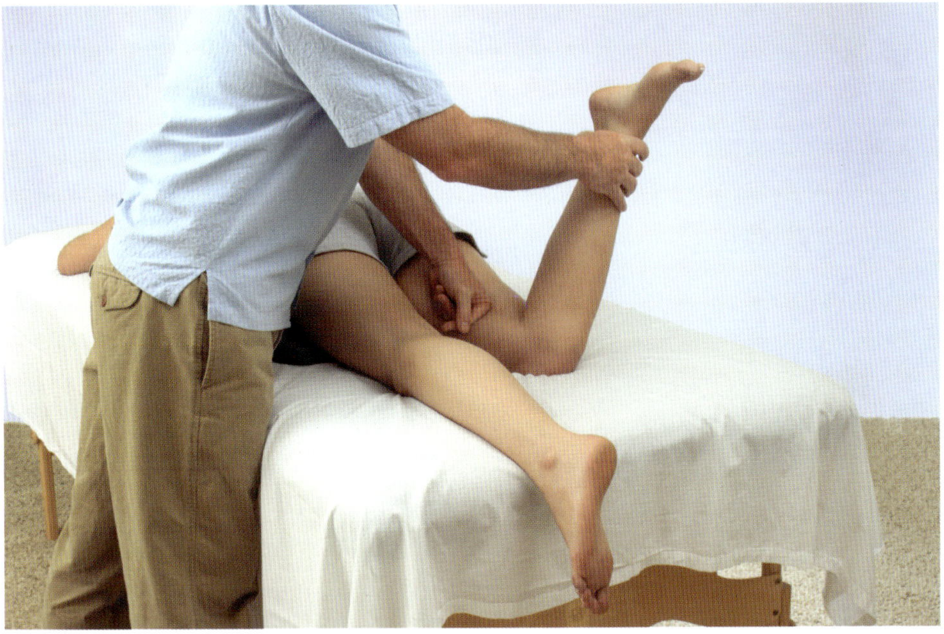

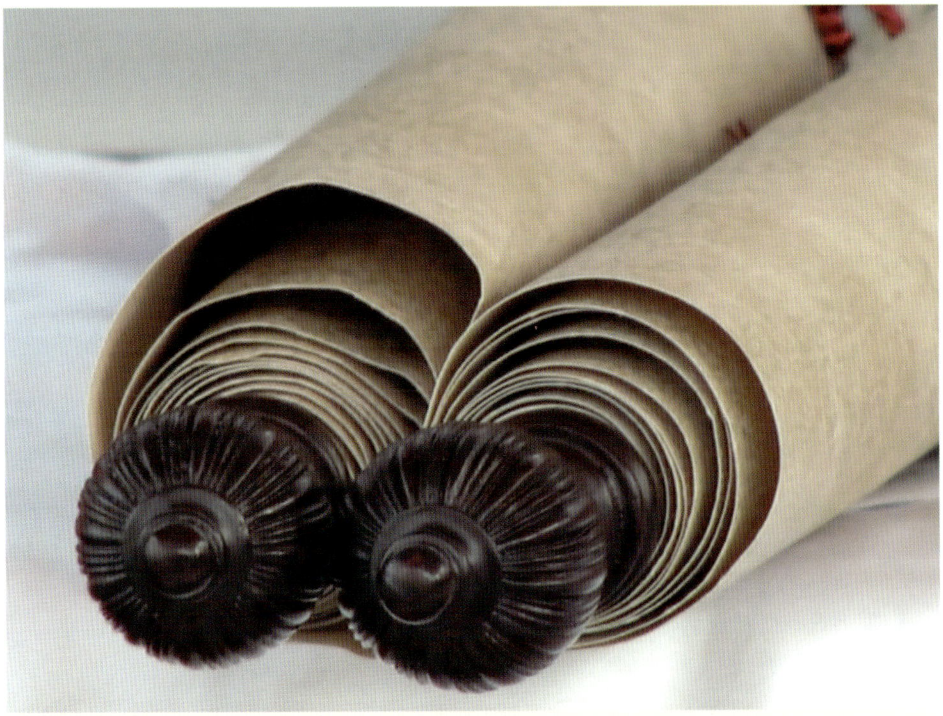

그림 11.15/11.16

넙다리두갈래근/큰모음근 치료법에서, 이러한 두 개의 구조를 떨어뜨리며, 두루마리처럼 신경의 경로를 열어주도록, 수동적인 넙다리의 돌림이 이용된다.

핵심 정리 : 넙다리두갈래근/큰모음근 치료법

적응증:

- 부수적인 엉덩신경 통증(본문 참고)
- 양성의(통증의) 엉덩신경 활주검사 또는 활줄 검사

검사법

- 후방 넙다리 안에서 신경 통증

목적

- 넙다리두갈래근과 큰모음근 사이에서 근육간 사이막과 연관된 모든 엉덩신경의 눌림을 평가하고 풀어준다.

방법설명

- 당신이 큰모음근을 내측으로 돌리도록 수동적인 다리 벌림을 이용해서 외측에서 넙다리두갈래근을 고정한다. 큰모음근과 넙다리두갈래근 사이의 근육간 사이막에서 조직 분화를 느껴본다. 반대 위치에서도 반복한다(큰모음근을 내측에서 고정하고 넙다리두갈래근을 외측으로 돌려준다).

리며 조직이완에 대하여 느껴본다. 넙다리두갈래근의 전체 길이를 치료하며, 궁둥뼈결절 위에서 그 근육의 부착부도 포함시킨다. (만약 이러한 부착부가 "뒤넙다리근 증후군"에서처럼, 각별히 압박과민하다면, 환자가 치료한 다음 몇 일간 반응하는 그 방식을 관찰하면서 조심스럽게 그 자극된 부착부에서 직접적인 치료를 사용한다.)

넙다리두갈래근을 외측으로 이완시킨 후, 치료대의 반대쪽 측면으로 이동하며 같은 다리의 큰모음근을 내측으로 풀어주도록 넙다리뼈의 가쪽돌림을 이용한다(**그림 11.15**). 모음근과 두갈래근을 서로에게서부터 하나의 두루마리의 두 부분과 비슷하게 멀어지도록 굴려주며(**그림 11.16**), 궁둥신경을 위해서 그 사이의 공간을 열어주는 것을 연상한다.

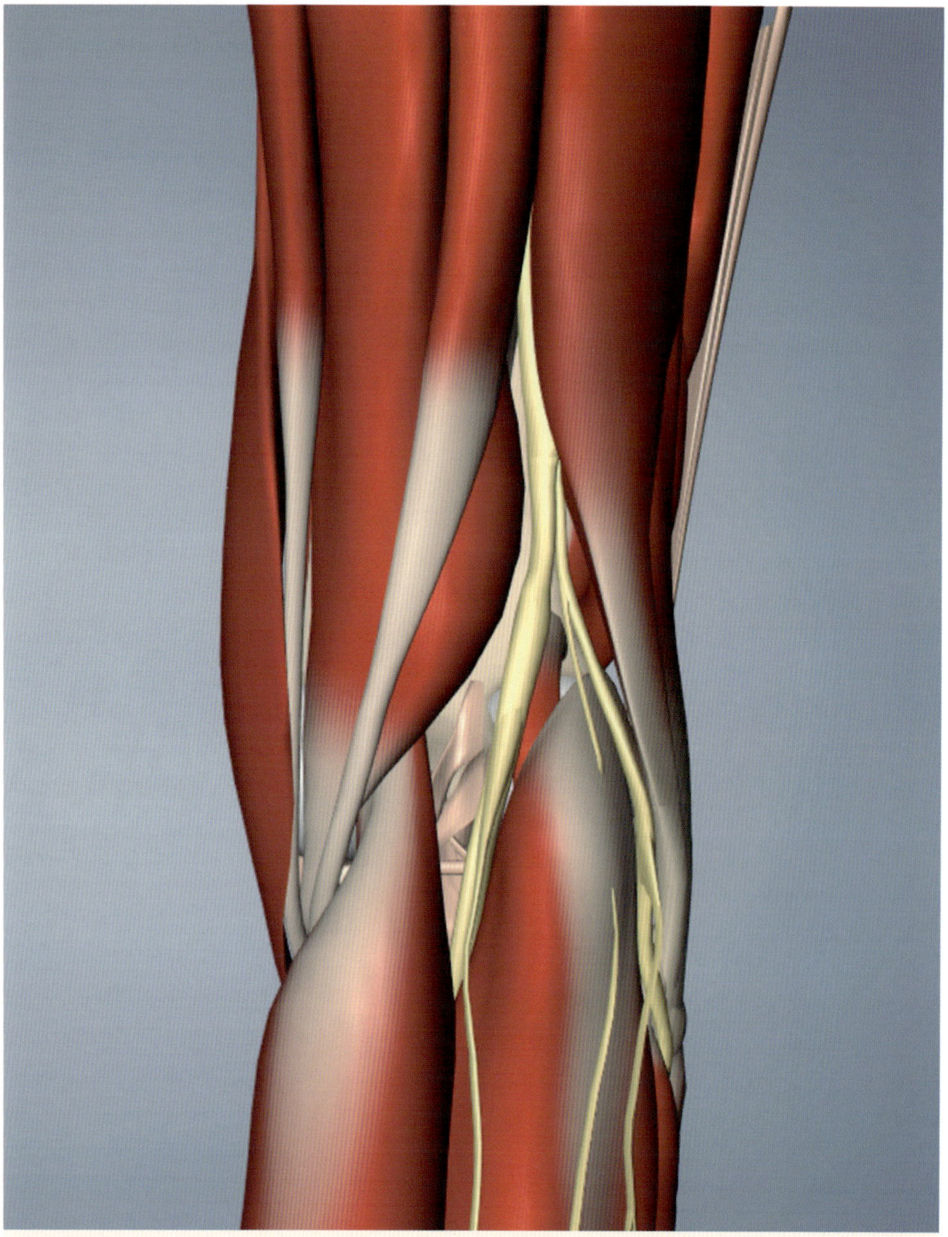

그림 11.17

오금 공간의 위쪽 함몰부 안의 궁둥신경, 여기에서 궁둥신경은 내측과 외측의 뒤넙다리근 사이에서부터 나온다.

궁둥신경 당김 치료법

대부분의 사례에서 신경 자체에서 직접적인 압박 주는 것을 피하도록 권장될지라도, 때로는 먼쪽 당김(궁둥신경으로 직접적으로 주의깊게 적용될 때)이 다른 치료법으로는 치료하기 상당히 어려운 후방의 넙다리나 엉덩관절 안에서의 걸림을 풀어줄 수 있다.

일단 다리 뒤쪽의 커다란 근육들이 앞서의 치료법으로 분리되어진 후, 오금 공간 안으로 무릎 주위를 감싸도록 양손 모두의 손가락들을 사용해서 궁둥신경 당김 치료법을 시행한다(**무릎 뒤쪽; 그림 11.18과 11.19**). 궁둥신경은 오금 공간의 위쪽 함몰부 안에서 쉽게 촉진되며, 거기에서 궁둥신경은 내측과 외측의 뒤넙다리근 사이에서부터 나온다(**그림 11.17**). 그 신경은 대부분의 물렁조직 치료사들이 거기에 대한 감각에 익숙해져 있는 근육과 힘줄보다 훨씬 더 부드럽게 느껴질 것이며; 사실, 대부분의 도수치료사는 무의식적으로 신경을 피하며, 그러므로 대부분의 많은 치료사들에게 신경을 찾아보는 것은 치료적 접근법에서 변화를 요구할 것이다. 건강한 궁둥신경은 커다란 지렁이 정도의 또는 두꺼운, 한 입 크기의 링구이니(linguini) 국수의 크기와 일정함을 보유한다. 자극된 신경은 종종 더 단단하거나 밧줄 같을 것이며(그러므로 촉진하기 보다 쉬울 것이다). 당신이 여기에서 궁둥신경을 찾아보는 연습을 할 때까지 그 신경을 찾을 때, 매 순간순간 환자의 보고는 당신의 가장 신뢰할 수 있는 지침이 될 것이며, 그러한 촉진은 가벼운 따끔거림 또는 찌릿한 감각을 유발할 것이다. 그 신경이 이러한 부위에서 더 많이 자극받을수록, 그 신경은 더욱 더 민감할 것이며, 그러므로 불필요한 악화를 피하도록 천천히 시작한다.

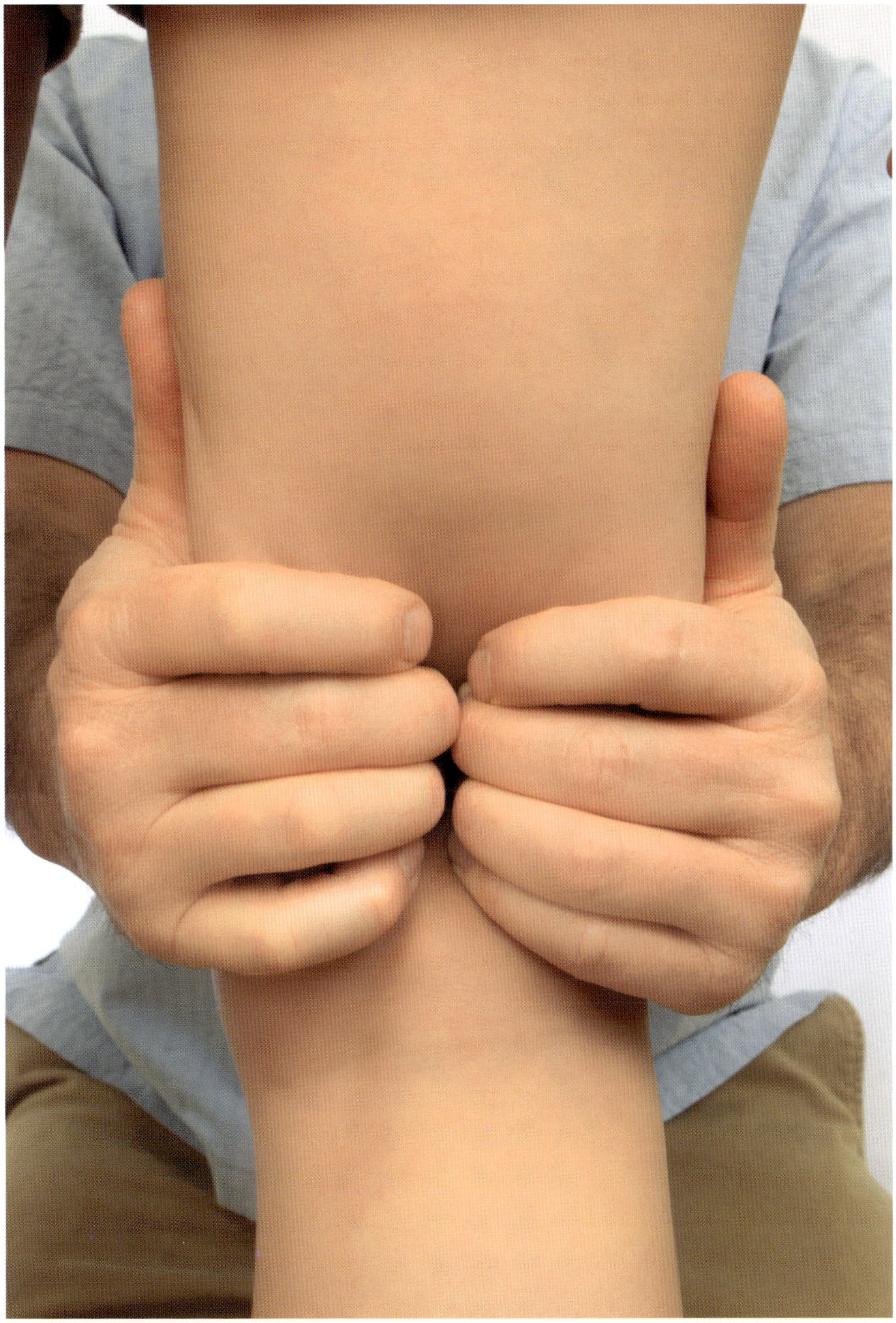

그림 11.18

궁둥신경 당김 치료법. 후방의 넙다리 안에서 모든 궁둥신경의 결합조직과 걸림에 대하여 느껴보도록 그리고 원위부로 늘려주도록 부드러운 압력을 사용한다. 당신은 그 신경의 편안한 위치 확인을 도와주도록 환자의 피드백을 이용한다.

일단 그 신경의 위치를 확인한 후, 환자가 자신의 무릎관절을 약간 들어 올리면서, 그 신경에 부드러운 당김을 적용한다(**그림 11.19**). 이것은 당신이 그 신경을 먼쪽으로 당기도록 허용하고, 그 신경이 뒤넙다리근 사이에서 나오므로 그것의 하부를 자유롭게 만든다. 여기에서 궁둥신경의 눌림을 보유한 환자에게서 올바르게 시행될 때, 이러한 치료법은 즉각적인 완화의 느낌을 만들어낼 것이다.

아무튼 여기에서 그리고 어딘가 다른 곳에서, 궁둥신경 통증으로부터 완화는 항상 즉시 나오는 것이 아님을 마음에 새겨두는 것이 좋을 것이다. 당신이 그 신경을 자극하는 결합조직 유착을 완전하게 풀어줄었을 때 조차도, 그 염증이 가라앉기까지 시간이 필요하다. 일부 사례에선, 오래된 신경병변 통증(거기에서 궁둥신경 통증도 한 가지 유형이 되는)도 되돌리기 위해

핵심 정리 : 궁둥신경 당김 치료법

적응증

- 부수적인 궁둥신경 통증(본문 참고)
- 양성의(통증의) 궁둥신경 활주 검사 또는 활줄 검사

목적

- 엉덩관절 또는 후방의 넙다리에서 감소된 신경 활주기능에 연관된 모든 궁둥신경의 눌림을 평가하고 치료한다.

방법설명

- 다른 치료법으로 후방 넙다리를 준비시킨 후, 환자가 천천히 자신의 무릎을 들어 올리므로 (약간의 엉덩관절 굽힘), 오금 공간에서 궁둥신경에 대한 부드러운 먼쪽 당김을 적용한다. 궁둥신경을 둘러싸는 근막 내부에서 그 신경의 미끄러짐을 느껴본다.

움직임

- 느리고 능동적인 엉덩관절 굽힘

주의할 점

- 염증화된 궁둥신경을 악화시키지 않도록 당신의 치료의 지속기간과 강도를 한정한다.

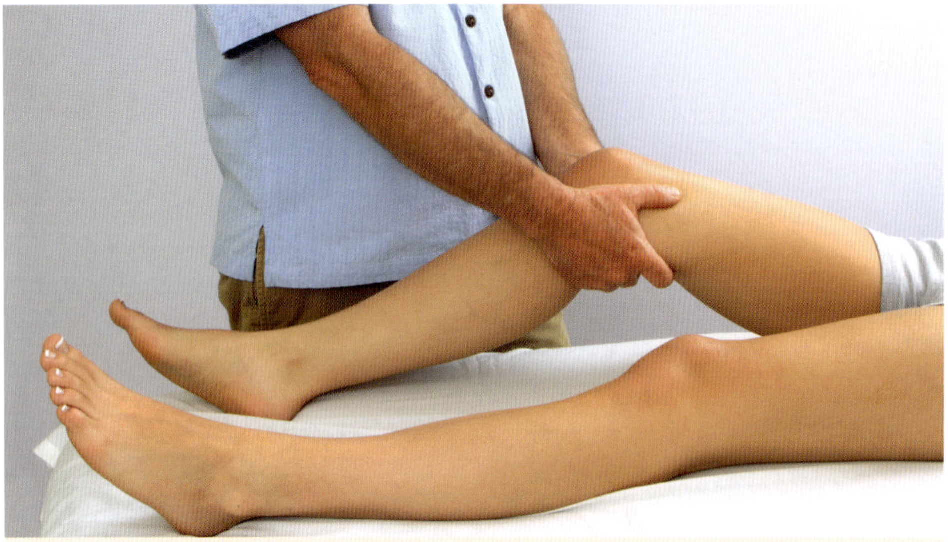

그림 11.19

궁둥신경 당김 치료법. 당신의 환자가 자신의 무릎을 천천히 들어 올리므로, 그 궁둥신경집(sciatic nerve sheath)을 부드러운 당김으로 지속한다.

서 시간이 필요한 신경 기능에서의 변화로 이어질 수 있다. 치료에서 해롭지 않은 촉각적 자극은 이러한 사례에서 치료적 효과를 갖으므로 당신이 치료를 시행함에 따라 신경의 정상적인 기능을 회복하도록 신경을 도와주고 있음을 기억하라.

대부분의 사례에서, 치료의 여러 시기에 걸쳐서 궁둥신경을 치료하도록 계획하며, 당신의 환자가 습관적인 동작 수정의 노력, 스트레칭 또는 운동이 당신의 도수치료 효과를 확대하도록 필수적인 것을 인식하도록 한다. 특히 요추 이환을 의심한다면, 잘 낫지 않는 사례를 의학적 또는 정형외과적 진료를 분명히 한다. 신경 걸림이 한 번의 치료시기에 해소되었을 때 조차도(실제로 그것이 발생한다), 염증화된 신경은 치유를 위해서 시간이 필요하며, 그러므로 참을성 있게 기다리며, 철저하고 항상 감독이나 충고를 주저하지 말아야 한다.

참고문헌 (References)

[1] Konstantinou, K. and Dunn, K.M. (2008) Sciatica: review of epidemiological studies and prevalence estimates. *Spine*. Oct 15, 33(22):p. 2464–72.
[2] Konstantinou, K. (2008) ibid.
[3] Valat, J.P. et al. (2010) Sciatica: Best Practices. *Res Clinical Rheumatology*. Apr; 24(2). p. 241–52.
[4] As mentioned by Jim Donak and Tom Myers in an Aug 2010 discussion at http://www.facebook.com/topic.php?uid=120301201315055&topic=181 [accessed April 2014]
[5] Bogduk, N. (2005) *Clinical anatomy of the lumber spine and sacrum* (4th ed). Churchill Livingston.
[6] Devillé, W.L. et al. (2000) The test of Lasègue: Systematic review of the accuracy in diagnosing herniated discs. *Spine*. 25(9). p. 1140–7.
[7] Filler, A., Haynes, J., Jordan, S. et al. (2005) Sciatica of nondisc origin and piriformis syndrome: diagnosis by magnetic resonance neurography and interventional magnetic resonance imaging with outcome study of resulting treatment. *Journal of Neurosurgery*: Spine. 2(2). p. 99–115.
[8] Belth, I.D. et al. An assessment of the adaptive mechanisms within and surrounding the peripheral nervous system, during changes in nerve bed length resulting from underlying joint movement. From: *Moving in on Pain: Conference Proceedings*. April 1995 Butterworth-Heinemann; 1st edition (December 27, 1995) p. 194–196.
[9] Asbury, A.K. and Fields, H.L. (1984) Pain due to peripheral nerve damage: an hypothesis. *Neurology*. 34. p. 1587–1590.
[10] Belth, I.D. et al. Ibid.
[11] Filler, A., Haynes, J., Jordan, S. et al. (2005) Journal of Neurosurgery: *Spine*. 2(2). p. 99–115.
[12] Otis, C. http://www.sportsdoctor.com/articles/sciatica3.html. [accessed April 2014]
[13] Swierzewski, S.J. (reviewer). Sciatica Overview, Incidence and Prevalence of Sciatica. http://www.healthcommunities.com/sciatica/sciatica-overview.shtml. [accessed April 2014]
[14] Noordeen, Hilali et al. (2009) *Interactive Spine* v1.66. Primal Pictures Ltd.
[15] Pokorný, D. et al (2006). Topographic variations of the relationship of the sciatic nerve and the piriformis muscle and its relevance to palsy after total hip arthroplasty. *Surg Radiol Anat*. 28(1). p. 88–91.
[16] Benzon, H.T. et al (2003). Piriformis syndrome: anatomic considerations, a new injection technique, and a review of the literature. *Anesthesiology*. 98(6) p. 1442–8.
[17] Saikku, K. et al. (2010) Entrapment of the proximal sciatic nerve by the hamstring tendons. *Acta Orthop. Belg*. 76. p. 321–324.

그림 저작권 (Picture credits)

Figures 11.1, 11.2, 11.7, 11.10, 11.11 and 11.18 courtesy Primal Pictures. Used with permission.
Figures 11.3, 11.4, 11.8, 11.9, 11.12, 11.13, 11.15, 11.16 and 11.19 courtesy Advanced-Trainings.com.
Figure 11.5 courtesy periodictable.com. Used with permission.
Figures 11.6 and 11.17 courtesy Thinkstock.
Figure 11.14 source Figure from Gray's Anatomy of the Human Body, 1918. Image is in the public domain.

스터디 가이드

궁둥신경 통증

1. **교재에서 부수적 궁둥신경 통증과 축성 궁둥신경 통증을 구분하는 것이 유용하다고 주장하는 이유는 무엇인가?**
   a. 도수치료가 일반적으로 축성 궁둥신경 통증을 도와주지 못한다.
   b. 도수치료가 일반적으로 부수적 궁둥신경 통증에 도움이 되지 않는다.
   c. 그 유형을 아는 것은 치료할 부위를 결정하도록 도와줄 수 있다.
   d. 부수적 궁둥신경 통증은 반드시 전문 의료인에게 의뢰되어야 한다.

2. **이 장에 따르면, 궁둥신경 통증을 보유한 환자를 의뢰할 때 적합한 증상은 무엇인가?**
   a. 증상이 앉는 자세와 함께 증가한다.
   b. 증상이 SLT와 함께 달라지지 않는다.
   c. 증상이 지속되거나 심해진다.
   d. 증상이 궁둥구멍근 검사에서 심해진다.

3. **이러한 증상들의 어떤 것이 절대로 축성 궁둥신경 통증이 아닌가? (부수적 궁둥신경 통증을 동반하지 않는다면)**
   a. 궁둥신경 통증적 측만증(기울어임)
   b. 양성의(통증의) SLT
   c. 양성의(통증의) 궁둥구멍근 검사
   d. 허리에서 통증(둔부의 그리고/또는 엉덩관절의 통증과 함께)

4. **교재에서 걸림의 부위로부터, 신경 통증은 일반적으로 어느 방향으로 방사한다고 주장하는가?**
   a. 몸쪽으로
   b. 먼쪽으로
   c. 내측으로
   d. 외측으로

5. **성인의 궁둥신경은 정상적인 움직임에서 얼마나 늘어난다고 교재에서 설명하는가?**
   a. 0.3에서 0.5㎜
   b. 3에서 5㎜
   c. 0.3에서 0.5 인치
   d. 3에서 5 인치

정답은 www.Advanced-trainings.com/v1key/에서 확인하라.

엉치결절간 인대

12

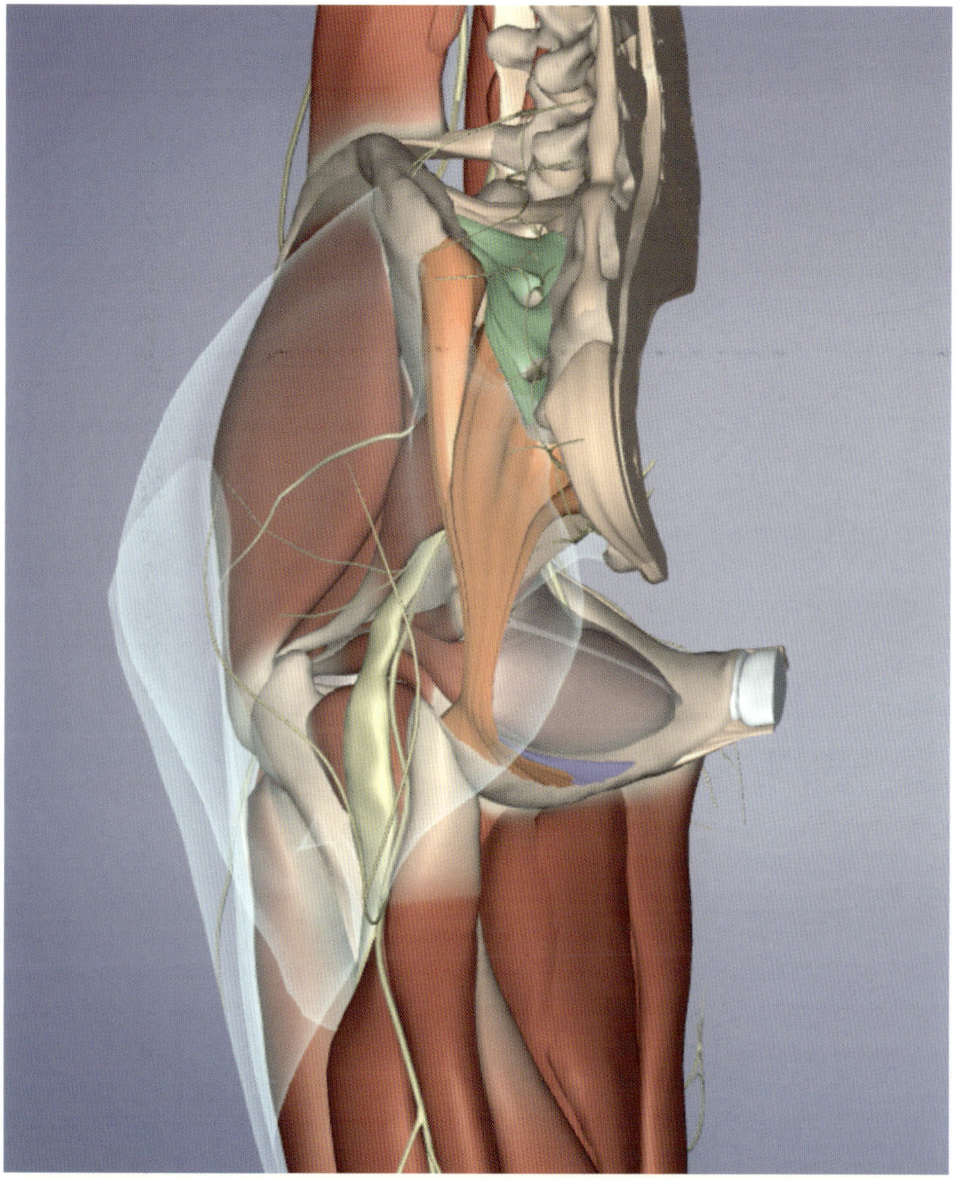

그림 12.1

엉치결절간 인대(오렌지색)는 요통, 궁둥신경 통증(궁둥신경이 엉치결절간 인대에 대하여 외측에 놓인 커다란 노란색 구조물이다), 엉치엉덩뼈 사이의 관절통증(엉치엉덩뼈 사이의 인대는 녹색이다), 뒤넙다리근 증후군, 자세상의 문제 기타 등등 다양한 병변에서 포함된다. 갈고리모양의 돌기(보라색)는 회음신경이 여기에서 걸리게 되므로, 회음부의 통증과 이상감각에서 지적된다.

엉치결절간 인대는 인간의 신체 안에서 중요한 구조 사이의 교차로에 놓여있다. 척추와 다리 사이에 영향을 주며, 강인하고, 넓은 인대의 이러한 한 쌍은 상체와 하체를 이어준다(**그림 12.1**). 엉치뼈의 고정요소로서, 이것은 발-대-발 체중 이동의 좌측/우측 힘에 맞춰진다. 그리고 효율적인 걷기와 달리기에서, 이러한 인대는 운동학적 에너지 받아들이는 사슬 안에서 핵심적인 결합조직 연결부가 되며, 각각의 발걸음에 탄력을 더해준다(1).

즉, 그것들은 균형을 이루고 건강할 때, 이러한 작용을 시행한다. 그것들이 건강하지 못할 때, 엉치결절간 인대는 많은 환자의 통증호소에서 역시 중요한 역할을 시행하며, 미국에서만 모든 사람의 거의 90%에서 그들의 삶의 어느 시기엔가 이환하게 되는 요통도 포함한다(2). 엉치결절간 인대가 요통의 모든 형태에서 포함되지는 않는 반면, 요통 사례의 매우 많은 부분은 요추의 만곡과 긴장, 엉치뼈 각도와 기울어짐, 엉치엉덩관절의 건강 그리고 더 많은 것들과 같이, 이런 중대한 인대에 연관된 문제들로부터 생겨나며, 언제든 환자들이 요통을 호소할 때마다 엉치결절간 인대를 반드시 치료해야 하는 구조로서 만들게 된다.

요통 이외에도, 엉치결절간 인대를 치료함은 다음과 같은 많은 병변의 치료에서 중요한 부분이 된다:

- 엉치엉덩관절의 과가동성, 저가동성 그리고 통증. 하나의 엉치결절간 인대가 다른 것보다 경직될 때, 엉치결절간 인대는 엉치뼈의 돌아감, 측방 굽어짐 또는 고정 등과 연관된다.
- 미골(꼬리뼈) 손상과 통증, 엉치결절간 인대가 꼬리뼈에 부착하며 안정시키기 때문이다.

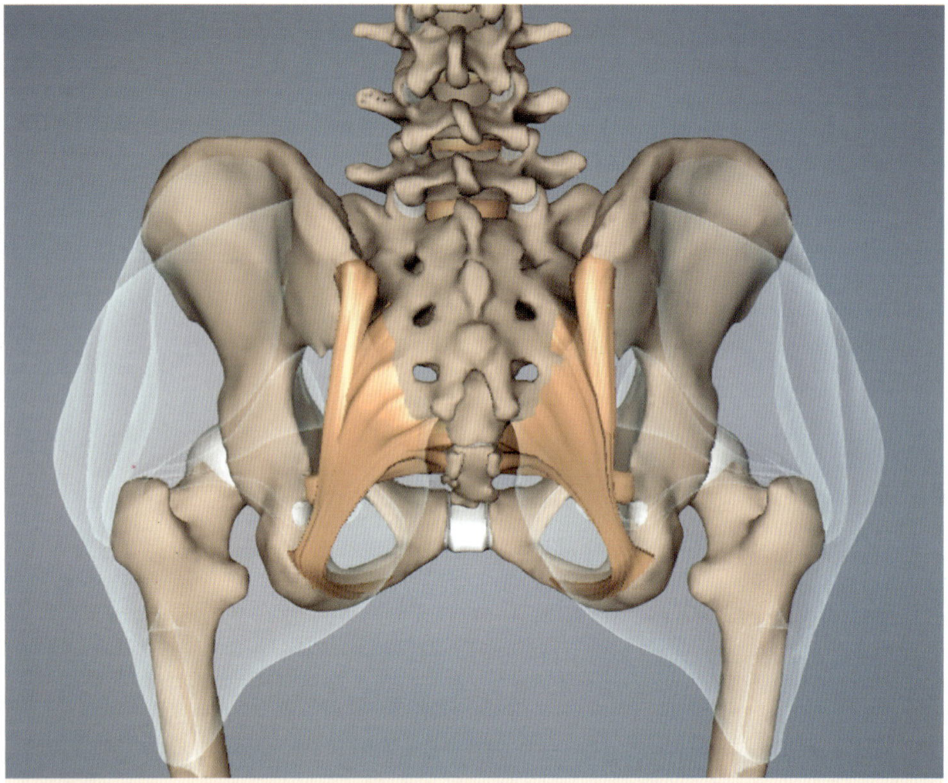

그림 12.2
엉치결절간 인대의 양측성 배열은 그것들에 엉치뼈가 비틀림과 기울어짐에 대항해서 안정화시키는 핵심 역할을 부여한다. 엉치결절간 인대는 허리에서 비틀기나 휘어짐을 포함하는 동작들에 의하여 긴장되고 손상될 수 있다; 비대칭성은 기능적인 문제(습관과 자세) 또는 구조적인 문제(다리길이 차이와 같은)로부터 결과할 수 있다.

- 궁둥구멍근 증후군을 포함해서 궁둥신경 통증(축성인 그리고 부수적인 것 모두), 궁둥신경과 궁둥구멍근이 아주 가깝게 놓인 이웃이기 때문이다.
- 회음부 통증과 감각둔화, 회음의 또는 피부의 신경이 엉치결절간 인대 내부에서 또는 그것과 엉치뼈 가시돌기 인대 사이에서 걸리게 될 수 있으므로.
- 통증성의 앉기자세, 뒤넙다리근 건초염, 또는 궁둥뼈 윤활주머니염증
- 다리 길이차이, 해부학적 및 기능적 모두
- 척추 측만증 또는 과전만증(뒤로 기울임: swayback)
- 골반 비틀림, 위로 미끄러짐, 그리고 두덩결합 자극성
- 앉은 자세와 기립자세에서 구부정한 또는 비틀린 자세, 엉치결절간 인대가 엉치뼈의 각도의 핵심 결정요소이며 그 결과적인 분절별 연관성 모두가 전신에 걸쳐 퍼지기 때문에
- 골반바닥(골반저), 전립선, 그리고 생식기의 문제, 이러한 구조물들의 근육과 근막이 엉치결절간 인대로 부착하기 때문에

또한, 움직임과 근막성 연속성의 많은 모델들은 엉치결절간 인대를 핵심 구조로서 묘사한다. PSIS(**그림 12.2**)라는 이것의 위쪽 이는곳에서, 그 인대의 섬유들은 요추 근육간 힘줄막의 심부 근막과 이어지며(3); 아래로는, 그 인대의 표층 섬유들이 인구의 50% 정도에서 엉치뼈결절을 가로지르며, 그러므로 하지에서 넙다리두갈래근의 힘줄과 이어진다(4). 이러한 구조들의 각각은 이어서 또 다른 긴 사슬의 한 부분과 연결된다. 신체 전반에 걸쳐 이러한 긴 연결은 엉치결절간 인대 (그것의 중심부 위치 안에서)에 Thomas Myers의 해부열차 모델과 같이 결합조직 연관성의 전신적인 이론에서, 기능적 의학 또는 Gracovetsky의 척추엔진 이론에서 동측의 종방향의 연결선 개념에서 그 인대의 중대한 핵심의 역할을 부여한다.

기능적으로, 두 개의 엉치결절간 인대의 양측으로 비스듬한 배열은 엉치뼈가 척추의 하방으로 향하는 압력에 의하여 전방으로 기울어짐(전방의 기울이기로)에서부터 막아주는 작용을 한다. 엉치엉덩뼈사이 그리고 엉치뼈가시돌기사이 인대와 함께, 엉치뼈결절사이 인대는 또한 골반 내부에서 과도한 측방 굽힘과 비틀림에 대항해서 엉치뼈를 안정시켜준다. 이러한 쌍을 이룬, 좌측–우측 배열로 인해서, 엉치결

절간 인대의 길이나 긴장력에서 좌측-우측 불균형은 엉치뼈의 돌아감, 골반 비틀림 그리고 엉치엉덩관절과 허리에서 좌상과 연계될 것이다.

엉치결절간 인대 불균형의 근본 원인을 골라냄은 닭이 먼저인가 알이 먼저인가의 문제이다; 그 인대는 골반의 비틀림 때문에 좌측과 우측이 다른지, 또는 그 인대의 차이가 골반 비대칭을 유발하는지? 빈번하게, 원인을 결정함은 어려울 수 있다. 다른 한편으로, 상해나 분명한 구조적인 불규칙성(해부학적 다리 길이차이와 같은)은 인대 불균형의 핵심 원인을 보다 명백히 보여줄 수 있다. 엉치결절간 인대는 농구, 테니스, 골프, 체조, 허들 또는 점프하기, 강하게 던지기 또는 배구의 스파이크하기 등과 같이, 허리를 휘게 만들거나 비트는 스포츠와 동작들에서 긴장되거나 손상될 수 있다. 엉덩방아 찧기 또는 기타 직접의 외상은 꼬리뼈 손상시키는 것과 함께, 엉치결절간 인대로 좌상을 주거나 찢어지게 할 수 있다. 들어올리기나 숙이기 손상, 반복적인 그리고 비대칭적인 활동, 뒤넙다리근 힘줄윤활막염 그리고 임신 등 모두가 엉치결절간 인대의 좌상과 예민함의 원인이 될 수 있다. 이러한 손상의 어떤 것이든
그 결과는 종종 염증, 상처자국 형성, 유착, 통증 그리고 결합조직 적응성의 상실이 된다.

엉치뼈의 균형

손상의 분명한 기전이 존재하지 않을 때와 같이, 좌측/우측 엉치결절사이 인대 불균형의 원인이나 기원이 분명하지 않을 때조차도, 여기서 당신의 치료는 그럼에도 불구하고 위에서 정리된 엉치결절사이 인대-연관된 병변을 치료함에서 도움이 될 것이다.

엉치엉덩뼈사이 그리고 엉치가시돌기사이 인대와 함께, 엉치결절사이 인대는 엉치뼈와 골반을 지나친 측방굽힘과 비틀림에서부터 안정시켜준다. 엉치뼈와 궁둥뼈결절 사이의 뼈 공간은 종종 한쪽이 좀 더 벌어지거나 또는 다른 쪽보다 더 넓게 놓여있는 듯한 촉진할 수 있는 좌측과 우측의 차이가 있으며; 이것은 주로 엉치뼈의 측방굽힘이나 돌림을 포함하는 비대칭적인 골반 패턴을 지적한다. 엉치뼈의 생체역학은 복잡하며 지극히 애매하고, 세부내용은 이 장의 범위를 넘어선다. 그렇지만, 한 가지 매우 유용한 원리는 두 뼈 사이의 공간(즉, 이 사례에서는 엉치뼈와 궁둥뼈결절 사이의 공간)이 신체의 어느 한쪽에서 더 짧다면, 보다 짧은 쪽의 인대가 그 비대칭의 기여요소가 된다면 더욱 경직되고 더 단단할 것이지만, 그 인대가 뼈의 비대칭에 의해서 느슨해진 것이라면(즉, 비대칭이 다른 요인이나 구조에서 기인한다면, 그리고 인대 자체의 문제가 아니라면) 부드러울 것이다. 더욱이 한 인대가 보다 길거나 더 넓은 쪽에서 더욱 단단하다면, 구조적인 비대칭에 의해 그 인대가 늘려지고 있을 것이며, 원인은 어딘가 다른 곳에서 존재할 것이다(예를 들어, 다리 길이차이, 사용의 패턴 등).

이러한 원리를 사용해서, 엉치뼈와 궁둥뼈결절 사이에서 더 적은 공간을 보유한(보다 짧고 좁은 쪽) 궁둥뼈 쪽에서 더 경직되거나 단단한 엉치결절사이 인대에서 더 많이 치료해야 할 것이지만, 더 단단한 엉치결절간 인대가 긴 공간의 쪽에서 보일 때, 신체 안의 어딘가 다른 곳(뒤넙다리근이나 엉덩관절 같은)을 치료한다.

자신의 환자들 중 증상이 엉치결절간 인대의 이환을 의심한다면, 그렇지만 좌측과 우측에서 길이나 조직 긴장도 차이를 볼 수 없다면, 환자의 경험을 당신의 기준으로 삼는다: 한쪽을 치료하고, 이어서 환자를 일어서서 걷게 하거나 앞으로 숙이게 만든다. 이전보다 그 동작이 더 쉬워지며 통증도 줄었는가? 당신이 옳은 것이다. 편하지 않았다? 그렇다면 다른 쪽 엉치결절간 인대를 치료하고, 다시 확인한다. 엉치결

http://advanced-trainings.com/v/pa11.html. 에서 엉치결절간 인대 치료법의 비디오를 참조하세요

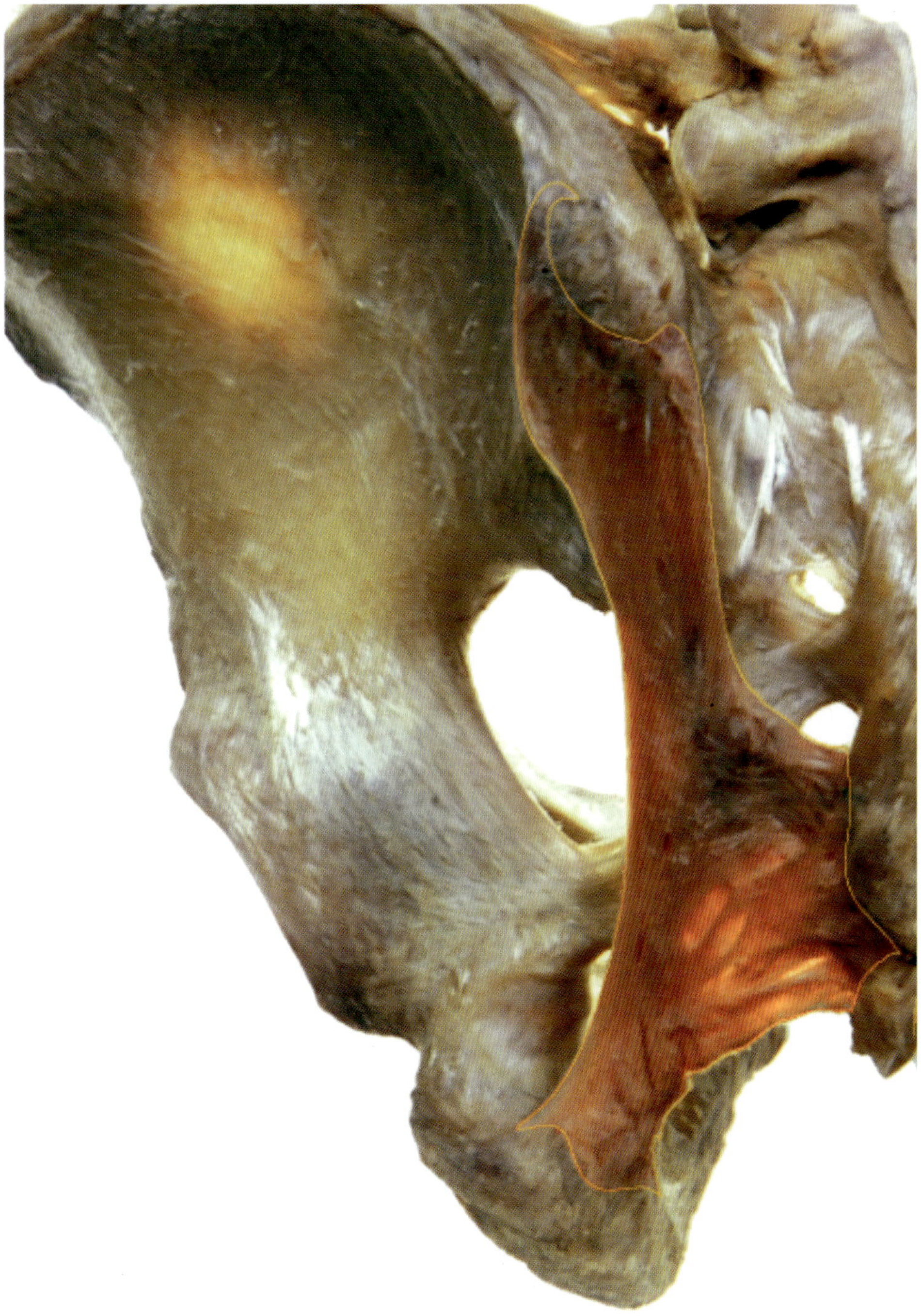

그림 12.3

엉치결절사이 인대(오렌지색)는 그 위쪽 끝부분에서 PSIS를, 엉치뼈 꼬리뼈의 외측면을 따라서, 아래로는 궁둥뼈결절까지의 사이 간격만큼 펼쳐진다. 궁둥뼈결절에서 외측으로 엉치뼈와 꼬리뼈까지 좌측 그리고 우측 차이를 비교함은 엉치결절간 인대에서 불균형에 대한 단서를 제공할 것이다.

절간 인대에서 확인한 모든 좌측/우측 차이의 균형을 잡도록 이러한 방식에서 당신이 치료할 때, 환자들은 자주 더 적은 통증과 더 많은 편안함을 보고할 것이다.

엉치결절간 인대 치료법

그 인대가 신체의 은밀하고 개인적인 부위에 놓여 있기 때문에, 치료에 앞서 환자의 솔직한 동의와 승낙을 얻는 것이 중요하다. 환자에게 그 인대를 치료하는 이유를 알려준다. 나는 종종 내 환자에게 포함된 해부학 표본을 보여주며 항상 그들의 특별한 증상에 대하여 그 부위를 연계시킴으로 그 치료가 여기에서 도움이 될 것이라고 생각하는 이유를 설명한다. 엉치결절간 인대 치료에서 교육을 받지 않았다면, 이러한 방법을 바로 환자에게 적용하기 전에, 동료나 학습 파트너에게서 촉진을 연습함에 의하여 그 부위의 해부학에 익숙해져야 한다.

일단 엉치결절간 인대를 치료하도록 환자의 허락을 구한 후, 환자의 측면에 서며 그 인대 자체보다는 어딘가 다른 부위(무릎이나 허리와 같은)와 접촉을 만들면서 시작한다. 즉, 치료하려는 그 부위를 편하게 만든다. 항상 환자를 살피면서, 한 손으로 반대쪽 궁둥뼈결절을, 다른 손으로는 꼬리뼈의 뒤쪽 (후방) 찾도록 몸을 가로질러 손을 뻗어간다. 꼬리뼈결절간 인대는 큰볼기근의 내측 모서리에 대하여 바로 전방에 위치한 이러한 2개의 표지점 사이를 이어준다 **(그림 12.7)**. 당신이 서 있는 위치의 반대쪽을 치료하며, 이것은 그 인대의 하부내측 모서리로 부드럽지만 확고하게 압박할 수 있도록 당신의 엄지손가락에 더 좋은 각도를 제공하기 때문이다**(그림 12.4와 12.5)**. 볼기근육을 통해서 그 인대를 느껴보려고 시도하지 않고; 그보다는, 큰볼기근의 (앞쪽)전면에서 느껴본다. 그 인대는 대부분의 사람들에게서 띠

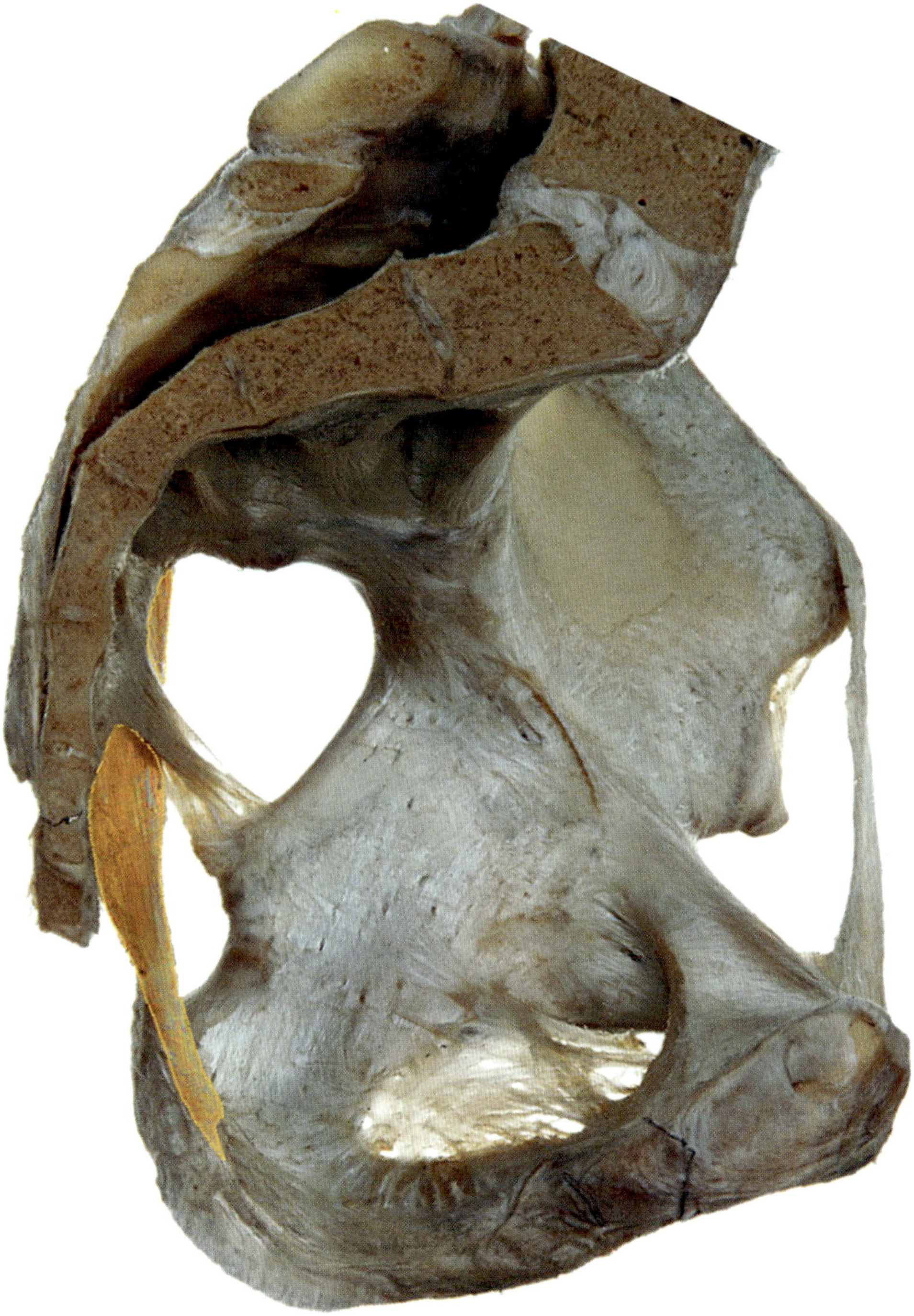

모양이나 단단하게 느껴질 것이며; 이것이 엉덩이 볼록함의 전면(깊이 또는 그 앞에) 위치한다는 것을 기억하라.

그 인대로 긴장을 만드는 것을 피하도록 자신의 엄지손가락을 함께 유지한다. 치료대의 모서리를 바꾸며 좌측과 우측 인대의 단단함과 긴장도를 비교해 보도록 이러한 안정적인 "단일-엄지"를 이용한다. 또한 각각의 꼬리뼈 쪽에서 뼈의 공간과 조직 특질도 비교한다(**그림 12.3**). 엉치결절간 인대와 엉치뼈 가시돌기사이 인대가 여기를 덮어주며, 두 인대 모두는 꼬리뼈통증이나 잘못된 정렬의 원인이 될 수 있다.

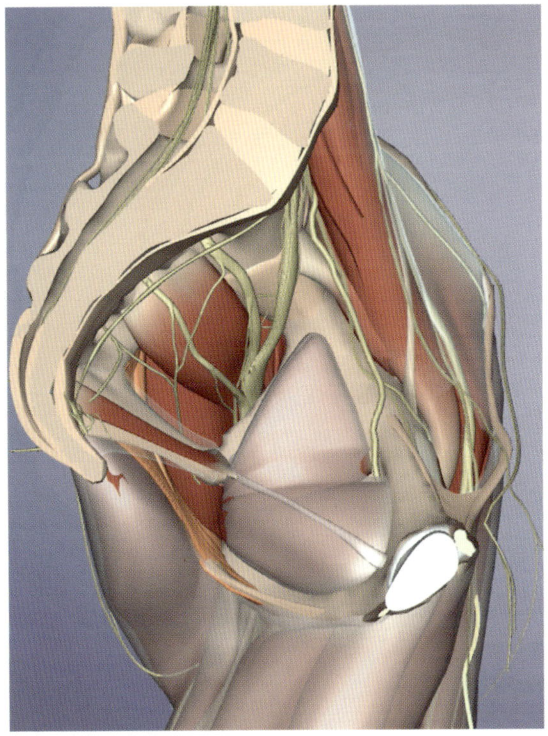

그림 12.4/12.5
안에서 바라본 엉치결절간 인대(오랜지색). 궁둥뼈결절과 두덩뼈가지를 따라서 그 인대의 간격, 그리고 큰볼기근(에 대하여 깊이) 앞쪽에서 그 인대의 위치에 주목하라.

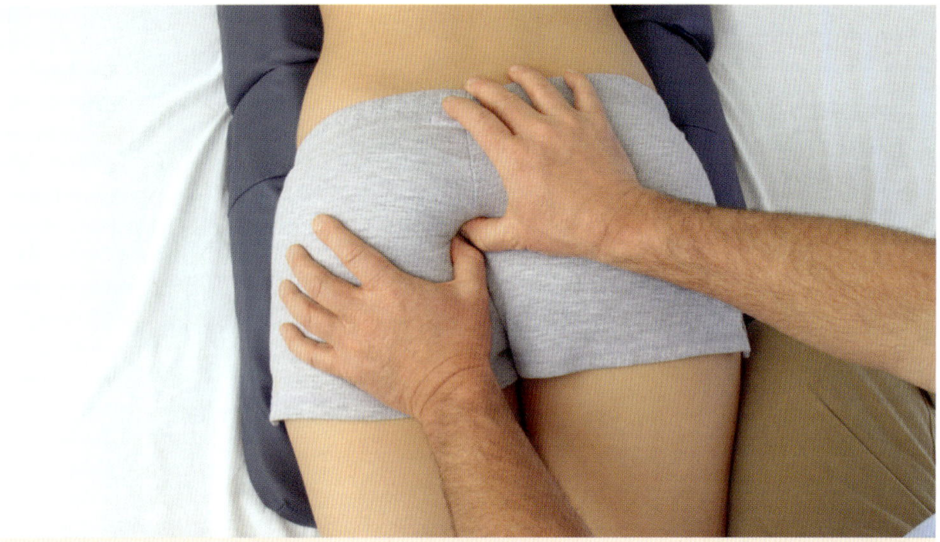

그림 12.6

엉치결절간 인대 치료법. 일단 당신이 환자의 동의를 구한 후, 엉치뼈와 꼬리뼈의 각각의 측면에서 뼈의 공간과 조직 긴장도를 평가한다.

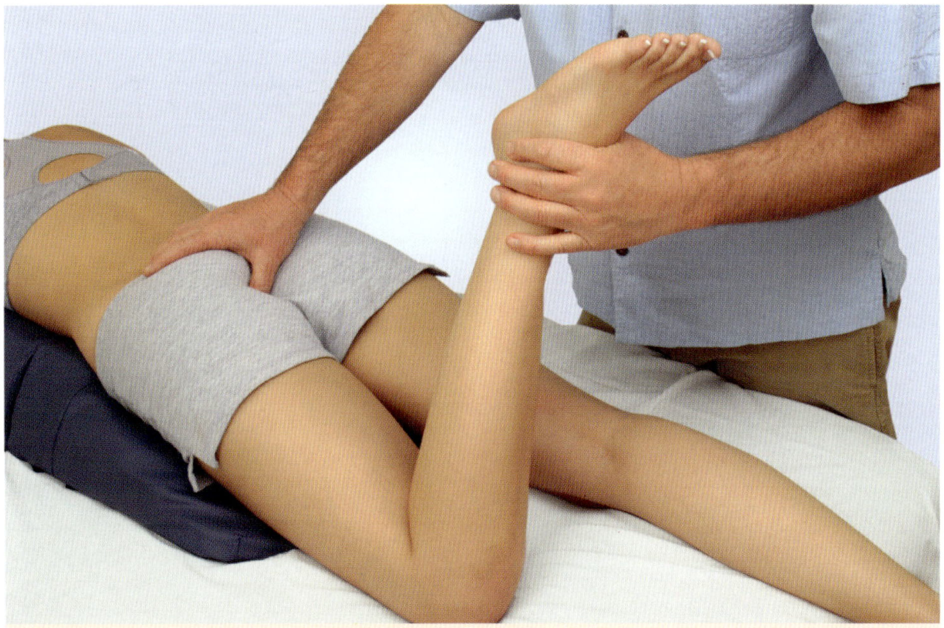

그림 12.7

엉치결절간 인대 치료법*(계속)*. 보다 짧아진 그리고 더 단단한 쪽에서 엉치결절간 인대를 풀어 주도록 수동적인 동작을 사용한다.

일단 양 측면 모두를 평가한 후, 당신이 좀 더 좁아진 골간 공간과 함께 보다 더 단단한 인대를 찾은 쪽에서 비교적 더 많은 시간을 할애한다. 그 인대의 몸쪽 또는 상부 끝부분에서 시작해서, 당신의 환자가 이완을 유지할 수 있는 그러한 압력의 수준을 찾으며, 그 인대의 다음 부분으로 약간만 이동하기에 앞서 각각의 부위에서 조직 이완의 감각을 느끼도록 기다린다. 미끄러짐이나 문지르기는 피하며 — 정적인, 집중된, 확고하지만 받아들일 수 있는 접촉은 당신의 접촉이 능동적이거나 움직여 주는 방법으로써 환자가 대상 조직을 이완할 수 있게 한다.

꼬리뼈 자체의 주변에서, 꼬리뼈 주변의 조직과 인대를 점진적으로 이완시키도록 예민한 엄지손가락의 압력과 함께 참을성 있게 치료한다. 다시 한번, 꼬리뼈의 보다 짧고, 보다 단단하고, 또는 보다 좁은 쪽에서 훨씬 더 많은 시간을 소모한다. 꼬리뼈 안에서 당신이 찾은 모든 뼈의 비틀어짐을 곧게 펴려고 시도하기 보다는 당신의 목적을 모든 통증성의 또는 지나치게 보호된 부위의 부드러운 둔감화와 함께, 꼬리뼈의 각 측면에서 조직 긴장도의 균등화가 될 것이다. 예를 들어, 넘어짐이나 출산에서 꼬리뼈가 이미 손상되어 있다면, 이것은 지극히 예민할 수 있을 것이다. 환자가 지속적으로 이완하면서 편하게 호흡할 수 있을 정도로 충분하게 느리게 치료한다면, 당신은 모든 과민함이 감소되는 것을 보게 될 것이다.

엉치결절간 인대의 위쪽 끝부분을 치료한 후, 각 인대의 길이 전체로 치료를 이어가며, 한 번에 한 부위씩 치료한다. 회음부에서 통증이나 감각둔화가 있다면, 엉치결절간 인대의 중간 부분에 각별한 관심을 부여하며, 이것은 회음신경이 엉치결절사이 인대와 보다 깊은 엉치뼈가시돌기사이 인대 사이에서 걸릴 수 있는 것이 바로 여기이기 때문이다. 당신이 궁둥뼈결절에 도달할 때까지 단계별 이완을 이어간다.

핵심 정리 : 엉치결절간 인대 치료법

적응증은 다음을 포함한다:

- 골반, 꼬리뼈, 두덩뼈, 허리 또는 궁둥신경의 통증;
- 회음의 통증과 감각둔화
- 고통스런 앉기, 뒤넙다리근 힘줄윤활막염, 또는 궁둥뼈 윤활주머니염
- 비대칭적 패턴(측만증, 골반 비대칭, 다리 길이차이 등)과 연관된 통증이나 가동성의 문제
- 구부정함, 전만 자세 또는 비대칭 자세

목적

- 엉치결절사이의 탄성력과 간격에서 좌측/우측 차이를 균형 잡는다.
- 모든 비탄력적인 인접한 조직으로부터 그 인대를 분리시킨다.

방법설명

- 긴장을 피하도록 양쪽 엄지손가락 모두를 사용하며, 좌측과 우측을 비교하도록 몸을 가로질러 치료한다;
  a) 엉치뼈와 궁둥뼈결절 사이의 간격
  b) 엉치결절간 인대의 탄력성과 밀도
- 짧은 쪽이라면 단단한/더 긴장된 인대를 치료한다. (긴쪽이라면, 그 인대의 긴장을 유발하고 있을 어딘가 다른 부위를 찾아본다. 내용 참고)
- 그 인대의 전체 길이를 치료하며, 그 인대에 인접한 모든 비탄력적인 조직들을 분리시킨다.

주의할 점

- 치료에 앞서 치료의 목적을 설명하며 이러한 개인적인 부위에서 치료에 대한 솔직한 동의를 구한다.

요약정리

우리의 핵심 내용을 살펴보도록:

1. 엉치결절간 인대 주변의 조직 제한을 풀어주도록, 그리고 좌측/우측 비대칭을 균형 잡도록 그 인대를 치료한다.
2. 동료에게 먼저 연습한다.
3. 민감하고 꼼꼼함을 유지한다.
4. 당신이 치료하면서 당신 환자와 척추에 인접한 접촉을 유지한다.

또 다르게, 그 인대의 다른 측면에 도달하기 위해서 수동적 또는 능동적으로 다리 회전을 더해줄 수 있다(**그림 12.7**). 또 다른 방법은 옆으로 누운 또는 옆으로 구부정히 누운 환자에게서 엉치결절간 인대를 치료하는 것이며, 신체의 하부측면에서 그 인대를 치료하도록 조심스럽게 팔꿈치를 사용한다(그림 없음).

회음신경 눌림이 그 인대의 갈고리모양("초승달-모양의") 돌기의 부위 안에서 발생할 수 있는 부위인 궁둥뼈결절과 궁둥뼈가지의 내측면에 대하여 각별한 관심을 갖으면서 당신의 엉치뼈결절사이 인대 치료를 종결한다(**그림 12.1**)[1].

예민하고 적합하게 치료했다면, 이러한 치료는 침범적이거나 과도하게 개인적이기 보다, 깊고 매우 효과적으로 느껴질 것이다. 엉치결절간 인대를 당신의 치료방법에 포함시킴은 광범위하게 다양한 구조적인 그리고 기능적인 병변을 보다 효과적으로 치료할 수 있게, 이러한 구조가 효율적인 자세잡기와 기능에서 수행하는 중대한 역할을 반영하도록 당신을 도와줄 것이다.

참고문헌 (References)

[1] Gracovetsky, S. (1988) *The Spinal Engine*. New York: Springer-Verlag.
[2] van Wingerden, J.P., Vleeming, A., Snijders, C.J. and Stoeckart, R. (1992) The spine-pelvis-leg mechanism; with a study of the sacrotuberous ligament. In: *Low back pain and its relation to the sacroiliac joint*. First Interdisciplinary World Congress on Low Back Pain and its relation to the Sacroiliac Joint. p.147–148, San Diego. Rotterdam: ECO. ISBN 90-9005121-X.
[3] Hammer, W. (2007) *Functional Soft-Tissue Examination and Treatment by Manual Methods*. Jones & Bartlett Learning. 438.
[4] Vleeming, A., Stoeckart, R. et al. (1989). The sacrotuberous ligament: a conceptual approach to its dynamic role in stabilizing the sacroiliac joint. *Clinical Biomechanics*. 4(4): p. 200–203.

그림 저작권 (Picture credits)

Figures 12.1–12.5 courtesy Primal Pictures, used by permission.
Figures 12.6 and 12.7 courtesy Advanced-Trainings.com.

1) 대략 여섯 사람 중 다섯 사람에게서 보이는, 엉치결절간 인대의 갈고리모양 돌기는 내부 회음의 혈관과 신경의 근막과 합쳐진다.

스터디 가이드

엉치결절간 인대

1. 내용에서 설명한 듯, 엉치결절간 인대가 엉치뼈의 전방 기울어짐을 어떻게 막게 되는가?
   a. 그것의 편측성의 수평 섬유성 배열에 의하여
   b. 일부 사람들에게서 뒤넙다리근으로 그 섬유의 연결에 의하여
   c. 그것의 양측성의 비스듬한 섬유 배열에 의하여
   d. 그것의 궁둥신경의 눌림에 의하여

2. 내용에 따르면, 골반의 비대칭과 가능한 SLT 이환을 평가하도록 어떠한 뼈의 공간을 좌측과 우측에서 비교하는가?
   a. PSIS와 결절 사이
   b. 엉치뼈와 궁둥뼈결절 사이
   c. 넙다리뼈와 궁둥뼈결절의 사이
   d. PSIS와 엉치뼈 사이

3. 만약 2번 문제에서 언급한 뼈의 공간이 어느 한쪽에서 더 작다면, 그리고 그 쪽에서 엉치결절간 인대가 더 팽팽하게 느껴진다면 교재의 내용은 어디를 치료하도록 권장하는가?
   a. 엉덩이, 뒤넙다리근 또는 허리
   b. 반대쪽 엉치결절간 인대
   c. 반대쪽 꼬리뼈 또는 속폐쇄근
   d. 동측의 엉치결절간 인대

4. 이 장에서 엉치결절간 인대를 치료함에 앞서 환자로부터 무엇을 얻어야 한다고 주장하는가?
   a. 완전한 병력
   b. 그들의 현재 통증 수준
   c. 그들의 분명한 허락
   d. 그 치료에 대한 그들의 목표

5. 내용에서 언급한 듯, 어떤 신경이 엉치결절간 인대와 엉치가시돌기간 인대 사이에서 걸릴 수 있는가?
   a. 회음신경
   b. 궁둥신경
   c. 종아리신경
   d. 위볼기신경

정답은 www.Advanced-trainings.com/v1key/에서 확인하라.

엉치엉덩관절

13

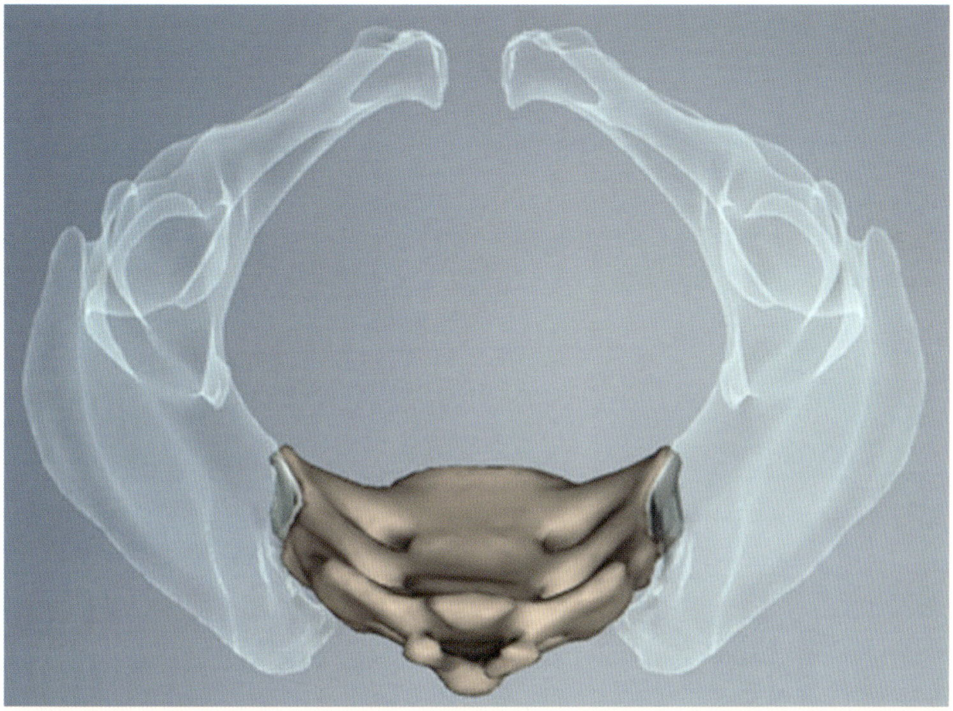

그림 13.1

엉치엉덩관절은 엉치뼈(불투명한)와 골반뼈(투명한)의 관절이다. 이러한 중요한 관절들은 그것들이 지나치게 느슨하거나 지나치게 경직될 때 통증이 있을 수 있다. 엉덩관절, 샅굴부위, 궁둥신경, 엉덩이 그리고 허리 통증 등이 결과일 수 있다.

엉치엉덩관절(SIJs)은 인체에서 만남의 장소이다. 여기에서 척추는 골반을 만나며, 상체는 하체를 만나고, 축성부분은 부수적인 골격과 만나고, 좌측과 우측면은 그 중심부와 만난다. 이러한 깊고 복잡하며 커다란 관절은 보행, 계단 오르기, 앉기, 앞으로 숙이기, 그리고 많은 다른 일상의 동작에서 핵심 역할을 담당한다.

더욱이 SIJ 통증이 있을 때 코어에 많은 영향을 미치는 것을 것처럼 보이며 불안정성과 붕괴의 감각을 주기 때문에 대부분의 사람들에게 그들의 감정과 사고방식뿐만 아니라, 그들의 객관적인 신체적 기능에 반영된다.

엉치엉덩관절(**그림 13.1**)에서의 치료는 환자가 다음의 어떤 것이든 경험할 때 적용된다:

- 요통, 각별히 편측성일 때(아래에서 설명함)
- 궁둥신경 통증, 축성 및 부수성 모두 (11장 *궁둥신경의 통증*을 참고),
- 엉치엉덩관절염(염증화된 관절) 또는 엉치엉덩관절의 기능장애 증후군(지나치게 많은 또는 지나치게 적은 움직임, 아래에서 설명함) 등과 같은 SIJs 자체에서 민감함 또는 통증

측만증, 다리 길이차이, 비대칭적인 동작이나 습관(예를 들어, 던지기 스포츠나 다리꼬고 앉기), 그리고 엉치뼈란 만남의 장소에서 추가된 수용능력을 요구하는 기타의 구조적 또는 기능적인 패턴 등과 같은 비대칭적인 패턴과 연관된 증상을 치료할 때마다 엉치엉덩관절의 가동성과 균형도 역시 중요하다.

이 장에서, 두 가지의 부드럽지만 효과적인 엉치엉덩관절의 치료법을 설명할 것이다. 위에서 정리한 그 증상들을 치료함에서 유용함에 더해서 엉치엉덩관절 치료법의 이러한 두 가지 사례는 다음의 어느 것에도

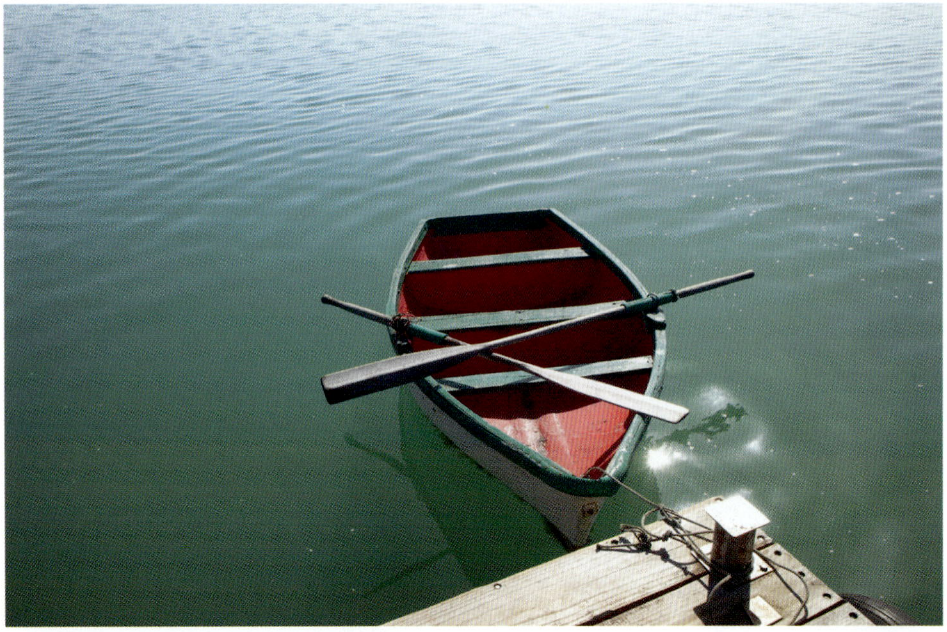

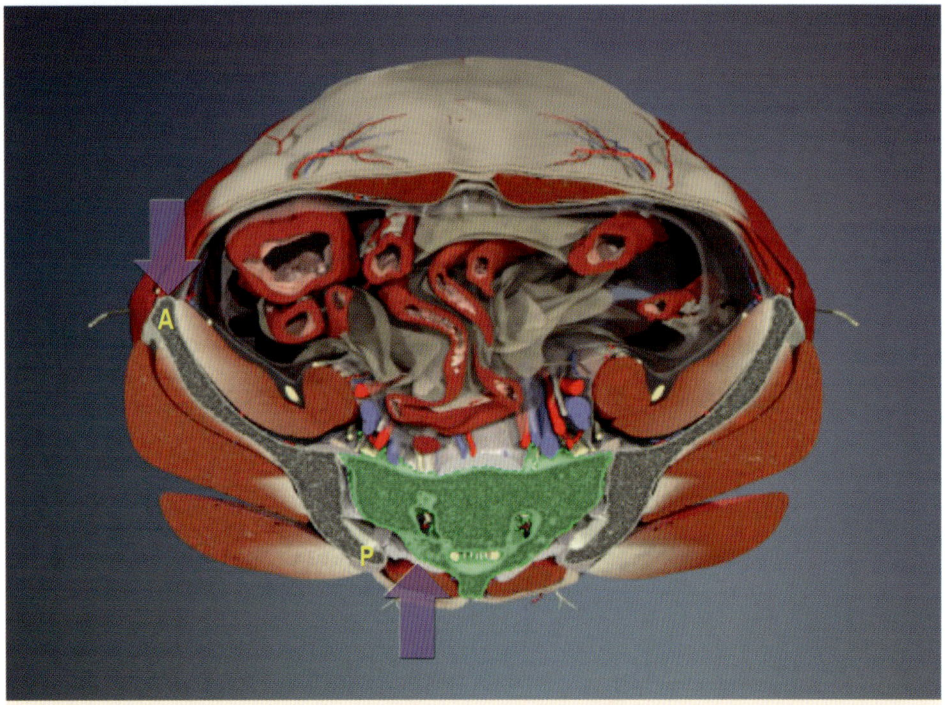

그림 13.2/13.3
엉치뼈(녹색)는 비스듬하게 엉덩뼈와 만나며, 그러므로 엉치뼈에서 전방의 압박은 엉치엉덩관절을 뒤로 당겨줄 것이다. 보라색 화살표는 ASIS(A)와 PSIS(P)에 대하여 내측에서의 엉치엉덩관절 전방/후방의 이완법을 위한 손의 위치를 보여준다. 엉치뼈의 뭇갈래근을 통해서 느껴보며, 부두로부터 멀어지게 보트를 밀어주는 것과 유사하게 엉치뼈가 떠오르도록 기다린다.

http://advanced-trainings.com/v/pd03.html. 에서 SI 전방/후방의 이완 치료법의 비디오를 참조하세요

효과적인 방법이다:

- 이 방법은 이완적인 부교감신경적 반응을 유발하는 경향이 있으므로 (엉치뼈는 부교감신경 신경절을 위한 신체의 주된 부위들 중 한 곳이다), 이 방법으로 치료를 시작한다.
- 이 방법들의 안정시키고 고요하게 만드는 효과 때문에, 그리고 어딘가에서 치료 후 엉치뼈의 적응성을 확보함은 통합작용에서 도움이 되는 것으로 그리고 치료-후 불편함을 막아주도록 도와주는 것으로 생각되기 때문에, 이 방법으로 치료를 마무리한다. (롤핑 구조적 통합치료의 창시자인 Ida P. Rolf는 전부는 아니지만, 그녀 치료의 대부분에서 엉치뼈치료를 마무리 절차의 한 부분으로 사용했다.)

SI 전방/후방의 이완 치료법

손상 이후와 같이 SI 동작이 과도할 때, 관절은 자극받게 될 수 있다. 그렇지만 걷기와 숙이기에서, 건강한 SIJs 안에서 움직임의 놀라운 정도가 존재하며 — 이것들은 비틀리며, 미끄러지고, 전단하며 측진할 수 있는 정도로 벌어진다. 이러한 것들은 충격흡수, 구조적 적응성, 그리고 운동학적 하중부하를 위해서 중요하다.

SIJ의 평면이 비스듬하게 놓여 있으므로(**그림 13.3**), 양쪽 엉덩뼈와의 관계에서 엉치뼈의 전방에서 후방으로 향한 움직임은 SIJ를 약간 벌려(열어)줄 것이다. SIJs에서 가동성 제한을 평가하고 치료하도록 이러한 원리를 사용할 수 있다.

당신의 환자를 바로 눕게 만든 후, 한쪽에서 위뒤엉덩뼈가시(PSIS)를 위치 확인하는 것으로 시작한다 (**그림 13.4와 13.5**). 당신의 손끝은 PSIS에 대하여 약간 내측이지만 여전히 신체의 정중선에 대하여는 외측에 유지된다. 이제 그쪽에서 엉치뼈의 전면을 들

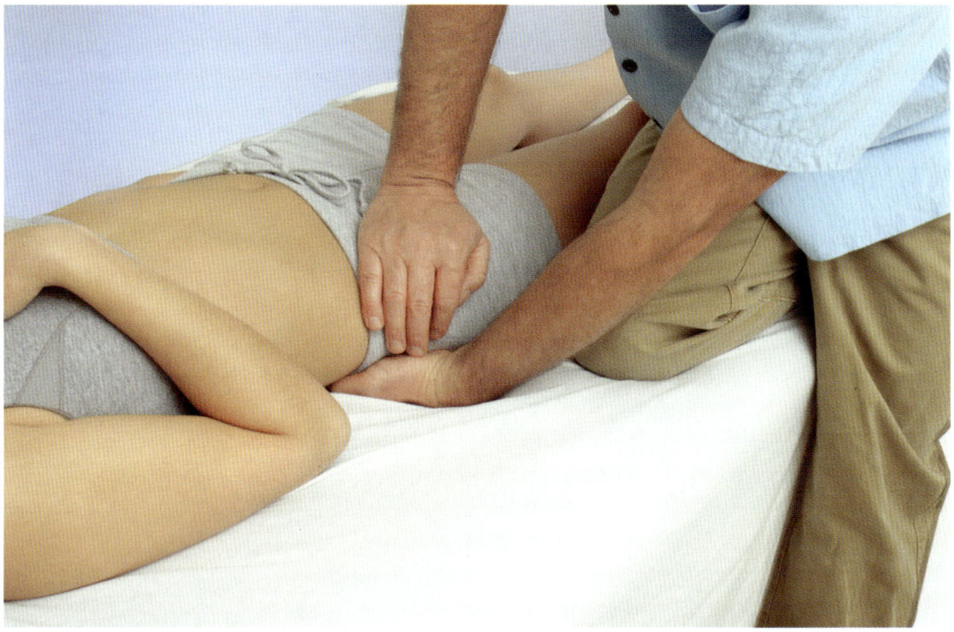

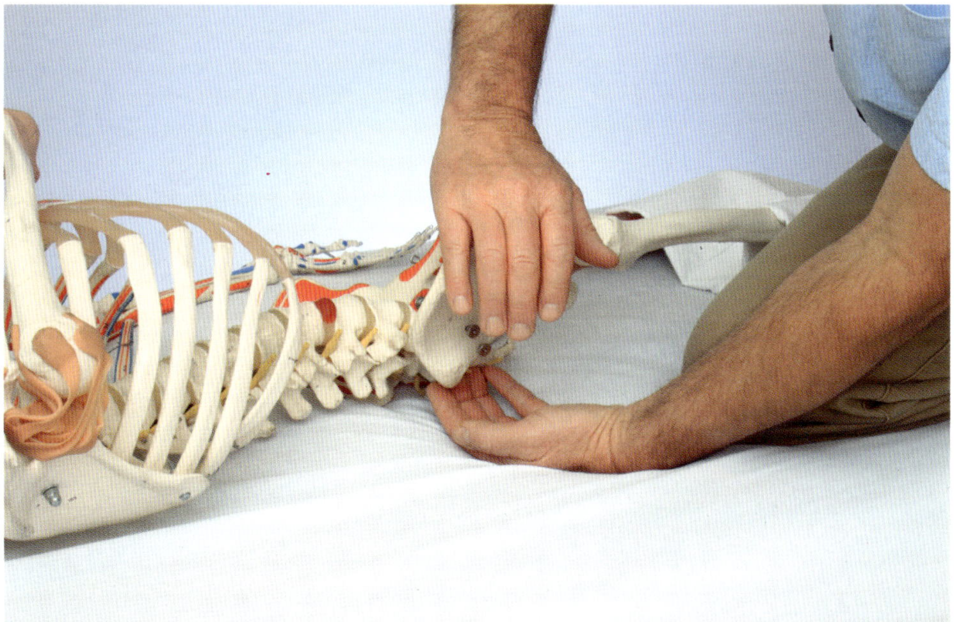

그림 13.4./13.5
SI 전방/후방의 이완법. 아래에서부터 엉치뼈를 들어주도록 PSIS 주변으로 손을 뻗는다. ASIS 위에 놓인 위쪽 손은 지극히 가볍게 놓이며, 엉덩뼈를 후방으로 내려가도록 도와주며 그러므로 엉치엉덩관절 공간을 가볍게 벌어지게 만든다.

어올리기 위한 준비 자세에 놓이게 될 것이다. 천천히 그렇지만 확실하게 당신의 손끝으로 들어준다. 각각의 손가락에서 약간의 굽힘을 유지하며, 당신의 팔에서 어떠한 긴장으로부터의 보호하도록 당신의 손목과 아래팔은 가능한 최대로 이완한 채 유지한다. 엉치뼈 자체의 뼈 느낌을 감지하도록 엉치뼈의 뭇갈래근과 세움근을 통해서 느껴본다. 확고하고 지속적으로, 그렇지만 부드럽게 들어준다. 엉덩뼈가 후방으로 내려가는 것을 강화하도록 가볍게 당신의 다른 손을 동측의 ASIS 위에 올려놓는다.

앞쪽 손은 뒤쪽 손의 지시적인 접촉보다 훨씬 더 부드럽고 보다 수용적이다. 골반이 척추에서부터 발쪽으로 힘을 전달하도록 건설되었으므로, 골반은 당신의 손으로부터 분명한 힘에 대하여 경화시킴과 안정시킴에 의하여 반응할 것이다. 당신이 이러한 안정화 반응을 유발하지 않도록 천천히 그리고 가볍게 진행한다. 비록 이것은 어떤 효과를 이끌어내기에는 너무도 적은 압력을 사용하는 것으로 느껴질지라도, 당신이 충분히 참을성이 있다면, 환자가 느낀 경험은 인상적일 것이다.

엉덩뼈의 가벼운 후방으로 이동 그리고/또는 엉치뼈의 전방으로 떠오름에 대하여 "청취하듯이" 세밀하게 양손 모두를 사용한다. 정상적으로 간주될 수 있는 SIJ에서 움직임의 양이 이어질 논란의 주제가 될 지라도, CT 스캔에서 노인들에서 조차도 PSIS 동작의 4-8㎜를 보여준다(1). 그러므로, 적을 수 있을지라도 이러한 움직임은 당신과 환자 모두에게 느껴질 수 있을 것이다. 선착장에서 큰 배를 밀어내는 것을 연상해본다(**그림 13.2**). 처음에 거기에서는 아무런 일도 발생하지 않는 듯 보이지만, 이어서 약간의 움직임이 몇 분 후에 나타나게 된다. 핵심은 이완하도록 기다리는 것이며 — 이것은 종종 이러한 부유(떠오름)가 느껴지도록 3-6회의 호흡이 필요할 것이며; 이어서 그것이 느껴질 때를 추정하면 된다. 환자들은

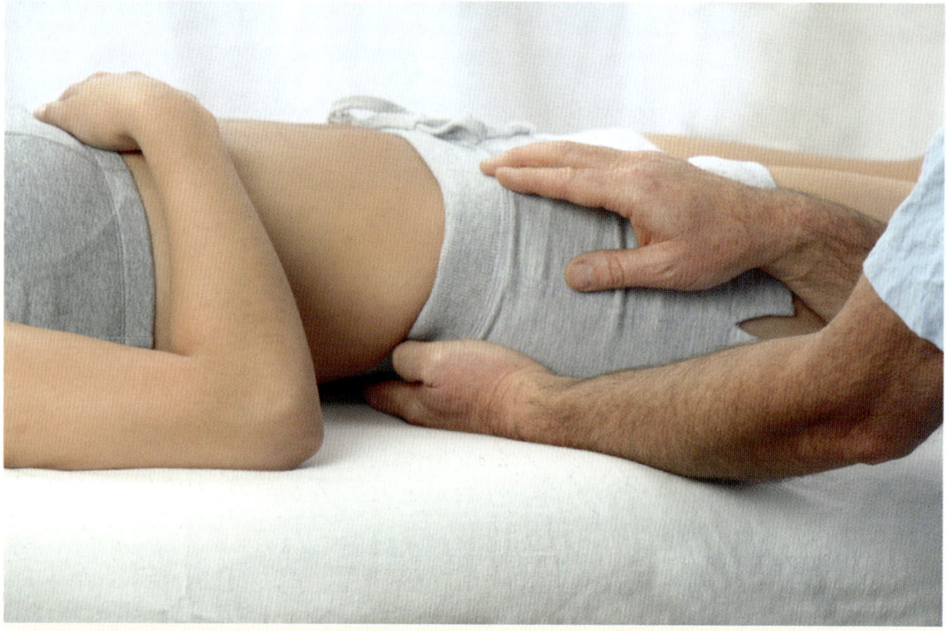

그림 13.6

엉치뼈의 쐐기 치료법.

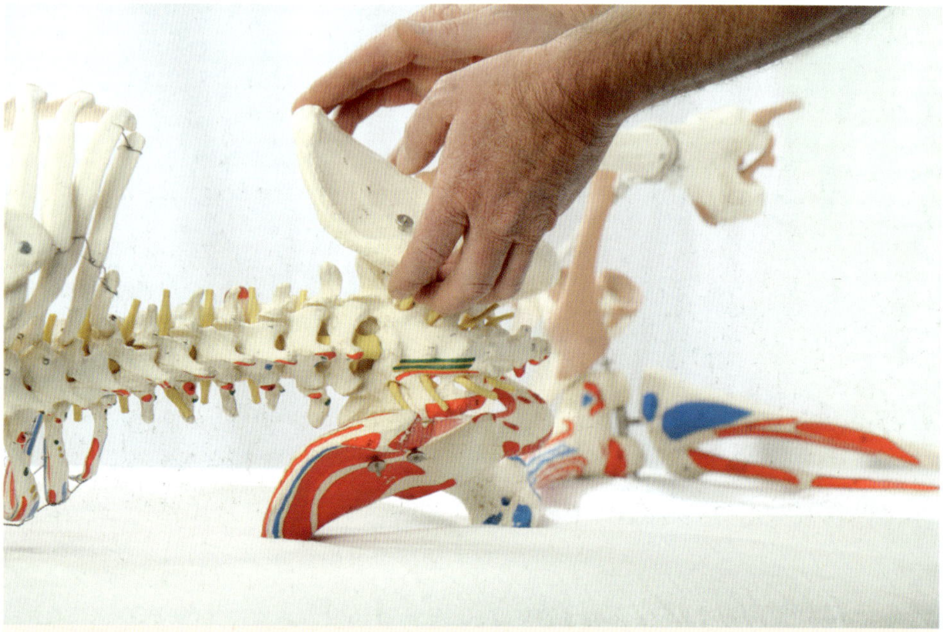

그림 13.7

엉치엉덩관절의 쐐기 치료법을 위한 손의 위치: PSIS에 대하여 바로 내측, 그리고 ASIS 위에서 가볍게 놓여있는.

핵심 정리 : SI 전방/후방 이완법

적응증은 다음을 포함한다:

- 엉치엉덩관절의, 허리의 또는 궁둥신경의 통증
- 비대칭 패턴(측만증, 골반 비대칭, 다리 길이 차이)과 연관된 통증 또는 가동성 문제
- 다른 치료에 대한 준비나 통합

목적

- 전방/후방 엉치엉덩관절의 적응성에서 모든 좌측/우측의 차이를 균형잡는다.
- 관절 수분공급과 고유수용성 감각 자극
- 안정시킴과 고요하게 만들기 (부교감신경계 반응을 통해서)

방법설명

- 엉치뼈의 한쪽을 전방으로 들어주는 반면, 동측 무명골을 후방으로 내려가도록 부드럽게 도와줌으로 SIJ A/P 가동성을 평가한다.
- 덜 가동적인 쪽에서, 엉치뼈 또는 무명골의 약간의 내려감 또는 떠오름을 위해서 정적인 압박과 함께 기다린다.

자신들의 다리 아래로 내려가는 따뜻함 또는 골반의 전반적인 부드러워짐 또는 허리의 편안해짐과 같은 감각을 보고한다. 환자가 통증을 말한다면 그것은 관절 자극의 증상일 수 있다. 이것이 생긴다면, 당신이 사용하고 있는 압력을 풀어주며 편안하게 참을 수 있는 환자의 수준을 찾아본다.

이러한 치료법은 평가법이며 동시에 이완법이므로, 당신은 좌측과 우측 SIJs를 비교하고 균형을 잡도록 이것을 사용할 수 있다. SI 경직성은 개인들 사이에서 지극히 가변적이지만, 증상이 없는 사람들에서 이것은 보다 균등한 양측면을 갖는 것으로 보여주었다 (2). 엉치뼈의 어느 한쪽이 각별히 경직되거나 반응이 느리다면, 당신은 보다 특정적 이완법을 성취하도록 SI 쐐기 치료법(뒤에 설명)을 사용할 수 있다.

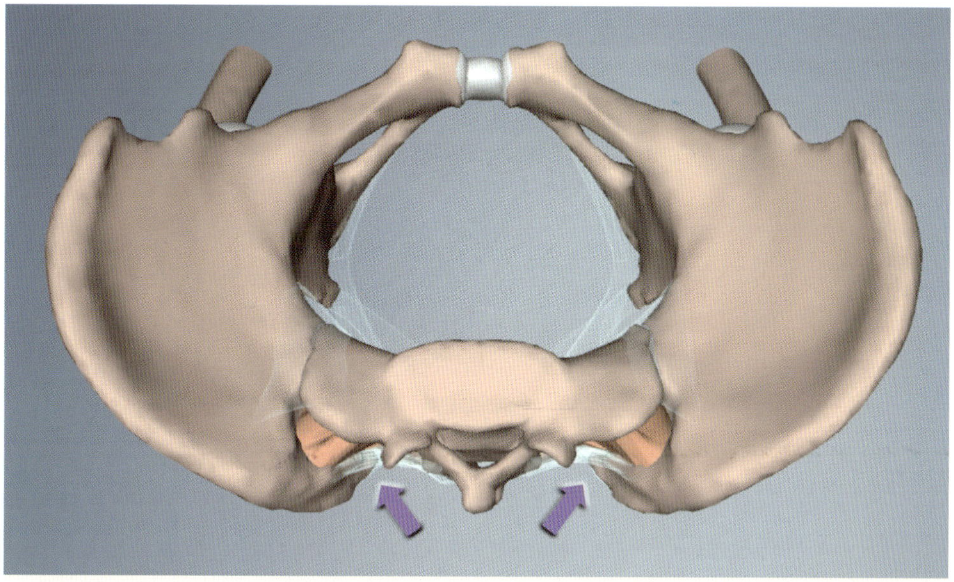

그림 13.8

엉치엉덩관절의 쐐기 치료법: 엉치엉덩관절 안으로 부드러운 쐐기(화살표)를 형성하도록 PSIS에 대하여 바로 내측에서 손끝으로 들어준다. 뼈 사이의 인대(오렌지 색)이 반응하면서, 그 관절은 당신의 손가락 주위에서 벌어질 것이다.

엉치엉덩관절의 쐐기 치료법

이전 치료법에서처럼, 엉치엉덩관절의 쐐기 치료법은 제한된 SIJ에서 정상적인 가동범위를 재확립하도록 도와줄 수 있다. 엉치엉덩관절의 A/P 이완 치료법에 대하여 반응이 없는 것으로 보이는 제한을 보게 될 때나 SIJ에서 보다 특정적인 이완법을 원할 때마다 이러한 변형방법을 시도한다.

시작 지점으로서 PSIS를 사용하며 — 그렇지만 우리가 이전의 치료법에서 시행했던 것처럼 엉치뼈 위로 내측으로 들어가는 대신, 당신의 손가락을 PSIS 내측면으로 감아 말아서 잡는다. 앞이 방법과 비슷하게, 이 방법도 아래로부터 손끝으로 들어주기를 포함하며; 그렇지만, 엉치뼈 자체를 들어올리기 보다는, 엉덩뼈에 가깝게 머무르며, 외측으로 비스듬한 방향에서 엉치엉덩관절의 공간 안으로 향해 들어준다 **(그림 13.6, 13.7, 그리고 13.8)**.

명칭에서 의미하듯이, 당신은 손끝은 엉치엉덩관절에서 쐐기 받침을 형성할 것이다. 이것은 척추세움근, 엉치뼈의 뭇갈래근**(그림 13.10)** 그리고 후방의 엉치엉덩관절 인대들(엉치엉덩관절 통증의 모든 가능한 원인들)로 압력을 주게 된다. 당신의 손이 올바른 위치에 놓일 때, 거기에서 기다리며; 일단 바깥층이 이완된 후, 당신 환자의 골반 구조는 벌어질 것이며 당신의 손가락 주위로 안착하게 된다. 이러한 열림은 그 강력한 엉치엉덩관절 인대 안에서의 한 반응의 결과인 것이다**(그림 13.8)**.

핵심 정리 : 엉치엉덩관절의 쐐기 치료법

적응증은 다음을 포함한다:

- 엉치엉덩관절의, 허리의 또는 궁둥신경의 통증
- 비대칭적 패턴(측만증, 골반 비대칭, 하지 길이차이)과 연관된 통증이나 가동성 문제
- 다른 치료법에 대한 준비 또는 다른 치료법의 통합

목적

- 전방/후방의 엉치엉덩관절 적응성(동작의 크기와 질적인 면 모두)에서 모든 좌측/우측의 차이를 균형 잡는다.
- 관절의 수분공급 그리고 고유수용적인 자극
- 안정시킴과 고요하게 만듬(교감신경계의 반응을 통해서)

방법설명

- 좌측/우측 엉치엉덩관절 가동성에서 차이를 평가하도록 엉치엉덩관절의 A/P 치료법 (또는 다른 방법을 사용한다.)
- 덜 가동적인 쪽에서, 그 관절 공간 안으로 압박하도록 손가락 끝부분을 사용한다. 이러한 관절 위에서 그 조직에서 약간의 내려감, 그리고 그 관절 자체에서 약간의 벌어짐과 부드러워짐을 위해서 정적인 압력으로 기다린다.

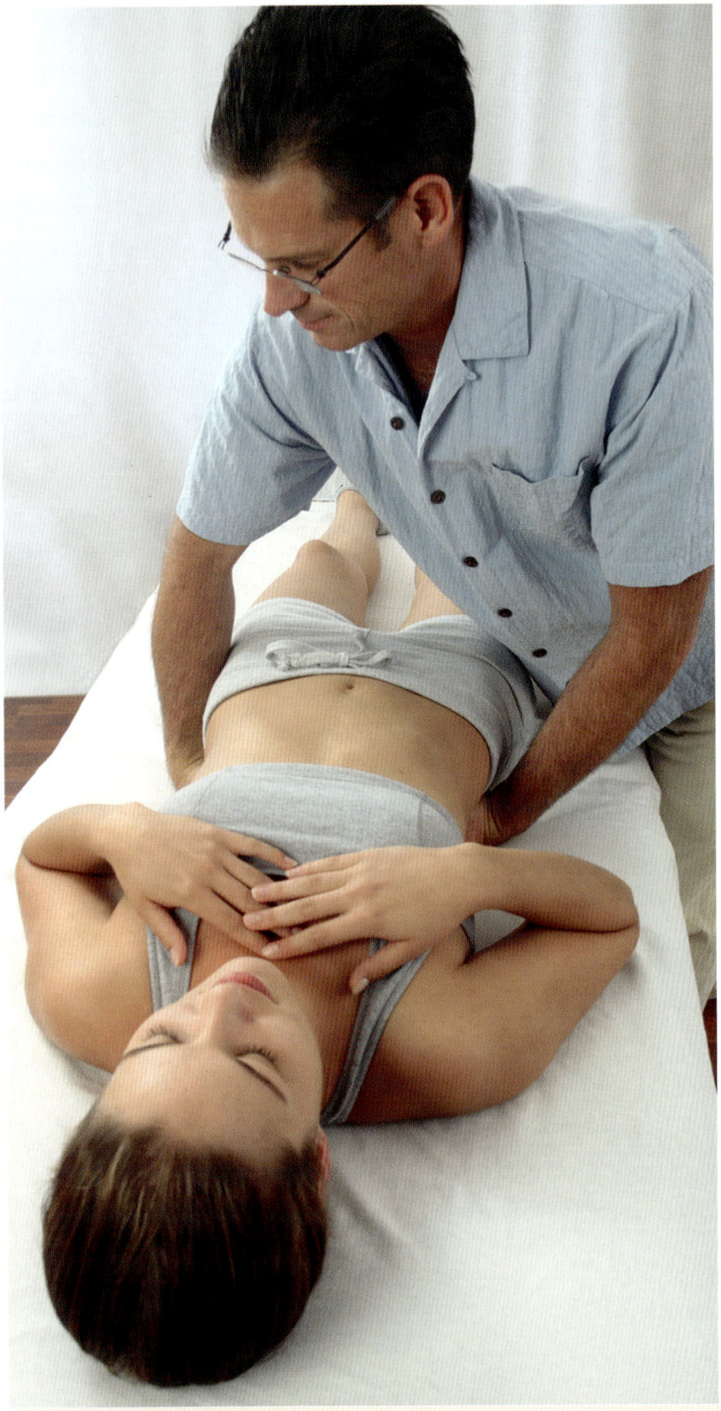
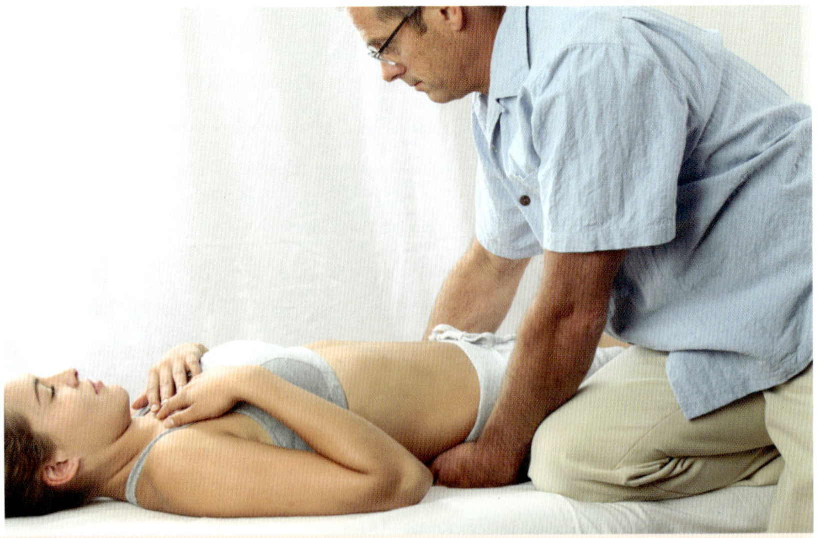

그림 13.9 a/b
양측으로 시행된, 엉치엉덩관절의 쐐기 치료법.

또 다르게, 양쪽 엉치엉덩관절을 동시에 평가하고 치료하도록 두 손을 사용한다(**그림 13.9**). 이러한 방법이 당신에겐 정확한 양 측면에서의 비교를, 환자에게는 양측면의 균형의 감각을 허용할지라도, 이러한 자세가 한쪽에서의 치료방식보다 좀 더 어려울 수 있으므로, 당신 몸의 작용기전에 반드시 유념한다. 이러한 방식에서 양 측면 모두를 치료하는 것은 엉치엉덩관절이 자극되었을 때 각별히 완화시킬 수 있으며, 아마도 양측성 압박이 엉치뼈의 뭇갈래근 수축의 압박을 흉내내기 때문일 것이다(뭇갈래근 크기와 그것이 엉치뼈에서 발휘하는 결과적인 압력은 허리 통증의 일부 사례에서 감소되어질 수 있는 것으로 관찰되었다)(3).

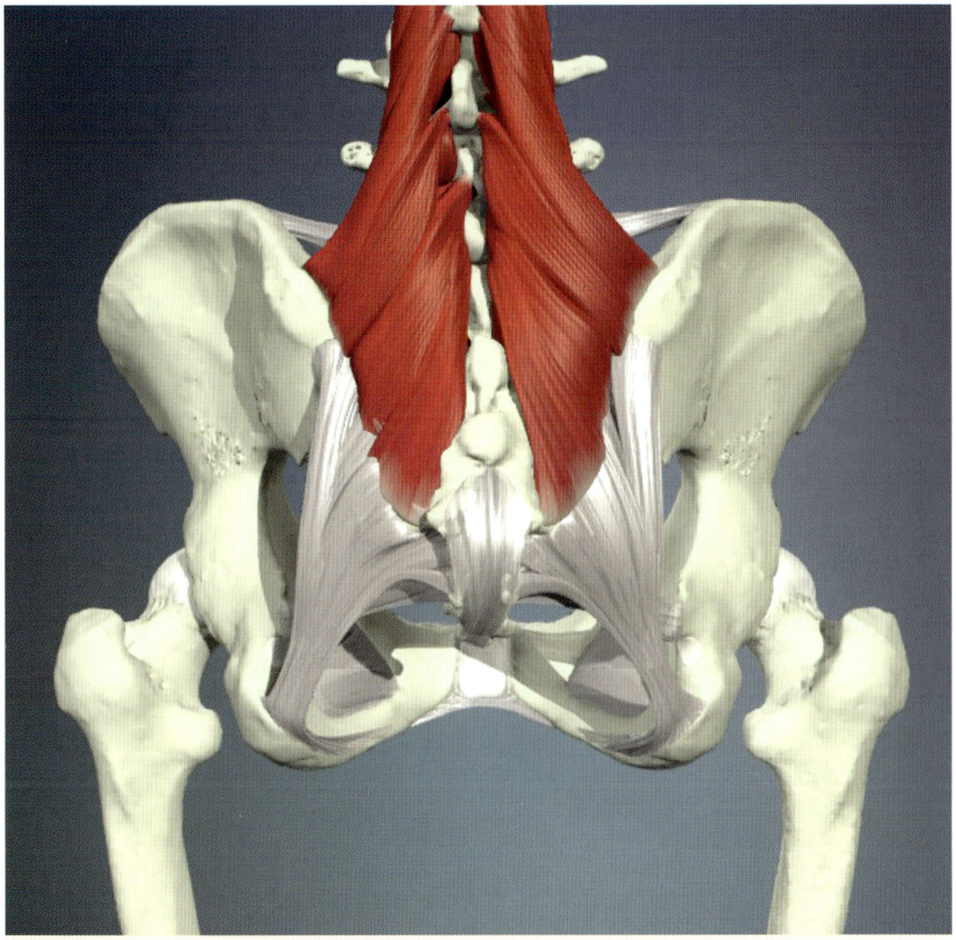

그림 13.10

엉치뼈의 뭇갈래근과 엉치결절사이 인대는 엉치엉덩관절 치료법에 의하여 영향을 받는 물렁조직 구조물의 두 가지가 된다.

엉치엉덩관절 통증

엉치엉덩관절 통증은 빈번하게 자동차 사고나 넘어짐과 같은 상해의 결과일 것이다. 한 가지 전문가-평가의 연구에서 엉치엉덩관절의 통증을 갖는 5케이스 중 3케이스가 외상적인 손상으로 추적될 수 있다는 것을 보여주었다(4). 관절염이나 염증성의 내장 질환이 그럴 수 있는 것처럼, 호르몬 변화와 임신도 엉치엉덩관절에서 통증을 만들 수 있다. 무릎이나 발목 문제(예로)로부터의 절룩임이나 보행 손상도 주로 반대쪽에서 엉치엉덩관절을 자극할 수 있다. 불균형한 엉치결절사이 인대(앞장에서 설명함), 엉덩근, 또는 회전근 등과 같은 엉치뼈 상에서 비대칭적인 힘도 통증과 자극을 역시 유발할 수 있다.

엉치엉덩관절의 통증은 종종 엉치엉덩관절에 대하여 표면에 또는 직접적으로 안으로 놓여있는 것으로 환자에 의하여 느껴지며; 그렇지만, 그 관절이 깊이 있으며 크기 때문에 엉치엉덩관절과 연관된 통증은 정확하게 위치를 확인하기가 어렵다. 엉치엉덩관절 통증은 엉덩관절, 샅굴부위, 엉덩이, 아래로 다리 또는 허리까지도 전이될 수 있다. 마취제로 엉치엉덩관절 감각을 막아주는 것을 포함하는 연구에서 전신화된 요통의 15~20%에 대하여 엉치엉덩관절이 직접적으로 원인이 되는 것을 보여준다(5). 엉치엉덩관절이 요통의 훨씬 더 큰 비율에 대하여 간접적으로 원인이 될 수 있으며, 엉치엉덩관절이 척추의 정렬과 가동성에서 중대한 역할을 담당하기 때문이다.

엉치엉덩관절에서 느껴진 통증이나 자극성이 존재할 때, 그것은 일반적으로 편측성이거나 비대칭적이며—즉, 어느 한쪽에서 좀 더 심하다는 것이다. 언급한 듯, 엉치엉덩관절은 가동적이든 비가동적이든 문제가 될 수 있다. 더 심한 그리고 지속적인 자극이 과가동적인 쪽에서 보다 흔하게 느껴질지라도 통증, 민감성 그리고 자극성 등은 비가동적이든 과가동적인 쪽에서든 느껴질 수 있을 것이다. 손을 사용한 치료가 조직을 경직시키기보다 느슨하게 만드는 것에 일반적으로 더 좋을지라도, 우리는 여전히 다양한 방법에서 과가동성의 엉치엉덩관절을 도와줄 수 있다:

1. 덜 가동적인 쪽이 더 많은 통증이 있다면, 같은 쪽을 부드럽게 만들도록 치료하며, 여기에서 설명한 치료법(또는 다른 방법)을 사용한다. 이것은 일반적으로 즉각적인 완화를 제공하며, 이어질 치료와 스트레칭과 습관변화와 같은 보완적인 활동에 참여할 때, 이것은 영속적인 결과를 제공할 수 있다.

2. 보다 더 가동적인 쪽이 좀 더 아프다면, 그 반대쪽(덜 가동적인)을 풀어주지만, 과가동적 통증의 관절에서는 훨씬 적게 치료한다(치료한다면). 과가동적인 쪽에서(그것들이 인대 안정성의 부족에 대한 보상작용으로 작용하고 있을 것이므로) 엉덩이의 그리고 엉덩관절의 근육들에서 어떠한 쑤심도 치료하지만, 최소한 이러한 단계에서는 그 과가동적인 관절에 더 많은 직접적인 치료를 하지 않는다. 여기에서의 일부 치료는 관절 수분공급과 고유수용성 감각 개선에 대하여 도움이 되겠지만, 당신이 당신 환자가 반응하는 방식에 관하여 더 많이 알게 될 때까지 과가동적인 쪽에서는 최소한의 치료를 유지한다. 환자에게 그 치료 후 다음날 그들의 불편함에서 어떤 변화라도 말해주도록 요청한다. 거기에서 적은 통증만이 있다면, 당신은 올바른 경로에 있는 것이며 아마도 양쪽 관절을 가로지르는 적응성의 요구를 확산시킴에 의하여 그리고/또는 자극받고 있는 관절 조직에 수분공급에 의하여 그 과가동적인 쪽에서 그 좌상을 완화시키게 될 것이다. 그 자극성이 가라앉을 때까지 이러한 방식에서 치료를 이어간다.

3. 당신의 과가동적인 환자가 오로지 덜 가동적인 덜 통증성의 측면에서만의 치료 후 증상의 악화나 아무런 변화가 없음을 보고한다면, 과가동적인 측면에서 직접적으로 치료함의 선택을 의논하고 싶을 것이다. 전통적인 지식이 염증화된 조직에서 직접적으로 치료하는 것이 그것들을 더욱 더 악화시킨다는 것을 말할지라도, 나는 (그리고 내가 의견을 교환했던 다른 사람들도) 과가동적인, 통증성 엉치엉덩관절에서 직접적인 치료 후 엉치엉덩관절의 편안함에서 현저한 개선을 관찰했다. 때때로, 그 치료에 뒤따라서 하루나 이틀 후에 증상의 악화도 있을 수 있으며; 보다 드물게는, 그 악화가 여러 날 지속될 수 있다. 그러한 경우 조차도, 일단 그 즉각적인 악화가 가라앉고 나면, 그 후에는 빈번하게 훨씬 감소한 통증과 악화를 보인다. 이러한 보다 높은-위험의, 보다 높은-잠재적인-보상의 접근법은 오로지 당신과 당신 환자 모두가 이러한 의미에 대하여 정보를 충분히 보유하며 편안할 때만 적절할 것이다. 당신의 경험 상태와 감독과 의뢰할 전문가에 대한 접근성 등과 같은 요소를 고려하며; 환자의 병력, 안정성 그리고 그 환자의 생활과 생명에서 잠재적인 충격 기타 등등. 당신 또는 환자가 증상이 치료 후에 더 나빠질 수 있다는 예측에서 불편함을 느낀다면, 그 주의할 점을 잘 지키며 오로지 무증상의 측면에서만 직접적으로 치료하고, 증상이 있는 쪽에서는 더 적은, 더 가벼운 그리고 간접의 치료를 시행한다.

4. 엉치엉덩관절 통증이 지속되면, 전문 의사에게 의뢰가 적합하다. 엉치엉덩관절 통증을 치료하는 것에서의 성공은 형광투시적 주사법과 융합수술을 시행한 사람들에서와 함께, 물리치료, 롤핑과 구조적 통합치료, 정골학, 카이로프랙틱, 재활 및 기능적인 의학, 그리고 프롤로치료 또는 경화치료법(치료적 상처자국 형성에 의한 느슨한 인대를 긴장하게 만들기) 등의 사용자들에 의하여 보고되었다. 환자의 동의를 구했다면, 당신의 치료가 그들의 목표를 뒷받침하며 보완하는 치료방식에 관하여 그들의 다른 전문

의사에게 질문해 보도록 요청한다. 이것은 당신 자신을 교육하는 그리고 환자를 더욱 더 도와주는 훌륭한 방식이다.

여기서 설명된 치료법을 사용한 후 엉치엉덩관절 증상 악화는 지극히 드물 것임을 기억하라. 올바르게 시행될 때, 이러한 치료법은 비-침범적이며, 나와 함께 훈련했던 수천 명의 치료사들에 의하여 성공적으로 사용되었다. 당신이 이러한 치료법을 치료시기의 시작으로 사용하든, 엉치엉덩관절 통증을 치료하든 또는 치료시기 마무리와 통합하도록 사용하든, 당신의 환자는 자신들의 엉치엉덩관절에서 당신의 부드럽고, 정확한 치료에 감사할 것이다.

참고문헌 (References)

[1] Smidt, G.L. et al. Sacroiliac motion for extreme hip positions. A fresh cadaver study. Spine. 22(18). p. 2073–2082. In addition to 4–8mm of PSIS translation, this and other studies cite up to 17° of angular motion at the SIJs.

[2] Damen, L. et al. (2002) The prognostic value of asymmetric laxity of the sacroiliac joints in pregnancy-related pelvic pain. Spine. 27(24). p. 2820–2824.

[3] Krader, D.F. et al. (2000) Correlation Between the MRI Changes in the Lumbar Multifidus Muscles and Leg Pain. Clinical Radiology. 55. p.145–149

[4] Bernard, T.N. et al. (1987) Recognizing specific characteristics of nonspecific low back pain. Clinical Orthopaedics and Related Research. 217. p.266–280.

[5] Lee, D. (2004) The Pelvic Girdle. 3e. Churchill Livingstone.

그림 저작권 (Picture credits)

Figures 13.1, 13.2, 13.7 and 13.10 courtesy Primal Pictures.
Figure 13.3: Image courtesy Thinkstock.
Figures 13.4, 13.5, 13.6 and 13.8, 13.9 courtesy Advanced-Trainings.com.

스터디 가이드

엉치엉덩관절

1. 이 장에서는 엉치엉덩관절이 ___________을 위한 인체의 주된 부위 중 하나라고 언급하는가?

   a. 유해수용적인 역학수용기들
   b. 관절의 과가동성
   c. 부교감신경의 신경절
   d. 교감신경의 신경절

2. 이 장에서 엉치엉덩관절의 관절 평면이 ___________ 정렬된다고 주장한다.

   a. 관상면으로
   b. 시상면으로
   c. 수평면으로
   d. 비스듬하게

3. 바로 누운 환자의 엉치뼈 아래로부터 치료하고 있는 치료사가 주장하는 목적은 무엇인가?

   a. 엉치뼈를 회전시키는 것
   b. 엉치뼈를 전방으로 들어주는 것
   c. 엉치뼈가 후방으로 내려가도록 허용하는 것
   d. 엉치뼈를 측방으로 굽혀주는 것

4. 본문에서 설명한 것처럼, 엉치엉덩관절 A/P 이완 치료법에서 들어주는 치료사의 손가락은 어디에 위치하는가?

   a. 엉치뼈 위에서 위뒤엉덩뼈가시(PSIS)에 대하여 내측에
   b. 엉덩뼈에서 위뒤엉덩뼈가시(PSIS)에 대하여 외측에
   c. 엉덩뼈에서 위뒤엉덩뼈가시에 대하여 위쪽으로
   d. 엉치뼈에서 위뒤엉덩뼈가시에 대하여 아래쪽으로

5. 본문에서 엉치엉덩관절의 경직은 개인에 따라서 상당히 가변적이지만, 어떤 사람들에서는 양측에서 보다 균등하다고 주장하는가?

   a. 활동적인 사람들
   b. 비대칭적인 사람들
   c. 증상이 있는 사람들
   d. 체중이 적은 사람들

정답은 www.Advanced-trainings.com/v1key/에서 확인하라.

엉덩뼈

14

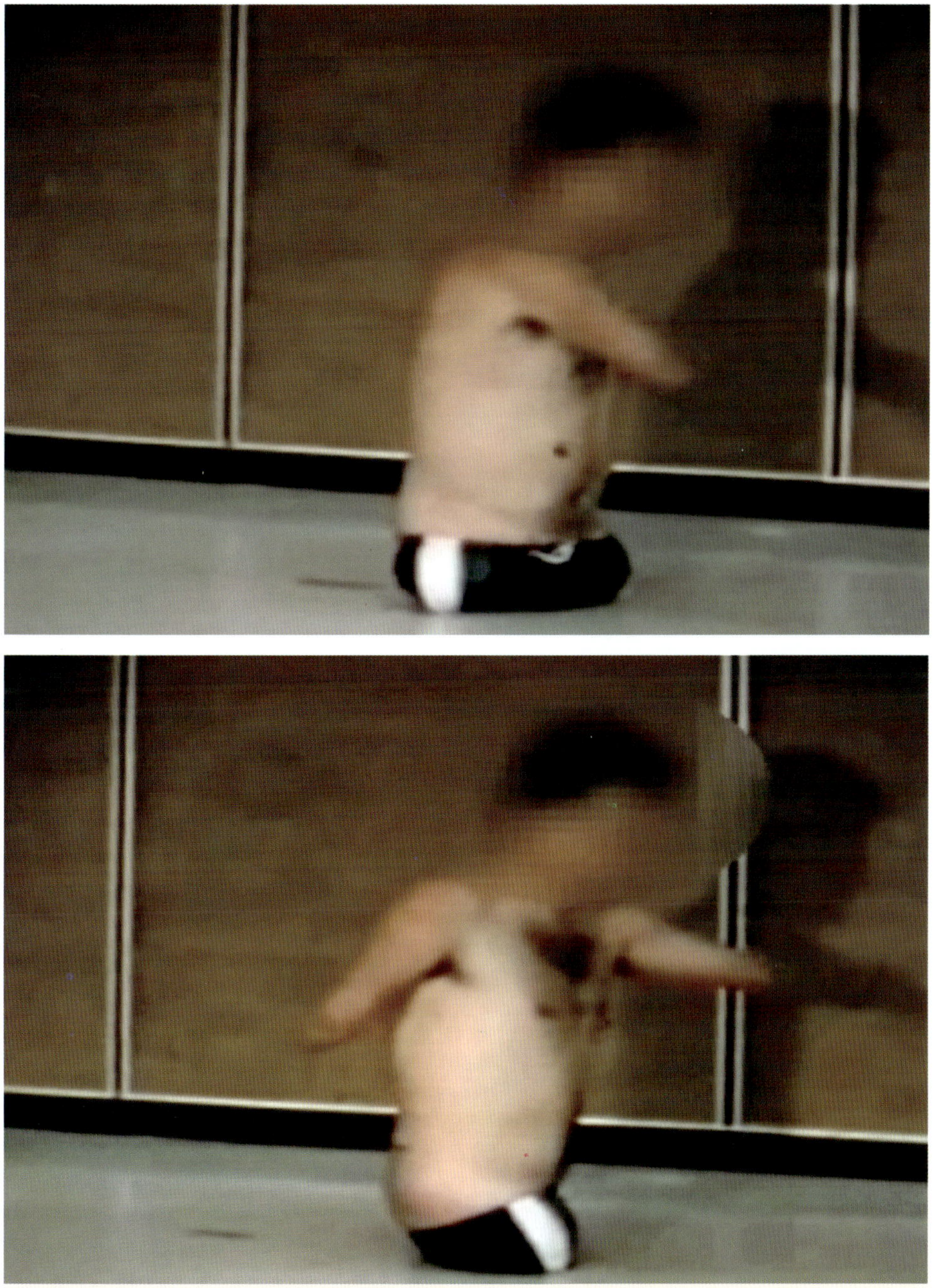

그림 14.1
다리가 없이 태어난, 이 남성은 각각의 무명골의 전방 회전(그림 14.2)과 후방 회전(그림 14.1)과 함께, 척추와 골반의 회전을 조합에 의하여 자신의 궁둥뼈결절로 걷는다.

우리는 자신의 양 다리로 걷는다. 사실인가 아니면 거짓인가? 사실이다. 명백하게, 인간으로서 우리는 걷도록 자신의 다리를 사용한다. 또한 거짓이다: 우리는 걸을 때 오로지 우리 다리만이 아닌 그 이상을 사용한다. 사실, 우리는 걷도록 다리가 필요하지 않을 수 있다. 적합한 사례: 물리학자이며, 척추의 연구가인 Serge Gracovetsky는 자신의 "척추 엔진" 이론에 관한 자신의 강좌에서, 자신의 양 다리가 아닌 궁둥뼈결절로 앞뒤로 걷는 다리가 없이 태어난 남성의 자극적인 비디오를 보여준다. 자신의 다리를 흔드는 대신, 자신이 스스로의 장골을 반대 방향에서 회전시키며, 한쪽 궁둥뼈결절을 한 번씩 번갈아 앞뒤로 향하면서, 이 대상은 자신의 척추와 골반을 회전시킨다(**그림 14.1과 14.2**). Grcovetsky의 핵심: 우리가 다리를 갖든 갖지않든, 우리는 우리 척추와 골반의 선천적인 가동성을 사용해서 역시 걸을 수 있다.

Gracovetsky의 척추 에너지 섭취의 복잡한 이론은 이 장의 핵심이 아니지만, 보행, 척추의 기능 또는 생체역학에 관심이 많다면, 나는 그의 주장에 대한 웹 탐색이나 Erik Dalton이 편집한 *역동적인 신체: 형태를 탐색함, 기능을 확대함* 이란 저서에서 관련 내용을 읽어볼 것을 추천한다(1). 그의 모델은 보행의 생체역학을 분석하고 묘사한 여러 영향력 있는 모델 중 하나이다. 이러한 이론들의 대부분은 복잡하며 극단적으로 애매하다; 더욱이, 정상의 또는 바람직한 생체역학의 기본적인 주장이 그러하듯, 사용된 용어도 저자마다 달라진다는 것은 더 어렵게 만든다. 미묘하게 차이나는 보행 주기도 그 자체로 복잡하다: 타이밍, 운동량, 중력, 체중 이동, 균형, 관절의 형태– 그리고 힘–폐쇄, 근육 작동순서, 고유감각 수용기, 그리고 뼈의 긴 사슬과 근막의 연결 모두가

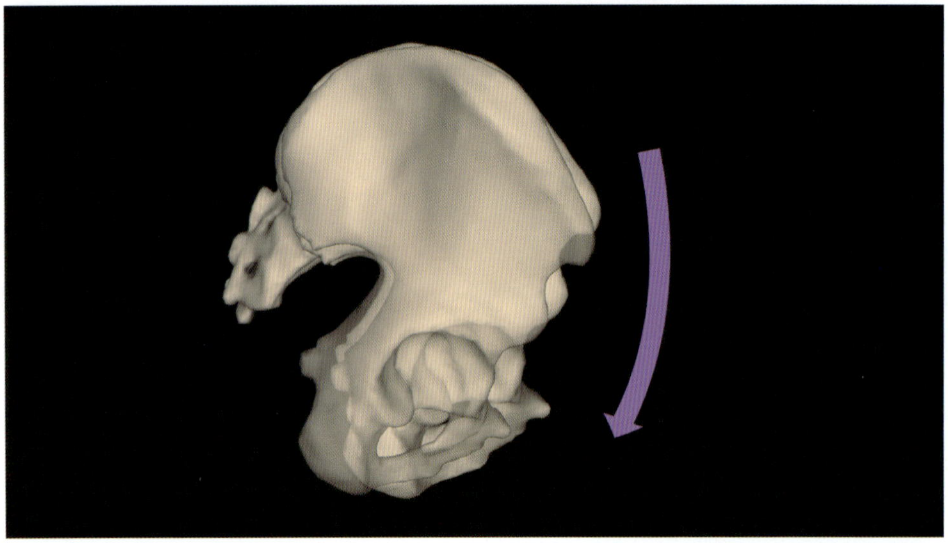

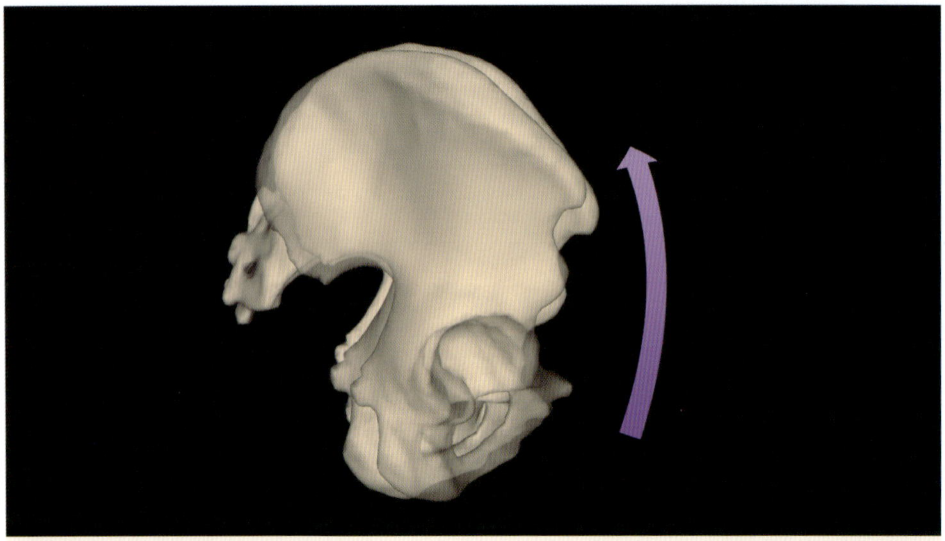

그림 14.3/14.4

정상의 보행에서, 무명골은 전방회전(그림 14.3)과 후방 회전(그림 14.4)으로 흔들린다. 이러한 움직임은 무명골의 전방 및 후방의 비틀림으로도 알려졌다. 겹쳐진 무명골 모습은 10° 회전되었으며, 자료에 따라서, 정상 동작은 회전 2°~17° 까지의 범위에 놓인 것으로 생각된다.

보행의 외견상의 단순한 마법에서 한 부분으로 작용한다.

이 장에서, 나는 간단하게 무명골의 가동성을 조장하는 몇 가지 방식을 설명함으로써 보행이란 수수께끼에서 하나의 핵심적인 조각에 집중할 것이다.

일상용어에서(그렇지만, 대체로 부정확한), "엉덩뼈"란 단어는 때때로 무명골에 대한 동의어로 사용된다(엉덩뼈가 무명골의 가장 객관적으로 촉진될 수 있는 부분이기 때문에 — 예를 들어, 당신이 자신의 손을 자신의 엉덩관절에 놓을 때 — 또는 대부분의 동작이 *엉치엉덩관절*에서 발생하기 때문에). 그것의 공통성을 감안한다면, 이 장에서 그 무명골을 '엉덩뼈'라고 부르는 문장을 사용할 것이다. 골반은 엉덩뼈, 궁둥뼈, 두덩뼈의 3개의 뼈로 만들어진 반쪽골반이 엉치뼈와 관절한다. 그 반쪽골반은 자체 이름이 주어지지 않았기에 무명골이라고 이름하며, 반골반(semipelvis)라고도 불린다. 여기서 설명된 그 치료법은 Gracovetsky와 다른 사람들로부터 영감을 얻은 덕분이다.

골반 움직임의 두 가지 형태 사이에서 한 가지 구분을 만들어보자:

1. 전체 골반의 움직임
   (감아말기, 들어올리기, 내려뜨리기, 기울이기, 흔들기 등)
2. 골반 자체의 내부에서 무명골과 엉치뼈 분절-내부의 움직임

골반 움직임의 두 형태 모두는 보행 중에 발생하며 — 전체 골반은 기립한 발 위에서 좌측과 우측을 들어 올리며 기타 등등. 한편, 엉치엉덩관절과 두덩결합 등에서 발생하는 관절 동작과 함께, 개별적인 무명골 역시 골반 내부에서 움직인다(자신의 엉덩뼈 가동성을 평가하기를 참고하라).

당신 자신의 엉덩뼈 가동성을 평가하기

여기에서 당신 자신의 몸에서 무명골의 움직임을 느껴보기 위한 간단한 방법을 제공한다:

1. 당신의 양손을 엉덩관절에 올리며, 엄지손가락을 뒤로해서 당신의 위뒤엉덩뼈가시(PSIS) 위에 각각 올려놓는다.
2. 천천히, 한쪽 무릎을 들어올린다. 전체 골반의 움직임에 대하여 반대되는 것으로 (양 손이 함께 움직이는 것으로 느껴지는), 각각의 무명골의 움직임에 대하여 느껴본다 (서로 간에 독립적으로, 각각의 PSIS의 동작으로 느낀다).
3. 제한없는 정상적인 움직임에서, 당신이 자신의 무릎을 들어 올리면서, 당신의 동측 PSIS (체중을 받지 않는)는 엉덩뼈가 후방회전으로 진행하므로 약간 아래로 내려간다 (그림 14.4).
4. 좌측과 우측을 비교한다: 양측의 균등함은 전체 움직임의 양보다 훨씬 더 중요하다. 한쪽에서 줄어든 PSIS 내려감은 아마도 같은 쪽에서 엉치엉덩관절(SIJ)의 제한을 알려줄 것이다(비록, 거기에서 만성적인 엉치엉덩관절의 통증이 존재할지라도, 그 부위는 아마도 다른 쪽인, 보다 가동적인 쪽이 될 것이다). 당신의 환자가 번갈아서 각각의 무릎을 들어 올리므로 좌측과 우측 PSIS 내려감을 비교함에 의해서 환자에게 당신은 이러한 간단한 평가를 적요해볼 수 있다. 덜 가동적인 쪽에서는 후방 회전의 치료법을 사용한 후 다시 확인한다.

이러한 무명골의 독립적인 동작은 그것이 다음처럼 작용하기 때문에 중요하다:

- 걷기, 달리기 그리고 점프하기에서 일종의 충격 흡수기로서 작용한다.
- 체중을 받칠 때 엉치엉덩뼈간 관절을 안정적인 위치에서 고정시킨다.
- 스프링 비슷한 반동을 통해서 엉치엉덩관절의 인대들에 하중을 실었다 풀었다 함에 의해서 보행의 에너지를 재활용한다.

무명골 가동성에서 제한은 엉치엉덩관절의 제한을 지적한다. 이러한 움직임이 부재하거나 비대칭적일 때, 국소적 증상은 요통, 엉치엉덩관절 통증, 두덩뼈의 골염(두덩결합에서의 쑤심), 엉덩관절 통증, 궁둥신경통증, 제한된 엉덩관절 가동성, 그리고 기타 등을 포함할 수 있다. 무명골의 움직임의 상실은 마찬가지로 전신적인 영향을 보유하며, 이것은 무릎 문제, 발목의 과도한-엎침(회내), 기능적인 측만증 등등과 연관될 수 있다. (엉치엉덩관절은 또한 그것들이 과도하게 가동적일 때 역시 문제를 유발한다. 저가동성 및 과가동성의 엉치엉덩관절을 치료하기에 관한 설명에 대하여, 엉치엉덩관절이란 앞의 장을 참고하라.)

반드시 "정상적"인 것으로 간주되어야 하는 무명골 움직임의 정도는 논쟁의 주제가 되며, 엉치엉덩관절의 돌림에서 적게는 2°에서부터 가장 크게는 17°에 걸쳐 펼쳐진다(2). 하나의 기준점으로서, **그림 14.3과 그림 14.4**는 10°의 회전적 움직임을 보여주거나, 각기 다른 출간된 의견의 중간값을 보여준다. 또 다른 연구에서는 비대칭적인 엉치엉덩관절 경직성을 보유한 개인들에게서 골반통증이 보다 일반적이므로, 양 측면 사이에서 균등함이 그 움직임의 절대값보다 훨씬 중요하다는 것을 주장한다.

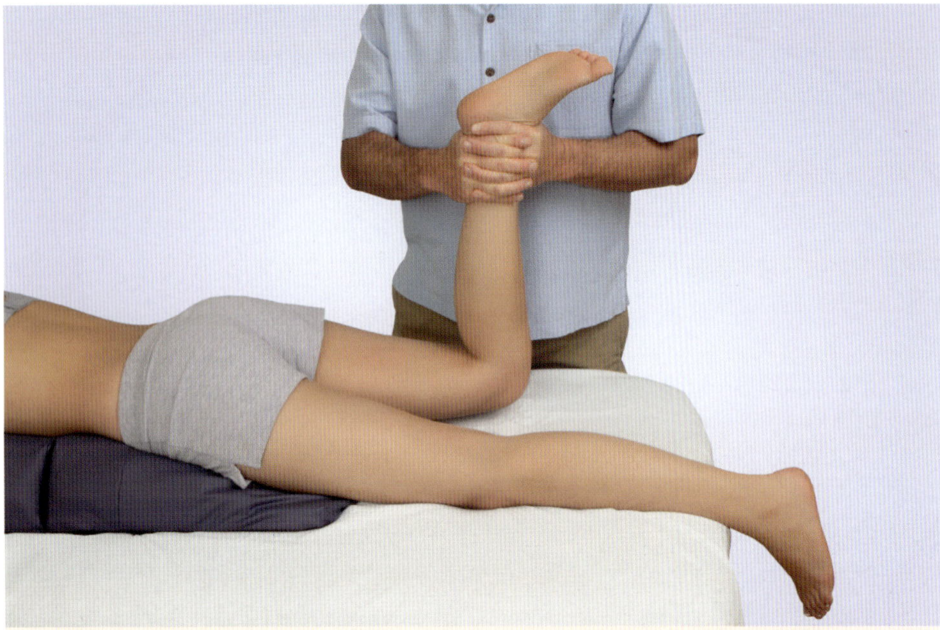

그림 14.5

다리 들기 치료법. 무릎이 내측으로 그리고 외측으로(엉덩관절 모음과 벌림으로) 흔들리기에 충분할 정도 높이로 들어준다. 무명골과 엉치엉덩관절에서 특정한 치료를 위한 준비로서 엉덩관절을 이완시키도록 이러한 동작을 사용한다.

핵심 정리 : 다리 들기 치료법

적응증은 다음을 포함한다:

- 요통, 엉치엉덩관절 통증, 두덩뼈골염, 엉덩관절 통증, 궁둥신경의 통증, 제한된 엉덩관절 가동성 등등

목적

- 특정적인 무명골 가동성 치료법에 대한 준비에서 엉덩관절, 다리, 척추 등을 들어주는 모든 근육의 평가와 이완

방법설명

- 본문에서 설명한 듯, 치료대로부터 한쪽 다리를 약간 들어준다. 엉덩관절, 척추 또는 신체 내부의 어딘가에서 모든 근육성 매달림에 대하여 느껴보고 풀어주도록 들고 있는 다리를 부드럽게 흔들어 준다(모으고/벌려준다).

다리 들기 치료법

우리가 서 있고, 걷고 또는 앉을 때마다 양 다리와 엉덩관절은 지속적으로 작용한다. 엉덩관절 주변에서 근육구성의 안정 시 긴장도로 풀어주는 것은 우리가 보다 깊은 인대성 엉치엉덩관절 제한 자체를 치료할 때, 좀 더 특정적인 그리고 효과적일 수 있도록 도와줄 것이다.

환자 발목 주위에서 느슨한 잡기로(**그림 14.5**), 그 다리를 치료대에서 떨어질 정도 천천히 들어준다. 환자의 골반이 기울어지고 요추를 좀 더 심한 전만으로 강요하도록 지나치게 높이 들지 않는다; 치료대에서 대략 반 인치(1㎝) 정도만 들어줌이 일반적으로 충분하다. 환자의 무릎을 양 옆으로 부드럽게 흔들어주며, 모든 근육의 긴장에서 풀어짐을 느껴보고 도와주거나 엉덩관절 주위에서 들어준다. 연습을 통해서, 당신은 이러한 간단한 치료법으로 환자의 몸 전반에 걸쳐서 들고 있음 그리고 가동성 제한을 감지하고 이완시키는 것이 가능할 것이다.

일부 환자들은 자신의 다리를 이완시키고 그저 매달리도록 만드는 것이 어렵다는 것을 알게 된다. 참을성을 갖고 엉덩관절이 편안한 흔들림으로 향하도록 달래준다. 자체적으로 이완하지 않는 경직성이나 들고 있기를 알게 된다면 당신은 그 엉덩관절을 10장의 엉덩관절 가동성에서 설명한 "긴 자루가 달린 빗자루" 치료과정 등과 같은 직접적인 치료법으로 치료할 수 있다. 이러한 예비적 평가는 신체 치료의 개척가인 Milton Trager MD(1908-1997)의 치료법에 그 뿌리를 두며, 모든 엉덩관절이나 골반의 치료에서 시행에 앞서 도움이 될 것이다.

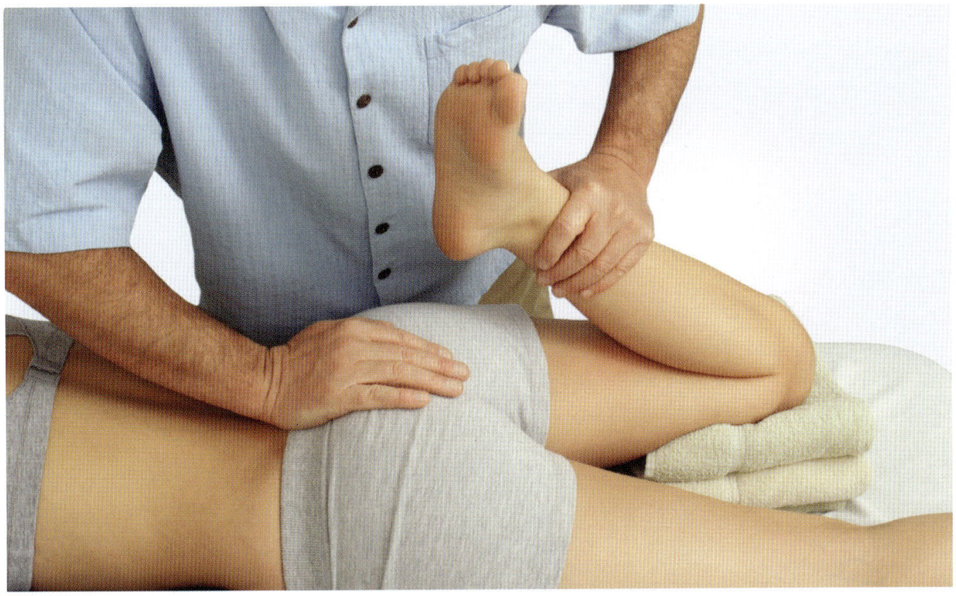

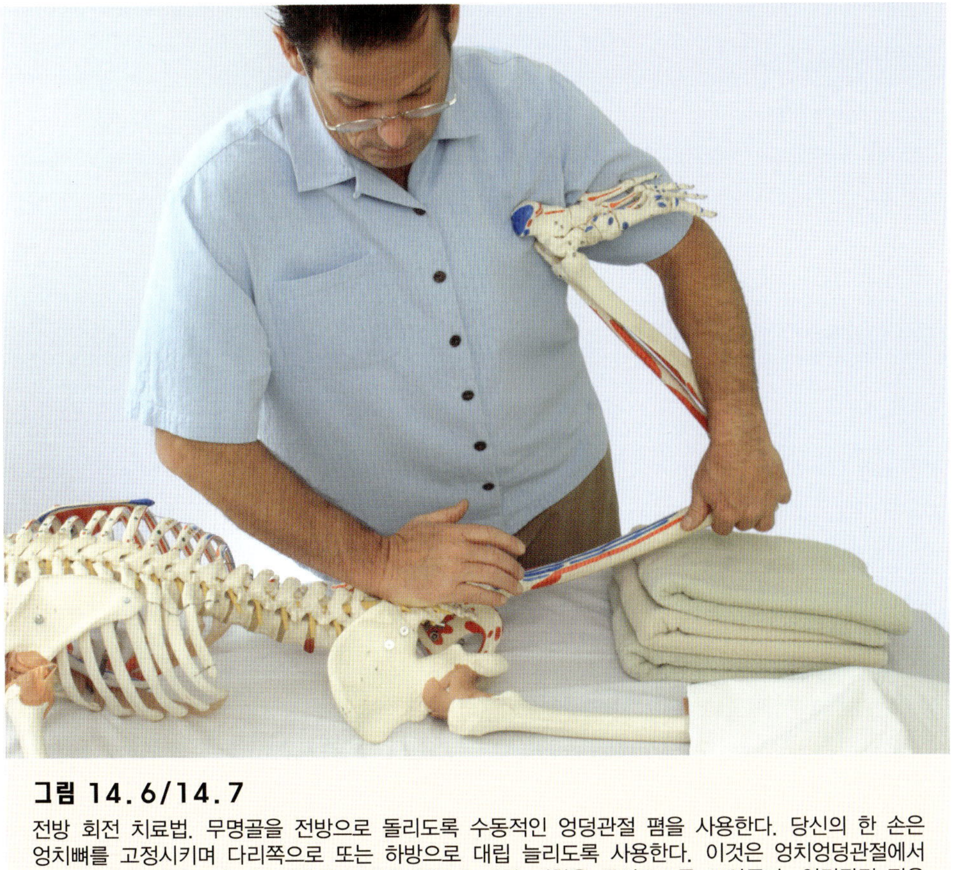

그림 14.6/14.7

전방 회전 치료법. 무명골을 전방으로 돌리도록 수동적인 엉덩관절 폄을 사용한다. 당신의 한 손은 엉치뼈를 고정시키며 다리쪽으로 또는 하방으로 대립 늘리도록 사용한다. 이것은 엉치엉덩관절에서 그 동작에 초점을 맞추며, 전방의 무명골 회전에 대한 제한을 풀어주도록 도와준다. 엉덩관절 폄은 그림 14.6처럼 받침대로 또는 그림 14.7처럼 들어 올림에 의하여 성취될 수 있다.

앞(전방) 회전 치료법

http:// advanced-trainings. com/v/pa09.html. 에서 전방 회전 치료법의 비디오를 참조하세요

일단 당신이 엉덩관절의 안정 시 긴장도를 평가하고 치료한 후, 당신은 보다 쉽게 전방 무명골 회전(또한 무명골의 전방회전으로도 말한다)에 대한 모든 깊게 놓인 제한을 평가하고 이완시킬 수 있다.

당신의 엎드린 환자에게서, 엉덩관절을 **그림 14.7** 처럼 펴도록 한쪽 무릎을 들어올린다. 환자가 당신보다 몸집이 크다면, 당신은 접은 수건처럼 단단한 받침대를 무릎 밑에 받쳐줌으로써 동일한 효과를 성취할 수 있다(**그림 14.6**). 이러한 수동적인 엉덩관절 과도한 폄 자세에서, 네갈래근의 당김은 무명골을 전방 회전으로 돌려준다. 당신의 다른 손으로 불편한 과전만으로 허리가 과신전하지 않도록 엉치뼈의 중심위에 올려놓도록 사용한다. 이러한 두 번째 손을 엉치뼈의 중심 위에 올리며 확고한 발쪽으로(꼬리뼈 쪽으로) 향한 압력을 적용한다(**그림14.8에서 휘어진 화살표**). 수동적인 엉덩관절 폄과 함께, 이러한 엉치뼈의 동작은 동측의 엉치엉덩관절로 움직임을 집중시킨다.

골반의 근육근막들과 인대들이 적응하도록 그리고 이완하도록 이러한 자세에서 기다린다. 전형적으로, 당신이 미세한 이동을 느끼고 이러한 변화에 대한 신호를 만들어내기까지 다섯에서 여덟 차례의 느린 호흡이 걸릴 것이다.

이러한 방식에서 두 무명골 모두를 가동 증진시킨다. 또 다른 방식에서는, 이러한 치료법을 시행하기에 앞서, 당신은 무명골 가동성 평가(본문 글상자 **"당신 자신의 엉덩뼈 가동성을 평가하기"**를 참고) 좌측과 우측 가동성을 비교할 수 있으며 자신의 치료를 보다 제한된 쪽으로 집중할 수 있다.

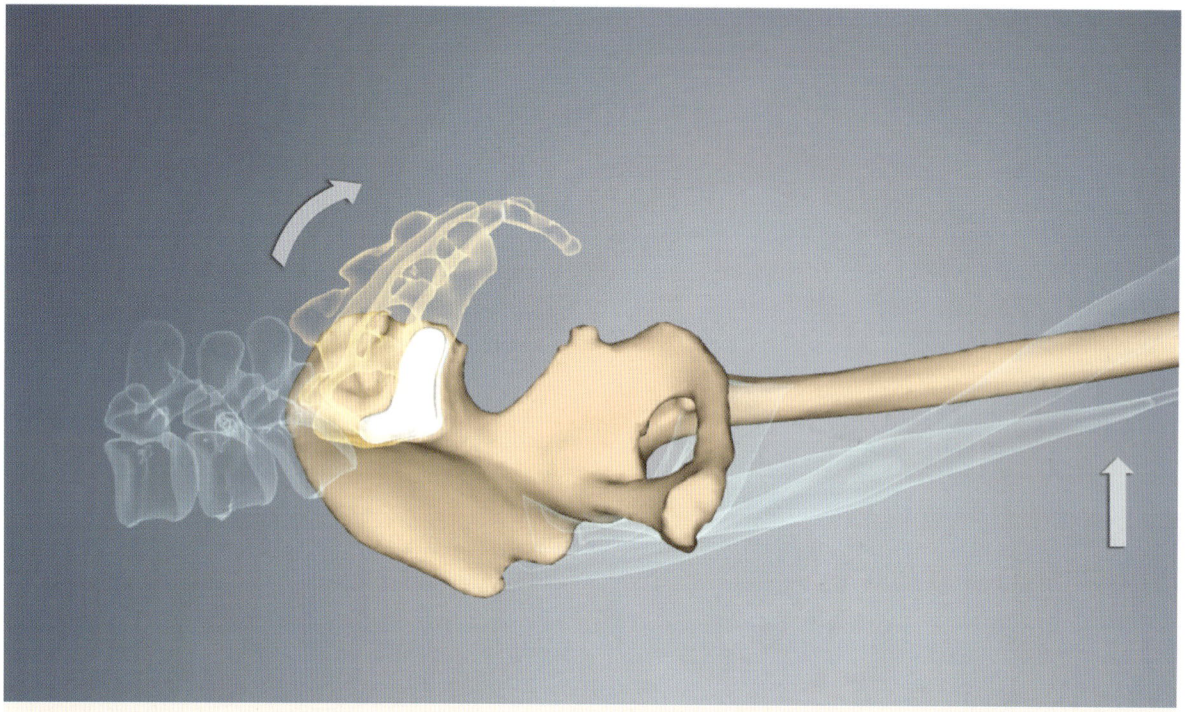

그림 14.8

전방 회전 치료법의 뼈 움직임. 들려진 다리(화살표)로 무명골을 전방으로 돌려줌에 의해서, 움직임은 엉치엉덩관절(백색)에 집중된다.

핵심 정리 : 전방 회전 치료법

적응증은 다음을 포함한다:

- 허리 통증, 엉치엉덩관절 통증, 두덩뼈염, 엉덩관절 통증, 궁둥신경의 통증, 제한된 엉덩관절 가동성 등

목적

- 엉치엉덩관절에서 무명골의 전방 회전 가동성의 전체 범위를 확보한다.

방법 설명

1. 전방의 무명골 가동성을 평가하며, 좌측과 우측을 비교한다.
2. 보다 제한된 쪽 다리를 엉덩관절 젖힘으로 들어 올리거나 받쳐주며, 그래서 무명골은 전방으로 회전한다.
3. 엉치뼈의 중심부로 발쪽의 대립-압박을 적용하며, 엉치뼈를 수동적인 대립굽힘으로 가져간다. 이것은 엉치엉덩관절에서 움직임을 집중시킨다.
4. 근육근막의 그리고 인대의 반응을 위해서 이 자세에서 기다린다. 다른 쪽에서도 반복한다.
5. 후방 회전의 치료법이나 비슷한 방법으로 끝낸다.

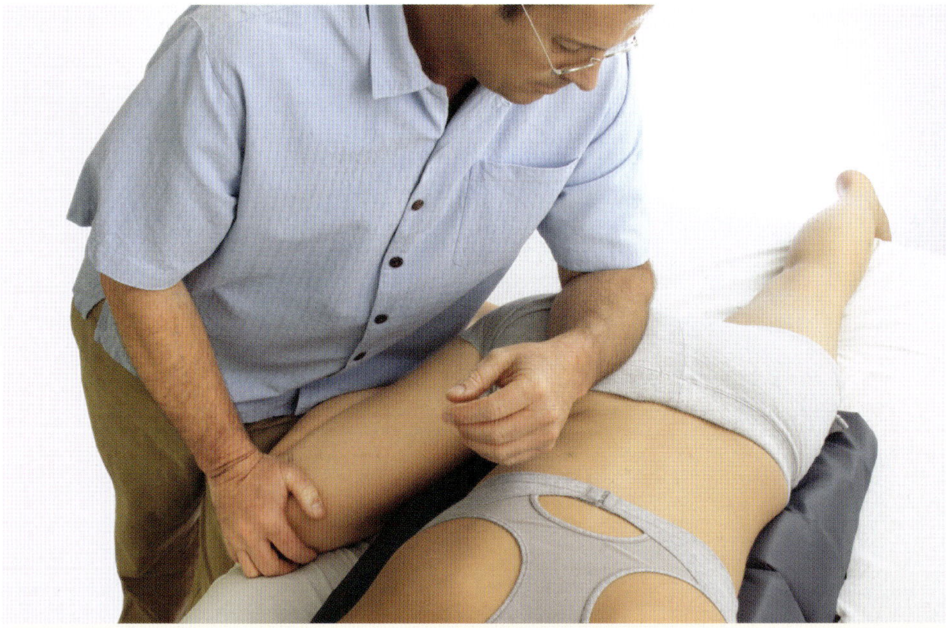

그림 4.9

후방 회전 치료법, 엎드린 자세 변형법. 무명골에서 후방회전을 가동 증진시키도록 가능한 편안한 자세로 최대한 높게 엉덩관절을 굽혀준다. 당신의 아래팔로 PSIS 위에서 부드러운 발쪽-방향의 압박으로 그 후방 회전을 증대시킨다. 이완을 표시하는 엉덩관절의 가벼운 떠오름을 기다린다.

핵심 정리 : 후방 회전 치료법

적응증은 다음을 포함한다:

- 허리통증, 엉치엉덩관절 통증, 두덩뼈염, 엉덩관절 통증, 궁둥신경의 통증, 제한된 엉덩관절 가동성 등
- 과도가동적인 또는 불안정한 엉치엉덩관절

목적

- 엉치엉덩관절에서 무명골의 후방 회전 가동성의 완전 범위를 확보한다.

방법설명

1. 후방 회전 가동성을 평가하고, 좌측과 우측을 비교한다
2. 보다 제한된 쪽의 엉덩관절을 굽힘으로 가져간다. 당신의 다른 손 또는 아래팔을 PSIS 위에 올려놓고, 하방의(다리쪽으로) 당김과 함께 후방 회전을 도와준다
3. 또 다르게, 환자에게 저항 준 엉덩관절 폄과 함께 뒤넙다리근과 엉덩이 근육을 등척성으로 수축시킨다.
4. 이러한 자세에서 근육근막의 그리고 인대의 반응을 기다린다. 다른 쪽에서도 반복한다.

움직임

- 선택적으로, 무명골을 후방 회전으로 향해서 더욱 더 당겨지도록 능동의 등척성(제한된) 엉덩관절 신전을 사용한다. "내가 누른 힘에 대항해서, 다리를 펴려고 밀어보세요."

뒤(후방) 회전 치료법

전방 무명골 회전에 대한 제한을 앞서 설명한 방법으로 치료한 후, 무명골이 후방 회전으로 향한 보완적인 방향 안에서도 자유롭게 움직이는 것을 보장함으로써 당신의 치료를 통합하고 균형을 잡아준다 **(그림 14.3)**.

엎드린 자세든**(그림 14.9)** 또는 바로 누운 자세이든, 당신 환자의 엉덩관절을 굽힘으로 가져간다. 각각의 자세는 그 자체의 이점을 보유하며; 엎드린 환자 자세에서 후방의 무명골 회전을 강화시키도록 당신은 위뒤엉덩뼈결절(PSIS)에서 자신의 아래팔을 사용할 수 있다. 이러한 자세는 치료사의 신체에 편안하며, 당신보다 덩치가 큰 환자를 치료할 때 선호될 것이다. 바로 누운 자세에서(그림 없음), 당신의 바로 누운 환자의 무릎을 그의 가슴까지 수동적으로 신장시킨다. 당신의 다른 한 손은 동측 PSIS 아래에 놓으며, 원하는 후방의 무명골 회전을 도와주도록 그 돌출부에 대해 다리쪽으로 향하는 당김을 적용한다.

위의 어떤 자세에서든 한 가지 유용한 변형법은 "내가 누르는 힘에 대항해서, 당신의 다리를 펴려고 밀어보세요"와 같은 방법설명으로 뒤넙다리근과 엉덩근을 능동적으로 참여시키는 것이다. 당신 환자의 능동적인 엉덩관절 신전에 대항해서, 환자의 가슴쪽

으로 지속적으로 밀어줌에 의하여 그 다리를 고정시킨다. 이러한 등척성의 근육-에너지 치료법은 무명골의 가동증진법을 도와주도록 그 무명골을 후방으로 회전시키는 근육의 당김을 이용할 것이다.

전방의 회전 치료법에서처럼, 당신이 원하는 후방 방향에서 그 무명골의 약간의 이동 또는 유연해짐을 느낄 때까지, 수동적인 또는 능동적인 변형 치료법이든 몇 차례의 호흡을 기다린다: 이어서 좌측과 우측의 균형을 다시 확인한다.

엎드린 그리고 바로 누운 자세 모두는 후방 회전으로 더욱 더 무명골을 돌려주도록 엉덩관절 굽힘에서 뒤넙다리근의 당김을 이용한다. 만약 이러한 중요한 동작이 제한된다면, 엉치엉덩관절은 아마도 완전하게 안정적인 체중 지지를 위해서 필요로 하는 꽉-끼워진 자세에 도달할 수 없을 것이다. 이러한 이유에서, 환자를 완전한 후방 회전이 가져올 수 있는 안정적인, 확고한 감각을 보유한 채 유지될 수 있도록, 전방 회전을 자유롭게 만든 후 이러한 치료법(후방 회전)을 시행하는 것이 통상적으로 선호된다.

당신의 치료를 환자 자신의 인식에서 신체의 양 측면을 이어줌으로써 마무리 한다. 예를 들어, 엉치뼈 좌측과 우측면 균형을 잡아주도록 양측의 엉치엉덩관절 쐐기 치료법(13장, 엉치엉덩관절을 참고)을 사용한다. 게다가, 척추의 다른 쪽 말단부를 치료함이 막 시행된 초점을 맞춘 골반 치료를 보완하도록 도와줄 것이기 때문에, 목 치료의 일부 형태로 마무하는 것은 좋은 방안이다.

참고문헌 (References)

[1] Dalton, E. et al. (2011) *Dynamic Body: Exploring Form, Expanding Function.* Freedom From Pain Institute; 1st edition.

[2] Buyruk, H.M. (1995) Measurements of sacroiliac joint stiffness with colour Doppler imaging: A study on healthy subjects. *Eur. J. Radiol.* 21. p. 117–122.

[3] Damen, L. et al. (2002) The prognostic value of asymmetric laxity of the sacroiliac joints in pregnancy-related pelvic pain. *Spine.* (Phila Pa 1976). Dec 15; 27(24). p. 2820–2824.

그림 저작권 (Picture credits)

Figures 14.1 and 14.2 courtesy Dr. Serge Gracovetsky. Used with permission.
Figures 14.3, 14.4 and 14.8 courtesy Primal Pictures. Used with permission.
Figures 14.5, 14.6, 14.7 and 14.9 courtesy Advanced-Trainings.com.

스터디 가이드

엉덩뼈

1. 본문에 따르면, 무명골 가동성 제한이 무엇을 나타내는가?
   a. 근육 불균형
   b. 인대의 손상
   c. 보행 문제
   d. 엉치엉덩관절의 제한

2. 치료사가 하지 들기 치료법과 함께 느껴야 하는 것이 무엇이라고 본문에서 설명하는가?
   a. 엉치엉덩관절의 인대성 이완
   b. 근육 긴장도의 이완
   c. 엉덩뼈의 후방 회전의 이완
   d. 엉덩뼈의 전방 회전의 이완

3. 본문에 따르면, 치료사가 전방의 회전 치료법에서 어떤 엉덩관절 위치를 사용하는가?
   a. 폄
   b. 굽힘
   c. 벌림
   d. 가쪽돌림

4. 본문에 따르면, 한쪽 무릎을 들어줌에 의하여 엉덩뼈 가동성을 평가할 때, 엉덩뼈 가동성이 제한되지 않았다면 동측 PSIS는 어떠한 방향에서 움직이는가?
   a. 외측으로 움직인다
   b. 위로 움직인다
   c. 전혀 움직이지 않는다
   d. 아래로 움직인다

5. 후방의 회전 치료법에서 아래팔의 압박은 어느 방향으로 향하는가?
   a. 엉치뼈에서 다리 쪽으로
   b. 엉치뼈에서 머리 쪽으로
   c. PSIS에서 다리 쪽으로
   d. PSIS에서 머리 쪽으로

정답은 www.Advanced-trainings.com/v1key/에서 확인하라.

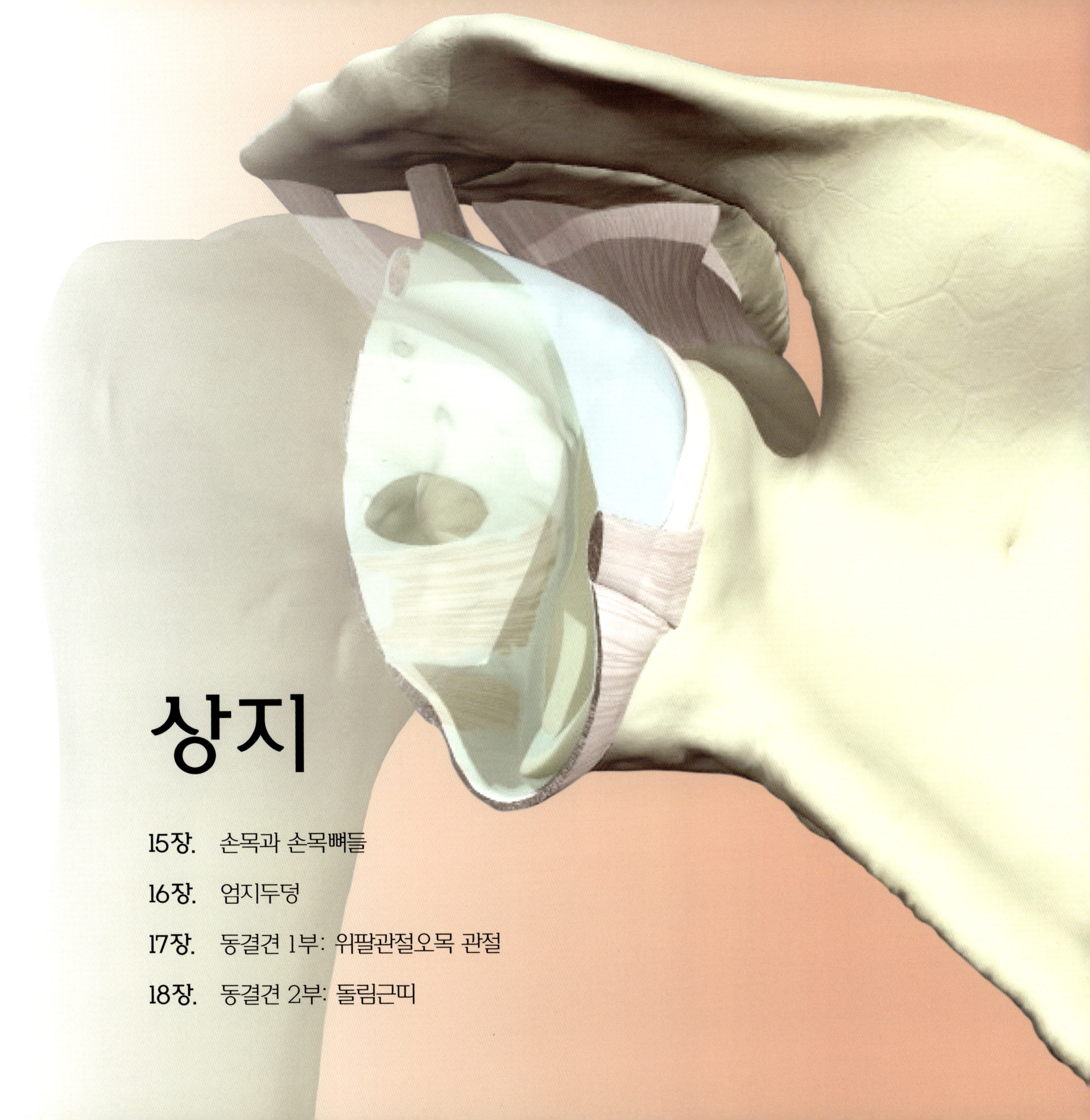

상지

손목과 손목뼈들

15

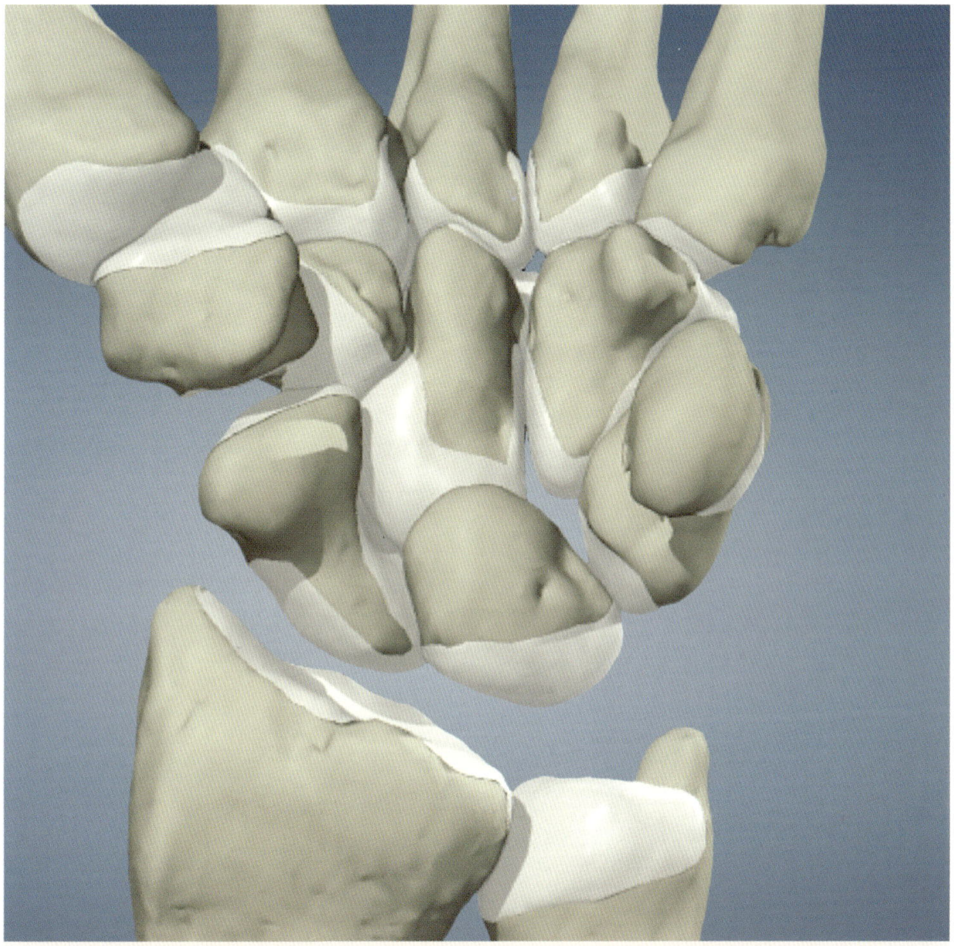

그림 15.1a

손목의 구조는 움직임과 안정성을 균형 잡아주며, 미끄러운 관절의 연골(백색 부분), 윤활관절, 그리고 손목뼈들 사이에서 상호고정성 인대들의 강력한 시스템을 조합한다(15.1b). 손목뼈들 사이에서 움직임의 상실은 손목터널증후군, 관절염, 손목 통증 그리고 감소된 손의 기능의 증상들과 연관될 수 있다.

손목은 경이로운 구조이다. 손목은 우리의 안정적인 보다 큰-뼈를 갖는 팔과 우리의 작은-뼈로 이루어지며 매우 가동적이며, 예민한 민첩함 사이에서 연관성을 중계한다. 추가로 핵심 구조는 팔로부터 손까지 도달하는 자체의 경로에서 손목을 통과한다: 힘줄, 신경, 그리고 혈관. 이 장에서 나는 손목을 치료하기 위한 두 가지 효과적인 방법을 설명할 것이다.

손목은 작은 손목뼈들의 두 개의 열로 형성된 뼈의 구조이다. 이러한 뼈들이 서로 만나는 부위마다, 그 뼈들은 뼈들 사이에서 미끄러운 유리연골과 활액-채워진 윤활관절을 보유한다. 그 뼈들은 또한 강력한 상호고정 인대의 복잡한 체계에 의하여 안정된다 **(그림 15.1b)**. 즉, 손목뼈들은 가동성과 안정성 모두를 제공하도록 만들어졌다. 이러한 두 개의 특성을 조합함에 의하여, 손목의 통합된 구조는 안정적이지만, 손, 손가락, 그리고 엄지손가락의 다양한 움직임에 대한 적응할 수 있는 기반을 제공한다.

가동성이 상실되었을 때(저가동성)든 또는 안정성이 상실되었을 때(과가동성)든 문제가 발생할 수 있다. 저가동성의 문제는 여러 가지 원인에서부터 발생할 수 있으며, 과거 손상이 치유되면서 자체-부목화된 과거의 손상; 수술; 관절염성 병변; 그리고/또는 심한 또는 반복적인 작업에 대한 물렁조직 적응작용 등을 포함한다. 즉, 과가동성 문제는 통상적으로 손상이나 선천적인 병변의 결과가 된다. 전형적으로 도수치료 치료사는 지나치게 많은 가동성을 보유한 환자들보다는 가동성 부족과 연관된 문제를 보여주는 더 많은 환자들을 보게 될 것이며, 그러므로 여기에서 설명한 그 치료법들도 더 많은 가동성을 제공하는 것에 초점을 맞춘다. 그렇지만, 과가동적인 패턴을 보유한 환자들조차도 저가동성의 국소 부위를 통상적으로 보유한다. 이러한 환자들에게서, 당신은 좀 더 적은

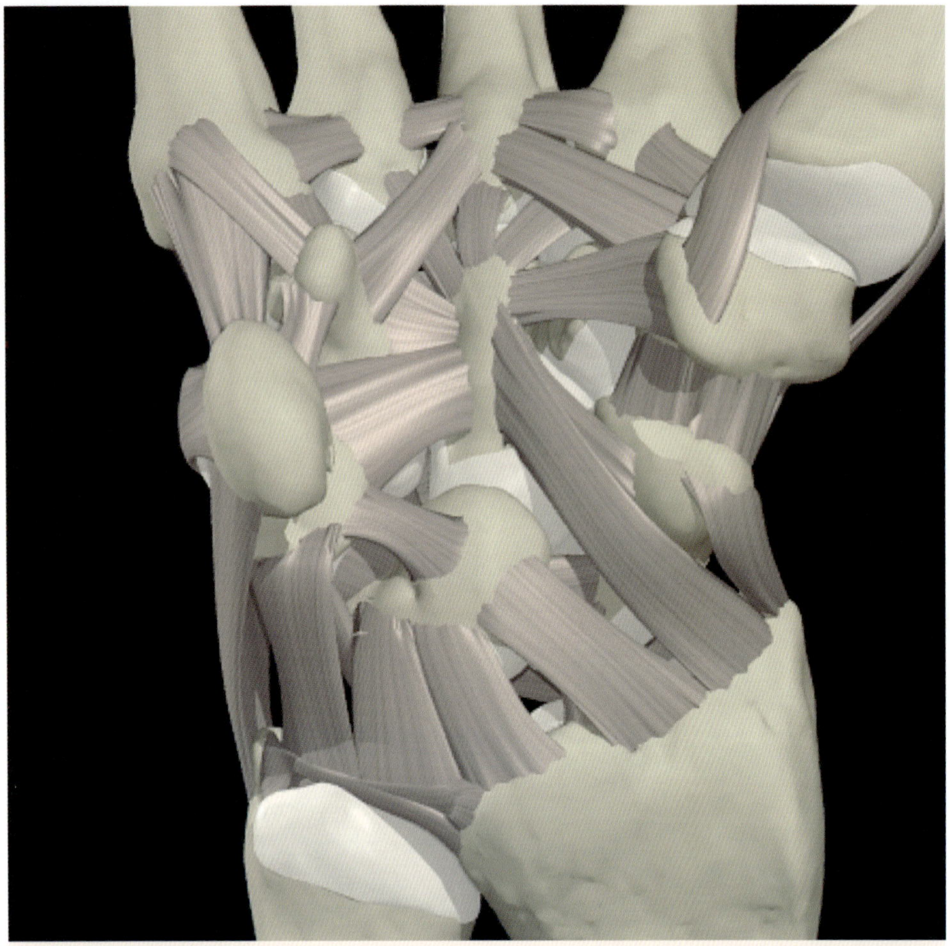

그림 15.1b

손목의 구조는 움직임과 안정성의 균형을 이루며, 미끄러운 관절연골(백색 부위), 윤활관절 그리고 손목뼈들 사이에서 서로 연결하는 인대의 강력한 시스템 등을 조합한다(15.1b). 손목뼈들 사이에서 움직임의 상실은 손목터널증후군, 관절염, 손목 통증 그리고 감소된 손의 기능 등의 증상과 연관될 수 있다.

동작을 보이는 관절로 이러한 방법을 적용함에 의하여 손목의 전반적인 균형을 회복하도록 도울 수 있을 것이다. 심각한 최근의 또는 해소되지 않는 손상에 대하여, 또는 당신의 환자가 과도하게 가동적인 손목 관절과 연관되어 있다고 생각되는 지속적인 증상을 보유할 때, 정형외과의사, 물리치료사, 작업치료사 또는 손에서의 문제를 전공한 다른 의료 전문가에게 진료를 의뢰하는 것이 당연하게 적절할 것이다.

상실된 손목의 가동성은 손목터널 압박 증후군의 감각둔화와 통증에서 한 역할을 담당할 수 있다. 활줄-비슷한 굽힘근 지지띠와 함께, 손목뼈의 화살대-모양의 아치는 손목터널을 형성하며 — 그 터널은 거기를 통해서 힘줄, 혈관 그리고 손의 신경들이 지나가는 공간이다.

구조적으로 그 터널 안의 내용물들이 각별히 손목의 폄 동작에서, 꽉 채워지며 쉽게 자극받게 된다. 비록 손목터널을 좁게 만드는데 일조할 수 있는 너무도 많은 요인이 존재할지라도, 내 자신의 임상경험에서 나는 가동성이 감소된 알머리뼈(capitate: **그림 15.4**)가 통증과 손목터널증후군을 보유한 사람들에게서 빈번하게 확인된다는 것으로 경험상으로 관찰해왔다. 이것은 알머리뼈가 손목의 폄과 함께 뒤쪽으로 움직이지 못한다면, 손목터널이 평편해지며, 각별하게 엄지손가락 손끝과 인접한 둘 또는 세 손가락 손끝의 정중신경의 분포 부위 안에서(1), 통증, 약화 그리고 감각둔화의 신경혈관의 압박 증상들이 훨씬 더 발생하기 쉬울 것이라는 추론을 따른다.

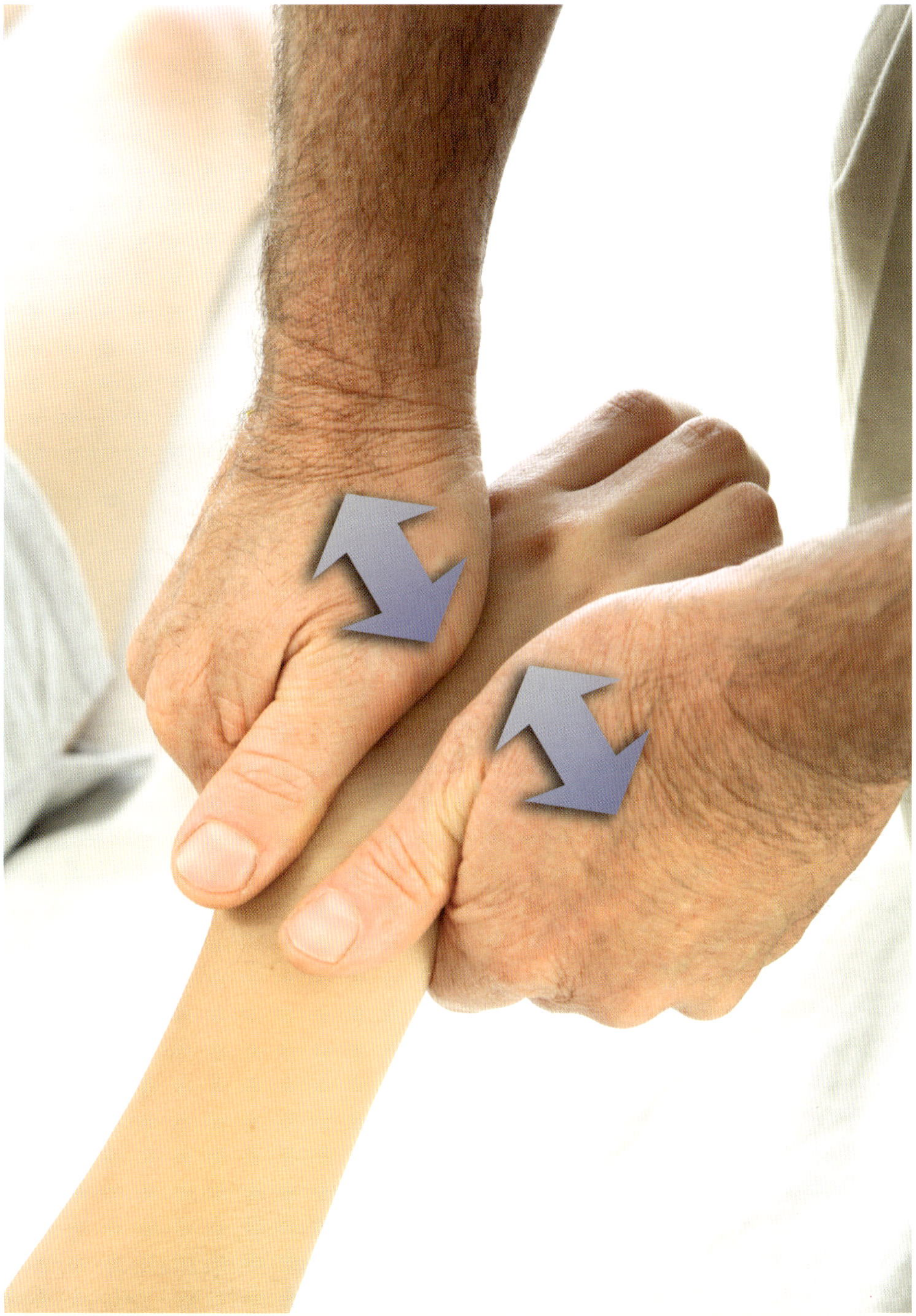

그림 15.2
손목의 가동성 치료법에서, 각각의 손목 관절들의 전방/후방(손바닥 쪽/손등 쪽)의 움직임을 확인하고 풀어주도록 확고한 "비벼주는" 움직임을 사용한다.

손목 가동성 치료법

http:// advanced-trainings. com/v/aa04.html. 에서 손목 가동성 치료법의 비디오를 참조하세요

첫 번째 단계는 손목뼈들의 가동성을 평가하는 것이 될 것이다. **그림 15.2**에서 보여준 것처럼, 손목에서 강하게 잡기와 함께 서로에 대하여 개별적인 손목뼈들을 전방/후방(A/P 방향)에서 움직여본다(손 안에서, 이것은 손바닥 쪽/손등 쪽 동작으로 표현된다). 확고하지만 부드럽게 모든 손목뼈들을 서로에 대항해서 "문질러 보며", 아마도 당신이 옷에 묻은 얼룩을 문지르는 동작과 상당히 비슷할 것이다. 반드시 철저하게 손목의 관절들의 각각을 순차적으로 움직여야 한다.

이러한 방법에서 고유하게 뼈에 대하여 느껴본다. 오로지 물렁조직만 다루는 대신, 우리는 손목뼈들 자체의 가동성에 대하여 감지하고 있는 것이다. 여기, 이러한 방법에서는 니딩(kneading: 반죽하듯이 치대는 동작), 페트리사지(petrissage: 아래 놓인 근육까지 압력이 전해지도록 압박해 문지르기), 당김 또는 손목 스트레칭 등이 존재하지 않으며 — 오로지 A/P 방향에서의 손목뼈 움직임을 강화시킴에 집중한다. 반드시 천천히, 완전하게 그리고 예민함을 유지하며; 그럼에도 당신의 접촉은 지극히 확고할 수 있어야 한다(잡기가 당신이 환자에게 편안한 한 그리고 그 환자가 손상이나 불안정성의 문제에서부터 회복하고 있는 상태가 아닌 한 최대로 강하게). 손으로 체중을 실으며, 각각의 방향의 최종범위에서 이완을 기다린다. 당신 자신의 손은 부드럽고 가능한 적응적인 상태를 유지함을 확인한다.

자신들의 손을 심하고 또는 반복적인 작용에 사용하는 사람들을 또는 손목의 통증을 보유한 사람들을 치료할 때, 당신은 마치 손목뼈들의 둘 또는 세 개가 그 자체를 비-가동적인 "합체"로 고정한 것처럼 각별하게 비가동적인 하나 또는 두 개의 부위를 자주 찾게 될 것이다. 종종, 이러한 합체는 가운데 손목뼈들

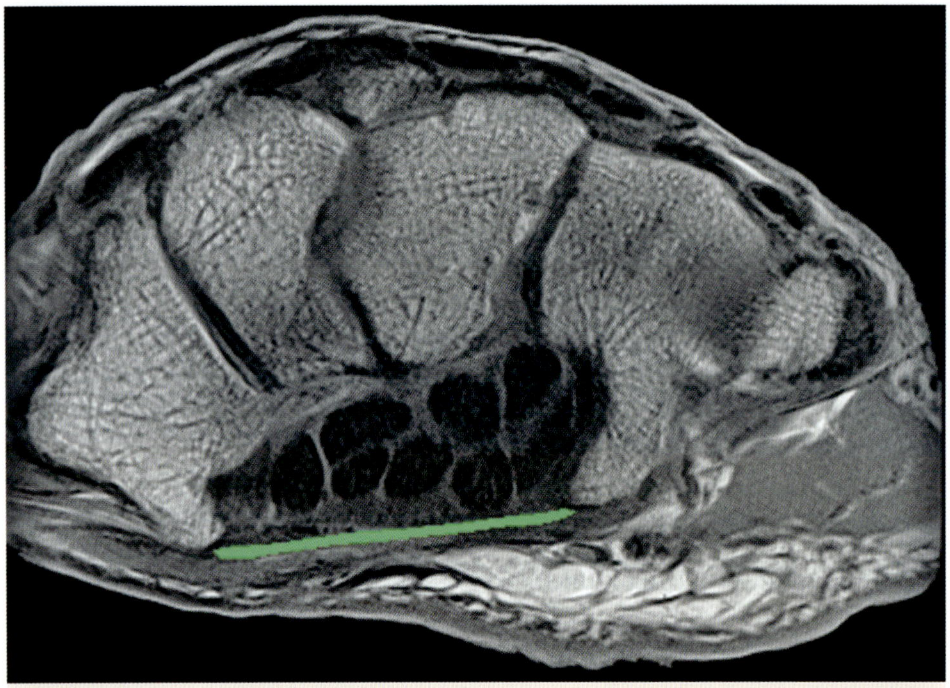

그림 15.3

녹색으로 굽힘근 지지띠를 보여준, 먼쪽열 손목뼈의 자기공명 촬영술(MRI) 단면모습. 손목터널을 통해서 눌리고 있는 힘줄, 신경, 그리고 혈관의 조밀하게 꽉 채워진 배열에 주목하라.

핵심 정리 : 손목의 가동성 치료법

적응증은 다음을 포함한다:

- 손목터널과 신경혈관의 압박 증후군을 포함하는, 손목 또는 손의 고정상태나 통증.

목적

- 손목과 손허리뼈의 전방/후방 가동성을 구분해주며 균형을 잡아준다.

방법설명

1. 자체의 이웃한 뼈들과의 관계에서 각각의 손목 및 손허리뼈의 전방/후방 가동성을 평가한다.
2. 보다-제한된 방향의 최종범위에서 모든 동작-제한된 뼈를 잡고 유지한다. 부드러워지는 반응을 기다린다. 다시 확인한다.

움직임

- 환자의 손목을 수동적으로 굽히고, 펴며 옆으로 굽힌다; 각각의 위치에서 A/P 손목 가동성을 재확인하며 풀어준다.

(각별하게, 작은마름뼈, 손배뼈, 그리고 알머리뼈)를 포함한다. 앞서 언급한 듯, 알머리뼈는 손목터널에 대하여 각별히 곤란한 위치에 놓여있으며, 그러므로 그것이 각별히 후방 또는 손등의 방향에서, 최대한 가동적으로 유지되는 것을 확실하게 한다.

이러한 치료방법에 대한 변형법에 대하여, 당신이 A/P 손목의 움직임을 관찰하면서 환자의 손목을 수동적으로 굽혀보고, 펴보며, 옆으로 굽혀볼 수 있다. 손목터널이 손목 폄과 함께 좁아지는 경향이 있으므로, 펴진 자세에서 손목의 가동성을 확인하는 것이 중립의 손목 위치에서 놓치기 쉬운 제한을 드러내줄 것이다.

덧붙이면, 손목뼈들의 몸쪽열은 손과 팔의 뼈들 사이에서 움직임을 위해서 필요한 적응성을 허용하도록 일반적으로 먼쪽열들보다 훨씬 더 많은 손목뼈-사이의 움직임을 보유한다. 먼쪽열에서 비교적 더 많은 안정성은 손목터널의 공간을 유지함에서 한 역할을 담당하지만, 결과적으로, 먼쪽열이 고정되며 가동성에서 감소되기 쉬울 것이다.

일단 A/P 손목뼈 가동성을 철저하게 확인하고 풀어준 후, 당신은 손목터널 자체가 가능한 열려진 상태를 확실하게 해주는 다음 치료법을 사용할 수 있다.

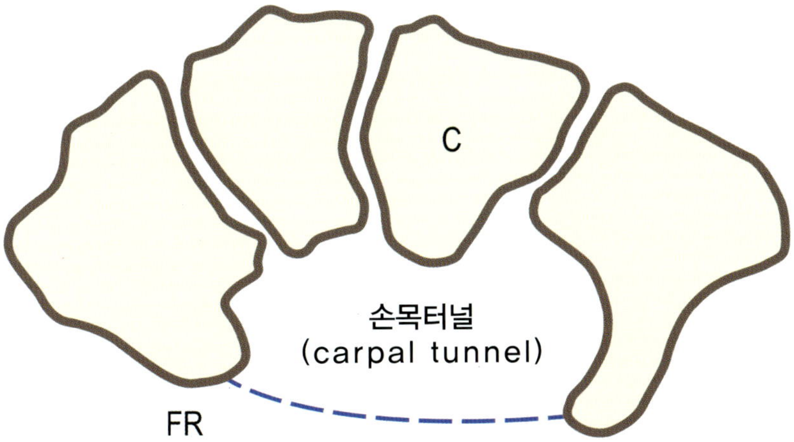

그림 15.4

단면 모습의 손목뼈와 손목터널의 먼쪽열. 손바닥 쪽에서, 굽힘근 지대는 FR로 명명된다. 알머리뼈(C)는 전방으로(장측면, 손바닥쪽으로) 고정되기 쉬우며, 그러므로 손목터널의 좁아짐에 기여한다.

가로아치 치료법

가로아치 치료법은 혼잡한 손목의 터널에서 좀 더 많은 공간을 열어주는 그리고 당신의 환자에게 그들이 자신들의 일상 활동에 돌아가서 이러한 공간을 유지하는 방법의 감각을 제공하기 위한 효과적인 방법이다.

우리는 활줄로 작용하는 굽힘근 지지띠와 함께, 활대를 형성하는 손목뼈의 이미지로 되돌아가야 할 것이다(**그림 15.4**). 많은 손목의 문제가 지나치게 평편해져 있는 활대(그러므로 그 내용물을 붐비게 만드는)로부터 나오므로, 우리는 그 활줄을 늘려주거나 스트레칭시키는 것을 피하고자 하며, 이러한 늘어남은 그 가로아치를 더욱 더 평편하게 만들 것이다. 이러한 이유에서, 신경혈관의 압박 증상을 보유한 환자에게서 굽힘근 지지띠 바로 위에서 직접적인 치료를 피하는 것 최선이다. 대신에, 손목뼈 — 사이의 관절의 배측면(손등쪽)에서 더 많은 공간을 만들어줌에 의하여 그 아치의 "첨부"(손등)을 위로 열어주고 벌려주는 방법을 찾아본다.

환자의 교육

이러한 치료법은 두 단계로 이루어진다: 당신이 자신의 환자에게 시행하도록 지도하는 교육의 단계, 그리고 손을 댄 도수치료의 방법.

환자에게 자신의 손 전체적으로 감쌀 수 있는 공을 주며 — 아마도 테니스공이 대부분의 성인에게서 적합한 크기가 될 것이다. 환자에게 그 공과 자신이 얼마나 많은 접촉면을 만들 수 있는가 살펴보도록 요청한다(**그림 15.5**). 이러한 시점에서, 대부분의 사람들은 그 공을 강하게 쥐어짜듯 잡을 것이며, 이것은 당연하게 그 공과 손의 더 많은 접촉을 만들게 되겠지만, 그것은 또한 손을 긴장시키고 손목터널을 혼잡하게 만든다. 우리는 불필요한 긴장감이나 폐쇄

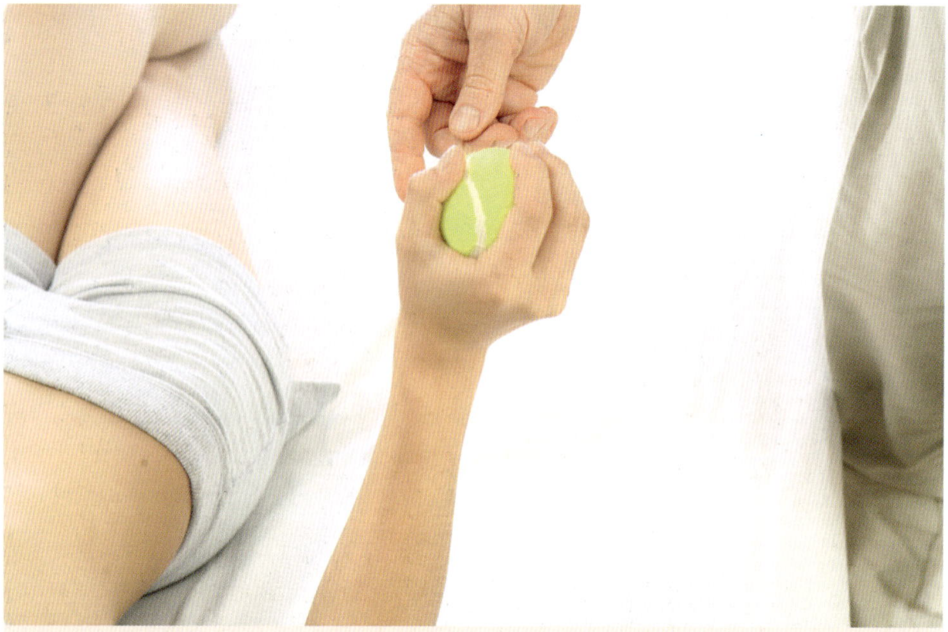

그림 15.5
가로아치 치료법은 당신 환자 손의 오목한 모양을 유지하도록 테니스 공을 사용한다. 당신의 환자가 강하게 쥐어짜기보다는 부드럽게 잡기에 의하여 전체 손바닥이 공과 접촉하도록 만드는 실험에 참여하도록 초대한다.

핵심 정리 : 가로아치 치료법

적응증은 다음을 포함한다:

- 특히 손목의 폄에 의하여 심해질 때, 손목터널과 신경혈관의 압박 증상을 포함하는, 손목 또는 손의 비가동성이나 통증

목적

- 가로 아치의 적응성과 손목터널의 깊이를 확보한다.
- 각별히 손목 폄에서, 손목터널의 깊이에 대한 환자의 고유수용성 감각을 개선한다.

방법설명

1. 본문에서 설명된 것처럼, 공을 사용해서 환자의 고유수용성 감각을 교육한다.
2. 아치의 깊이를 증가시키고 고유감각수용 작용을 강화시키도록 손등쪽 손목뼈 사이의 관절에서 인대들을 부드럽게 치료한다.
3. 완전한 자뼈 쪽 및 노뼈 쪽 굽힘과 마찬가지로, 완전한 손목 폄에서 적절한 손목뼈/자뼈 가동성에 대한 모든 제한을 평가하고 풀어준다.

움직임

- 환자의 손목을 수동적으로 굽히고, 펴며 옆으로 굽힘 시키고; 각각의 자세에서 손등쪽 손목뼈사이의 그리고 손목뼈/자뼈 가동성을 다시 살펴보며 이완시킨다.

가 없는 심부 가로아치를 만들고자 하는 것이며, 그러므로 당신의 환자에게 쥐어짜듯 잡는 대신 자신이 그 공과 접촉에서 자신의 손의 더 많은 표면을 접촉하도록 자기의 손을 이완했는가 살펴보도록 요청한다. 환자에게 이것을 시험해볼 시간을 주며; 환자가 그 상태를 유지하도록 도와준다면, 환자는 자신이 그 상태로 유지하면서 점점 더 많은 섬세함과 가능성을 알아채기 시작할 것이다. 그것은 이러한 운동에 대한 환자 신체의 반응의 부분으로 환자의 관심을 유도하도록 도울 수 있을 것이며 — 손이 공 주위에서 이완할 때, 양 어깨는 전형적으로 내려가며, 호흡은 깊어지고, 턱은 벌어지게 될 것이다. 이것을 자신에게도 시도해보라; 꽉 잡거나 쥐어짬이 없이 당신의 얼마나 많은 부분에서 테니스공과의 접촉을 만들 수 있는가?

이것은 누구에게도 유용한 운동이지만, 환자가 손목터널 증후군에 직면해있다면, 당신은 이러한 방식에서 환자의 손이 이완되며 둥그렇게 유지하도록 허용하는 연습이 환자의 손목터널 증후군의 통증, 약화 그리고 감각둔화를 유발시키는 손목의 혼잡함을 완화시키도록 도울 수 있을 것이다(2).

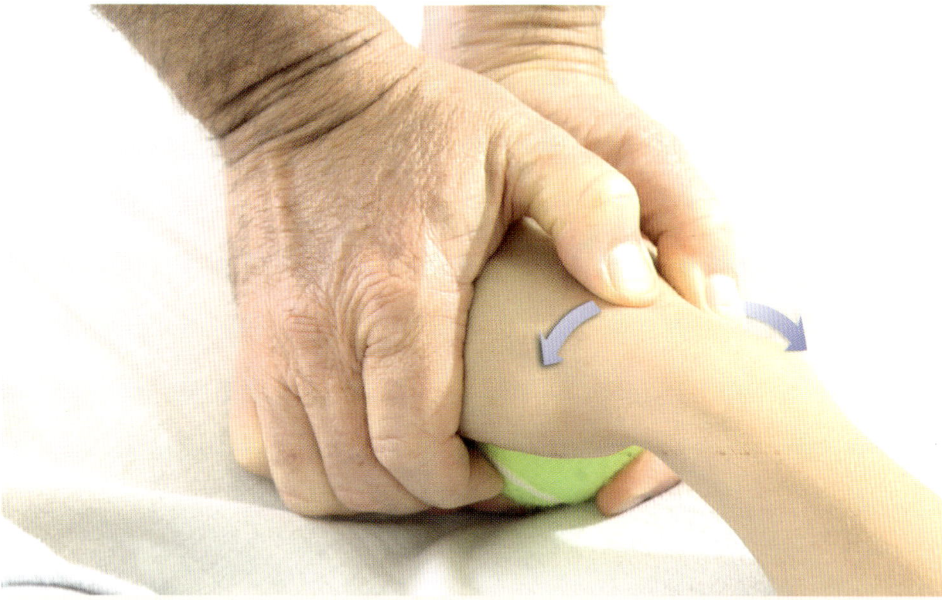

그림 15.6

손등의 손목뼈들 사이의 관절에서 가쪽 벌어짐을 도와준다. 단순하게 표면 위에서 미끄러지기보다는, 화살표 방향에서 치료하며, 뼈의 가동성에서 변화에 대하여 감지해본다.

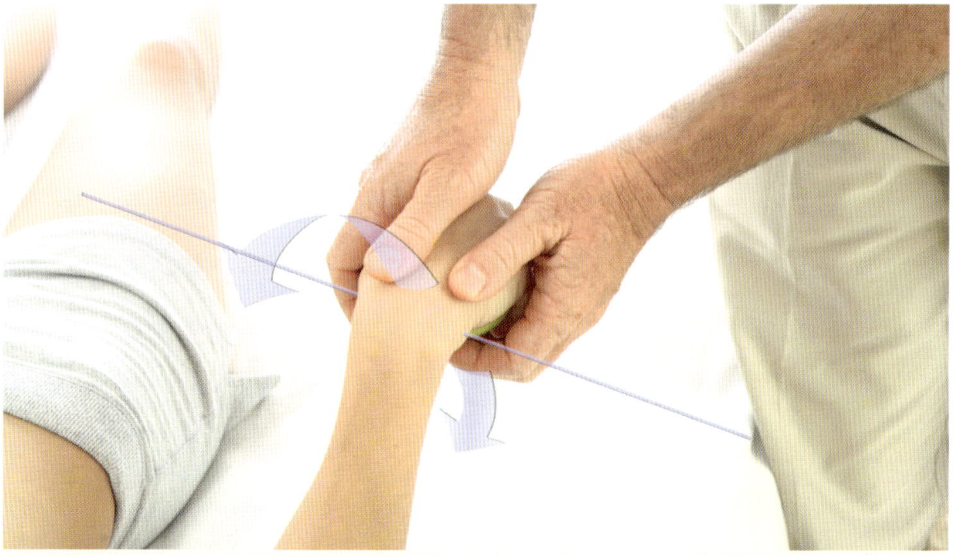

그림 15.7

여전히 환자의 손에 공을 잡은 채, 가로아치 치료법으로 수동적인 손목 움직임을 추가한다. 이것은 당신에게 손목의 손등부분이 다양한 자세에서 넓게 유지될 수 있다는 것을 확인하도록 도와준다. 손목 굽힘/폄(그림에서 표시), 양쪽 옆으로굽힘 그리고 그 동작들의 조합 등을 확인한다.

손을 사용한 도수치료

이러한 치료법의 손을 사용하는 단계에서, 당신의 환자에게 위에서 설명한 이완된 방법으로 공을 잡도록 요청한다. 이어서, 환자의 손을 공의 모양에 맞추어서 형태를 만들어보도록 당신의 양쪽 엄지손가락이나 다른 손가락들을 사용하며 — 당신은 환자의 손에서 오목한 가로아치로 이완하기 어려움을 보이는 부위를 찾아보거나 느껴볼 것이다. 각별히, 손목의 후면 또는 손등쪽에서 손목뼈들 사이의 약간의 벌어짐이나 부드러움에 대하여 느껴본다. 이러한 중요한 공간으로 고유수용성 작용을 강화시키며 가동성을 가져오도록 손목뼈-사이의 관절들에서 그 인대를 부드럽게 치료한다(**그림 15.6**).

손목 "문지르기(scrubbing)" 치료법에서처럼, 당신은 수동적인 손목 동작을 추가함에 의하여 가로 아치 치료법의 변형법을 시행할 수 있다(**그림 15.7**). 설명한 것처럼 그 치료법을 시행하는 동안, 환자의 손목을 폄으로 부드럽게 가져가며, 넓게 유지하는 손목의 뒤쪽(손등)의 능력에 대하여 느껴보며; 즉, 심부 손등의 손목뼈-사이의 관절에서 측방 이완에 대하여 느껴보라. 완전한 가로아치를 만들도록 도와주기 위해서, 자뼈 위에서 중간 손목뼈들이 후방(손등)으로 움직이도록 허용하는 반면, 손목의 가쪽 모서리는 그 공 주위에서 전방으로 감싸잡도록 도와준다. 손목뼈들의 몸쪽열과 먼쪽열 사이의 관절에 의하여 이루어진, 중간-손목의 관절들에서 굽힘과 폄에 대하여 느껴보라. 자뼈의 그리고 노뼈의 편위인 양쪽 옆으로 "여왕의 손 흔들기(royal wave)"는 주로 자뼈 손목의 관절에서 발생하며, 이러한 움직임 중, 당신은 통합되었지만 유연한 단위로 움직이는 건강한 손목의 움직임을 느낄 수 있다. 이러한 동작의 각각을 그리고 그것들의 조합을 확인하며, 손에서 필요한 오목한 모양을 막고있는 것으로부터 모든 물렁조직 제한을 느껴보고 이완해준다.

우리 자신의 이야기

마치 구두수선공의 신발없는 아이들처럼, 손을 사용한 도수치료사처럼, 우리는 손과 손목의 가동성을 무시하는 경향이 있을 수 있다. 우리가 우리들의 일에서 자신의 손을 너무도 많이 사용하므로, 우리는 각별하게 우리 자신의 손목 관절에서 가동성을 상실하기 쉬울 것이다.

여기에서 설명한 치료의 형태를 받음은 상당한 예방적인 유지법이 되며, 이것은 당신의 치료의 질적인 면을 보다 증대시킬 수 있다. 상실된 가동성이 과도한 증상을 유발하거나 유발하지 않을 지라도, 이것은 당신의 접촉이 환자에게 보다 딱딱하게 더욱 경직되게 그리고 보다 불편하게 느껴지는 원인이 될 수 있다. 이것은 또한 당신의 민감성과 능숙함을 손상시킬 것이다. 당신의 치료는 좀 더 적응력이 좋은 손목관절들과 함께 더 좋을 것이다.

우리는 뼈와 뼈의 연관성에 대하여 우리의 논의를 집중했다. 물론 손목 문제와 손목터널 증후군에서 많은 요소들이 존재하겠지만, 그것과 함께, 여기에서 우리가 설명한 이 두 가지 치료법은 당신이 손, 손목, 손목터널 문제들에서 훨씬 더 좋은 결과를 성취하도록 도울 수 있을 것이다. 당신 스스로가 그 방법을 받아들임에 주저하지 말아라.

참고문헌 (References)

[1] There are many good sources for more information about carpal tunnel issues, diagnostic tests, and compression symptoms. Two classics are:

- Cailliet, R. (1996) *Soft Tissue Pain and Disability 3rd edition*. Philadelphia: F.A. Davis, p. 310–329.
- Cailliet, R. (1994) *Hand Pain and Impairment 4th edition*. Philadelphia: F.A. Davis, p. 176–186.

[2] Thanks to Rolfers Judith Aston and Siana Goodwin for their ideas and influences seen in the "ball" technique.

그림 저작권 (Picture credits)

Figures 15.1 and 15.3 courtesy Primal Pictures. Used with permission.
Figure 15.4 courtesy Advanced-Trainings.com (after Kapandji)
Figures 15.2, 15.5, 15.6 and 15.7 courtesy Advanced-Trainings.com

스터디 가이드

손목과 손목뼈들

1. 다음 문항 중 손목의 과가동성에 대한 가능한 기여요소로 정리되었던 것은 무엇인가?
   a. 관절염적 상태
   b. 수술
   c. 물렁조직 적응성
   d. 손상

2. 본문에 다르면, 조직의 어떤 유형이 손목의 가동성 검사법에서 치료사의 느낌이 되는가?
   a. 인대
   b. 근육
   c. 골막
   d. 뼈

3. 손목터널의 좁아짐에 대한 한 가지 기여요소로서 본 저자는 어떤 뼈를 골라내었는가?
   a. 알머리뼈
   b. 큰마름뼈
   c. 손배뼈
   d. 콩알뼈

4. 본문에 따르면, 어떠한 위치에서 손목터널이 가장 혼잡하게 되기 쉬운가?
   a. 굽힘
   b. 옆굽힘
   c. 폄
   d. 돌림

5. 가로 아치 치료법의 환자 교육의 단계에서, 공(ball)의 기능은 무엇인가?
   a. 환자의 손을 마사지하기
   b. 가로아치를 깊게해주기
   c. 손목 근육을 강화시키기
   d. 손목 근막을 구분해주기

정답은 www.Advanced-trainings.com/v1key/에서 확인하라.

엄지두덩 16

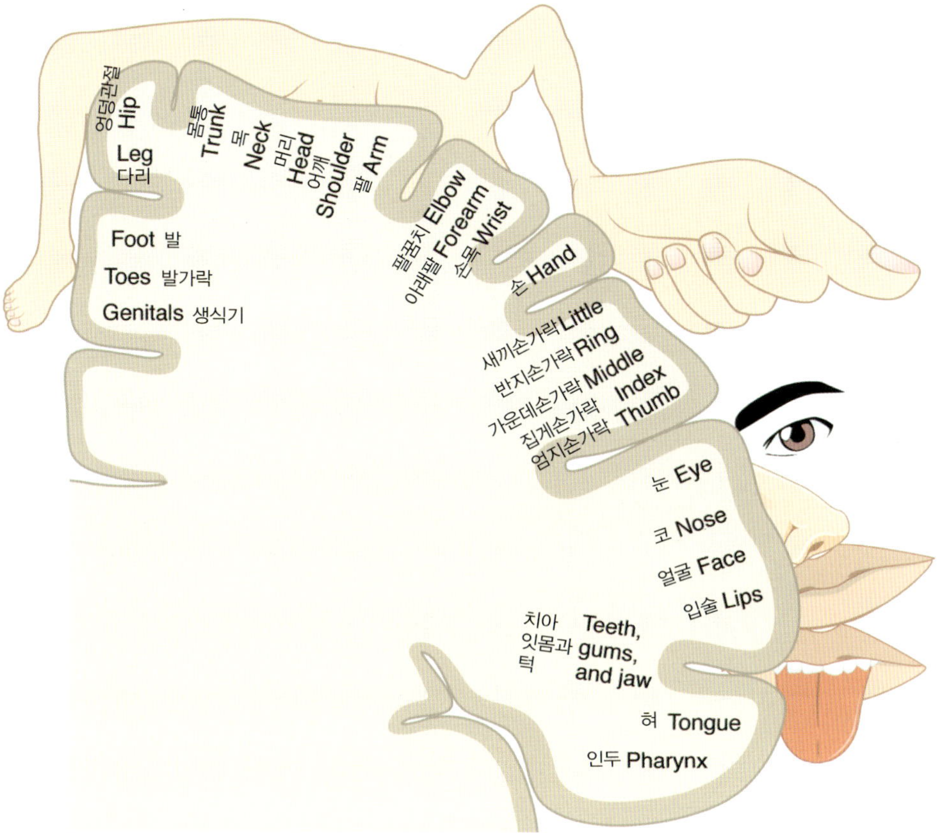

그림 16.1

엄지손가락은 두뇌 안에서 커다랗게 나타내며 — 감각의 난쟁이 특대형의 비율은 엄지손가락 감각을 처리하는 것을 표시한다. 이것은 엄지손가락을 매우 민감하고, 능숙하고 통증이 있을 때 무시할 수 없는 것으로 만들게 된다.

엄지손가락에 대한 우수성에 감사한다. 엄지의 독특한 맞섬작용은 우리가 쥐고, 잡으며, 쥐어짜고, 조작하는 것을 허용한다. 엄지의 엄청난 근력은 우리의 쥐기에 대하여 강한 힘을 제공하고 엄지의 비교할 수 없는 민감성(엄지의 감각작용에 받쳐진 두뇌의 커다란 부분에 의하여 비교된)은 우리가 질감, 크기 또는 압력에서 아주 미세한 차이도 느낄 수 있도록 도와준다(**그림 16.1**).

엄지손가락은 너무도 빈번하게 과도하게 사용될 만큼 여러 분야에서 너무도 훌륭하며, 조직과 관절 자극, 통증 그리고 궁극적으로 손상을 유발하게 된다. 예를 들어, 작은 장치의 글자판의 증가하는 사용은 엄지손가락이 글자입력, 이메일 그리고 트위터 등을 입력하도록 필요해진 보다 어색하고, 반복적인 움직임 패턴에서 이전보다 훨씬 더 활동적이 되었음을 의미한다(**그림 16.2**). 우리의 분야에서 일부 치료사들은 이것을 사업의 기회로 삼아서, 자신들의 고객들에게 지나친 엄지손가락 글자입력의 좌상과 통증을 덜어주도록 고안된 "안드로이드 엄지손가락," "아이폰 엄지손가락." 그리고 "게이머의 엄지손가락" 도수치료의 손 치료법 서비스를 제공하고 있다.

그렇지만, 도수치료사들 자신이 당연하게, 엄지손가락에 대한 과도한-의존에 취약하며 — 우리의 발전된 근육근막성 치료법 세미나에서 우리는 매 워크샵마다 엄지손가락 과사용의 영향을 받고 있는 치료사들을 보게 되며, 때로는 이러한 사례가 심각했다 *(지나친 엄지손가락 사용을 회피하기 위한 드문 방법을 위해 아래에서 몇 가지 경험상의 법칙을 참고하라).*

엄지손가락의 구조는 엄지에 특수한 성질을 부여하며, 특징적인 취약성에 대하여 엄지를 미리 약하게 만든다. 엄지손가락의 관절은 모든 손가락들 중

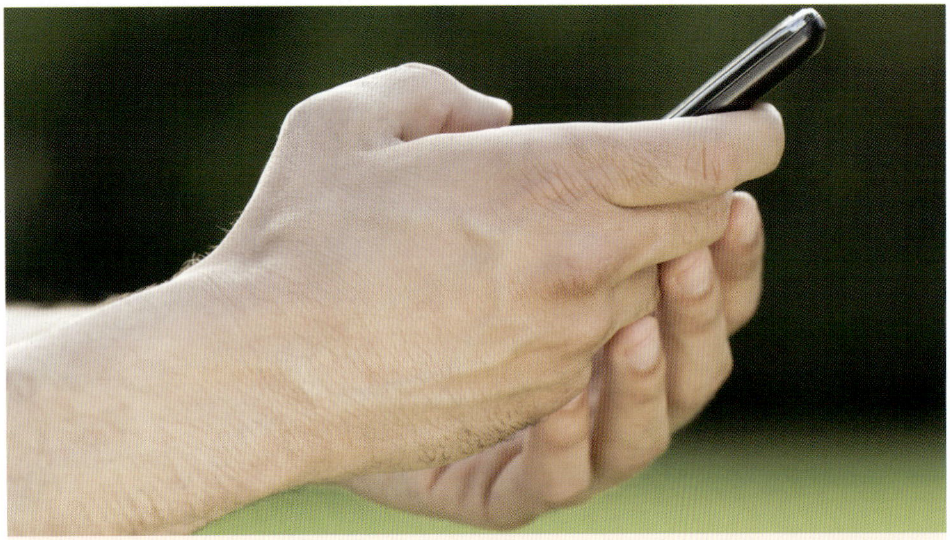

그림 16.2
"안드로이드 엄지손가락"은 작은 글자판과 조절기의 지나친 사용으로부터 생기는 점점 더 일반화되는 엄지손가락/엄지두덩 통증 및 자극에 대한 또 다른 명칭이다.

에서 가장 가동적이며, 엄지손가락에 자체의 특징적인 맞섬기능과 적응성을 제공한다. 다른 손가락들처럼, 관절 인대가 일부 안정성을 제공하지만, 엄지의 고도로 가동적인 관절들로 인해서, 엄지손가락은 자체의 안정성의 대부분을 협조된, 능동의 근육성 긴장으로부터 얻게 된다. 엄지손가락의 근육들은 마치 나무기둥이나 돛대 주변의 버팀줄처럼, 엄지 주위의 모든 방향에 놓인다(**그림 16.3**). 더욱이 이러한 근육들은 쉴 틈이 없으며; 이러한 근육들의 긴장력으로부터 엄지손가락의 안정성 대부분이 나온다는 것을 가정하면, 대부분의 엄지손가락 근육들은 대부분의 엄지손가락 움직임 동안에 활성화된다(1). 우리의 엄지손가락이 피곤해지는 것은 당연하다.

몇 가지 경험의 법칙

지속적인 엄지손가락 사용을 위한 몇 가지 원리가 존재한다:

- 당신의 엄지손가락을 사용하기 위한 최선의 방법은 통상 엄지 대신 다른 무엇을 사용하는 것이다. 가장 적절한 엄지의 대용품은 당신의 팔꿈치, 느슨한 주먹(그림 16.9) 또는 관절마디 등과 같은 뼈의 융기부가 된다. 실제 임상과 독창적인 자세잡기로, 이러한 도구들의 어느 것도 당신의 엄지손가락처럼 특정적일 수 있다.
- 당신의 엄지손가락 관절의 어디에서든 젖힘(과도한 폄)을 피한다. 젖힘은 안정적으로 느껴질지라도, 이러한 안정성이 당신의 관절인대와 관절주머니를 그것의 최대 길이까지의 스트레칭에 의존하며, 이것은 시간의 경과와 함께 그 조직들을 느슨하게 만든다. 이것은 줄어든 안정성으로 그리고 궁극적인 통증으로 이끌린다.
- 중립의 관절 자세가 좋으며; 각각의 엄지손가락 관절에서 약간의 굽힘을 유지하는 것은 더욱 좋다. 당신 손바닥의 강력한 굽힘근들을 사용함은 당신의 엄지 관절들과 인대들을 받쳐줄 것이다. 만약 이러한 자세잡기가 익숙하지 않다면, 당신이 필요한 굽힘근 근력을 발달시켜 가므로, 당신은 이 자세를 점차적으로 연습할 필요가 있을 것이다.

실제로 많은 근력이 필요한 것은 아닐지라도, 어느 정도의 근력은 반드시 필요하며, 당신이 약간 굽인 엄지로 치료하는 것에 익숙하지 않다면, 관여된 근육은 처음에 지극히 약할 것이다.

- 통증이나 불편함은 무엇인가 잘못되었다는 신호이다. 만약 당신의 엄지나 손이 어떤 치료법을 사용함에서 아프다면, 그 치료를 다른 방법으로 시행한다. 이것은 당연한 것처럼 들리지만, 우리 대부분은 우리가 환자의 치료에 집중할 때 우리 자신의 편안함에 대하여 잊어버린다.
- 일부 치료사들은 손으로 드는 도구나 엄지 부목고정이 유용하다고 보았다. 나는 그렇게 생각하지 않지만 당신은 그럴 수 있다. 손으로 잡는 도구를 사용할 때, 당신이 도구를 사용하며 조금 줄어든 직접적인 촉각적 피드백을 보유하기 때문에, 당신 환자의 언어적인 그리고 비언어적 신호에 당신이 정확하게 익숙함을 확실하게 한다.
- 엄지손가락이 정말로 유용하며 대체할 수 없는 몇몇 부위를 위해서 엄지손가락을 아껴준다. 신체 치료와 관계없는 몇 차례의 엄지손가락 손상 이후에 그리고 도수치료 임상의 30년이 지난 후에도, 나는 여전히 몇 군데 필요한 부위에서 나의 엄지손가락을 지극히 편안하게 (말이 씨가 되지 않기를!) 사용하고 있다. 엄지두덩 치료법에 더해서, 나는 내 자신의 엄지손가락을
  1) 엉덩허리의 인대;
  2) 무릎(반달 인대, 무릎뼈아래 지방 패드, 그리고 무릎뼈 힘줄);
  3) 엉치결절의 인대(12장, 엉치결절간 인대를 참고) 등에 대한 치료에서 사용하지만 — 다른 곳에서는 거의 사용하지 않는다. 이것은 내가 그것들을 (엄지손가락)을 아껴두도록 만드는 그 방식이다.

"엄지손가락(thumb)" 단어의 기원은 인도-유럽의 단어인 tum 또는 "부어있는(swelling)"에서부터 〔이 단어는 우리에게 "종양(tumor)"과 "넙다리(thigh)"를 전해준다.〕 전해진 고대 영어 단어인 thūma로 거슬러 올라간다. 엄지손가락의 사례에서 부어있음은 그것의 둥근 모양인 것으로, 또는 엄지손가락의 둥글어진 엄지두덩(엄지손가락의 시작부분에서 손바닥의 근육성 부위)인 것으로 생각된다. 엄지두덩은 종종 엄지손가락의 과사용과 반복적인 좌상의 예봉을 받아내는 부위가 되므로, 내가 우리의 논의를 집중시킬 부위는 바로 여기이다. 이것에 대하여 최소한 두 가지 이유가 존재한다:

1. 엄지두덩이 손가락-대-엄지손가락 잡기(맞섬 기능)에서 포함된 주요 근육들을 담고 있기 때문에, 작은 장치나 세밀한 도구들(치과의 세공물, 전자산업계, 손 글씨 기타 등등)의 반복된 또는 오랜 사용을 포함하는 동작이나 직업은 엄지두덩의 과도한 발달, 피로 그리고 통증과 연관될 수 있다.
2. 엄지두덩의 세 개의 구성 근육(짧은 엄지맞섬근, 짧은 엄지굽힘근, 엄지맞섬근)이 엄지손가락의 가장 두꺼운 근육들의 몇 가지이기 때문에, 엄지두덩 역시 손바닥-대-엄지손가락 쥐기 강도의 핵심 근력을 제공한다〔예를 들어, 망치, 삽 등과 같은 커다란 도구를 사용할 때 또는 도수치료 방법들에서 비틀기(squeezing) 또는 니딩(kneading)을 포함하는〕.

손목터널과 연관성

엄지두덩의 과사용 역시 신경근육의 압박 그리고 손목터널 증후군의 증상 등과 밀접하게 연관된다(손, 손바닥 또는 손목 등의 통증, 감각둔화 그리고 찌릿찌릿함 등과 같은). 그 근육들의 세 개 모두가 손목터널의 굽힘근 지지띠와 직접적인 결합조직 연속성을 보유하기 때문에(**그림 16.4**), 엄지두덩 근육들의 반복된 또는 심한 사용은 이러한 손목 인대의 긴장, 좌상 또는 단축에 기여할 수 있으며, 이것이 손목터널의 공간을 좁히게 되며 그 내용물들을 압박할 것이다.

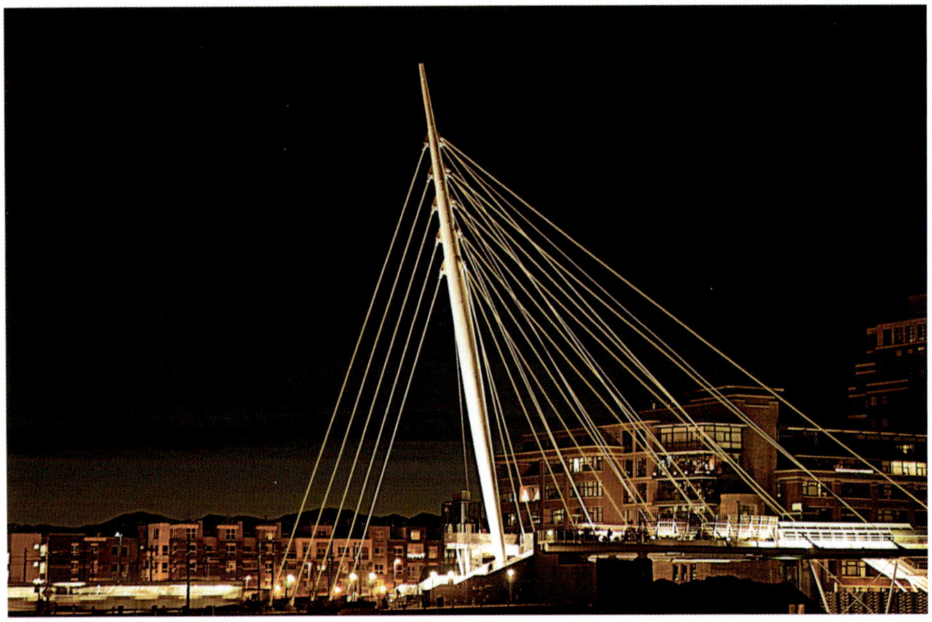

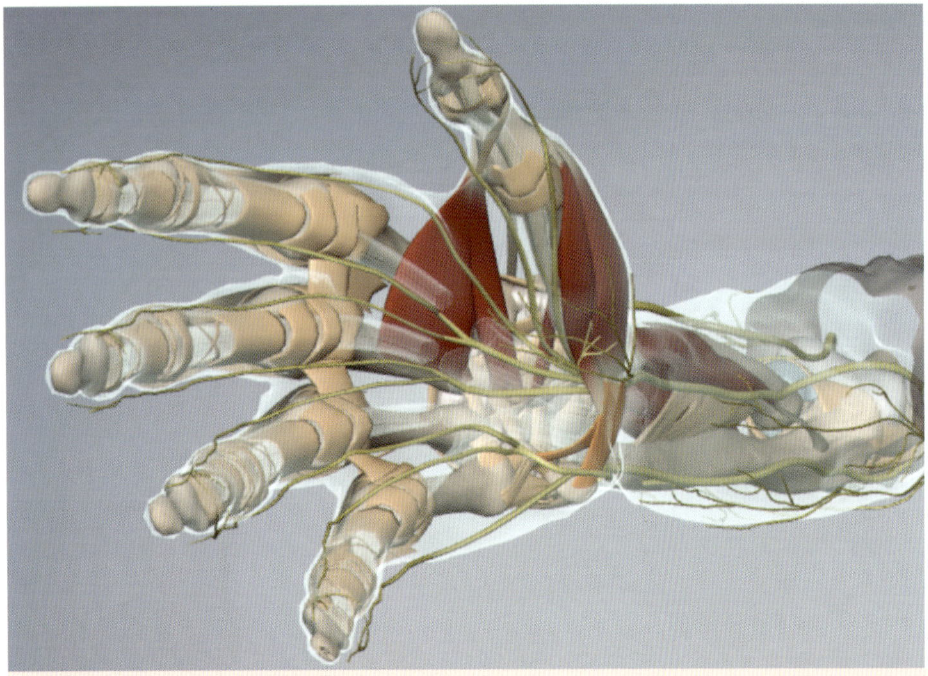

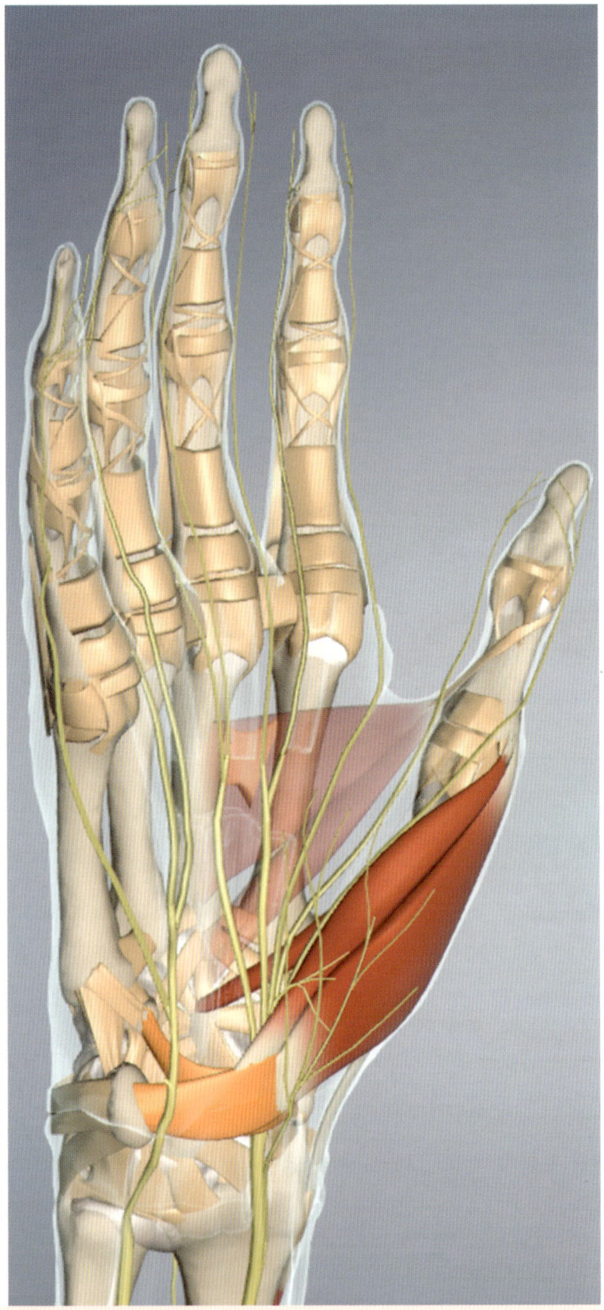

그림 16.3/16.4/16.5

엄지의 근력과 안정성은 가장 심부에 놓인 짧은 엄지손가락 모음근(그림 16.4에서 반투명)과 함께, 엄지두덩 근육들(그림 16.4와 16.5)의 버팀줄-비슷한 배열로부터 나온다. 또한 그림 16.5에서, 손목터널의 굽힘근 지지띠(오렌지색)와 함께 엄지두덩의 근육들의 연속성도 주목하라. 정중신경(오른쪽)과 노신경(왼쪽)도 역시 그림으로 제공되었다.

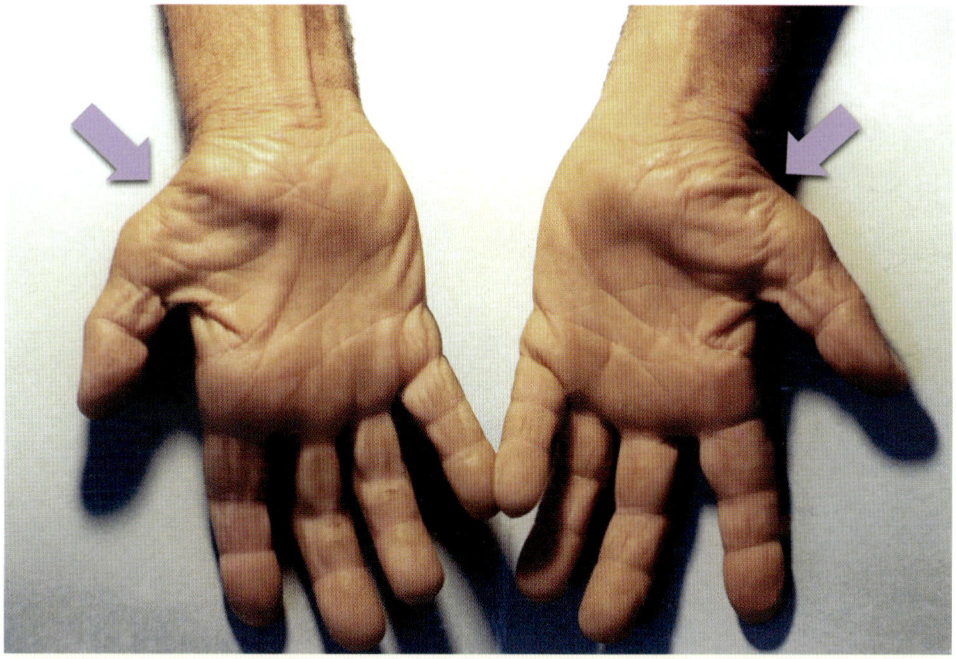

그림 16.6
치료되지 못한 정중신경 압박의 결과로서 엄지두덩/짧은 엄지손가락 굽힘근 위축(화살표).

이러한 엄지두덩/손목터널 연계성은 양방향 모두에서 작용하며 — 엄지두덩 근육들은 손목터널 압박의 원인이 될 수 있으며, 터널의 압박은 엄지두덩 통증을 유발할 수 있다. 대부분의 손바닥 근육들이 노신경(이 신경은 손목터널을 통해 지나가지 않는)에 의하여 신경이 분포되는 반면, 엄지두덩의 근육들은 전형적으로 정중신경〔이 신경은 당연히 손목터널을 통해서 지나가는(**그림 16.4**)〕에 의하여 분포된다. 이러한 정중신경의 압박은 손목터널 증후군의 통증에 대하여 가장 일반적인 원인인 것이다(15장, *손목과 손목의 뼈*들을 참고). 사실, 엄지두덩 통증은 정중신경 압박의 가장 일반적인 결과 중 하나인 것이며, 이러한 근육들(각별히 짧은 엄지맞섬근의; **그림 16.6**)의 위축은 해소되지 않은 손목터널 신경혈관성 압박의 가능한 오래된 결과인 것이다. 엄지두덩의 직접적인 근육근막성 도수치료는 손목터널 압박 증후군을 완화시키는 것으로 일화적으로 관찰되어 왔지만(1), 당신이 여기에서 통증을 동반하는 위축을 보게 된다면, 재활치료 전문가에게 의뢰하는 것이 보다 적절할 것이다. 정중신경 압박 증후군이 오로지 손목과 손 안에서만이 아닌, 경추부의 신경근으로부터 먼쪽으로 위팔 신경얼기를 거쳐, 팔, 팔꿈치 또는 아래팔등의 안에서처럼, 정중신경의 전체 경로를 따라서 어딘가의 압박과 연관될 압박과 연관될 수 있다는 것을 반드시 기억하는 것이 중요하다.

http:// advanced-trainings. com/v/aa05.html. 에서 엄지두덩 치료법의 비디오를 참조하세요

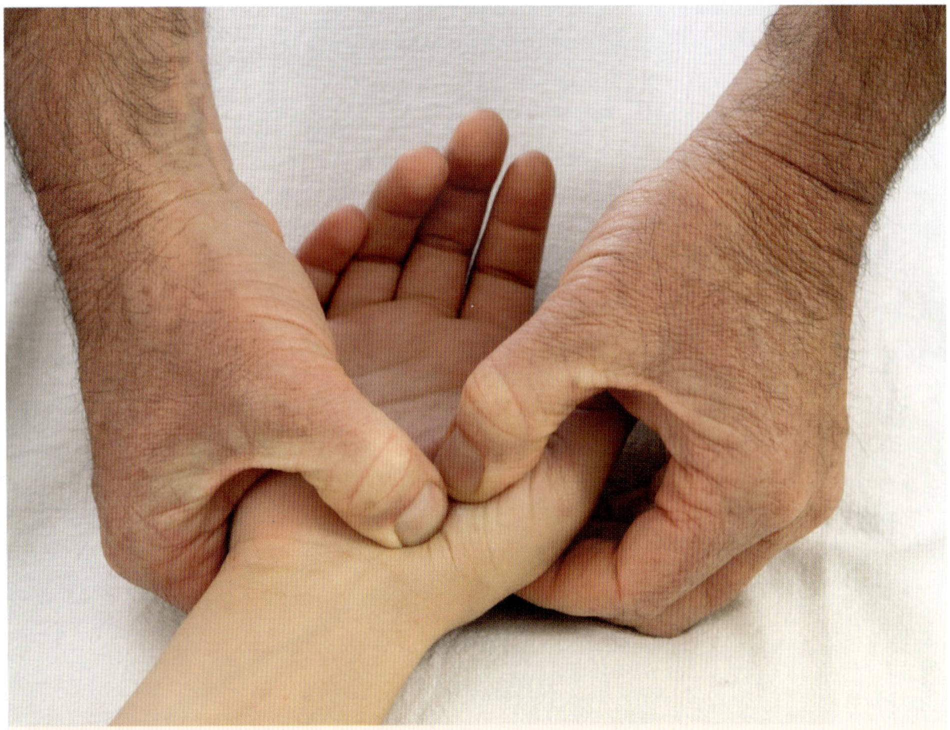

그림 16.7
엄지두덩 치료법. 엄지두덩의 구조 안으로 천천히 참을성 있게 치료한다. 조직 층들을 분리시키도록 환자의 능동 엄지손가락 및 손가락 움직임을 더해준다. 당신 자신의 엄지손가락의 개별 관절들에서 약간의 굽힘을 유지한다.

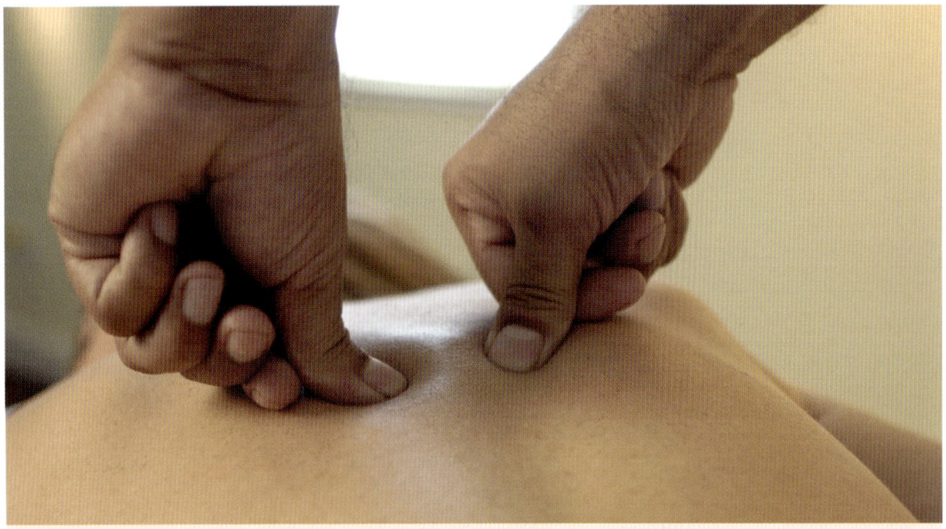

그림 16.8
엄지손가락 관절의 어떤 젖힘도 관절의 인대에 좌상을 유발할 수 있으며, 결국 관절 안정성을 감소시킨다.

엄지두덩 치료법

손목터널 증후군에 대하여 전반적인 관점을 유지하는 것이 각별하게 중요한 반면, 이러한 증후군은 우리가 반드시 엄지두덩을 치료해야 하는 그 유일한 이유가 아닌 것이다. 자신의 손을 사용하는 거의 모든 사람은 엄지손가락 시작부위의 구조에 대한 집중적인 국소적 치료에 진정으로 감사할 것이다.

엄지두덩 치료법의 첫 번째 변형방법(**그림 16.7**)은 손바닥의 다양한 층안으로 느껴보고 이완하도록 치료사의 엄지손가락을 사용하는 것이다. 편안하고 적절한 방식에서 자기 자신의 엄지손가락을 사용해야 한다는 것을 반드시 명심한다. 각별히, 자신의 엄지손가락 관절의 각각에서 약간의 굽힘이라도 유지함에 의하여 모든 젖힘을 반드시 피한다.

손바닥의 중심부에서부터 바깥으로 향해 치료하며, 손바닥 근막의 표면에서 시작해 층층이 점점 더 깊게, 당신이 엄지두덩 내부로 깊게 도달할 때까지 치료한다. 비록 거기에서 약간의 미끄러짐이 포함될지라도, 마찰력 — 이것이 충분히 천천히 치료된다면 절대로 불편하지 말아야 하는 — 이 손바닥의 그리고 근육성의 근막에 대한 치료적 스트레칭을 제공할 것이므로, 나는 오일이나 로션의 사용을 제안하지 않는다. 항상 그렇듯 당신의 압박이 환자에게 지나치게 아프지 않도록 확인한다. 만약 환자가 당신의 치료 압박이나 속도의 결과로서 몸안의 어딘지 다른 곳에서 수축하고 있거나 꽉 쥐고 있다면, 당신은 스스로에 불리하게 치료하고 있는 것이다. 속도를 늦추고 그 층들이 풀어지도록 기다린다. 이렇게도 작은 부위가 차지하고 있는 뇌의 감각 영역이 얼마나 큰가에 대하여 다시 생각해보라(**그림 16.1**) - 서두룰 필요가 있는가?

일단 당신이 근막의 층들을 잡은 후, 느린, 능동의 환자 움직임을 요청한다; 예를 들면, "천천히 주먹을 펴고 다시 쥐세요," 또는 "엄지손가락을 벌리세요" 등을 포함한다. 이것이 당신의 압박 아래에서 조직

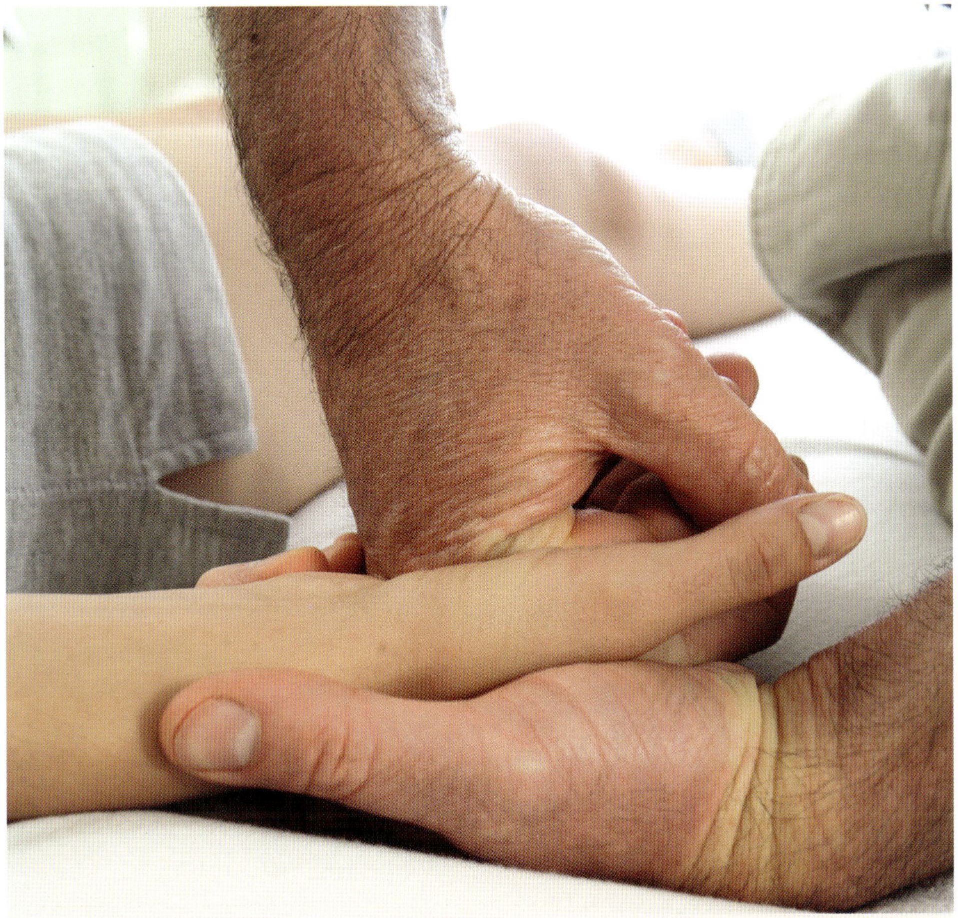

그림 16.9

느슨한 주먹의 관절마디를 사용하는 엄지두덩 치료법의 또 다른 변형법. 이완효과를 강화하도록 환자에게 자신의 주먹을 쥐었다 폈다 하도록 요청한다.

핵심 정리 : 엄지두덩 치료법

적응증은 다음을 포함한다:

- 손목터널 및 신경혈관의 압박 증후군을 포함하는 엄지손가락, 손 또는 손목의 통증
- "블랙베리 엄지손가락," "게이머의 엄지손가락," 또는 De Quervain 증후군 등과 같은 과사용 병변의 통증, 약화 및 구축

목적

- 엄지두덩과 손바닥의 근막, 힘줄 그리고 근육구조의 탄력성을 분리시키며 회복시킨다.

방법설명

- 엄지두덩의 조직을 고정시키도록 느슨한 주먹의 관절마디나 엄지손가락(조심스럽게)을 사용하며, 표면에서 시작해 깊이 치료해 들어간다. 치료사의 정적인 접촉 하에서 그 조직을 움직이기 위해서 능동적인 엄지손가락 폄과 모음을 동원한다.

움직임

- 능동의 엄지손가락 폄, 벌림 그리고 모음. "당신의 주먹을 쥐고 펴보세요," 또는 "마치 히치하이킹 하듯 엄지손가락을 펴보세요."

층들을 미끄러지게 만들며 분리시킬 것이며, 치료법의 강도에 대한 환자의 통제력을 주게 된다. 각각의 부위에서 표면층으로부터 심부층까지 엄지손가락 자체의 손바닥과 엄지두덩 근막 전부에 걸쳐서, 철저하게 치료한다.

엄지두덩 치료법(**그림 16.9**)의 두 번째 변형법도 유사하지만, 이것은 엄지손가락보다는 치료사의 느슨한 주먹의 관절마디를 사용한다. 느슨한 주먹이 꽉 쥐어진 것이 아닌 열려있는 것에 주목한다. 느슨한 주먹은 꽉 쥔 주먹보다 적응적이며 훨씬 민감하다. 느슨한 주먹에서, 손의 안정성은 잡고 있는 근육보다는, 팔, 손목 그리고 손허리뼈들의 배열상태에 의하여 성취된다. 이것은 손목이 반드시 중립자세나 약간 굽혀진 자세로 유지되어야 함을 의미하며; 당연히 엄지손가락 관절들처럼, 손목도 절대로 펴지지 말아야 한다.

당신의 치료하지 않는 손으로, 환자의 손을 아래로부터 감싸 잡는다(**그림 16.9**). 당신이 느슨한 주먹이 올바른 층들을 잡고 있도록 허용할 수 있도록 환자의 손의 위치를 세밀하게 조절할 수 있으므로, 이것은 당신에게 여분의 민감성과 조절력을 제공한다. 이완법은 당신의 느슨한 주먹의 MPJ 관절(손가락

의 시작부위에서 몸쪽 손허리뼈 손가락 관절)에서 시행된다. 이러한 관절마디가 그 첫 번째 방법에서처럼, 손의 층들 안으로 느껴보도록 사용된다. 주먹이란 보다 넓은 도구에서, 당신은 손바닥 근막의 더 큰 껍질을 고정시킬 수 있으며 — 당신이 일단 원하는 층을 고정시킨 후, 다시 환자에게 자신의 주먹을 능동적으로 벌리고 다물도록 요청한다. 그 첫 번째 방법처럼, 인내를 갖고 철저하게 치료하며, 이러한 방법을 전체 지절로, 전신으로, 그리고 전체-인간의 관점으로 포함시킨다.

증상이 계속된다면, 당신의 치료법에서 또는 환자의 습관에서 전환이 필요할 것이다. 엄지손가락이 그렇게도 많이 동작한다면, 당신은 자신들의 엄지손가락에 많은 것을 요구하는 직업이나 활동을 보유한 환자가 상태유지와 예방 기능에서 규칙적인 방식으로 이러한 형태의 치료가 필요하다는 것을 알게 될 것이다.

물론, 엄지두덩 치료법의 느슨한-주먹 방법이 신체치료사의 자가-치료에 각별히 적합하다. 자신의 하루 일과가 끝날 때 손을 치료대에 내려놓고 스스로의 느슨한 주먹(또는 팔꿈치)의 관절마디로 자기 엄지두덩 안으로 체중을 실어 누른다. 천천히 자신의 눌린 손의 주먹을 쥐고 펴고 반복하며, 엄지손가락의 모든 긴장과 피로를 풀어준다. 이것은 너무도 훌륭한 자신의 엄지손가락에 "수고했어요" 라고 조용하게 감사할 훌륭한 시간이다. 엄지손가락의 미덕에 감사한다.

참고문헌 (References)

[1] Austin, N.M. (2005). Chapter 9: The Wrist and Hand Complex. In Levangie, Pamela K.; Norkin, Cynthia C. Joint Structure and Function: A Comprehensive Analysis (4th ed.). Philadelphia: F. A. Davis Company.

[2] Goodwin, S. (2003) Carpal Tunnel Syndrome and Repetitive Stress Injuries. Massage & Bodywork, December/January.

그림 저작권 (Picture credits)

Figure 16.1 "1421 Sensory Homunculus" by OpenStax College - Anatomy & Physiology, Connexions. Licensed under CCA-SA 3.0.

Figures 16.2, 16.3 and 16.8 Thinkstock.

Figures 16.4 and 16.5 courtesy Primal Pictures. Used with permission.

Figure 16.6 modified from source image: "Untreated Carpal Tunnel Syndrome" by Dr. Harry Gouvas, MD, PhD. Licensed under Public domain via Wikimedia Commons.

Figures 16.7 and 16.9 courtesy Advanced-Trainings.com.

스터디 가이드

엄지두덩

1. 본문에서 엄지두덩의 근육들이 다음의 무엇과 직접적인 연결을 보유한다고 주장하는가?
   a. 손목의 잔기둥
   b. 노신경
   c. 굽힘근 지지띠
   d. 원엎침근

2. 본문에서 엄지손가락이 자체의 근력과 안정성을 어디에서부터 얻는다고 말하는가?
   a. 인대
   b. 뼈
   c. 근육
   d. 관절 주머니

3. 본문에 따르면, 감각둔화와 찌릿함과 함께 손, 손바닥 또는 손목 통증의 증상은 다음 무엇의 가능한 징후라고 하는가?
   a. 근육 저긴장도
   b. 신경혈관의 압박
   c. 관절 기능장애
   d. 손상된 인대

4. 본문에 따르면, 어떤 신경의 압박이 엄지두덩 통증에 포함되는가?
   a. 노뼈의
   b. 정중의
   c. 자뼈의
   d. 손목의

5. 엄지두덩 치료법을 시행할 때 치료사의 엄지손가락이 반드시 어떤 위치에 놓여야 하는가?
   a. 약간 펴진
   b. 젖혀진
   c. 약간 굽혀진
   d. 모아진

정답은 www.Advanced-trainings.com/v1key/에서 확인하라.

굳은어깨(동결견), 1부: 위팔관절오목 관절 17

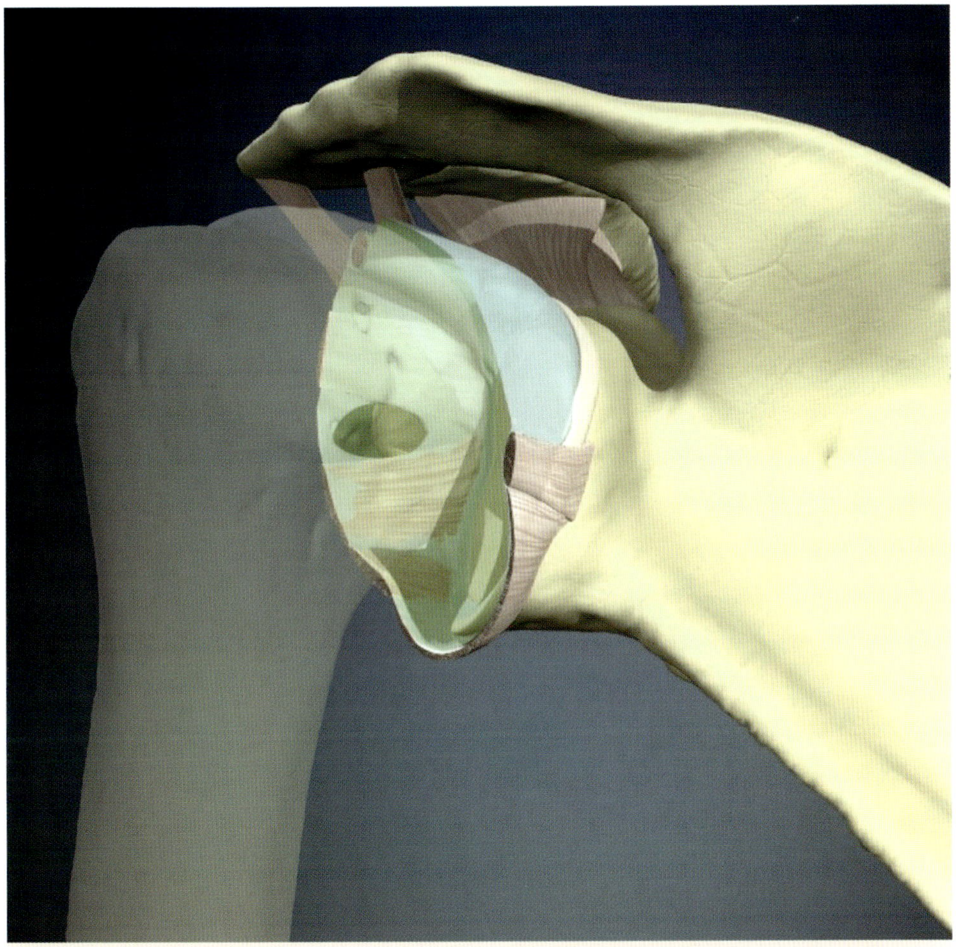

그림 17.1
어깨관절 뼈의 오목함(관절오목의 오목함)은 비교적 얕으며, 자체의 안정성을 관절주머니의 물렁조직, 인대(이 그림에서는 제거됨) 그리고 돌림근띠의 근육들로부터 얻게 된다.

팔은 움직여야 한다. 뻗고, 들고, 당기고; 매달리고, 흔들며, 밀어내고 — 일상생활 동작은 가동적인 어깨관절에 의지한다. 어깨관절이 필요로 하는 가동성의 수준을 제공하기 위해서, 어깨관절 뼈의 오목(위팔관절오목의 오목함)이 지극히 얕아야 한다. 엉덩관절의 절구와 유사하게 깊은 뼈의 오목함에 의지하는 대신에, 어깨관절은 자체의 안정성을 돌림근띠의 근육들과 함께 관절주머니 및 인대 **(그림 17.1)** 등과 같은 물렁조직들로부터 얻는다. 이러한 물렁조직은 안정성과 움직임의 필요한 균형을 허용하면서도, 여전히 그것들은 손상과 좌상에 대하여 취약하다. 이것은 어깨관절을 움직이도록 허용하고 받쳐주는 대신, 이러한 구조가 움직임을 제한하는 요인이 될 수도 있는 조직과 긴장도에서 변화로 결과한다.

때때로 명백한 손상이 없이도, 어깨관절 움직임은 지극히 통증을 보이며 제한된다. 이러한 경우, 그 관절주머니와 주변의 근막 층들은 염증화 되며 아프고, 그것들은 서로 간에 유착될 수 있다. 특발성의("알지 못하는 원인의") 동결견(또는 "유착성 관절낭염", 이것이 의학적으로 선호되는 용어임)은 전 인구의 3%에 영향을 미친다(1). 과거의 손상, 수술 또는 골절 등은 유착성 관절낭염의 발생의 개연성을 증가시킬 수 있으며, 여러 가지 비-외상적인 위험 요소들도 존재하며, 40세 이상이라는 것, 여성이라는 것(남성이 이환되는 것보다 여성에서 2배 정도 호발), 오랫동안 고정하는 것, 심장 질환의 존재, 파킨슨씨 병의 진단, 결합조직 질환, 수술, 당뇨 그리고 갑상선의 문제(여성에서) 등을 포함한다(2). 일부 사례에서, 자가 면역반응이 한 요인이 될 수 있다는 의견도 존재한다(3).

나의 개인적인 임상에서 나 자신의 비-과학적인 고찰은 "동결견"의 진단명과 함께 찾아온 사람들의 대부분이 본 장(그리고 이어지는 "돌림근띠" 장에서 제공한 방법들과 함께)에서 설명한 그 치료방법에 좋은 반응을 보였다는 것이었다. 많은(그렇지만 전부는 아닌) 사례에서, 우리는 그 방법으로 통증을 줄여주고 더 큰 가동성을 성취했다. 빈번하게 변화가 빠르며, 극적이었고, 오래 지속되었다.

별다른 변화가 없는 고치기 힘든 일부 사례는 대부분에서 비-외상적인 기원을 갖는 것으로 의미있게 보이며; 즉, 어깨관절 통증과 움직임 제한이 분명한 손상이나 구분할 수 있는 원인이 없이, 자발적으로 생겼다(의학적으로는 일차적인 또는 "선천적인" 동결견으로 알려진). 그러한 사례는 통상적으로 세 가지 단계를 거쳐 진행한다고 이야기 한다: "얼고 있는(freezing), 통증성의;" "얼어있는(frozen), 경직된;" 그리고 "녹고 있는(thawing)". 나의 경험에서, 더 많은 치료 또는 더 많은 직접적인 접근방식이 때때로 그 상태를 악화시키는 것으로 보이며, 치료 후 통증성의 반발로 이어지므로, 가장 많은 주의가 요구되는 것은 첫 번째의 가장 통증이 심한 단계이다. 중간의 "얼어있는" 단계는 전형적으로 가장 길며, 치료하기에 가장 해 볼만한 시기인 것으로 보이며, 그러므로 우리의 기대가 가장 적합한 것으로 필요한 것이 여기인 것이다. 다행인 것은 대부분의 사례에서, 일차적인 동결견은 회복의 시기에 호전을 보여주는 스트레칭, 손을 사용한 치료, 그리고 기타 단순한 자가-관리 연습과 함께 1에서 3년이 지나면 자가-해소되는 경향이 있다(4).

어깨관절 제한과 통증이 직접적인 가동증진법에서 우리의 노력에 효과를 보이지 않는, 환자들 중 일부에서 조차도, 빈번하게 어깨관절 통증과 제한의 후유증과 부작용을 개선하도록 도와줄 수 있었다. 동결견 환자들은 빈번하게 목부분 경직감, 두통, 그리고 등의 통증 등을 경험하며 — 그것들 모두는 어디에서든 우리의 도움에 긍정적으로 반응할 수 있다. 치료받지 못한다면, 이러한 병발하는 문제는 불면증, 우울증 그리고 통증성 피로 등으로 이끌릴 수 있으며, 어깨관절 자체에 대한 치료에 더해서, 동결견과 함께 나오는 그 문제를 처리하는 방법을 찾아볼 가치가 있는 것이다.

전략적으로, 나는 내 자신의 노력을 위팔관절오목의 벌림, 하방의 위팔 미끄러짐 그리고 위팔뼈의 돌림을 회복시키려고 집중했을 때 가장 큰 이완 효과를 확인했다. 이 장에서, 나는 이러한 동작을 회복시키기 위한 치료법을 설명할 것이다.

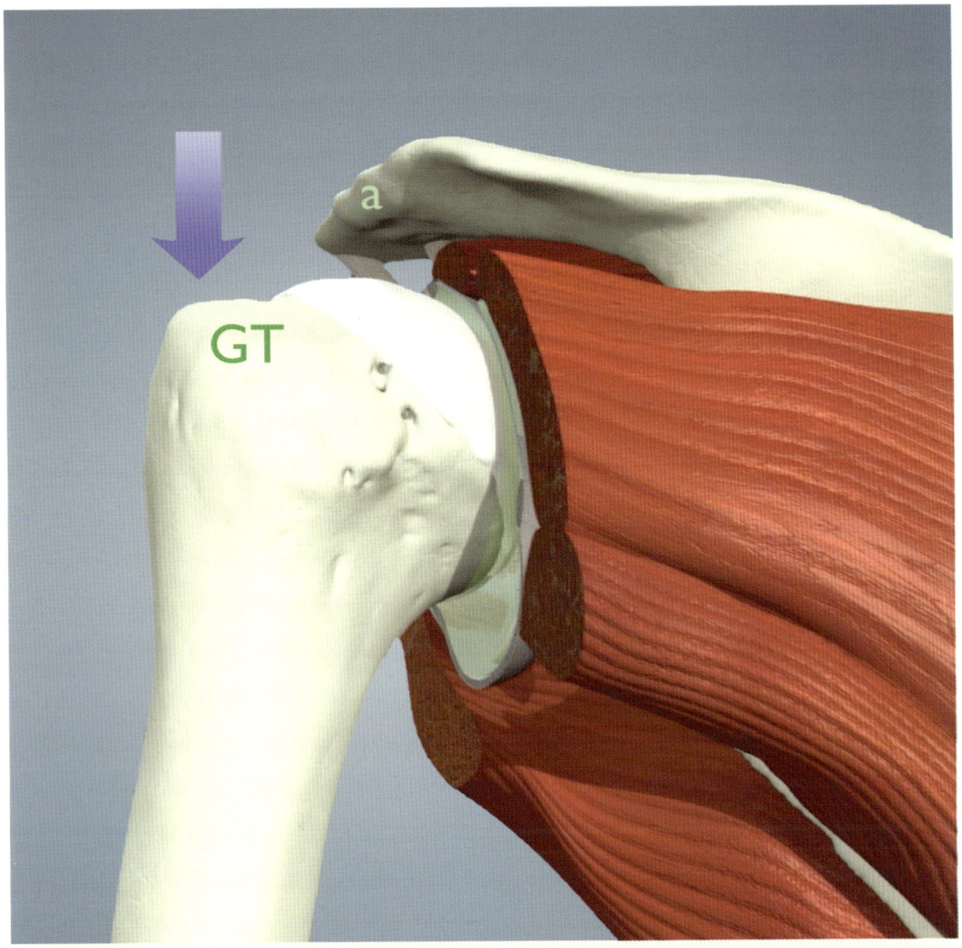

그림 17.2

하방 미끄러짐 치료법. 촉진에서 당신은 위팔뼈의 큰결절(GT)이 팔의 벌림과 함께 하방으로(화살표 방향) 움직이는 것을 느껴야 한다. 이러한 하방 미끄러짐이 상실될 때, 큰결절은 어깨봉우리(a)로 타고 올라갈 것이며, 벌림을 제한할 것이다.

위팔뼈의 하방 활주 치료법

평가

위팔관절오목의 벌림 또는 팔을 옆으로 밖으로 가져가는 것은 종종 어깨관절의 물렁조직이 자체의 탄력적 가동성을 상실했을 때 억제를 보이는 첫 번째 움직임이 된다. 종종, 벌림이 상실되었을 때, 이것은 위팔관절오목의 하방 미끄러짐의 상실과 연관된다.

이것을 자신에게 시도해보라: 자신의 팔을 옆으로 올리며 그동안 어깨관절의 가장 외측의 골성 융기부인 위팔뼈의 큰결절에서 어떤 일이 발생하는가 느껴보도록 자신의 다른 손을 대본다. 건강한 어깨관절에서, 당신은 팔이 외전하기 시작하면서, 이러한 뼈의 융기부가 자신의 접촉부 아래에서부터 밖으로 내려가는 것(하방으로 움직임)을 느낄 수 있을 것이다 **(그림 17.2)**. 이것이 제한되지 않는다면, 위팔뼈 머리가 팔을 벌리면서 위팔관절오목 관절 안에서 하방으로 미끄러진다는 사실 때문이다. 이러한 하방의 동작은 팔 움직임의 시작에서 가장 분명할 것이며 — 그러므로 그 움직임의 첫 번째 인치나 두 번째 인치(2-5 ㎝)를 조사한다.

상실된 하방 미끄러짐에 대한 가능한 물렁조직 원인의 긴 목록이 존재하며 — 어깨세모근, 가시위근 또는 관절주머니 안에서 단축이나 제한; 또는 인대들, 윤활주머니, 관절테두리 또는 관절주머니 막 등의 손상, 염증, 눌림 또는 유착 등등. 이것들은 손상, 자세 그리고 좌상에 가장 비번하게 연관되며, 위에서 설명한 것처럼 때로는 어깨관절 움직임과 미끄러짐의 상실에 대한 아무런 외견상의 원인이 존재하지 않는다. 그 원인이 쉽게 정해지든 정해지지 않든, 위팔뼈 하방 미끄러짐이 상실될 때, 위팔뼈는 그 관절 안에서 아래로 내려가는 대신에 위로 굴러 올라간다. 이러한 위로 구르기는 위팔뼈 큰결절이 뼈의

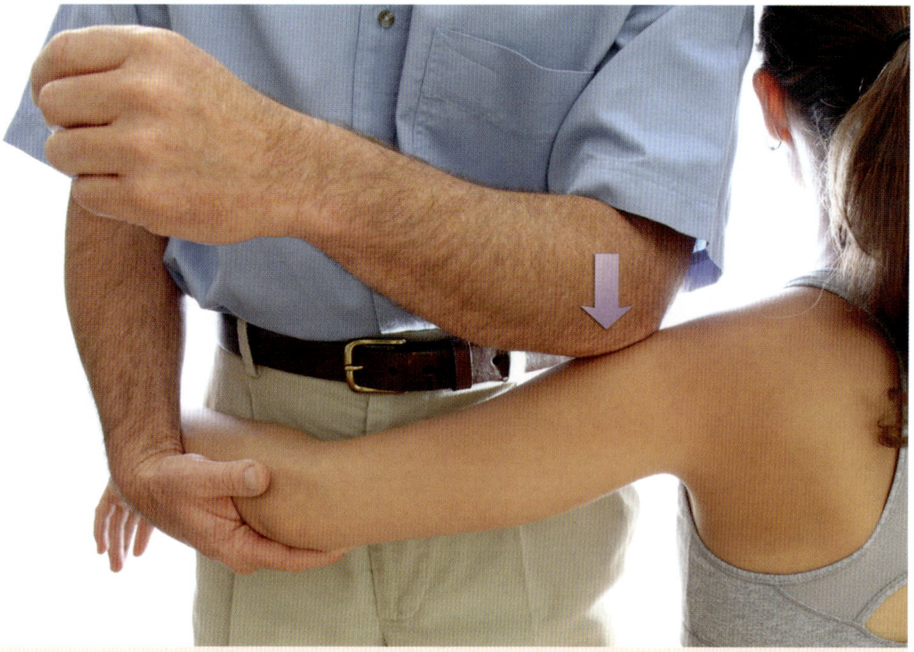

그림 17.3
하방 미끄러짐 치료법, 계속. 자신의 노뼈의 평편한 면을 사용해서 팔이 수동적으로 벌려질 때 위팔뼈 큰결절이 하방으로 내려가도록 도와주기 위해서, 자신의 팔꿈치 바로 원위부에서 부드럽고, 정적인 압박을 이용한다. 팔의 여러 위치를 확인하며, 각각의 팔 위치에서 하방 이완을 기다린다.

어깨봉우리 또는 그것의 인대들 안으로 들어가는 원인이 되며, 팔을 더 이상 위로 올리지 못하게 막는 불편함이나 통증으로 결과한다.

의자의 앞쪽에 똑바로 앉은 환자에게서 위팔뼈의 하방 미끄러짐을 평가하는 것은 가장 손쉽다. 환자의 옆에 서며, 위에서 설명한 듯, 자신의 엄지손가락으로 능동적인 또는 수동적인 벌림과 함께 위팔뼈 큰결절의 내려감에 대하여 느끼도록 이용한다. 좌측과 우측을 비교하라; 양 측면에서의 차이는 미끄러짐의 정도 보다 훨씬 더 의미있을 것이다. 당신은 빈번하게 벌림의 상실 또는 위팔관절오목의 통증에 상응하는 쪽에서 미끄러짐의 부족을 보게 될 것이다.

도수치료

위팔뼈의 감소된 하방 미끄러짐을 보게 된다면, 당신이 팔꿈치를 옆으로 올릴 때(팔의 벌림) 위팔뼈 머리가가 하방으로 내려갈 수 있도록 그저 도와줌에 의하여 가동범위를 증진시킬 수 있다. 위팔뼈 위로 부드럽게 기대기 위해서, 자신의 팔꿈치의 정점의 (먼쪽으로) 바로 전면에서, 자기 노뼈의 평편한 부분을 이용한다(**그림 17.3**). 자신의 노뼈를 움직이지 않고(미끄러짐, 흔들기, 문지르기 기타 등등이 없이), 위팔뼈가 반응하길 기다린다. 결국, 당신은 그 관절 안에서 위팔뼈가 약간 내려감을 느낄 것이다. 자신의 팔을 좀 더 앞이나 뒤로, 또 다른 위치로 이동하며, 반복하고, 위팔뼈가 아래로 미끄러지는 것을 느끼도록 각각의 위치에서 기다린다. 당신의 압박이 환자에게 어깨든 또는 어디에서든, 불편함을 유발하지 않도록 만든다. 치료 중 환자의 앉은 자세도 함께 관찰하며 — 척추가 편안하고 곧으며 어깨관절이 직각임을 확인하고, 당신의 부드러운 하방 압박이 환자의 앉은 자세를 붕괴시키거나 불편함을 야기하지 않도록 부드럽게 유지한다.

꽤 빈번하게, 이러한 단순한 치료법이 어깨관절 가동범위를 명백하게 증진시키며 그 변화가 실제적일 수 있도록 필요한 움직임의 선택을 회복시킨다. 하방 미끄러짐을 도와줌에 의하여, 당신은 유착성 관절낭염의 동작 제한에 직접적으로 관여할 수 있는 관절주머니의 조직과 인대들을 직접적으로 치료하는 것이다(5). 다른 사례에서, 부가적인 치료(이어지는 "위팔관절오목 관절주머니 치료법")가 필요하다.

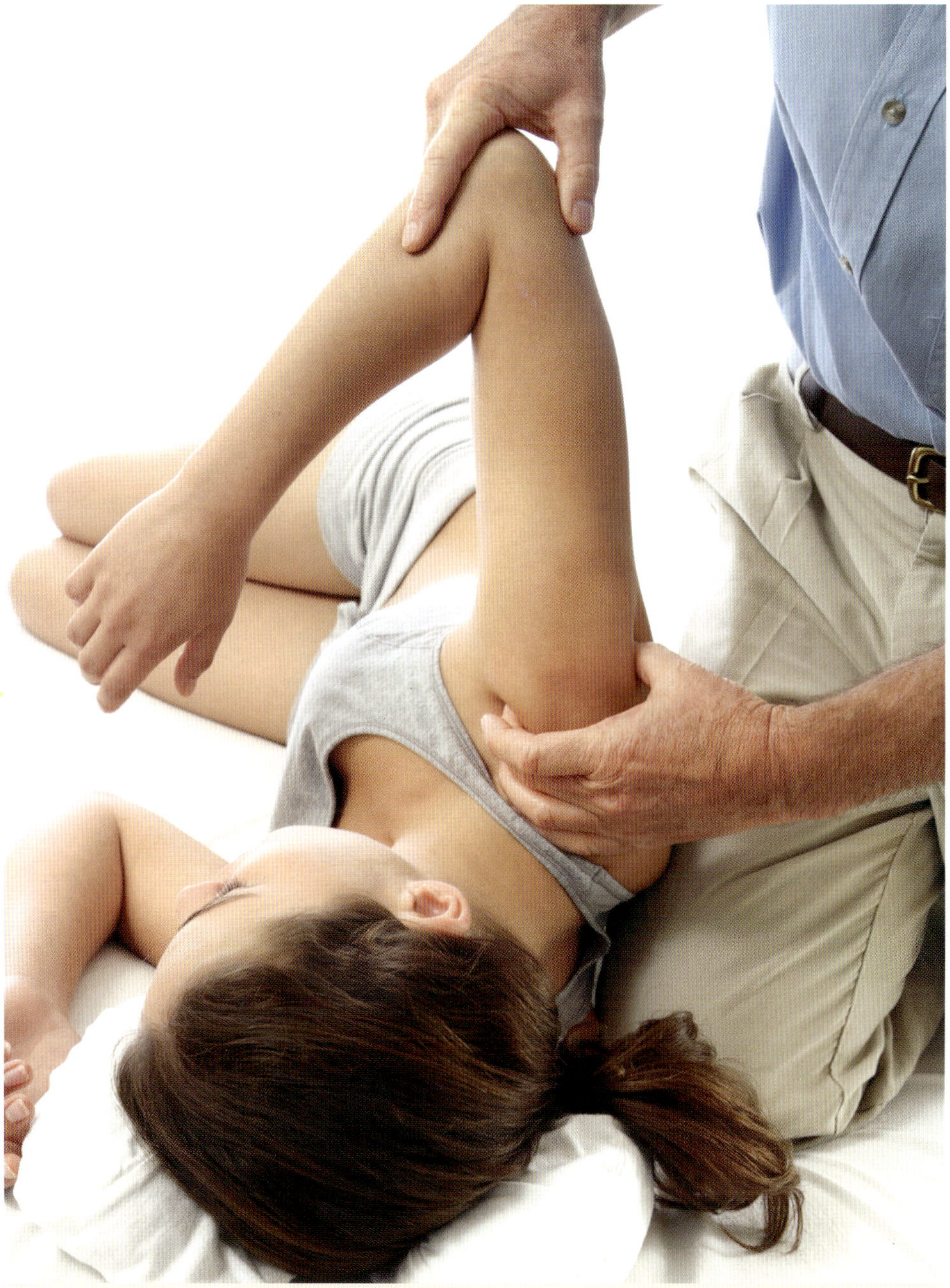

그림 17.4

위팔관절오목 관절주머니 치료법에서, 위팔뼈를 직접적으로 어깨뼈 위로 균형을 잡아주며 그러므로 수동적인 "회전고리를 축으로 회전시킴"과 "휘젓기" 동작은 비교적 쉽게 된다. 위팔뼈가 어깨뼈와 관절하는 부위에서 물렁조직의 제한에 대하여 느껴보도록 당신의 손가락을 이용한다. 당신이 감지한 모든 제한을 풀어주고 움직임을 자유롭게 만들어주도록 손가락 압박과 조합해서 수동적인 또는 능동적인 위팔뼈 돌림, 휘젓기 등을 더해준다.

핵심 정리 : 위팔뼈 치료법 중 하방 미끄러짐

적응증은 다음을 포함한다:

- "동결견"을 포함하는, 위팔관절오목 관절의 통증과 움직임 제한

목적

- 위팔뼈의 정상적인 하방 미끄러짐을 평가하고 회복시키는 것

방법설명

1. 위팔뼈의 큰결절이 위팔관절오목 벌림의 처음 1-2인치(2-5㎝)에서 하방으로 내려가는 것을 느껴본다.
2. 만약 미끄러짐이 제한된다면, 그 팔을 수동적으로 벌려주는 동안, 큰결절로 직접적이지만 예민한 하방 압박과 함께 어깨관절을 가동시킨다. 환자에게서 통증을 유발해서는 안 된다; 제한의 자세와 경직성의 최종느낌에선 근육근막의 적응성을 허용하도록 기다린다.
3. 위팔관절오목 관절의 이완된 그리고 신장된 위치

움직임

- 위팔뼈의 수동 벌림

관절오목위팔뼈 관절주머니 치료법

http://advanced-trainings.com/v/ab05.html. 에서 관절오목위팔뼈 관절주머니 치료법의 비디오를 참조하세요

어깨관절 동작이 하방 미끄러짐 치료법을 시행한 후에도 여전히 제한된다면, 위팔관절오목 관절주머니 치료법은 당신의 치료가 좀 더 특정적이 되도록 도와줄 수 있을 것이다.

옆으로 누운 환자에게서, 그 환자 팔꿈치를 천장 쪽으로 올려준다(수동적인 벌림). 이러한 벌려진 자세에서 그 팔을 받쳐주는 동안, 천천히 아래팔을 움직여주며, 위팔관절오목 관절 위에서 위팔뼈가 수직으로 균형을 잡는 어떤 위치를 찾아본다(**그림 17.4**).

위팔관절오목 관절에서 팔을 움직이는 동안, 당신의 다른 손 엄지손가락과 다른 손가락을 사용해서,

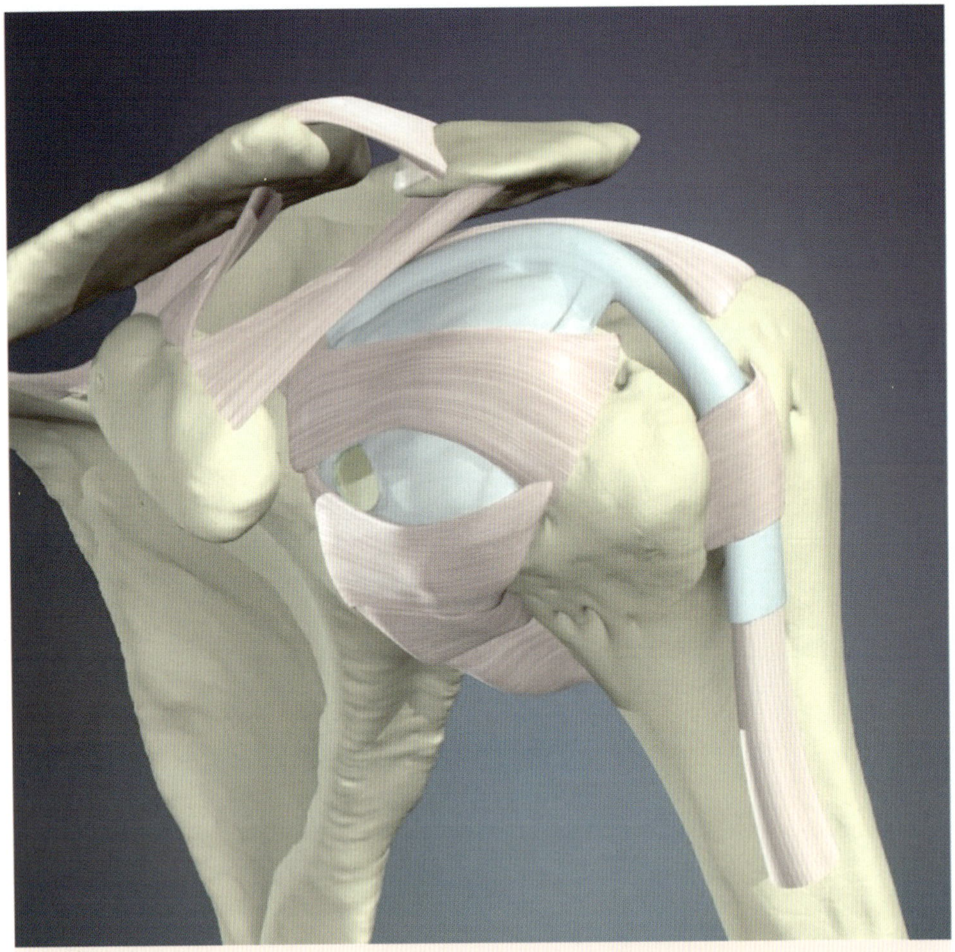

그림 17.5

위팔관절오목 관절주머니의 가장 깊은 층은 그 관절의 인대와 윤활관절막(밝은 청색)을 형성한다. 이것들을 둘러싸는 것은 결합조직의 견고한 바깥막(여기서는 보이지 않음)이며, 그것은 관절주머니의 바깥 층을 형성한다. 몸쪽에서, 이러한 층들은 관절오목의 관절테두리-관절오목의 섬유연골성 모서리의 튀어나온 부분(테두리) -의 바깥 모서리와 섞여진다.

위팔뼈머리와 관절오목의 관절면 주변을 감지해본다. 위팔뼈가 여기에서 수동적으로 "회전고리 주위로 회전하므로", 당신은 그 관절을 건너가는 물렁조직들 안에서 — 즉, 돌림근띠 근육들(**그림 17.6**)과 돌림근띠 근육과 힘줄, 긴 위팔 두갈래근의 힘줄, 관절주머니 자체의 인대와 조직들에서(**그림 17.5**) 어떠한 제한이라도 느낄 수 있을 것이다. 그 몸쪽 부착부에서 이러한 인대와 관절 막은 관절테두리의 바깥 모서리와 합쳐지며, 관절테두리는 관절오목을 깊게 만들어주는 섬유연골성 모서리이다. 그것은 관절테두리 열상으로 진단되었던, 또는 관절테두리 수술 후 여전히 증상을 보유한 사람(물론, 일단 수술 후 회복을 위한 적절한 정도의 시간이 경과한 후에도)을 위한 아주 유용한 치료법을 구성한다.

확고하지만 예민한 손가락 압력과 함께, 두꺼워진, 단단해진 또는 굳어져있는 조직에 대하여 그 관절 주변을 탐색한다. 위팔뼈의 움직임과 함께 조합된 당신의 손가락 압력을 사용해서, 이러한 부위를 이완시킬 수 있다. 수동적인 움직임에 더해서 당신은 찾아낸 어떠한 제한도 풀어주도록 환자의 부드러운 능동적인 움직임을 이용할 수 있다.

힌트: 절대로 환자가 몸을 앞으로 또는 뒤쪽으로 약간이라도 돌리지 않도록, 반듯이 옆으로 누운 자세를 유지하는 것을 확고하게 유지한다. 이것은 당신이 필요로 하는 수직의 균형 지점을 찾아내는 것을 보다 쉽게 만들어주며, 팔이음뼈가 앞으로 당겨진 또는 뒤로 당겨진 자세에서 치료하게 되는 것을 피하도록 도와준다.

물론, 예를 들어, 돌림근띠의 근막과 근육들과 같은 다른 구조들도 어깨관절 고정상태에 기여할 수 있다. 다음 장에서, 중요한 어깨관절 구조를 평가하고 치료하는 방식을 설명할 것이다.

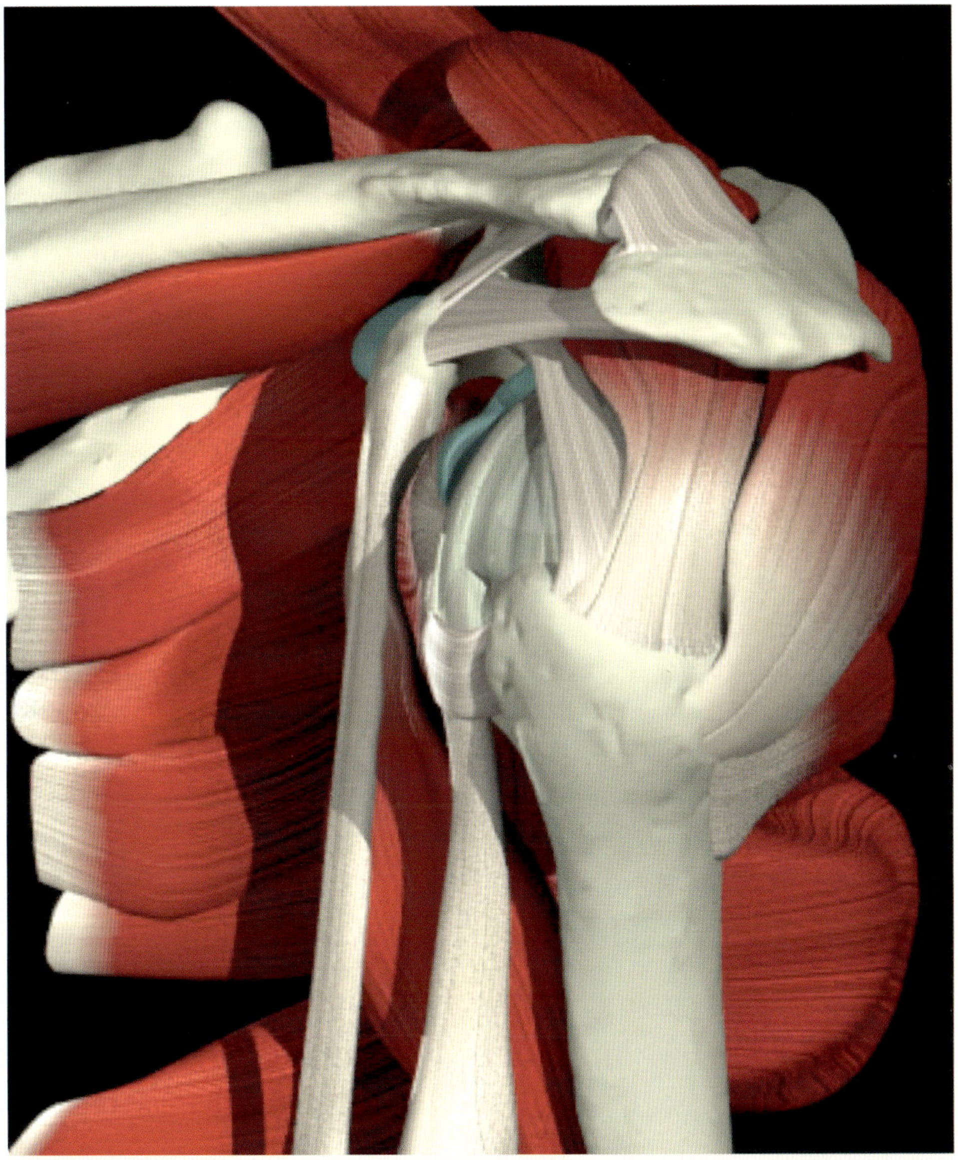

그림 17.6

상부 외측의 시점에서부터 바라본 왼쪽 위팔관절오목 관절, 빗장뼈 그리고 어깨뼈. 돌림근띠 근육들은 위팔관절오목 관절을 둘러싼다. 이러한 근육들의 손상이나 긴장은 위팔관절오목 치료법으로 치료할 수 있는 근막성 두꺼워짐과 민감함으로 결과할 수 있다.

핵심 정리 : 위팔관절오목 관절주머니 치료법

적응증은 다음을 포함한다:

- 위팔관절오목 관절의 통증 또는 "동결견"을 포함하는 움직임 제한
- 돌림근띠 통증 또는 움직임 제한
- 급성기가 지난, 손상 또는 수술 후 회복

목적

- 위팔관절오목 관절주머니와 인대의 정상적인 적응성을 평가하고 회복시킨다.

방법설명

1. 옆으로 누운 환자의 위팔뼈를 수직의 자세에서 균형을 잡아준다.
2. 위팔관절오목 관절주머니의 주변, 인대, 관절테두리 그리고 돌림근띠의 근육근막 주위에서 구분되지 않은 또는 비탄력적인 조직을 느껴본다.
3. 이러한 조직들에 대한 구분과 탄력성을 회복시키도록 당신의 직접적인 압박과 조합해서 수동적인 벌림, 돌림 그리고 휘젓기 동작을 사용한다.

움직임

- 수동적인 벌림, 돌림 그리고 위팔뼈의 휘젓기

참고문헌 (References)

[1] Ewald, A. (2011) Adhesive capsulitis: A review. *American Family Physician*. 83(4). p. 417–422, and Pal, B., et al, (1986) Limitation of joint mobility and shoulder capsulitis in insulin- and non-insulin-dependent diabetes mellitus. Br. J. *Rheumatol*. 25. p. 147–151.

[2] Milgrom, C., et al. (2008) Risk factors for idiopathic frozen shoulder. *Isr Med Assoc J*. 10(5). p. 361–364.

[3] Hand, G.C. et al. (2007) The pathology of frozen shoulder. *J Bone Joint Surg Br*. Jul; 89(7) p. 928–32.

[4] Page, P. et al. (2010) Adhesive capsulitis: use the evidence to integrate your interventions. *N Am J Sports Phys Ther*. Dec; 5(4). p. 266–273.

[5] Cochrane, C.G. (1987) Joint mobilization principles: considerations for use in the child with central nervous system dysfunction. *Phys Ther*. 67 p. 1105–1109.

그림 저작권 (Picture credits)

스터디 가이드

동결견, 1부: 위팔관절오목 관절

1. 위팔뼈의 하방 미끄러짐을 평가하도록 사용된 지표는 무엇인가(본문에서 설명한)?
   a. 어깨뼈봉우리 돌기
   b. 빗장뼈의 가쪽 머리
   c. 위팔뼈의 큰결절
   d. 어깨뼈의 가시

2. 위팔관절오목 하방 활주 치료법의 평가 시기 중에 치료사는 무엇을 느껴야 하는가?
   a. 미끄러짐의 양
   b. 양측에 대한 비교
   c. 염발음의 존재
   d. 위팔관절오목의 벌림 상실

3. 본문에서 일단 치료사가 하방 활주 치료법에서 위팔뼈 내려감을 느낀 후 무엇을 하라고 말하는가?
   a. 팔을 내려놓는다.
   b. 다른 쪽을 평가한다.
   c. 그 팔을 또 다른 자세로 이동시킨다.
   d. 위팔뼈가 좀 더 내려가도록 기다린다.

4. 본문에서 치료사가 위팔관절오목 관절주머니 치료법에서 무엇에 대하여 느껴야 한다고 주장하는가?
   a. 관절의 덜컥거림 또는 툭 튀는 느낌
   b. 위팔뼈의 하방 활주
   c. 물렁조직 제한
   d. 제한된 어깨뼈 움직임

5. 몸쪽 위팔관절오목의 인대와 관절주머니는 무엇과 섞인다고 본문에서 주장하는가?
   a. 돌림근띠 근육들
   b. 관절테두리
   c. 복장뼈
   d. 큰결절

정답은 www.Advanced-trainings.com/v1key/에서 확인하라.

굳은어깨(동결견), 2부: 돌림근띠 18

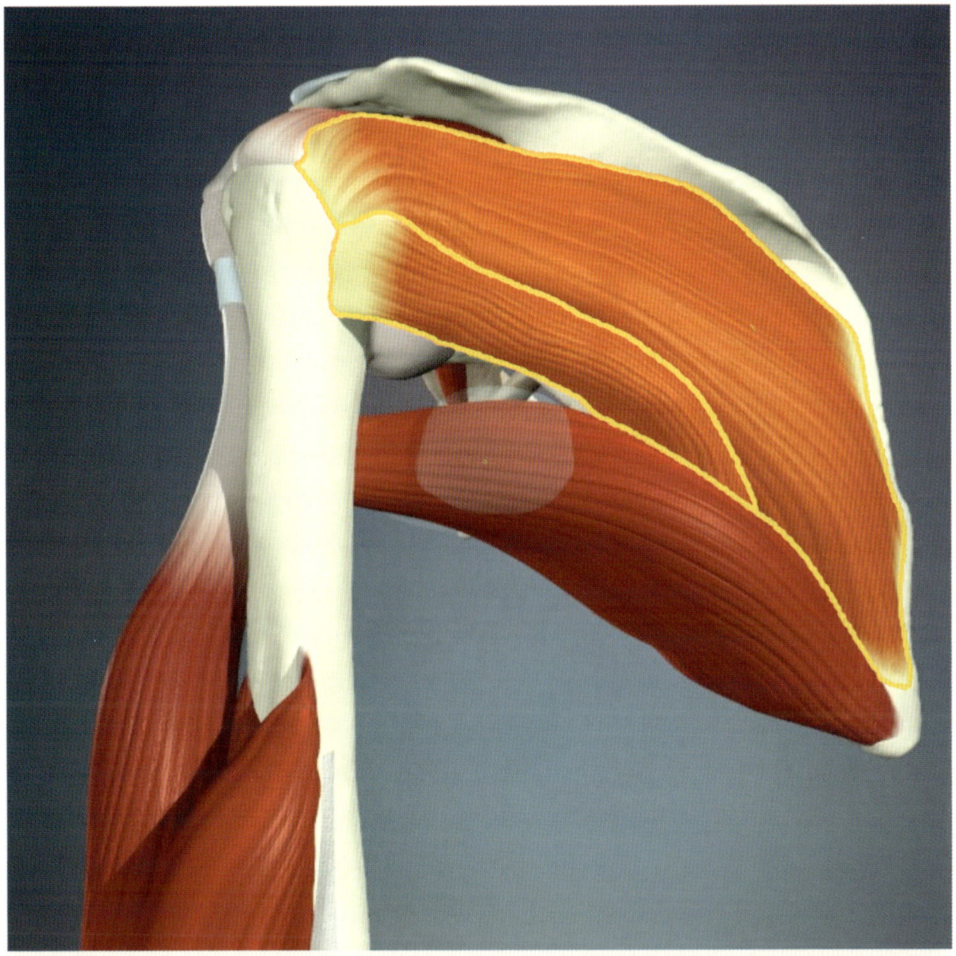

그림 18.1

돌림근띠의 후면은 가시아래근과 작은원근(오렌지 색)을 포함한다. 돌림근띠의 다른 근육들과 함께, 이러한 구조물들은 오목위팔관절의 가동성과 균형에서 핵심역할을 수행한다. 큰원근의 원형의 힘줄밑 윤활주머니는 이 그림에서 희미하게 보이며 치료할 때 압박과민할 수 있다.

앞장에서 위팔뼈의 하방 미끄러짐이란 중요한 움직임(건강한 어깨관절에서, 위팔뼈머리로 벌림의 시작과 함께 아래로 내려감)을 평가하고 치료하는 방법을 살펴보았다. 이 장에서 설명한 두 가지 부가적인 치료법은 “동결견” 또는 유착성 점액낭염에서 빈번하게 제한되는 동작들 중 두 가지를 구성하는 상실된 하방의 위팔뼈 미끄러짐을 회복시키기 그리고 돌림 제한을 치료하는 더 많은 방법을 제공할 것이다(1). 부가적으로 이러한 치료법이 오목위팔 관절(GHJ)을 둘러싸는 중요한 구조의 전방/후방 균형을 치료하므로, GHJ에서 팔이 안쪽돌림이든 또는 가쪽돌림으로든 향하고 있는 자세적인 성향을 보게 될 때, 이 방법들이 적합할 것이다(아래에서 설명함).

후방의 돌림근띠 치료법

돌림근띠 후면에서의 치료는 다음과 같을 때 적합하다:

- 팔의 안정 위치가 가쪽돌림으로 향해 있을 때
- 안쪽돌림이 제한되거나 통증이 있을 때 또는,
- 팔 벌림이 제한되었을 때(203쪽 **그림 18.7**).

환자의 팔이 치료대의 모서리 밖에서 GHJ(에 대하여 전방) 바로 아래로 위치하도록 팔을 내려뜨릴 수 있게 환자를 엎드리도록 만든다. 이러한 방식에서, 중력과 치료대의 모서리는 돌림근띠의 뒤쪽을 벌려주도록 도와줄 것이다(**그림 18.1**). 일부 치료대에서, 당신은 환자가 편안할 수 있도록 접은 타올이나 패드 등을 치료대 모서리에 받쳐줄 필요가 있을 것이다.

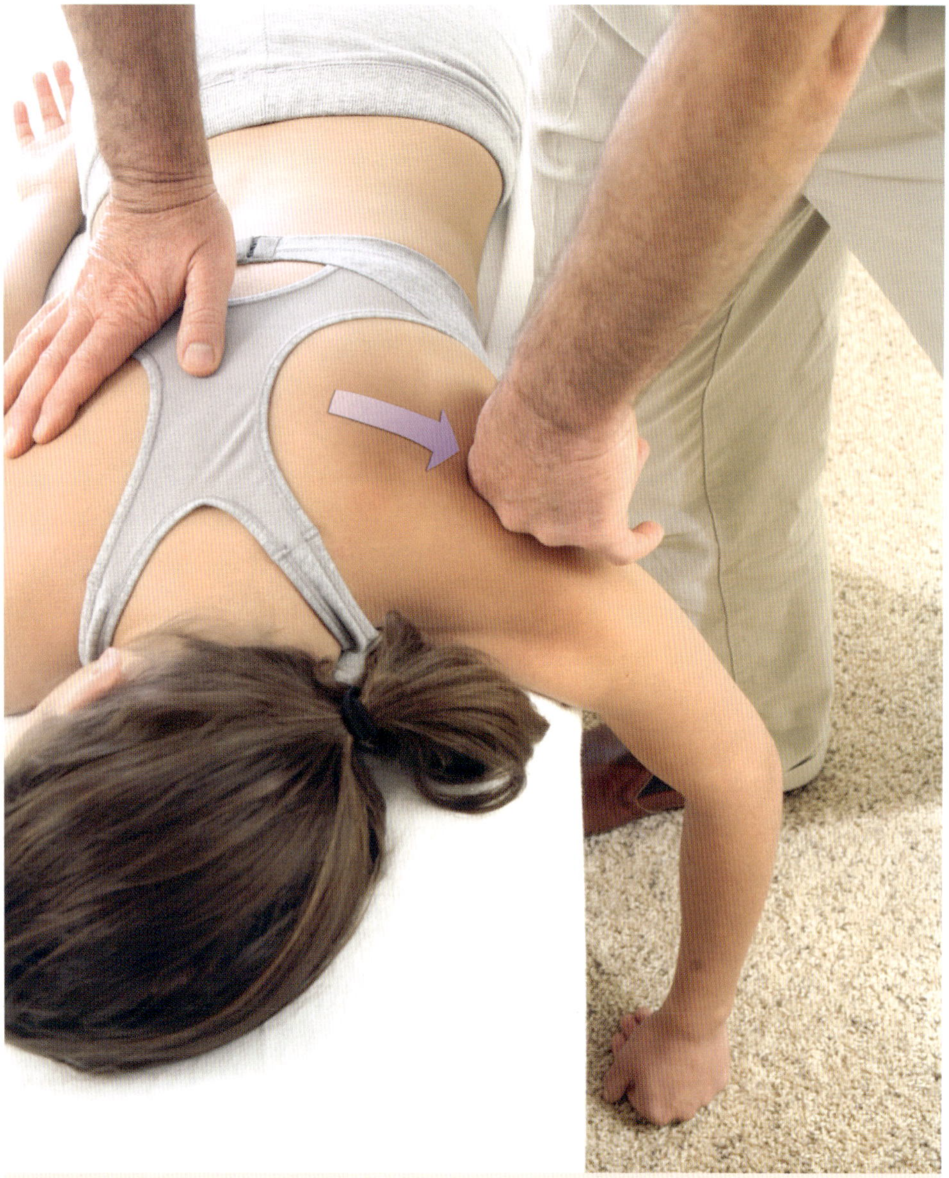

그림 18.2
뒤쪽 돌림근띠 치료법. 환자의 팔을 내려뜨리도록 만들고, 위팔뼈와 어깨뼈 사이에서 어떠한 제한도 풀어 주도록 느슨한 주먹의 관절마디나 다른 도구 등을 사용한다. 능동의 움직임은 팔의 돌림, 폄 또는 머리위로 뻗기 등을 포함한다.

치료대의 모서리 밖으로 팔을 내려뜨린 채, 당신의 느슨한 주먹의 관절마디로 어깨뼈 후면에서 근육과 근막을 치료한다(**그림 18.2**). 일반적으로, 당신의 치료에서 가쪽 방향이 가장 효과적일 것이다. 당신의 환자에게서 치료 압력이 편안한 것을 확인한다. 가시아래근, 큰 및 작은원근, 뒤쪽 세모근 그리고 그 근육들 각각의 근막에서 증가된 탄력성과 구분에 대하여 느껴보라. 제한된 벌림 또는 감소된 하방의 위팔오목관절의 미끄러짐(위에서 설명한)을 보았다면, 어깨뼈의 상부 모서리를 따라서 가시위근에 대한 치료를 확실하게 시행한다. 가시위근은 이러한 동작에서 중요한 역할을 담당한다.

당신의 환자는 그 팔을 그대로 매달린 채 유지하는 동안 자신의 팔을 천천히 그리고 부드럽게 돌려줌에 의하여 팔의 이완을 도와줄 수 있다. 다른 움직임 변수는 환자에게 부드럽게 머리위로 뻗어주도록(위팔오목관절의 굽힘) 요청하는 것과 함께, 느린 능동의 위팔오목관절 휘돌림 동작을 포함한다. 이러한 움직임을 이용할 때, 당신은 가쪽에서부터 안쪽으로 자신의 압력의 방향을 변화시킬 수 있으며, 뒤쪽 어깨뼈의 물렁조직이 내측으로 그리고 하방으로(뻗기의 방향에서 먼쪽으로) 이완하도록 도와줄 수 있다.

모든 능동의 움직임은 그 근육의 수축이 치료하고 있는 조직의 밖으로 당신을 밀어내지 않을 만큼 느리고 부드러워야 한다. 당신의 환자에게 손이나 팔 움직임의 단지 처음 몇 밀리미터만 즉, 오직 시작하는 동작만 이용하도록 지도하며, 이러한 움직임의 시작이라는 방식만이 당신 둘 모두에게 보다 더 분명하게 느껴질 수 있기 때문이다. 당신의 환자에게 이러한 움직임을 지극히 단계적으로, 처음에는 손만 사용해서 뻗으며, 이어서 손과 아래팔이 마지막으로 어깨관절 근육이 참여한다.

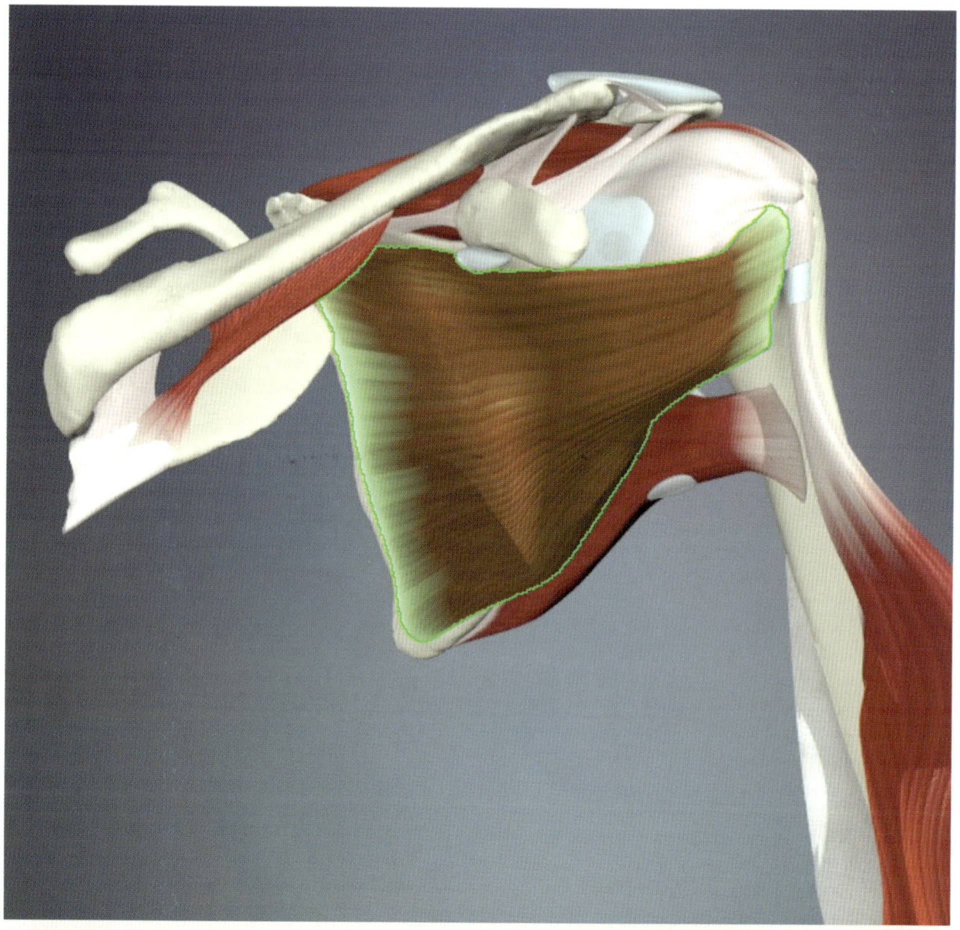

그림 18.3

어깨뼈의 전면 전체를 덮어주는, 어깨밑근(녹색)은 가장 크고 가장 강력한 어깨관절 돌림근이다.

핵심 정리 : 뒤쪽 돌림근띠 치료법

적응증은 다음을 포함한다:

- 어깨오목관절 통증 또는 "동결견", 어깨 관절 눌림증후군, 손상이나 수술로부터 회복 등을 포함하는 움직임 제한
- 안정자세에서 팔의 가쪽 돌림된 모습

목적

- 어깨오목관절의 벌림, 굽힘 그리고 돌림의 정상범위를 회복시킨다.

방법 설명

1. 치료대 밖으로 매달린 환자의 팔에서, 느슨한 주먹의 관절마디를 사용해서 어깨뼈 뒤쪽의 근육근막성 구조를 치료한다.
2. 환자에게 그 근육의 밖으로 당신이 밀리지 않을 만큼 충분히 느리게 능동적 움직임을 시작하도록 지도한다. 움직임의 느린, 유연한 시작과 함께 치료한다.

움직임

- 모든 방향에서 그 매달린 팔의 느리고, 작은 능동적 움직임; 머리위로 뻗기, 매달린 채 돌림, 벌림 등

당신보다 체격이 큰 환자에게서, 느슨한 주먹 대신에 자신의 아래팔(팔꿈치의 뾰족한 부분이 아닌)을 부드럽게 사용하는 것의 이점을 볼 수 있을 것이다. 여기에서도 천천히 그리고 예민하게 치료하며; 겨드랑신경과 어깨위신경이 이러한 부위에 존재하며, 세갈래근의 긴갈래와 큰원근의 힘줄 사이에 윤활주머니도 놓여있다(**그림 18.1**). 이러한 구조물 모두는 지극히 압박과민하며; 더욱이 아래팔은 강력한 도구이다.

어깨밑근의 치료법

http:// advanced-trainings.com/v/ab06.html. 에서 어깨밑근 치료법의 비디오를 참조하세요

일단 앞의 방법으로 돌림근띠의 후면을 철저하게 치료한 후, 당신은 마찬가지로 GHJ의 전면을 치료함에 의해서 팔이음뼈 균형을 잡아주길 원할 것이다. 어깨밑근은 이 근육이 GHJ의 전면에서 가장 깊이 위치한 근육이므로, 치료를 시작할 좋은 부위가 된다(**그림 18.3 그리고 18.4**). 추가로 이 근육은 가장 크고 가장 강력한 돌림근띠 근육이다. 어깨밑근과 그 힘줄이 여러 가지 돌림근띠 열상에, 어깨관절 눌림의 일부 사례에 그리고 또한 만성적인 탈구성 어깨관절에도 관련되기 때문에, 이 근육은 이러한

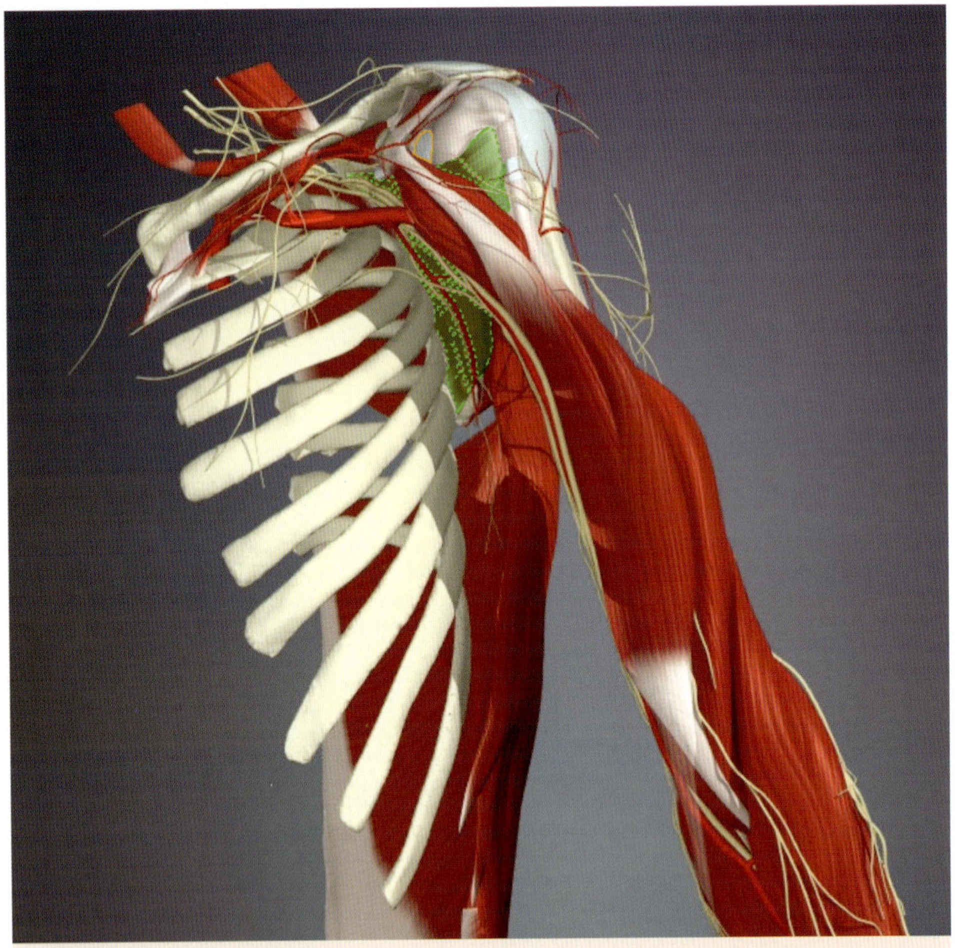

그림 18.4
어깨밑근(녹색)은 어깨뼈와 갈비우리 사이에 끼워져 있으며, 겨드랑 공간의 뒤쪽 벽의 대부분을 형성한다.

병변들을 위해서 사용되는 수술적 치료방법에 의하여 빈번하게 영향을 받는다. 수술 이후에 조직 탄력성의 상실과 유착은 재-손상에 대한 주된 원인이 된다(2).

어깨밑근은 또한 위팔뼈의 하방 미끄러짐을 조절함에서 직접적인 역할을 담당한다. 벌리는 위팔뼈가 관절오목 위에서 위로 굴러감(흔들의자의 흔들판이 바닥위에서 움직이는 것과 비슷하게)을 허용하기보다, 위팔뼈가 관절오목 안에서 구르지 않고 미끄러지도록 만들어주므로 어깨밑근은 관절오목 안에서 위팔뼈머리를 중심에 위치하도록 도와준다. 이것은 도움이 되겠지만 어깨밑근이 지나치게 활성화돼있고, 경직되고 짧아졌다면 이것은 오히려 벌림(가쪽돌림과 함께)을 억제할 것이다.

어깨밑근을 치료하는 여러 가지 방식이 존재하지만, 가장 적게 침범적이고 가장 효과가 좋은 방법 중 한 가지를 **그림 18.5**에서 보여준다. 옆으로 누운 환자의 뒤에서 환자의 팔을 당신의 팔꿈치의 안쪽으로 감싸 잡으며, 같은 팔로 겨드랑 공간의 갈비뼈들 위로, 손바닥을 아래로 향한 손을 내려놓는다. 비록 이 손이 당신의 "치료하는" 손이 되겠지만 이 손은 비교적 느슨하고 이완한 채 거기에 놓이며, 필요 이상의 힘이나 단단함을 사용하지 않는다. 어깨 뒤쪽에 위치한 당신의 다른 손으로, 치료하는 손 위로 어깨뼈를 굴려서 올려주면, 치료하는 손은 어깨뼈의 전면에서 어깨밑근을 느낄 수 있을 것이다. 피부, 림프 구조 그리고 겨드랑 부위의 신경들은(**그림 18.4**) 각별히 민감하므로, 당신의 손가락으로 찍어 누르거나, 문지르거나 압박하지 않는다. 당신이 어깨뼈의 전면에 도달하기 위해서 어깨뼈와 갈비우리 사이의 공간을 벌릴 수 있도록 환자의 호흡과 이완을 기다린다.

일단, 당신이 어깨뼈에 도달한 후, 당신은 환자에게 팔 벌림이나 돌림에서 약간의 움직임을 시행하도록

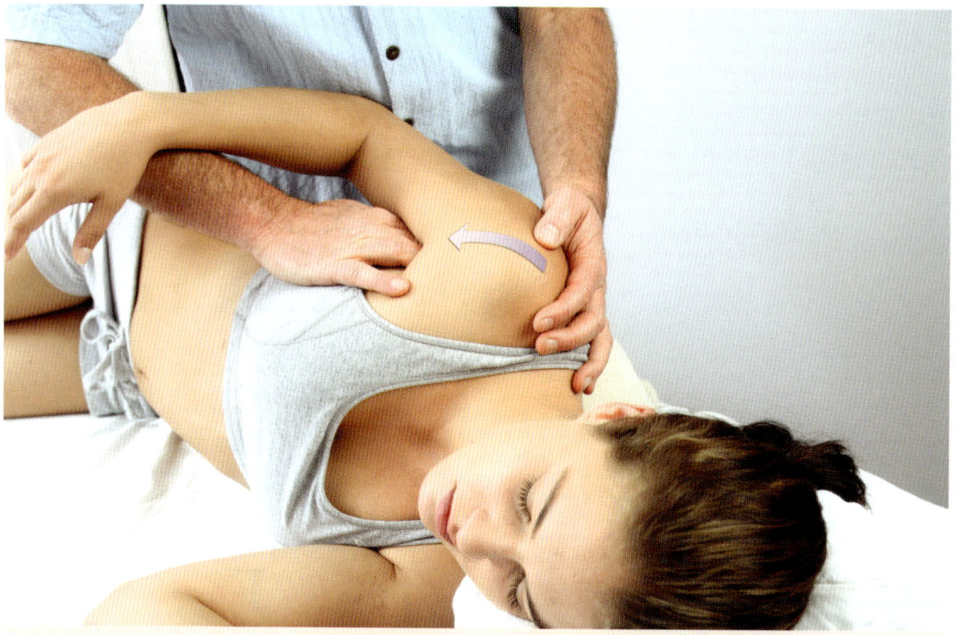

그림 18.5

어깨밑근 치료법에서, 환자의 팔과 어깨 복합체를 앞뒤에서 감싸 잡는다. 당신의 뒤쪽 손으로 당신의 앞쪽 손의 손가락들 위로 어깨뼈를 "밀어 올려주도록" 사용하며, 당신의 환자가 부드러운 팔 벌림과 돌림을 시행하는 동안, 앞쪽의 손은 손끝으로 어깨밑근을 섬세하게 치료하도록 위치하게 된다.

요청할 수 있다. 이러한 근육 활성화는 당신이 어깨밑근을 느껴보도록 허용할 것이며, 당신의 치료를 좀 더 특정적으로 만들어줄 것이다. 그렇지만, 어깨뼈가 갈비뼈 위에서 뒤쪽 아래로 닫혀질 수 있는 너무 많은 움직임을 요청하지 않는다. 그 팔의 능동적인 움직임을 시행할 때 조차도 당신의 환자가 어깨밑 공간을 가능한 한 부드럽고 열려지게 되도록, 편안하게 유지할 수 있도록 격려한다. 어깨밑근은 보다 큰 근육이며, 앞쪽의 어깨뼈 대부분을 덮고 있기 때문에, 당신은 편안하게 밀어가면서 어깨뼈의 전면 대부분을 치료한다.

핵심 정리 : 어깨밑근 치료법

적응증은 다음을 포함한다:

- 돌림근띠 통증 또는 움직임 제한
- 안정 자세에서 팔의 내측으로 돌아간 자세

목적

- 위팔관절오목의 벌림과 가쪽회전의 정상 범위를 회복시킨다.
- 이전의 후방 돌림근띠 치료법의 후방 치료에 대한 균형을 잡아준다.

방법설명

- 갈비우리 위에 위치한 손 위로 어깨뼈를 부드럽게 올려준다(앞으로 당겨진다). 어깨뼈의 전면 위에서 어깨밑근을 치료하도록 당신의 손가락의 외측면과 손끝을 이용한다.

움직임

- 호흡
- 느리고, 능동적인 위팔관절오목 관절의 벌림, 돌림, 굽힘 그리고 폄

주의할 점

- 예민한 피부, 림프절, 신경 그리고 겨드랑이의 조직 근처에서 조심스런 치료를 이용한다.

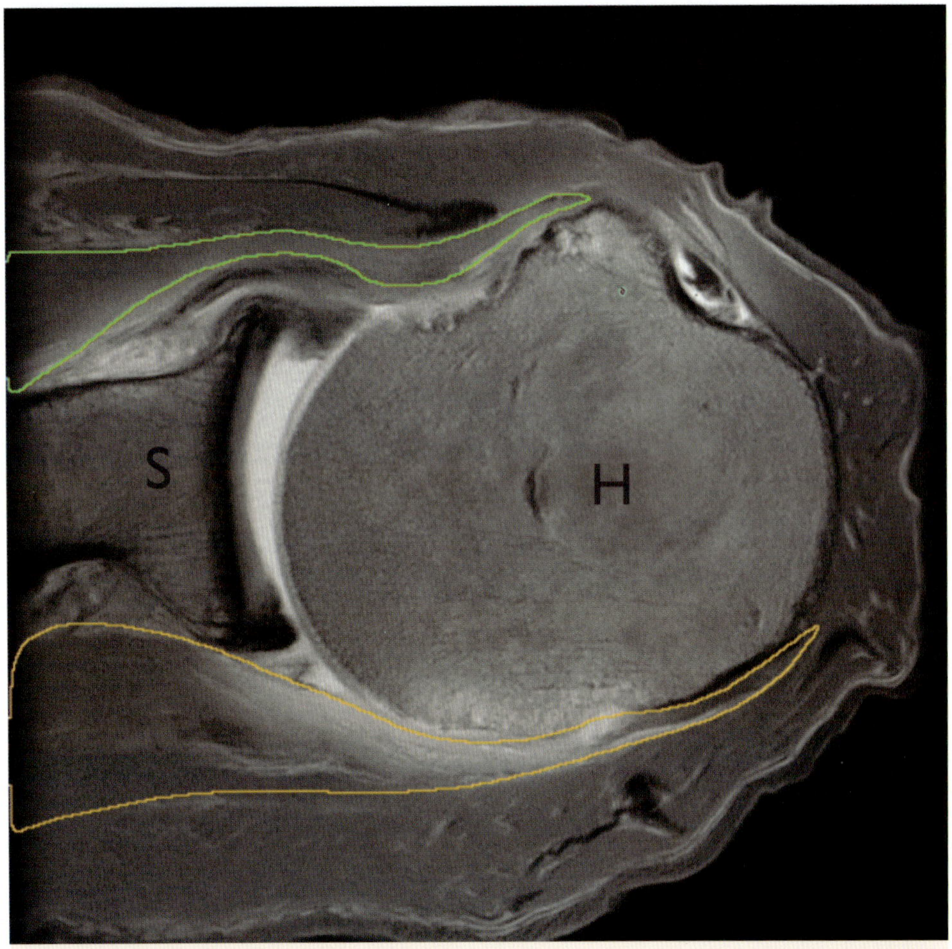

그림 18.6

위팔뼈머리와 돌림근띠의 축성(수평의) 단면 MRI. 어깨뼈(S)에 대한 관계에서 위팔뼈(H)의 돌림을 조화시키도록 어깨관절의 앞쪽에 놓인 어깨밑근(녹색선으로 표시)과 그 뒤쪽에 놓여있는 가시아래근(오렌지색으로 표시)을 함께 치료한다.

함께 모아주기

후방 돌림근띠와 어깨밑 치료법을 순서적으로 진행하는 것은 중요한가? 어깨뼈에 대하여 그 근육들의 전방/후방 연관성을 생각한다면(**그림 18.6**), 이러한 두 가지 치료법은 팔의 돌림에서 보완적인 효과를 보유한다. 어떠한 조직에서든 환자들의 고유수용 작용과 함께 치료하기 때문에, 우리의 치료법을 순차적으로 진행하는 방법은 환자의 고유감각수용 감각적인 자각에서 그 치료의 특별한 측면을 강조할 수 있다.

예를 들어, 가장 일반적인 어깨관절 패턴은 앞으로 둥그렇게 모아진 어깨관절로 향하는 경향이다. 이러한 패턴의 핵심 요소는 갈비우리 위에서 어깨뼈의 앞으로 당겨짐의 둥근 어깨의 자세가 된다: 매달린 팔의 팔꿉관절은 옆에서 밖으로 향하고; 수동적인 어깨뼈의 가쪽돌림에 대하여 더 큰 저항을 갖게 된다. 이러한 경우, 대부분의 사람들은 자신의 치료를 후방의 돌림근띠 치료 후 어깨밑근을 치료함에 의하여 전방의 이완을 강조한 상태로 치료를 마무리한다면 더 많은 균형감과 편안함을 느끼게 될 것이다.

반대로, 위팔뼈의 만성적인 가쪽돌림은 흔히 어깨관절이 뒤로 당겨진 "뒤로-끌어당긴" 자세와 연관되며, 팔꿈치는 좀 더 후방으로 또는 후내측으로도 향한다. 이러한 경우, 이런 치료법 순서는 역전되며, 그러므로 어깨관절과 등의 후면을 가로질러 벌어짐의 느낌과 함께 종료한다. 척추의 측만증과 같은 커다란 비대칭의 패턴이 존재할 때, 한쪽에서 더 많은 안쪽돌림의 위팔뼈를 그리고 그 반대쪽에서는 더 많은 가쪽돌림을 보유한 환자를 보게 될 것이다. 그러한 경우, 각각의 쪽에서 다른 순서로 치료하며, 좀 더 단축된 쪽에서 치료를 마무리한다.

물론 어깨관절 안쪽돌림과 가쪽돌림 패턴 모두에서, 여기서 논의한 내용에 더해서 관여된 더 많은 다른 구조물들이 존재한다. 안쪽돌림 패턴에서, 호기-

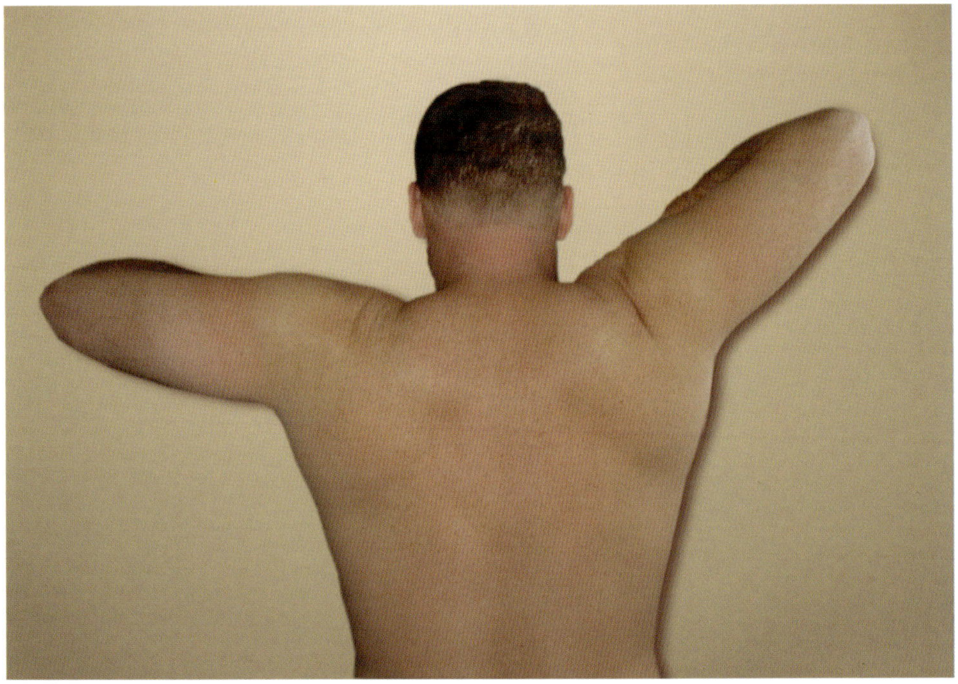

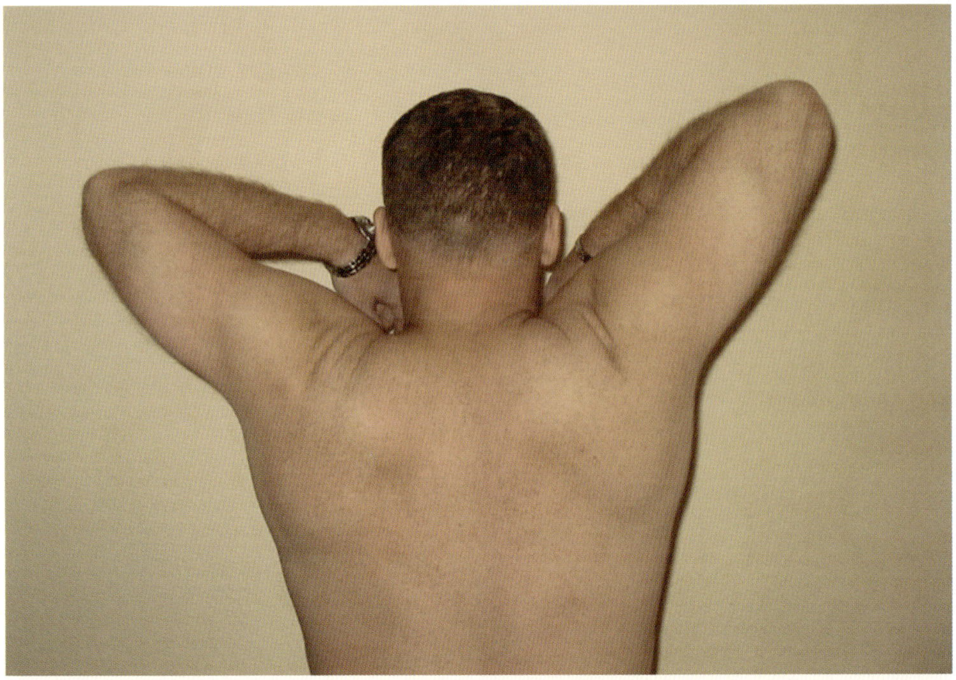

그림 18.7/18.8

돌림근띠 통증과 제한을 보유한 환자가 위팔뼈의 증가된 하방 미끄러짐의 결과로서 증대된 돌림을 보여준다. 사진은 여기에서 설명한 치료법을 이용해서, 근육근막성 치료의 두 차례 전과 후에 촬영되었다.

우세의 호흡과 갈비뼈 패턴과 함께, 큰가슴근, 작은 가슴근 그리고 전방 가슴근막 등의 이환에 대하여 살펴본다. 가쪽 돌아간 패턴에서, 당신은 아마도 등세모근, 마름근, 그리고 위뒤톱니근 등을 치료할 필요가 있을 것이며, 이러한 근육들은 등의 커다란 구조물이다. 들숨-우세한 호흡, 가로막 그리고 갈비우리 패턴은 또한 상지에서 가쪽돌림을 향하는 경향에 일조한다. 가쪽돌림 그리고 안쪽돌림 패턴 모두에서, 골반 안정의 자세와 척추의 만곡은 마찬가지로 큰 역할을 담당할 것이다.

가시적인 사례 연구

그림 18.7과 18.8에서 환자의 치료 전-과-후 사진은 여기에서 그리고 앞의 장에서 설명한 근육근막의 치료법을 이용한 두 차례의 치료시기 후 가동범위의 현저한 증가를 보여준다. 환자는 근육근막성 치료를 위해 치료실에 찾아오기 두 해 전에, 자신의 왼쪽 어깨관절(아마도 역기들기와 연관되었을)에서 통증과 제한으로 돌림근띠 수술을 시행했다. 그의 가동범위는 사진을 찍은 시기보다 꾸준히 호전되었으며, 여러 해 후 그는 상당히 육체적으로 활동적이었으며 통증을 벗어났고, 가끔씩 "상태유지"의 치료를 위해서 들렀다.

다른 병변에서처럼, 지속적인 설명할 수 없는 통증 또는 현저한 움직임 제한은 전문 의사나 정형외과 전문의에게 의뢰하게 되는 이유가 될 것이다. 반면 모든 환자들이 위에서 보여준 사례처럼 극적으로 반응하지 않는 한편, 이러한 정도의 호전은 그리 드물지 않다. 당신은 앞의 장에서 다루었던 치료법과 마찬가지로, 이 장에서 설명한 개념과 치료법이 어깨관절의 동작제한과 통증을 경험하고 있는 당신의 환자들의 매우 많은 수에게 도움이 될 수 있다는 것을 알게 될 것이다.

참고문헌 (References)

[1] Kapandji, I.A. (1982). *The Physiology of the Joints: Volume One Upper Limb* (5th ed.). New York, NY: Churchill Livingstone. p. 30.
[2] Bartl, C. et al. (2012) Long-term outcome and structural integrity following open repair of massive rotator cuff tears. *Int J Shoulder Surg.* 6. p. 1–8.

그림 저작권 (Picture credits)

Figures 18.1, 18.3, 18.4 and 18.6 courtesy Primal Pictures. Used with permission.
Figures 18.2, 18.5, 18.7 and 18.8 courtesy Advanced-Trainings.com.

스터디 가이드

동결견, 2부: 돌림근띠

1. 돌림근띠 치료법에서, 환자의 능동적인 움직임과 조합해서 제안된 압력의 방향은 무엇이었는가?
   a. 내측으로 그리고 하방으로
   b. 외측으로
   c. 상방으로
   d. 내측으로 그리고 상방으로

2. 후방의 돌림근띠 치료법에서 능동적 움직임을 시작하기 위한 제안된 움직임 지시는 무엇이었는가?
   a. 어깨관절 움직임으로 시작한다.
   b. 아래팔의 움직임으로 시작한다.
   c. 팔꿉관절 움직임으로 시작한다.
   d. 손의 움직임으로 시작한다.

3. 위팔관절오목의 미끄러짐을 조정함에서 어깨밑근의 역할에 대하여 본문에서 어떻게 설명했는가?
   a. 위팔뼈의 안쪽돌림을 시작시킨다.
   b. 위팔뼈의 안쪽돌림을 막아준다.
   c. 위팔뼈머리의 중심을 잡아준다.
   d. 팔꿈치머리를 안정시켜준다.

4. 교재에서 설명한 것처럼, 치료사의 뒤쪽 손은 어깨밑근의 치료법에서 무엇을 해야 하는가?
   a. 돌림근띠 주변에서 제한에 대하여 느껴본다.
   b. 후방의 어깨뼈를 미끄러뜨린다.
   c. 전방의 손 위쪽으로 앞쪽 어깨뼈를 올려주도록 도와준다.
   d. 어깨뼈에 대하여 하방 압력을 적용한다.

5. 교재에서 주장한 듯, 어떤 동작과 조합해서 건강한 어깨관절이 하방으로 내려가는가?
   a. 어깨뼈 가쪽돌림
   b. 위팔관절오목의 모음
   c. 위팔뼈 안쪽돌림
   d. 위팔관절오목의 벌림

정답은 www.Advanced-trainings.com/v1key/에서 확인하라.

색인 / Index

M

ㄱ

ㄴ

ㄷ

ㅁ

ㅂ

ㅅ

ㅇ

ㅈ

ㅊ

ㅋ

ㅌ

ㅍ

ㅎ